国家卫生健康委员会"十三五"规划教材

全国高等中医药教育教材

供中医养生学等专业用

养生名著选读

主　　编　田思胜

副 主 编　李文林　刘　维　唐　巍　王伟华　杨继红

编　　委（按姓氏笔画为序）

王伟华（黑龙江中医药大学）　　李文林（南京中医药大学）

王河宝（江西中医药大学）　　　杨继红（山西中医药大学）

邓月娥（福建中医药大学）　　　肖　桦（成都中医药大学）

叶咏菊（浙江中医药大学）　　　张　晶（山东中医药大学）

田思胜（山东中医药大学）　　　张　雷（安徽中医药大学）

刘　维（天津中医药大学）　　　唐　巍（安徽中医药大学）

苏　妆（辽宁中医药大学）　　　章　原（上海中医药大学）

学术秘书　何　永（山东中医药大学）

人民卫生出版社

图书在版编目（CIP）数据

养生名著选读 / 田思胜主编. —北京：人民卫生
出版社，2019
ISBN 978-7-117-28292-5

Ⅰ. ①养… Ⅱ. ①田… Ⅲ. ①养生（中医）- 中医学院
-教材 Ⅳ. ①R212

中国版本图书馆 CIP 数据核字（2019）第 072048 号

人卫智网	www.ipmph.com	医学教育、学术、考试、健康， 购书智慧智能综合服务平台
人卫官网	www.pmph.com	人卫官方资讯发布平台

养生名著选读

主　　编：田思胜
出版发行：人民卫生出版社（中继线 010-59780011）
地　　址：北京市朝阳区潘家园南里 19 号
邮　　编：100021
E - mail: pmph @ pmph.com
购书热线：010-59787592　010-59787584　010-65264830
印　　刷：北京铭成印刷有限公司
经　　销：新华书店
开　　本：787×1092　1/16　印张：21
字　　数：484 千字
版　　次：2019 年 6 月第 1 版　2022 年 1 月第 1 版第 2 次印刷
标准书号：ISBN 978-7-117-28292-5
定　　价：58.00 元
打击盗版举报电话：010-59787491　E-mail: WQ @ pmph.com
（凡属印装质量问题请与本社市场营销中心联系退换）

《养生名著选读》网络增值服务编委会

出 版 说 明

为了深入贯彻党的十九大精神,进一步贯彻落实《国务院办公厅关于推进养老服务发展的意见》《中医药健康服务发展规划(2015—2020年)》《中医药发展战略规划纲要(2016—2030年)》以及《国家中长期教育改革和发展规划纲要(2010—2020年)》《"健康中国 2030"规划纲要》等文件精神,充分发挥中医药服务于全民健康的特色和优势,全面推进中医养生学专业教材建设和人才培养服务于大健康时代,2018年4月,人民卫生出版社在教育部、国家卫生健康委员会、国家中医药管理局的领导下,在充分调研论证的基础上,启动了全国高等中医药教育中医养生学专业教材建设工作。

根据中医养生学专业人才培养目标,在第三届全国高等中医药教育教材建设指导委员会的领导指导下,人民卫生出版社成立了全国高等中医药教育首届中医养生学专业教材评审委员会,组织规划、确定了首批中医养生学专业8种主干教材。本套教材初步构建了中医养生学学科体系,坚持了立德树人的原则和人文知识的熏陶,以中医药语言表述为主体,突出了中医养生学传承与创新的融合发展,注重专业课程的导向目标和内容凝练,具有专业性和普适性。

教材具体特色如下:

1. **大师指导,注重传承** 教材建设得到国医大师亲自指导和把关,充分反映了大师的学术思想和养生精华;培养学生中医原创思维,传承经典,创新发挥,体现全套教材"重传承、厚基础、强人文、宽应用"的特点。

2. **定位准确,面向实际** 教材符合高等教育教材的基本属性和特征,以问题为导向,对人才培养体系、课程体系、教材体系进行充分调研和论证,使之更加符合教改实际、适应中医养生人才培养要求和市场需求。

3. **夯实基础,整体优化** 全套教材以培养高素质、复合型、创新型中医养生专业人才为宗旨,以体现中医养生基本理论、基本知识、基本思维、基本技能为指导,对教材体系进行科学设计、整体优化,同时既体现了不同学科自身特点,又注意各学科之间有机衔接;确保切合教学实际。

4. **纸质数字,融合发展** 教材充分体现了与时代融合、与现代科技融合、与现代医学融合的特色和理念,将移动互联、网络增值、慕课、翻转课堂等新的教学理念和教学技术、学习方式融入教材建设之中。

5. **创新形式,提高效用** 采用模块化编写的设计思路,同时图文并茂、版式精美;内容方面注重提高效用,以提高学生的学习兴趣和学习效果。

6. **突出实用,注重技能** 为增强学生综合运用所学知识的能力,全套教材大大增加了中医养生方法、技术的成果与应用,使教师好教、学生好学、方法实用。

7. **立足精品,树立标准** 教材编写人员不忘重托,精心编写;出版社不忘初心,精心审校,全程全员坚持质量控制体系,把打造精品教材作为崇高的历史使命,严把各个环节质量关,力保教材的精品属性,通过教材建设推动和深化高等中医药教育教学改革,力争打造高等中医药教育标准化教材。

8. 三点兼顾,有机结合 全套教材以基本知识点作为主体内容,并与相关部门组织的资格考试有效衔接,使知识点、创新点、执业点三点结合;避免理论与实践脱节、教学与临床脱节。

本轮教材的编写,得到了教育部、国家卫生健康委员会、国家中医药管理局和有关学会领导、专家的指导,得到了全国各院校领导、专家和教师的积极支持和参与,在此,对有关单位和个人表示衷心的感谢!希望广大院校在教学使用中及时提出宝贵意见或建议,以便不断修订和完善,为下一轮教材的修订工作奠定坚实的基础。

第三届全国高等中医药教育教材建设指导委员会

人民卫生出版社有限公司

2019 年 5 月

全国高等中医药教育本科
国家卫生健康委员会"十三五"规划教材
教材目录

中医学等专业

序号	教材名称	主编	
1	中国传统文化（第2版）	臧守虎	
2	大学语文（第3版）	李亚军	赵鸿君
3	中国医学史（第2版）	梁永宣	
4	中国古代哲学（第2版）	崔瑞兰	
5	中医文化学	张其成	
6	医古文（第3版）	王兴伊	傅海燕
7	中医学导论（第2版）	石作荣	
8	中医各家学说（第2版）	刘桂荣	
9	*中医基础理论（第3版）	高思华	王 键
10	中医诊断学（第3版）	陈家旭	邹小娟
11	中药学（第3版）	唐德才	吴庆光
12	方剂学（第3版）	谢 鸣	
13	*内经讲义（第3版）	贺 娟	苏 颖
14	*伤寒论讲义（第3版）	李赛美	李宇航
15	金匮要略讲义（第3版）	张 琦	林昌松
16	温病学（第3版）	谷晓红	冯全生
17	*针灸学（第3版）	赵吉平	李 瑛
18	*推拿学（第3版）	刘明军	孙武权
19	中医临床经典概要（第2版）	周春祥	蒋 健
20	*中医内科学（第3版）	薛博瑜	吴 伟
21	*中医外科学（第3版）	何清湖	秦国政
22	*中医妇科学（第3版）	罗颂平	刘燕峰
23	*中医儿科学（第3版）	韩新民	熊 磊
24	*中医眼科学（第2版）	段俊国	
25	中医骨伤科学（第2版）	詹红生	何 伟
26	中医耳鼻咽喉科学（第2版）	阮 岩	
27	中医急重症学（第2版）	刘清泉	
28	中医养生康复学（第2版）	章文春	郭海英
29	中医英语	吴 青	
30	医学统计学（第2版）	史周华	
31	医学生物学（第2版）	高碧珍	
32	生物化学（第3版）	郑晓珂	
33	医用化学（第2版）	杨怀霞	

34	正常人体解剖学（第2版）	申国明	
35	生理学（第3版）	郭 健	杜 联
36	神经生理学（第2版）	赵铁建	郭 健
37	病理学（第2版）	马跃荣	苏 宁
38	组织学与胚胎学（第3版）	刘黎青	
39	免疫学基础与病原生物学（第2版）	罗 晶	郝 钰
40	药理学（第3版）	廖端芳	周玖瑶
41	医学伦理学（第2版）	刘东梅	
42	医学心理学（第2版）	孔军辉	
43	诊断学基础（第2版）	成战鹰	王肖龙
44	影像学（第2版）	王芳军	
45	循证医学（第2版）	刘建平	
46	西医内科学（第2版）	钟 森	倪 伟
47	西医外科学（第2版）	王 广	
48	医患沟通学（第2版）	余小萍	
49	历代名医医案选读	胡方林	李成文
50	医学文献检索（第2版）	高巧林	章新友
51	科技论文写作（第2版）	李成文	
52	中医药科研思路与方法（第2版）	胡鸿毅	

中药学、中药资源与开发、中药制药等专业

序号	教材名称	主编姓名	
53	高等数学（第2版）	杨 洁	
54	解剖生理学（第2版）	邵水金	朱大诚
55	中医学基础（第2版）	何建成	
56	无机化学（第2版）	刘幸平	吴巧凤
57	分析化学（第2版）	张 梅	
58	仪器分析（第2版）	尹 华	王新宏
59	物理化学（第2版）	张小华	张师愚
60	有机化学（第2版）	赵 骏	康 威
61	医药数理统计（第2版）	李秀昌	
62	中药文献检索（第2版）	章新友	
63	医药拉丁语（第2版）	李 峰	巢建国
64	*药用植物学（第2版）	熊耀康	严铸云
65	中药药理学（第2版）	陆 茵	马越鸣
66	中药化学（第2版）	石任兵	邱 峰
67	中药药剂学（第2版）	李范珠	李永吉
68	中药炮制学（第2版）	吴 皓	李 飞
69	中药鉴定学（第2版）	王喜军	
70	中药分析学（第2版）	贡济宇	张 丽
71	制药工程（第2版）	王 沛	
72	医药国际贸易实务	徐爱军	
73	药事管理与法规（第2版）	谢 明	田 侃
74	中成药学（第2版）	杜守颖	崔 瑛
75	中药商品学（第3版）	张贵君	
76	临床中药学（第2版）	王 建	张 冰
77	临床中药学理论与实践	张 冰	

78	药品市场营销学（第2版）	汤少梁	
79	中西药物配伍与合理应用	王 伟	朱全刚
80	中药资源学	裴 瑾	
81	保健食品研究与开发	张 艺	贡济宇
82	波谱解析（第2版）	冯卫生	

针灸推拿学等专业

序号	教材名称	主编姓名	
83	*针灸医籍选读（第2版）	高希言	
84	经络腧穴学（第2版）	许能贵	胡 玲
85	神经病学（第2版）	孙忠人	杨文明
86	实验针灸学（第2版）	余曙光	徐 斌
87	推拿手法学（第3版）	王之虹	
88	*刺法灸法学（第2版）	方剑乔	吴焕淦
89	推拿功法学（第2版）	吕 明	顾一煌
90	针灸治疗学（第2版）	杜元灏	董 勤
91	*推拿治疗学（第3版）	宋柏林	于天源
92	小儿推拿学（第2版）	廖品东	
93	针刀刀法手法学	郭长青	
94	针刀医学	张天民	

中西医临床医学等专业

序号	教材名称	主编姓名	
95	预防医学（第2版）	王泓午	魏高文
96	急救医学（第2版）	方邦江	
97	中西医结合临床医学导论（第2版）	战丽彬	洪铭范
98	中西医全科医学导论（第2版）	郝微微	郭 栋
99	中西医结合内科学（第2版）	郭 姣	
100	中西医结合外科学（第2版）	谭志健	
101	中西医结合妇产科学（第2版）	连 方	吴效科
102	中西医结合儿科学（第2版）	肖 臻	常 克
103	中西医结合传染病学（第2版）	黄象安	高月求
104	健康管理（第2版）	张晓天	
105	社区康复（第2版）	朱天民	

护理学等专业

序号	教材名称	主编姓名	
106	正常人体学（第2版）	孙红梅	包怡敏
107	医用化学与生物化学（第2版）	柯尊记	
108	疾病学基础（第2版）	王 易	
109	护理学导论（第2版）	杨巧菊	
110	护理学基础（第2版）	马小琴	
111	健康评估（第2版）	张雅丽	
112	护理人文修养与沟通技术（第2版）	张翠娣	
113	护理心理学（第2版）	李丽萍	
114	中医护理学基础	孙秋华	陈莉军

康复治疗学等专业

中医养生学等专业

注：①本套教材均配网络增值服务；②教材名称左上角标有＊号者为"十二五"普通高等教育本科国家级规划教材。

第三届全国高等中医药教育教材
建设指导委员会名单

11

全国高等中医药教育本科
中医养生学专业教材评审委员会名单

前　言

　　《养生名著选读》是中医养生学专业的专业基础课程。通过本课程的教学,使学生熟悉和了解中国古代的主要养生文献、养生思想、养生理论和养生方法,掌握阅读和利用古代养生著作的基本方法和能力,从而为中医养生各门专业课程的学习奠定思想和知识基础。

　　中医养生学是中国传统文化的重要组成部分,千百年来积累了丰富的养生理论、学说和实践经验。养生名著是我国古代养生知识的主要存在形式,故阅读和吸收古代养生名著中的养生知识和方法,是提高中医养生学理论修养和实践能力的必由之路。

　　古代养生著作的分布范围非常广泛,经、史、子、集诸类著作中均蕴藏着丰富的养生学内容,反映着不同时期、不同学派、不同层次的养生学理论、观点、方法和经验,其种类、性质和体裁之丰富难以作出精确的统计。

　　全书共分总论和各论两部分。总论部分主要介绍中医养生学的概况、中医养生学发展史、中医养生学的理论和方法体系、学习《养生名著选读》的方法。各论部分按照时代分界,选录先秦时期、秦汉时期、魏晋南北朝时期、隋唐五代时期、宋金元时期、明清时期重要养生著作和养生篇目原文和段落,加以校注解析。

　　本教材总论部分由田思胜、范延妮、张晶编写;各论部分第一章、第二章由唐巍、田思胜、张雷、范延妮、张晶、何永编写,第三章由刘维、李德杏、肖桦编写,第四章由李文林、邓月娥、李德杏编写,第五章由杨继红、章原、苏妆、刘丹编写,第六章由王伟华、叶咏菊、刘丹、王河宝编写。

　　教材编写过程中得到山东中医药大学、南京中医药大学、天津中医药大学等高校的大力支持,在此一并表示感谢。

　　由于时间仓促和笔者水平有限,书中如有疏漏不足之处,敬请提出宝贵意见,以便今后修订完善。

编者

2018 年 12 月

目　录

总　论

各　论

总论

学习目的

通过总论的学习,了解中医养生学的概况和中医养生学发展史,熟悉中医养生学的理论和方法体系,明确《养生名著选读》的学习方法,从而为本门课程各论部分的学习奠定良好的基础。

学习要点

1. 熟悉养生发展源流和发展历史。
2. 熟悉中医养生的理论体系。
3. 了解学习《养生名著选读》的方法。

中医养生学,是中医学重要分支,也是中华民族优秀文化的一个重要组成部分。中华民族自古以来非常重视养生,在漫长的历史发展过程中,不断积累经验,反复检验升华,创立了既有系统理论,又有多种流派交融、多种方法互参,融合民族特色的中医养生学。

中医养生学是"治未病"的预防思想,它包括"未病先防""已病防变""病后防复"等内容。未病先防就是在中医养生学理论的指导下,运用合理的养生方法,保持人体脏腑气血阴阳的平衡协调,从而达到预防疾病发生的目的。未病先防是养生所追求的最高境界,包括先天预防和后天预防两方面的内容。已病防变是指疾病已经发生,此时应根据病情,采取适宜的养生方法防止病邪深入、病势蔓延,避免造成并发症和病残等不良后果。病后防复,就是指在疾病初愈、缓解或痊愈时,通过食疗药养、精神调养、起居养护等综合调理养生方法,预防疾病的复发。"病后"的含义有二:一是指疾病的基本症状消除,病情处于初愈恢复阶段或痊愈;二是指慢性反复发作性疾病,经过治疗病情得以控制,疾病处于缓解阶段。中医养生学与治疗学最大的区别在于中医养生学体现了预防为主的"治未病"思想。

养生,古代又称"摄生",《老子》中有"善摄生者"的论述,《庄子》中有《养生主》一篇专论养生。所谓养,是保养、调养、培养、补养、护养之意;所谓生,是生命、生长之意。养生是人类为了自身生存和健康长寿,根据生命发展的客观规律所进行的保养身体、减少疾病、增进健康的一切物质和精神活动。养生的含义有狭义与广义之分,狭义的养生是指未病先防,尤其强调未病先防中的后天预防,即人在出生后,为防止疾病的发生,从摄生、避邪等方面进行的调养。广义的养生则是在未病先防的基础上,强调既病防变和病后防复。广义的养生较之狭义的养生更具有积极的意义,其内涵和外延更广。本书中所讨论的养生,主要指广义的养生。

中医养生学就是在中医养生理论的基础上,形成和发展起来的一门学科。它是以中医学基础理论为指导,以颐养身心、增强体质、预防疾病为宗旨,进行综合养生保健活动,从而达到强身防病祛病、延年益寿之目的。它涉及中医基础医学、中医预防学、中医临床治疗学等多方面的内容。既涉及药物调养方法，还涉及精神、饮食、睡眠、运动、推拿、穴位贴敷等多种其他养生方法。它以未病先防、既病防变、病后防复三大原则为核心，强调预防为主，寓治于养，以养生为主，兼顾治疗。自古以来，人们把养生理论和方法叫做"养生之道"。例如《素问·上古天真论》云："余闻上古之人，春秋皆度百岁，而动作不衰；今时之人，年半百而动作皆衰者，时世异耶？人将失之耶？岐伯对曰：上古之人，其知道者，法于阴阳，和于术数，食饮有节，起居有常，不妄作劳，故能形与神俱，而尽终其天年，度百岁乃去。今时之人不然也，以酒为浆，以妄为常，醉以入房，以欲竭其精，以耗散其真，不知持满，不时御神，务快其心，逆于生乐，起居无节，故半百而衰也。"此文中的"道"，就是养生之道，借用古今寿命不同的对比方法，说明养生之道对延年益寿的重要性。历代养生家、医药学家和广大劳动人民，由于各自的实践和体会不同，又分道家养生、儒家养生、医家养生、释家养生和武术家养生，它们都从不同角度阐述了养生理论和方法，大大丰富了养生学的内容。道家崇尚自然，"返朴归真"，提出了"精气神"等基本概念，创立了静态养生方法；儒家思想和"中和观"促进了中医养生理论的形成；医家和养生家在中医理论指导下结合实践经验，吸收各学派之精华，提出了如形神共养、天人相应、顺应自然、协调阴阳、节欲保精、畅通经络、协调脏腑、饮食调养，以及谨慎起居、益气调息、和于术数、动静适宜等一系列养生原则，在精神、饮食、运动、起居、环境、睡眠、房事、针灸、推拿、刮痧、浴身、气功、药物等方面形成了丰富多彩的养生方法。

第一节　中医养生学发展史

中医养生学的形成和发展经历了漫长的岁月。历代养生家、医家和广大劳动人民通过长期防病保健的实践，不断丰富和发展了摄生保健的内容，逐步形成了一套较为完整的理论体系和系统的养生方法，对中华民族的繁衍生息作出了卓越贡献，并在世界范围内产生了深刻的影响。

一、上古时期

自从人猿揖别，人不再像动物那样被动地适应自然和本能地维持生存。人类通过劳动确立了主体地位，凭借意识获得了创造能力。正是人类依靠自身的主观能动性去认识、适应、改造自然，满足自己的身心需要，改变自己的生存条件，在生产劳动实践中不断探索，寻找人类自身生存发展以至种族延续的各种方法和手段，进而达到祛病延年的目的。在已出土殷商时期的甲骨文中有"沫"（洗脸）、"浴"（洗澡）等文字，表明我国早在公元前14世纪就已有了养生防病的措施。到原始社会末期，人们已知道用宣导、运动等方法来防病治病。如《吕氏春秋·古乐》记载："昔阴康氏之始，阴多滞伏而湛积……筋骨瑟缩不达，故作为舞以宣导之。"所谓"舞"，就是活动关节，使气血通畅的一种导引术雏形。岐伯与黄帝的一段对话中提到"上古之人，其知道者……度百岁乃去"（《素问·上古天真论》），其中的"道"，就是今天所说的养生之道。但是，在春秋以前，完整的医学体系尚未形成，治疗手段也很原始，故春秋以前的养生学尚处于萌芽时期。这一时期养生的特点是顺应自然，以饮食调养和导引为主，并已注意到环境养生。

（一）食物养生的萌芽

"民以食为天"，人类为了生活生存，必须猎取食物。原始人在寻找食物的过程中，偶尔发现某些食物吃后可以增强体力，减少疾病，逐步得出了一些食养方法，这就是食物养生的萌芽。在人类认识和利用"火"以前只能生食各种食物，肠胃疾病颇多，寿命也很短。《韩非子·五蠹》载："上古之世……民食果蓏蚌蛤，腥臊恶臭而伤害腹胃，民多疾病。有圣人作，钻燧取火以化腥臊，而民说之，使王天下，号之曰燧人氏。"火的发现和应用改善了人类茹毛饮血的饮食条件，人们吃熟食，不仅缩短了对食物的消化过程，促进了营养的吸收利用，同时也防止肠道传染病的发生，对于人类的生存和发展具有非常重大的意义。古人开始用火后，才真正有了食养的开端。除了"火"外，与食物养生另一密切相关的是"酒"。《说文解字》说："医，治病工也……医之性然。得酒而使。"《战国策·魏策》说："昔者，帝女令仪狄作酒而美，进之禹，禹饮而甘之。"可见酒的出现，一是与医生治病有关；二是与养生有关。人适量喝酒后，血流加快，情绪兴奋，处于一种心旷神怡"美"的境界，后世许多养生药也都用酒来炮制，可见酒与养生结下了不解之缘。

由于"火"的利用和"酒"的出现，食物养生开始兴起。商代的开国宰相伊尹精于烹调技术，深谙养生之道。相传《汤液论》为伊尹所作，可惜今已失传，但早期古籍中可见到其有关食养调理的言论。如《吕氏春秋·孝行》载："时疾时徐，灭腥去臊除膻，必以其胜，无失其理，调和之事，必以甘酸苦辛咸。"到周代，对食物营养已十分重视，当时的宫廷中已有专门的营养医师。如《周礼·天官冢宰》记载："医师，上士二人，下士四人，府二人，史二人，徒二十人……掌医之政令，聚毒药以共医事。""食医，中士二人……掌和王之六食、六饮、六膳、百羞、百酱、八珍之齐。"《周礼》还主张饮食应与四时季节的变更相适应，如"春多酸，夏多苦，秋多辛，冬多咸"。春秋时代的孔子对我国养生学的发展也有一定影响。在《论语》一书中有"食不厌精，脍不厌细。食饐而餲，鱼馁而肉败，不食。色恶，不食。臭恶，不食。失饪，不食。不时，不食。割不正，不食。不得其酱，不食。肉虽多，不使胜食气。惟酒无量，不及乱"的记载。这些观点和我们现在的饮食养生观有许多相近之处。此外，《山海经》记载药品116种，包括植物品52种、动物品61种、矿物品3种，其中不少具有食养作用。如《山海经》中记载："嘉果，其实如桃，其叶如枣，黄华而赤柎，食之不劳""梨，其叶状如荻而赤华，可以已疽""幼鸟，其状如凫，青身而朱目，赤尾，食之宜子"。这些资料表明，当时人们对某些食物的养生作用已观察得比较细致。

总之，食物养生的萌芽是在古代原始人类寻找食物的过程中出现的，且人类对火的利用，熟食的烹煮，促进了它的形成。早期的食疗，虽然内容简单，略具雏形，对各种生理病理现象和不同食物作用的认识还比较幼稚，常不可避免地发生错误，但基本上还是根据朴素的唯物世界观，按照自然界的本来面目来认识事物，因此，这一时期食养的开端为以后食物养生的发展奠定了良好基础。

（二）宣导养生的萌芽

宣导，又称导引、吐纳之术。"导引"一词最早见于《庄子·刻意》。导引术的起源与狩猎活动有关。原始人在狩猎的前后，披上兽皮，插上羽毛，戴上花朵，模仿某些动物跳跃和飞翔的姿态欢舞起来以示庆祝，久而久之，发现这些动作、歌舞有舒壮筋骨作用。我国考古工作者在青海省大通县上孙家寨发掘了一批距今约5000年的新石器时代墓葬,其中有一件属于马家窑文化马家窑型舞蹈纹彩陶盆,彩绘主题是3组舞蹈画面,人物突出,神态逼真,为我国古代导引术的起源及某些动作提供了佐证。人们在疲劳体乏时闭目静养,伸展肢体,则轻松舒适;腰腿酸痛时自行拍击或按摩,即减轻缓解;胸闷气短时徐徐吐气,则气和胸舒。由此"作为舞以宣导之",可以保健养生。《素问·异法方宜论》说:"中央者,其地平以湿,天地所以生万物也众,其民食杂而不劳,故其病多痿厥寒热,其治宜导引按跷。故导引按跷者,亦从中央出也。""舞"和"导引按跷"都是一种原始的导引术。战国文物《行气玉佩铭》大约为公元前380年的玉器,上面刻有:"行气,颠则撺,撺则伸,伸则下,下则定,定则固,固则萌,萌则长,长则退,退则天。天其本在上,地其本在下。顺则生,逆则死。"郭沫若认为,本段文字生动地描述了气功锻炼的全过程及其作用,证明导引行气在战国初期就已经广泛流传。在《庄子·刻意》中也记载了吐纳导引的具体功法:"吹呴呼吸,吐故纳新,熊经鸟申,为寿而已矣。此道引之士,养形之人,彭祖寿考者之所好也。"由此可见,早在《庄子》之前,导引就已经是养生延年的重要手段并颇受人们喜爱。

总之,导引术的萌芽,是原始人在社会生产实践中逐渐形成的,经历了由无意识到有意识,由被动到主动的发展过程。在当时医药非常不发达,生产力极度落后的情况下,对提高人们的身体素质,防治疾病,以更好地适应自然起到了很大的作用,并为后来导引术的形成与发展奠定了良好的基础。

(三)环境养生的萌芽

现代研究认为,自然环境对人体健康影响很大。《素问·五常政大论》中指出:"高者其气寿,下者其气夭。"高,是指空气清新,气候寒冷的高原地区;下,是指平原地区。可见当时已认识到不同的自然环境对人的寿命的影响。环境养生的萌芽,应追溯至上古时期。我们的祖先原在河谷地区聚族而居,因为河谷地区水源充足,土壤肥沃,食物丰富,可以满足人类生存的基本需要。即使遇到自然灾害,被迫迁徙时,也总要进行一番选择,要"观其流泉""度其隰原"(《诗经·大雅·公刘》),以定其新的居处。这说明上古时期,由于生存的需要,人类已经注意到居住地域环境条件的选择。不仅如此,由于"古者禽兽多而人少,于是民皆巢居以避之,昼拾橡栗,暮栖木上"(《庄子·盗跖》),说明古人筑巢穴、栖木上是为了躲避野兽,以防猛兽的伤害。而为了适应自然界气候变化,古人"冬则居营窟,夏则居橧巢"(《礼记·礼运》)。"古者民不知衣服,夏多积薪,冬则炀之"(《庄子·盗跖》),说明当时的人们已经懂得改变居住环境以适应寒暑之变。在火种发现并得到广泛应用之后,则又进一步懂得了筑房舍以安居,开窗户以透光通气,如"修火之利,范金合土,以为台榭、宫室、牖户"(《礼记·礼运》)。足以看出,在长期的生活实践过程中,我们的祖先逐渐懂得了居处环境的好坏,对于人类生存和发展至关重要。

总之,环境养生的萌芽,最早是在我们的祖先与大自然斗争的过程中,并在逐渐认识自然、顺应自然的基础上发展起来的,经历了由被动适应自然环境到主动适应自然环境的过程,这对于保障健康、减少疾病有重要意义,并为后来环境养生的形成奠定了基础。

二、春秋战国时期

春秋战国时期,奴隶社会逐渐衰落,我国开始进入封建社会。奴隶制的瓦解,铁器的普遍使用,农业生产的较大进步,生产力的迅速发展,推动这一时期生产关系和上层建筑的变革,出现了前所未有的经济繁荣。同时,随着社会大变革的到来,垄断文化被打破,文化教育开始普及,出现了"诸子蜂起,百家争鸣"的局面,形成了"九流十家"等诸多学术流派。其中对养生保健影响最大的是儒、道及阴阳杂家等。儒家除了在礼节、饮食起居方面对养生有影响外,其所提倡的"仁""中庸"等思想亦深刻地影响着后世养生理论。老庄道家一派"深根固柢,长生久视"的思想对养生影响更为直接——他们崇尚自然,要求返朴归真,清静无为,以静为主,静中有动,静以养神,推崇呼吸导引养生法。《黄帝内经》(简称《内经》)全面总结了先秦诸家的养生理论,提出"法于阴阳,和于术数,食饮有节,起居有常,不妄作劳"等养生原则和方法,主张通过对内自我调摄和对外顺应自然,从而实现"形与神俱,而尽终其天年"的养生目的,为养生理论的发展奠定了基础。此时,中医养生学已由萌芽实践阶段上升到理论发展阶段。

(一)道家养生思想

道家指以先秦老子、庄子学说为中心的哲学流派。道家学说的创始人一般认为是春秋末期的老子。老子又名李耳,代表著作是《老子》,其学术思想基本上属于自然主义哲学。战国初期的庄周继承和发扬了老子的思想,故这一时期的道家思想又称"老庄哲学"。与此同时,田骈等曲解老子思想,从统治者需要出发,把老子学说宗教化,形成了一套"君人南面之术",并托名黄帝,故又称为"黄老学派"。道家的宗旨之一,是通过养生、避世、清心、寡欲等方式而达到祛病延年的目的。许多道士又是著名医药学家、养生家,正因如此,道家思想对中医养生学的形成与发展影响巨大。道家所主张的"道",是指天地万物的本质及其自然循环的规律。《老子》所说"人法地,地法天,天法道,道法自然",就是关于"道"的具体阐述。因此,人的生命活动符合自然规律,即"是谓深根固柢,长生久视之道",才能使人长寿。道家清静无为、返朴归真、顺应自然、贵柔达郁等主张,对中医养生学产生很大的影响。

1. 提出"精气神"概念　道家认为得气是构成万物的要素,万物的生成与毁灭,都是由于"气"的凝聚或消散,故"人之生,气之聚也。聚则为生,散则为死"(《庄子·知北游》)。精的充盛是人体健康、祛病延年的根本。"精存自生,其外安荣"(《管子·内业》);神与精一样"四达并流,无所不极,上际于天,下蟠于地,化育万物"(《庄子·刻意》)。道家提出的"精气神"概念,为中医养生理论的创立奠定了理论基础。《内经》人身"三宝论"就是在道家"精气神"的基础上发展起来的。

2. 建立静态养生理论　道家崇尚自然,提倡"返朴归真""清静无为"。清静,主要是指心神宁静;无为是指不轻举妄动。具体地说,《老子》所谓的"少私寡欲"这种哲学观念反映在养生方面,就表现为"静"。人之神静,有如浊水,静之徐清。《老子》指出:"淡然无为,神气自满,以此将为不死之药。"这里的"淡然无为"即清静无为之意,是指人们的思想要安静清闲,遵循自然,这样就能使神志健全,精气内守,而益寿延年。庄子提出"虚静恬淡,寂寞无为"(《庄子·天道》)的主张,阐述了静以养神养精,"水静犹明,而况精神","静则无为……无为则俞俞,俞俞者忧患不能处,年寿长矣"(《庄子·天道》)。此外,道家还提出了一些静养的具体方法,如"少私寡欲"(《老子·第十九章》),"甘其食,美其服,安其居,乐其俗"(《老子·第八十章》)等。《内经》中的"恬惔虚无,真气从之,精神内守"(《素问·上古天真论》)及"圣人为无为之事,乐恬憺之能,从欲快志于虚无之守,故寿命无穷,与天地终"(《素问·阴阳应象大论》)等静养原则,都是由此发展而来的。

3. 创立气功养生方法　在长期的实践中,道家汲取了春秋以前民间流传的宣导养生术的精华,创立了顺乎自然的气功养生方法。《庄子·刻意》有"吐故纳新,熊经鸟申"的记载。"吐故纳新",南北朝的医药学家陶弘景在《养性延命录》中概括为"纳气有一,吐气有六。纳气者,谓吸也;呼气有六者,谓呬、呵、呼、嘘、吹、嘻,皆出气也。吹以去风,呼以去热,嘻以去烦,呵以下气,嘘以散滞,呬以解极",此即为后世"六诀"默念呼气练功法,目前仍在气功界广泛应用。"熊经鸟申",是模仿自然界禽兽活动的导引方法。东汉华佗在此基础上创立了"五禽戏"——"一曰虎、二曰鹿、三曰熊、四曰猿、五曰鸟。亦以除疾,兼利蹄足",并传授给他的学生吴普。

4. 主张柔弱　老子在实际生活中观察到,新生的东西是柔弱的,但却富有生命力;事物强大了,就会引起衰老。"柔弱者生之徒"(《老子》),如果经常处在柔弱的地位,就可以避免过早地衰老。因此,老子主张无欲、无知、无为,回归到人生最初的单纯状态,即所谓"归真返朴"。

5. 保精节欲　春秋时期,人们已经注意到性生活对人体的影响。《左传·昭公元年》谓:"晋侯有疾……求医于秦。秦伯使医和视之,曰:疾不可为也,是谓近女室……公曰:女不可近乎? 对曰:节之。"可见当时已认识到性生活过度对人的危害及应采取的措施。《内经》多次提到纵欲的危害及节欲的好处,如"若入房过度……则伤肾"(《灵枢·邪气脏腑病形》),"淫邪不能惑其心……所以能年皆度百岁而动作不衰者"(《素问·上古天真论》)等。总之,道家养生思想在中医养生学形成与发展中起着重要的作用。

6. 强调预防　老子认为"其安易持,其未兆易谋,其脆易泮,其微易散。为之于未有,治之于未乱"(《老子·第六十四章》)。由此可见,《内经》"不治已病治未病,不治已乱治未乱"(《素问·四气调神大论》)的"治未病"思想,就是道家这种朴素辩证法思想与医疗经验相结合的产物。老子还强调"夫唯病病,是以不病"(《老子·第七十一章》),意谓只有经常害怕生病,才不会得病。害怕生病,并非整天担心怕生病,而是要采取措施去防病。

(二)儒家养生思想

以孔孟为代表的儒家学派,一直是我国古代思想史上的中坚学派,也是封建社会统治数千年的"官学",对我国的政治、文化和医学都产生了莫大的影响。儒家主张"中庸""和而不流""中立不倚",既毋太过,也毋不及,是人性修养的一种境界。宋代程颐解释为:"不偏不倚之谓中,恒常不易之谓庸。"《中庸》指出:"喜怒哀乐之未发,谓之中;发而皆中节,谓之和。中也者,天下之大本也。和也者,天下之达道也。致中和,天地位焉,万物育焉。"换而言之,只要人的修养能达到中和的境界,就会产生"天地位焉,万物育焉"的效果。儒家"致中和"思想丰富了中医养生内容,促进了中医养生理论的形成。

1. 强调精神调摄　《礼记·缁衣》说:"心以体全,亦以体伤。"养心与养形是养生的重要内容,然而精神与形体之间,具有统帅支配作用的是精神。养生首先要强调精神调摄,而最好的方法是减少物质欲望,即"养心莫善于寡欲"(《孟子·尽心下》)。人生存在着欲望是正常的,然而只能在社会许可的条件下实现欲望,不可有非分的要求，这就要遵循"礼"的原则，正如《论语·颜渊》中所说"非礼勿视，非礼勿听，非礼勿言，非礼勿动"。孔子还提出了君子三戒，即"少之时，血气未定，戒之在色；及其壮也，血气方刚，戒之在斗；及其老也，血气既衰，戒之在得"（《论语·季氏》）。行则从礼、君子三戒等内容，即为寡欲。儒家关于精神调摄的原则，在中医养生学思想中得到了阐发和应用。

2. 注意身体养护　这是儒家养生思想"中和观"的具体体现。合理安排生活，注意起居有常、劳逸适度、饮食有节等，是护养身体的基本原则。宋代严用和在《济生方》中提到的"善摄生者，谨于和调，一饮一食，使入于胃中，随消随化，则无滞留之患；若禀受怯弱，饥饱失时，或过餐五味，鱼腥乳酪，强食生冷果菜，停蓄胃脘，遂成宿滞"，可谓是在儒家思想的影响下形成的饮食中和观。《内经》所说"智者之养生也……和喜怒而安居处""志意和则精神专直，魂魄不散，悔怒不起，五脏不受邪矣"，则可谓情志中和观。此外，"善摄生者，无犯日月之忌，无失岁时之和"（《备急千金要方》），"人生如天地，和煦则春，惨郁则秋"（《医述》），"余问养生于吴子，得二言焉，曰和曰安"（《苏沈良方》），"能中和者必久寿"（《养性延命录》）等论述，在中医古籍中比比皆是，这都是在儒家"中和观"影响下形成的注意身体养护的理论、原则和方法。

3. 倡导饮食卫生　孔子对于饮食卫生十分重视。为了保证身体健康，他提出了饮食保健的原则，即《论语·乡党》中所说的"食不厌精，脍不厌细"。饮食精，则营养丰富；脍宜细，则味道鲜美，可增进食欲，有利于消化吸收。并且，孔子提醒人们一定要食新鲜、清洁的食物，以防止疾病的发生。他指出："食饐而餲，鱼馁而肉败，不食。色恶，不食。臭恶，不食。失饪，不食。不时，不食。"强调了食品要精细、烹调要得当，进餐要定时，经久变味、腐败发臭的食物不宜食用等饮食卫生要求。同时，也提出了调和饮食五味，要顺应四时的原则。后世的饮食养生观有许多是从孔子饮食养生方面的创见中发展起来的。像"饮食之宜，当候已饥而进食，食不厌细嚼。仍候焦渴而引饮，饮不厌细呷"（《寿世青编·食饮以宜》），"食精则能养人，脍粗则能害人"（《论语集注》）等，都无不有着儒家食养思想的烙印。

儒家的养生思想，是极宝贵的养生经验，因而为历代医家所遵循，特别是儒家的"中和观"，对后世有很大的影响，时至今日仍有其实用价值。

（三）《内经》对中医养生学的贡献

在《内经》以前，养生学处于实践阶段，尚无系统理论可言。《内经》不仅是一部伟大的医学巨著，而且也是一部光辉的养生学著作，全面吸取、反映了秦汉以前的养生学成就，对于中医养生学的有关理论、原则和方法，进行了比较全面而系统的论述。《内经》的问世，使中医养生学在中医理论的指导下蓬勃发展。因此，《内经》是中医养生学发展史的里程碑，奠定了中医养生学的理论基础，促进了中医养生学逐渐走向成熟。

1. 强调精气神　《内经》认为精是构成人体的基本物质，如"人始生，先成精，精成而脑髓生"（《灵枢·经脉》）。同时，精又是人体生命活动的原始动力，是身体强壮、却老延年的本源，如"夫精者，身之本也"（《素问·金匮真言论》），"精气夺则虚"（《素问·通评虚实论》）。气，指精微物质，又指脏腑活动的能力。气又分为精气、真气、宗气、营气、卫气、脏气、经气等。人的生命结束就是"五脏皆虚，神气皆去，形骸独居而终矣"(《灵枢·天年》)。神为生命活动现象的总称,是精神、意识、知觉、运动等一切生命活动的集中表现,所谓"得神者昌,失神者亡"(《素问·移精变气论》)。由是,精、气、神为人身"三宝",后世养生家多注重养精、益气、治神。

2. 阐释生命规律　《内经》对人体生、长、壮、老、已生命规律有精妙的观察和科学的概括,不仅注意到年龄阶段的变化,而且也注意到性别上的生理差异。如《灵枢·天年》把人的生长发育衰老分为十个阶段,每一阶段为十年,其谓"人生十岁,五脏始定,血气已通,其气在下,故好走。二十岁,血气始盛,肌肉方长,故好趋。三十岁,五脏大定,肌肉坚固,血脉盛满,故好步。四十岁,五脏六腑十二经脉,皆大盛以平定,腠理始疏,荣华颓落,发颇斑白,平盛不摇,故好坐。五十岁,肝气始衰,肝叶始薄,胆汁始灭,目始不明。六十岁,心气始衰,苦忧悲,血气懈惰,故好卧。七十岁,脾气虚,皮肤枯。八十岁,肺气衰,魄离,故言善误。九十岁,肾气焦,四脏经脉空虚。百岁,五脏皆虚,神气皆去,形骸独居而终矣"。在《素问·阴阳应象大论》中也基本上采用了十年为期的划分法。而在《素问·上古天真论》中,则以男八、女七为周期。这些方法既是我国医学史上最早的人体生长、发育、衰老的周期划分,又为以后中医养生学研究生命的规律,防老抗衰提供了借鉴。

3. 提出养生原则和方法　《内经》把人与自然界看成一个整体,自然界的种种变化都会影响人体的生命活动,即天有所变,人有所应。《内经》认为"人以天地之气生,四时之法成",所以养生的要旨是"顺四时而适寒暑,和喜怒而安居处,节阴阳而调刚柔"(《灵枢·本神》),并提出了著名的"春夏养阳,秋冬养阴"(《素问·四气调神大论》)的四时顺养原则,而《素问·上古天真论》又明确提出"虚邪贼风,避之有时"的中医防病养生原则。

《内经》不仅提出了许多重要的养生原则和行之有效的养生方法,如调和阴阳、濡养脏腑、疏通气血、形神兼养、顺应自然等原则,以及调情志、慎起居、适寒温、和五味、节房事、导引按跷、针灸等多种养生方法,而且特别强调"治未病"这一预防为主的原则,将养生和预防疾病密切地结合在一起。

4. 创立经络学说,为气功养生的发展奠定了基础　长沙马王堆汉墓出土的帛书《足臂十一脉灸经》《阴阳十一脉灸经》,虽然成书早于《内经》,但内容简单,属经络学说的早期版本,尚未形成完整的经脉循行系统和脏腑配属。而《内经》的经络学说则较为完整,分为十二正经、奇经八脉等内容,尤为可贵的是指出经络的作用为"行血气而营阴阳,濡筋骨,利关节"(《灵枢·本脏》),能够"决死生,处百病,调虚实"(《灵枢·经脉》),这些均是导引练功、治病、养生的理论基础。

5. 对衰老的认识　《内经》详细论述了衰老的变化过程及衰老表现,指出情志、起居、饮食、纵欲、过劳等诸方面调节失当,是导致早衰的重要原因;提出要"法于阴阳,和于术数,食饮有节,起居有常,不妄作劳,故能形与神俱,而尽终其天年,度百岁乃去"(《素问·上古天真论》),初步建立了抗老防衰及老年养生的理论基础。此外,《内经》还总结、保留了战国以前许多行之有效的养生方法和原则。如"恬惔虚无,真气从之,精神内守"(《素问·上古天真论》)就是对道家练功法的总结;"七损八益"(《素问·上古天真论》)保留了古代房中术的精髓。其次,还提出了食养与食疗、动静结合、形体锻炼等行之有效的养生原则与方法。

总之,《内经》对中医养生学的贡献是巨大的,它奠定了中医养生学的理论基础,提出了养生的原则与方法,并对人体的生长、发育、衰老进行了相关论述。自此以后,尽管中医养生学在理论上有所提高,在方法上有所创新,但其大旨却是始终以《内经》为理论指导。

三、秦汉晋唐时期

公元前 221 年,秦统一六国,建立了中央集权的统治制度。汉承秦制,中国封建社会有了一个暂时的稳定局面,特别是汉文帝、景帝的"与民休息"政策和汉武帝采取的一系列长治久安措施后,社会生产力得到发展,人民生活较为安定。在这一历史背景下,医学得到了长足的发展,养生学作为医学的一个分支也进入了发展期。另一方面,秦始皇、汉武帝等封建君主,都是梦寐以求"长生不老"的统治者,特别是秦代"焚书坑儒"的高压政策被解除以后,道家、儒家思想有了新的发展。佛教的传入和本土化,也逐渐影响了我国意识形态及医学的发展。自隋代王通提出儒、道、佛"三教归一"纲领后,三家之说便成为官方正统思想而推行于世,并且互相渗透融合。其中,有关养生方面的内容,便被当时的医家、方士所继承。这一时期出现了不少著名医家、养生家以及养生专论、专著,从而进一步充实和发展了中医养生学的内容。

(一)养生理论与实践的发展

秦汉晋唐时期的养生学思想发展,大致有如下几个特点:①对养生理论的阐述往往是融医、儒、道、佛诸家养生思想于一体,各取其长;②汉唐时期的养生家,往往也是著名的医学家,具有丰富的医学理论及临床实践经验,因而对养生方法的论述,多具体、实际而有效;③这一时期的养生专论、专著,在理论上有了较为系统的论述,既承袭了先秦的学术思想,又有所创新和发展,并作为中医学的一个重要组成部分,予以专门阐述,对后世产生了重大影响;④方士的出现及服饵金石风气的兴起对后世有一定的影响;⑤吐纳导引术开始兴盛,并成为中医养生学的重要组成部分;⑥对房中术的认识更理性。

1. 张仲景的养生思想　东汉医家张仲景,继承了先秦时期的医学理论,博采众长,著成《伤寒杂病论》,奠定了中医辨证论治的理论基础。其中,也从病因学角度提出了自己的养生观点。

(1)养慎:养慎即调护机体以顺应四时之变。仲景认为"若人能养慎,不令邪风干忤经络……病则无由入其腠理"(《金匮要略·脏腑经络先后病脉证》),明确指出注意四时变化,外避虚邪贼风,是防病保健的一个重要方面。

(2)调和五味:仲景特别强调饮食与养生的关系,"凡饮食滋味,以养于生,食之有妨,反能为害……得宜则益体,害则成疾,以此致危"(《金匮要略·禽兽鱼虫禁忌并治》),因而"服食节其冷热苦酸辛甘"(《金匮要略·脏腑经络先后病脉证》),明确指出饮食之冷热、五味之调和,以适宜为度,方可起到养生作用。反之,于身体有害。

(3)提倡导引:仲景对导引吐纳也十分重视。他主张用动形方法防病治病,如《金匮要略》中所云"四肢才觉重滞,即导引、吐纳……勿令九窍闭塞"。

仲景的养生思想,体现了中医防治结合、预防为主的原则。

2. 华佗的养生思想　华佗是与张仲景同时代的医家,继承了先秦《吕氏春秋》中的动则不衰之说,从理论上进一步阐述了动形养生的道理。如《三国志·魏书·方技传》中载其论云:"人体欲得劳动,但不当使极尔。动摇则谷气得消,血脉流通,病不得生,譬犹户枢不朽是也。"依据史书记载,华佗在养生学上有两大突出贡献。

（1）五禽戏:这是华佗在继承前人导引养生术的基础上创制的一套保健体操。它仿效虎、鹿、熊、猿、鸟五种动物的动作。实践证明,五禽戏具有延年益寿、祛病强身的功效。华佗弟子吴普坚持练习五禽戏,活到90多岁时仍耳聪目明,牙齿完好坚固。据研究,五禽戏中各戏又有不同的特点和养生保健功能:虎戏勇猛力大,威武刚健,常练可使四肢粗壮,增强气力;鹿戏动作舒展,姿态动静相兼,常练可使腰腿灵活,神态自然,体形健美;熊戏步履沉稳,力撼山岳,常练可增强身体耐力;猿戏机灵敏捷,跳跃自如,攀援轻盈,喜搓颜面,常练使人头脑清醒,反应灵敏,动作轻灵;鸟戏动作仿空中飞鸟,悠然自得,上下翻飞,或盘旋伏冲,常练可使人身心健康。五禽戏经长期的流传发展,迄今已有"传统五禽戏"和"自发五禽戏"等不同的流派,传习者众多。甚至一些疑难病症、慢性消耗性疾病患者,练五禽戏而获奇效,有的竟不药而愈。

（2）养生长寿药:华佗对弟子樊阿传授了"漆叶青黏散"。这是华佗研制的一种养生长寿药。配制比例是漆叶屑1升,青黏屑14两。据华佗说:"久服,祛三虫,利五脏,轻体,使人头不白。"樊阿依师所言,坚持修炼服药饵,活了100多岁。这些事例表明,传统医学养生保健学中确有值得挖掘的瑰宝。

3. 王充的养生思想　东汉时期的王充在养生方面提出了禀气的厚薄决定寿命长短的观点,并在他所著的《论衡》中强调指出"若夫强弱夭寿,以百为数,不至百者,气自不足也"。他还著有《养性书》,惜已佚。

（1）保健当从胎产时开始:王充《论衡·气寿》专门探讨有关健康与寿命的问题,认为寿命的长短与先天禀受的元气之厚薄有重要关系。他指出:"夫禀气渥则其体强,体强则其命长;气薄则其体弱,体弱则命短,命短则多病寿短。始生而死,未产而伤,禀之薄弱也。"又指出妇女生育过密或妊娠时情绪感伤,都可影响其子女的健康。"非有长短之命,而人各有禀受也。"他指出:"妇人疏字者子活,数乳者死……字乳亟数,气薄不能成也。"所谓"疏字"是指生育较少,少生少育则禀受父母之精气强,故子女健壮而寿命亦长;反之,"数乳"者,则禀受父母之精气薄弱,故子女体衰而寿命短,因而提倡少生少育。王充将优生与长寿联系起来探讨,很有见地,大大丰富了养生学的内容。

（2）养性为上:《论衡·自纪》记载:"养气自守,适食则酒。闭明塞聪,爱精自保。适辅服药引导,庶冀性命可延,斯须不老。"强调了养生保健的两个重要方面:一是注意自身精气的保养,即自守其气,自保其精,勿使损耗或大伤。而适时饮酒的目的还在于通行经脉,免生瘀滞。二是就药物与导引养生保健而言,也是必要的。这种思想很可贵,并且长期得到传承发展。

（3）澹泊宁静:王充认为,黄帝、老子这些人所以长寿,除了先天禀气渥厚之外,还与后天养性有直接关系,如"恬澹无欲,无为无事者也,老聃得以寿矣"（《论衡·自纪》）。因此,王充身体力行,将古人的这些有益的养生保健经验吸收过来,并通过自己的亲身实践而加以继承发展。据乡邦文献《上虞县志》记载,王充晚年"裁节嗜欲,颐神自守"。《会稽典录》记载:"王充年渐七十,乃作养生之书,凡十六篇,养气自守,闭明塞聪,爱精自补,服药导引,庶几获道。"王充性恬淡。他在《自纪》中说:"见污伤不肯自明,位不进亦不怀恨。贫无一亩庇身,志佚于王公;贱无斗石之秩,意若食万钟。得官不欣,失位不恨,处逸乐而欲不放,居贫苦而志不倦。"这是养性的高级境界。

（4）延寿有方:周秦以降,长生不死思想在统治阶级尤其是上层社会中根深蒂固,以致秦皇汉武也都迷信神仙,期冀万寿,向往不老。而至东汉,这种风气愈加甚嚣尘上。就在这种神仙方术泛滥、迷信氛围浓厚的社会,王充从唯物论哲学和医学科学的高度指出人以"百岁"为寿限。通过养生保健、针灸方药调治及在安稳的社会环境和良好的自然环境下,人可长寿百岁。王充在《气寿》中说:"若夫强弱夭寿,以百为数,不至百者,气自不足也。""太平之时,人民侗长,百岁左右,气和之所生也……圣人禀和气,故年命得正数,气和为治平,故太平之世多长寿人。百岁之寿,盖人年之正数,犹物至秋而死,物命之正期也。物先秋后秋,则亦如人死或增百岁或减百也。先秋后秋为期,增百减百为数,物或出地而死,犹人始生而夭也。"按生物规律推算,人的正常寿命应当在百岁之上,所谓"万寿无疆"是不存在的。他在《道虚》中更进一步指出,生物有生也有死,是不可抗拒的法则,养生的目的在于保健长寿。

4. 孙思邈的养生思想　孙思邈精通道、佛之学,广集医、道、儒、佛诸家养生之说,结合自己多年丰富的实践经验,著成养生专论。他不仅在《备急千金要方》中有大量养生论述,还著有《摄养枕中方》,内容丰富,功法众多,在我国养生发展史上,具有承前启后的作用。

（1）养性:孙思邈继承和发展了《内经》"治未病"的思想,以此为养生原则,提出了"养性"之说。在《备急千金要方·养性·养性序》中反复强调"善养性者,则治未病之病,是其义也""是以圣人消未起之患,治未病之疾,医之于无事之前,不追于既逝之后"。孙思邈所谓的养性有独到之处。《备急千金要方·养性·养性序》指出:"夫养性者,欲所习以成性,性自为善,不习无不利也。性既自善,内外百病皆悉不生,祸乱灾害亦无由作,此养性之大经也。"就是要把养生的理论与经验方法付之于自己的人生实践之中,使之日久成习惯,习惯成自然,成为人生不可缺少的心理与行为方式。

（2）服食:孙思邈奠定了我国食养学的基础。他说:"安身之本,必资于食""不知食宜者,不足以存生也"。孙思邈认为饮食是养生防病的重要手段。他在《备急千金要方》中列食养、食疗食物 154 种,分谷米、蔬菜、果实、鸟兽四类,多为日常食品,并论述其性味、功效,以供人们酌情选用。此外,他还提出了老年人食养的具体要求。孙思邈的食养、食疗学术思想,对后世产生了重大影响。

（3）调气:即吐纳气功之术。孙思邈很推崇彭祖的调气学说。《备急千金要方·养性·调气法》指出:"每旦夕面向午,展两手于脚膝上,徐徐按捺肢节,口吐浊气,鼻引清气。良久,徐徐乃以手左托右托,上托下托,前托后托,瞑目张口,叩齿摩眼,押头拔耳,挽发放腰,咳嗽发阳振动也。双作只作,反手为之。然后擎足仰振,数八十、九十而止。仰下徐徐定心,作禅观之法,闭目存思,想见空中太和元气,如紫云成盖,五色分明,下入毛际,渐渐入顶,如雨初晴、云入山,透皮入肉,至骨至脑,渐渐下入腹中,四肢五脏皆受其润,如水渗入地。若彻,则觉腹中有声汩汩然。意专思存,不得外缘,斯须即觉元气达于气海,须臾则自达于涌泉,则觉身体振动,两脚蜷曲,亦令床坐有声拉拉然,则名一通。"如此坚持修炼,可使精神愉悦,须发润泽,耳聪目明,身体强健,百病不生。孙思邈所述的调气,已经包括了气功导引、调心、调身、调气以及大小周天的通导修炼。

（4）居处与养生：孙思邈在《居处法》《退居》中所述的养生保健内容包括室内卫生、家庭保健、室内推拿、远行前的保健品准备、老年人的休养住处环境，以及居处的水质卫生、家庭养生禁忌等。《居处法》中指出："凡居家不欲数沐浴。若沐浴，必须密室……冬浴不必汗出霡霂，沐浴后不得触风冷……勿冷水洗浴，损心包不能复。"这些经验至今仍可借鉴。

（5）房中术与养生：孙思邈在《备急千金要方·养性·房中补益》中指出"凡觉阳事辄盛，必谨而抑之，不可纵心竭意以自贼也"，强调不可纵欲。为防止性生活不当而诱发某些疾病，在《千金翼方·养性·养性禁忌》中指出"男女热病未瘥，女子月血新产者，皆不可合阴阳"。这些观点都是很科学的性保健内容。

（6）重视妇幼保健：孙思邈重视妇女病的防治与保健。在《备急千金要方·少小婴孺方上·序例》中说："先妇人、小儿，而后丈夫、耆老者，则是崇本之义也。"妇女孕期宜居处简静，适当节劳、勿举重，也可弹琴瑟，调心神，和情性，节嗜欲，禁房事，注意饮食。临产前要服些既保胎又催生的方药如甘草散、丹参膏等。产房要洁净，避免人多污染；产后体虚，宜静养、滋补。妇女杂病的治疗过程中，也均有养生保健指导事项。特别是化妆美容，是妇女保健的重要内容，在《备急千金要方》中专题列述了妇女面药数十首，对美容和防治面部疾病有重要作用。内服药有散剂、丸剂、汤剂，外用药有膏剂、糊剂、澡豆（类香皂、药皂）、散粉剂、丹剂、面膜剂、汤剂、酊剂、热熨剂，另有毛发养护、灭瘢痕、口唇美化等方药，有重要的文献价值。另外，关于小儿保健，从种子、胎教开始，及至初生，有如先以绵裹指拭去儿口中羊水恶血，服甘草水以解毒；断脐不以刀剪，而隔衣咬断以防止破伤风等多种记载。

（7）倡导老年养生：孙思邈所倡导并亲身实践所推崇的老年养生学，在《千金翼方》的《养老大例》《养老食疗》中表述的比较具体。他从少年多病而老来却享百岁高寿，说明他老年养生的理论和方法是行之有效的。他的老年养生包括饮食、起居、住处、运动、气功、推拿、针灸、导引、精神修养等，还包括老年病的早期诊断与保健。故比较研究结论表明，孙思邈关于老年医学和老年养生学的理论与经验，比西方罗杰·培根于 13 世纪写的《老年人的治疗与青年人的保健》要早 600 多年。

5.《神农本草经》药物养生与丹药服食 《神农本草经》共载药 365 种，分上、中、下三品。其中，上品药物为补养之品，计 120 种，多具有补益强身、抗老防衰之功效，用以增强身体健康，如人参、黄芪、茯苓、地黄、杜仲、枸杞等，均为强身益寿之品。另外，其药物条文下多有"久服轻身神仙"等道家方士之言，可见神仙服食之说对《神农本草经》的形成与发展具有一定的影响。

秦始皇作为中国历史上第一个一统帝王，一直沉迷于追求长生不老。上有所好，下必甚焉，一部分人为了迎合这种需要，将古代一些荒诞的神仙之说、奇方异术与道家的思想糅合在一起，大肆宣讲所谓"长生不老"之道，广为炼制长生不老"仙丹"，于是我国历史上出现了一批以专讲神仙之道、炼长生"仙丹"为职业的"方士"。公元前 213—前 212 年，秦始皇将咸阳城内的 460 多名儒生方士活埋，此后方士的活动及炼制"仙丹"的风气暂时才有所收敛。到了汉代，这股风气又死灰复燃。到了唐代，服饵金石之风越演越烈。所谓服石，就是长期服用由矿石类药物组成的方剂，据说服后可以使人"心情开朗，体力转强"，因而食丹服石风行一时，流弊颇多。至唐末，此风逐渐衰退下来,终未能成为我国养生学的主流,但它对我国养生学发展具有一定的影响。

6. 吐纳导引术的形成与兴盛　《内经》总结了吐纳导引术,并首先肯定了上古之人"终其天年,度百岁乃去"的重要措施之一是"和于术数",而导引术又是"术数"之一。吐纳导引术却病延年的机制是"真气从之,精神内守"。导引术的主要方法是调神(心)、调气(息)和调身,即"呼吸精气,独立守神,肌肉若一"(《素问·上古天真论》)。汉代、三国时期的导引术秉承战国、秦代,在理论和方法上有所创新。汉末名医张仲景进一步阐述了导引在养生防病上的意义,指出"四肢才觉重滞,即导引、吐纳、针灸、膏摩,勿令九窍闭塞"(《金匮要略·脏腑经络先后病脉证》)。王充在《自纪》中,记录了他本人"养气自守""服药导引"的一些方法。誉为"神医"的华佗,也是位著名的养生家。由于他养生有道,"年且百岁而犹有壮容"(《后汉书·方术列传下》),特别是他在前人基础上创立的"五禽戏",流传甚广,把导引术向前推进了一步。魏晋南北朝时代,导引术在理论、内容和方法上有了进一步的发展。葛洪在《抱朴子》一书中对气功有许多精辟的论述,强调了人与气的关系为"夫人在气中,气在人中,自天地至于万物,无不须气以生者也",指出气功的作用是"内以养身,外以祛邪",探讨了导引的机制是"宜动营卫""疗未患之疾,通不和之气,动之则百关气畅",这是对张仲景"勿令九窍闭塞"之说的发挥。他还提倡导引术应动静结合,不拘形式,"或屈伸,或俯仰,或行卧,或倚立,或蹲踞,或徐步,或吟,或息,皆导引也",对后世导引术形式多样化产生了一定的影响。

到隋唐时期,导引术得到了政府的正式承认,确定将其作为一种养生及医疗手段,且两个朝代的太医署都设有按摩博士,至唐代又增设了按摩师,"掌教导引之法以除疾,损伤折跌者正之"(《隋书·百官志下》《新唐书·百官志》)。由于政府的重视及长期实践,隋唐时代导引术的发展达到高峰。隋代太医博士巢元方《诸病源候论》所论述的 1739 种病候中,其他疗法、方法或简述,或未述,唯有"补养宣导"的方法,则几乎在每种疾病中都附有内容具体、形象生动、具有实效的说明。如《虚劳膝冷候》说:"舒两足坐,散气向涌泉,可三通,气彻到,始收。""立,两手搦腰遍,使身正,放纵,气下使得所……令脏腑气向涌泉通彻。"又如《腹痛候》说:"正偃卧,口鼻闭气。腹痛,以意推之,想气往至痛上,俱热即愈。"巢元方还著有《养生方导引法》一书,散录于《诸病源候论》之中,记载了许多导引养生的内容。誉为"药王"的孙思邈,也十分讲究导引养生,在《备急千金要方》和《摄养枕中方》中都载录了大量涉及导引和行气的内容,如"和神导气之道,当得密室闭户,安床暖席,枕高二寸半,正身偃卧,瞑目闭气于胸膈中,以鸿毛著鼻上而不动。经三百息,耳无所闻,目无所见,心无所思",生动地展示了练功的情景。尤为可贵的是,孙思邈是导引养生的积极普及推广者,并在前人"六字诀"的基础上,总结介绍了 12 种行之有效的调气法,提倡健康人也应练用导引之术,如"每日必须调气补泻,按摩导引为佳,勿以康健便为常然"。《备急千金要方》中还记录了佛家功的一些内容,表明这一时期,吐纳导引术已出现了多流并存的局面。

总之,在远古时代萌芽的导引吐纳之术,经过春秋战国、秦汉、魏晋南北朝的不断积累和发展,到隋唐时代已成为中医养生学的重要组成部分,登上了大雅之堂,并在普及与提高方面成绩斐然。

笔记

（二）养生流派的形成与发展

1. 道家养生派　从秦王政开始，道家首先得到重视。许多信奉老庄思想的学者和方士，大力提倡导引、吐纳等养生方法，如汉初张良从赤松子游，"乃学辟谷导引轻身"（《史记·留侯世家》），李少君、东方朔等也宣讲"导气养性"（《论衡·道虚》）之术。除了导引，由于道家与方士浑然一家，多崇尚炼丹服石，疯狂地追求长生不老、得道成仙，所以道家又称"丹家"。到魏晋时期，炼丹服石以追求"长生不老"之风盛行，一些道家兼医者一方面为了迎合统治者与士大夫的需要，大讲炼丹服石，另一方面又从防病强身的实际出发，把老庄养生思想的合理部分加以整理提高。如稽康著有《养生论》，重申了老庄学派的养生理论与方法。葛洪崇尚"神仙道"，企求长生，笃信利用药物炼制金丹，久服常饵，可与天地同寿；著有《抱朴子》内外篇，把服饵丹石之风推上高峰，且在书中又广泛地论述了道家的各种养生理论与方法，使正统的道家养生术得以系统发展。此外，晋代还有《黄庭内景经》，相传由卫夫人传出，经过七代，至陶弘景始正式有道家茅山七祖的门户记载。陶弘景，南朝丹阳秣陵人，少时就爱读葛洪的《神仙传》。《梁书·处士传》载陶弘景"十岁得葛洪《神仙传》，昼夜研寻，便有养生之志"。陶弘景后虽为朝廷命官，但在道家思想影响下，产生了求仙之志，于是脱下朝服挂在神武门上，上书辞禄弃官，隐居于金坛华阳之茅山，自号为华阳居士。陶弘景推崇道家养生思想，著有《养性延命录》，提倡导引、调气、按摩、服石等养生方法，是继葛洪之后的道家养生学派代表人物之一。由于在晚年皈依了佛教，故陶弘景又是一个以道教为主的佛道合一论者。另外，出自道家之手的《胎息经》，主要是讲通过练功，返回到无知无欲的"胎儿状态"。

总之，以"长生不老"为养生目的，以"返朴归真""清静无为"为养生的指导思想，以导引和服饵丹石为主要养生方法，是道家养生派与医家养生派的根本区别点。

2. 佛家养生派　佛教产生于印度，经由中亚传入我国。佛教传入后，最早是与黄老学说并列，如桓帝在"宫中立黄老浮屠之祠"（《后汉书·郎颐襄楷列传下》），民间流传有"老子入夷为浮屠"之说，都表明佛教与黄老学说在早期是作为同体系对待的。因此，佛家养生法尽管随着佛教的传入有所流传，但早期多附于道家养生法之中，直至隋唐时期，才开始异军突起并作为养生流源而分化独立。《隋书·经籍志》曾载有《龙树菩萨养性方》一卷。孙思邈《备急千金要方》中收入了古天竺国的按摩导引法，从所载内容看，属于一种动功，能使人"百病除，行及奔马，补益延年，能食，眼明轻健，不复疲乏"（《备急千金要方》卷二十七）。在《修真秘诀·释氏修炼正经》中，把佛教理论与我国的五行学说结合起来，使之更加容易流传，如"心属南方，丙丁火，外应舌，内含于金阙"。其次，尚有达摩易筋经、天台宗六妙法门、西藏密宗金刚拳、宝瓶气、九节佛风等养生方法，都属于佛家养生术范畴。佛家注重"禅定""顿悟"，谓"菩提只向心觅，何劳向外求玄？所说依此修行，西方只在眼前"（任继愈《中国哲学史》），认为佛法只在心中，不用向外而求。

总之，佛家养生派在理论上以"见性"为主，在方法上以静养为长。

3. 儒家养生派　儒家养生大旨是中和观和修身养性。在战国时期，由于儒学只是作为"九流十家"之中的一个流派而存在，所以对中医养生学的影响仅作为一个独立的流源，处于萌芽状态。到汉武帝时，董仲舒从维护统治者的立场出发，提出"独尊儒术"，并得到当权者的维系，于建元五年（前136）设置五经博士，把儒学作为官学，此后统治着整个中国。随着儒学地位的上升，儒家养生也开始逐渐分化为一个独立流派。首先是董仲舒将养生与中庸思想结合，强调养气与中和。他说："循天之道，以养其身……中者，天地之所终始也，而和者，天地之所生成也……能以中和养其身者，其寿极命。"（《春秋繁露·循天之道》）在西汉成书的《淮南子》，尽管基本倾向是"以道绌儒"，但书中对儒家的许多合理部分作了详尽说明，提出了"邪与正相伤，欲与性相害，不可两立，一置一废"（《淮南子·诠言训》）的命题，主张"适情辞余，无所诱惑"（《淮南子·氾论训》），"以恬养性，以漠处神"（《淮南子·原道训》），发展了儒家的修身养性说。荀悦则对性与命的关系作了淋漓尽致的阐述。他认为人都有生而俱有的性和命（"夫生我之制，性命存焉尔"），其中性包括人的形体与精神两个方面（"生之谓性也，形神是也"），而形神又均来源于所受之气（"凡言神者，莫近于气，有气斯有形，有神斯有好恶喜怒之情矣"），并指出气、形、神、情都属于性，情、意、心、志都是性的发动（"凡情、意、心、志者，皆性动之别名也"），且人的气、形有白黑，神、情有善恶，都是由性决定的（"善有白黑，神有善恶；形与白黑偕，情与善恶偕。故气黑非形之咎，性恶非情之罪也"），因此提出要"循性安命"（《申鉴·杂言下》）。由于荀悦把儒家的养性学说与气、形、神等相结合，并从理论上作了阐述，使儒家的养性学说与人体生理病理变化联系更为紧密。唐代著名医家、养生家孙思邈是一个儒、释、道兼融的人物，所著《备急千金要方》专列养生一卷，名之曰"养性"，并强调"德行不克，纵服玉液金丹，未能延寿"（《备急千金要方·养性·养性序》），由此可见一斑。到宋代，经过程颐、朱熹、陆九渊等的补充、发挥，儒家养生学说更加盛行。

总之，儒家养生派是从西汉以后，把孔孟学说中的道德修养及中和观等思想与中医养生方法联系在一起而逐渐形成的。它与中医养生学既有必然联系，又具有自己的特色。

四、宋元明清时期

两宋金元时期，在思想上倡导熔儒、道、佛三教于一炉的所谓"理学"，在实践上开始把养生保健的重点转向老年人，到明清时代，基本形成了独具特色的老年养生学体系。与此同时，由于食物养生不断地深化和普及，食养的理论、品谱、方法更加完善。明清时期是中国封建社会的后期，统治阶级提倡孔孟正统的程朱理学，同时利用佛、道两教进行思想教化，部分士大夫或弃士为医，或转儒为医，先后出现了很多著名医家和养生家。这一时期是我国历史上养生学内容创新最多、发展速度最快的时期。

（一）养生保健方法日臻完备

宋元明清时期养生理论和养生方法日益丰富发展。北宋末年，官方出版的《圣济总录》，共200卷，200多万字，包括内、外、妇、儿、五官、针灸及养生、杂治等66门，内容宏丰。本书有数卷论述了当时流行的"运气"学说，而且对养生保健的一些方法作了相当详尽的介绍，十分肯定并倡导这些保健方法的运用。宋代官修的方剂专书《太平圣惠方》，是一部集理、法、方、药于一体的医书，载有许多摄生保健的内容，尤其注重药食物相结合的方法，如记述了各种药粥、药酒等，这些方法符合医疗保健的需要，对后世有一定影响。宋元时期，全面整理前代本草文献，取得了卓越的成就，处于同时期世界药物学领域领先地位，对后世产生了深远的影响。金元医家和养生家根据阴阳五行等理论利用药物的性味功用等用于防病治病，如寇宗奭编撰的《本草衍义》，根据体质和疾病，选择相应性味的药物。此外，张元素的《珍珠囊》、李杲的《用药法象》、朱震亨的《本草衍义补遗》等，对此多有发挥，更切适用。针灸学在宋元时期有了很大的发展，出现了闻名国内外的"针灸铜人"和新的针灸专著《新铸铜人腧穴针灸图经》《针灸资生经》《十四经发挥》等，还又出现了子午流注针法，主张依据不同时间选择不同穴位，达到保健治疗的目的。宋代整理的《道藏》及其辑要本《云笈七签》，虽属道家书籍，但书中记述很多导引、气功、按摩等方法，对于防病保健具有重大的价值。

明清时期的养生保健专书很多，多是强调综合调理，且简要易行。明代高濂的《遵生八笺》从气功角度提出了养心、肝、脾、肺、肾坐功法，又对心神调养、四时调摄、起居安乐、食药保健等方面作了详细论述，极大丰富了调养五脏学说。明末医家汪绮石著《理虚元鉴》，对虚劳病机、论治大法、预防措施都自成体系，主张肺脾肾三脏俱重（"治虚有三本，肺、脾、肾是也。肺为五脏之天，脾为百骸之母，肾为性命之根，治肺治脾治肾，治虚之道毕矣"），尤其对虚劳的预防，提出了六节、七防、四护、三候、二守、三禁的原则，对养生保健很有意义。明代冷谦撰著的《修龄要指》是一部内容丰富的气功与养生保健专书，详细论述了四时起居调摄、四季却病、延年长生、八段锦导引法、导引却病法等，且书中多以歌诀形式介绍养生要点及具体方法，易于领会实行。明代万全的《养生四要》提出了"寡欲、慎动、法时、却病"诸养生原则，对于违反这些原则而产生的疾病，皆列有药物救治方法。清代尤乘在总结前人经验的基础上编著《寿世青编》，在调神、饮食、保精等方面提出了养心、肝、脾、肺、肾说，为五脏调养的完善作出了贡献。清代吴师机《理瀹骈文》是一部外治专书，提倡膏药外贴等理疗方法，如引嚏、坐药、药治等。他认为外治之理同内治之理，可以收到与内服汤丸相同的效果，还认为养生保健不能纯依赖药饵，如果注意调节生活起居，陶冶性情，对健康则更有益处。吴师机在外治保健方面为养生开辟了一条新的门径。

（二）老年养生保健的充实和发展

早在西汉就有了养老尊老的法律，如在甘肃武威发现的"王杖诏书令"中记载了对70岁以上老年人的优待条款（《文汇报》1983年4月21日）。《史记·扁鹊仓公列传》中也有扁鹊过周国，闻周人敬老而为"耳目痹医"的事迹。但老年人作为养生保健的重点，还是唐代孙思邈在《千金翼方·养性》中提出"养老大例"之后；特别是宋以后，养生之学研究的重点才真正转向老年养生。这一时期的养生专著多将养生与"忠孝"联系在一起。如明嘉靖年间（1522—1566），新安徐春甫撰《老老余编》，卷首要求人们"洞烛摄养之方，以副人子之孝心"。养生方法也更为丰富，如清乾隆年间（1736—1795），著名养生学家曹庭栋撰《老老恒言》五卷，其中卷一为安寝、晨兴、盥洗、饮食、食物、散步、昼眠、夜坐；卷二为燕居、省心、见客、出门、防疾、慎药、消遣、导引；卷三为书室、书几、坐榻、杖、衣、帽、带、袜、鞋、杂器；卷四为卧房、床、帐、枕、席、被、褥、便器；卷五为粥谱说，主张从节饮食、调精神、慎起居、辅导引等方面养生，许多观点和方法至今行之有效。

另外，宋元明清时期许多非医学性书刊也大谈老年人的养生长寿问题。如宋代陆游记载了用"拜"使老年人却病延年的办法。他说："张廷老名琪，唐安江原人。年七十余,步趋拜起健甚。自言夙兴必拜数十,老人血气多滞,拜则肢体屈伸,气血流畅,可终身无手足之疾。"(《老学庵笔记》)明代顾元庆引用郭功父的话对老年人的心理、生理状态作了深刻揭示——"郭功父谓老人有十拗。诗谓:不记近事记远事;不能近视能远视;哭无泪,笑有泪;夜不睡,日里睡;不肯立,只好行;不肯食软,要食硬;子不惜,惜孙子;大事不问碎事絮;少饮酒,多饮茶;暖不出,寒即出"(《檐曝偶谈》)。真是入木三分,对了解老年人的心理、生理状况及生活习性颇有帮助。此外,王象晋的《清寤斋心赏编》、裴一中的《裴子言医》、沈仕的《怡情小录》、袁润卿的《身世辑要》等书中,涉及老年颐养的内容亦颇多。由于老年养生保健的兴起,老年人的身体素质提高,寿命延长。清代文人龚炜曾有段生动的描写:"世际其盛,人多寿考……祖父八十四岁,大祖姑八十岁,二祖姑今八十六岁,犹无恙也。"(《巢林笔谈》卷五)

可以说,宋元明清时期的养生家在孙思邈重视老年保健的基础上,全面认识老年人的生理病理特点,丰富了老年人的养生保健原则,创新了许多老年养生方法,促进了老年养生学的发展。

1. 强调精神摄养　根据老年人的精神情志特点,宋代陈直指出"凡丧葬凶祸不可令吊,疾病危困不可令惊,悲哀忧愁不可令人预报……暗昧之室不可令孤,凶祸远报不可令知,轻薄婢使不可令亲"。说明保持老年人情绪稳定,维持心理健康是非常必要的。元代邹铉还指出了心病心医的情志保健的原则。陈直撰著、邹铉增续的《寿亲养老新书》中载有一首诗:"自身有病自心知,身病还将心自医;心境静时身亦静,心生还是病生时。"说明了只有进行自身心理保健,才可杜绝情志疾病。

2. 主张饮食调养　对于老年人,合理调节饮食是非常重要的。因为"高年之人,真气耗竭,五脏衰弱;全仰饮食,以资气血;若生冷不节,饥饱失宜,调停无度,动则疾患"。因此,提出"老人之食,大抵宜温热、熟软,忌其粗硬生冷"及"善治病者,不如善慎疾;善治药者,不如善治食"的主张,这符合老年人的生理病理特点。朱丹溪对于老年人的饮食提出"尤当谨节""茹淡",强调节制饮食,又要避免摄入燥热厚腻之物,以保养精气。忽思慧的《饮膳正要》、贾铭的《饮食须知》等,又都丰富了饮食调养的内容。

3. 提倡顺时奉养　《内经》提出四时养生法则,到宋元时期不仅尊崇其说,而且增广其法,从而丰富了顺时养老的内容。对于老年人,顺应四时的阴阳消长来保养身体,更为重要,故陈直指出,老年人要"依四时摄养之方,顺五行休王之气,恭恪奉亲,慎无懈怠"(《寿亲养老新书》)。朱丹溪亦指出"善摄养者……各自珍摄,以保天和"(《格致余论》)。故养老大法,必然要依据天和的性质,顾四时变化而摄养,才能老当益壮。此外,丘处机所著《摄生消息论》亦从不同角度对四时的精神调养、起居调摄、饮食保健等,都有所阐发和发挥。

4. 重视起居护养　老年之人,体力衰弱,动作多有不便,故对其起居作息,行动坐卧,都须合理安排,"竭力将护,以免非横之虞"(《寿亲养老新书》)。护养方法是:"凡行住坐卧,宴处起居,皆须巧立制度。"例如,老年之居室宜洁雅,夏则虚敞,冬则温密。床榻不宜太高,应坐可垂足履地,起卧方便。被褥务在松软,枕头宜低长,可用药枕保健。衣服不可宽长,宜合体贴身,以利气血流畅。药物调治,汗、吐、下等攻伐之剂,切宜详审,防止不良后果。总之,处处为老年人提供便利条件,细心护养。

5. 注意药物扶持　老年人气色已衰，精神减耗，所以不能像对待年轻人那样，施用峻猛方药，欲速则不达，反而危及生命。《寿亲养老新书》提出老年人医药调治应采取"扶持"之法，即用温平、顺气、补虚和中、促进食欲之方来调治，切不可峻补猛泻，这些原则符合老年人的生理特点。

（三）纠正药物养生不良倾向

我国药物养生的历史悠久，在古代第一部诗歌总集《诗经》中便收录了许多有益于健康的药物。魏晋南北朝时期，服饵金石风气盛行，药物养生的发展方向完全越出其正轨，如葛洪的《抱朴子》，大肆宣传服饵金石药物，将许多人引入歧途，成为金石药物的牺牲品。不过书中也记载了一些确有较好抗衰老作用的动植物为养生药物，如龟甲、胡麻，谓其"服之不老"（《抱朴子·仙药卷》）。唐代以后服饵金石的流弊引起了一些医家的反思，如巢元方在《诸病源候论》中列专卷来讨论服金石所产生的病候，孙思邈更是疾呼"有识者遇此方，即须焚之，勿久留也"（《备急千金要方》卷二十四）。但由于孙思邈道、儒、佛、医合而兼之，其对道家养生，不可能全盘否定，一方面反对服石，另一方面又提倡服石，自相矛盾。到宋金元时期，人们对服饵金石的毒副作用认识更深，废金石服草木的呼声越来越大。宋代官修《太平圣惠方》记载了大量的药物养生方剂；《太平惠民和剂局方》也收载了诸如青娥丸、四君子汤等著名养生方剂；《圣济总录》收载汉以后官府所藏和民间流传的延年益寿，强身驻颜单方、验方，如养生名方菟丝子丸就收有 16 个不同组成功用的处方，鹿茸丸收有 15 个不同组成功用的处方。书中还对金石类药物服用后的毒副作用如壮热、目昏赤痛、口舌疮烂、上气喘嗽等的症状特点及治疗方药作了详细记载；宋金元时期，张锐的《鸡峰普济方》、王衮的《博济方》、严用和的《济生方》、杨倓的《杨氏家藏方》等书中也载有大量的药物养生内容。

由于在药物养生方面服饵金石的不良倾向逐渐得到纠正，当时已开始崇尚草木养生，许多养生方剂都用草木之药，以草木命名，诸如"草四神煎""草还丹"等。元代王好古的《医垒元戎》、邹铉增续的《寿亲养老新书》、沙图穆苏的《瑞竹堂经验方》等均载有不同组成和功用的"草还丹"。其中《瑞竹堂经验方》所载之草还丹还明确指出："夫草还丹者，不用金石，不加燥热，不伤五脏，只以草药为用，全在制度之妙，得水火既济之术，夺丹砂烧炼之功，大壮脾胃，能进饮食。"（《医方类聚·诸虚门》）

到明代，李时珍著《本草纲目》，一方面尖锐地批判了服用金石长生不老之谬误，指出水银"《大明》言其无毒，《本经》言其久服神仙，甄权言其还丹元母，《抱朴子》以为长生之药。六朝以下贪生者服食，致成废笃而丧厥躯，不知若干人矣"（《本草纲目》卷九）；另一方面又推崇动植物药养生，强调动植物药的养生功用，如"宁得一把五加，不用金玉满车"，蜂蜜是"道家丸饵，莫不须之，仙方亦单炼服食，云至长生不老也"（引陶弘景说），芡实"其功胜于乳石也"，鹿乃"纯阳多寿之物，能通督脉，又食草，故其肉有益无损"，同时提到服用动植物药养生时的禁忌及注意事项，如服香附制剂须"屏去一切暖药，忌嗜欲"，服用仙茅等补肾壮阳药，禁忌与香附同用，以利于肾虚衰老的恢复。从药养的角度看，如果说《圣济总录》是集宋以前我国养生方剂之大成，那么，《本草纲目》则是集明以前养生药物之大全。据统计，《本草纲目》中收载"不老增年"药物 206 条 253 种（引自陈可冀主编《抗衰老中药学》）。特别值得注意的是，《本草纲目》彻底批判了明中叶以前药物养生中的不良倾向，提倡用无毒易食的补益类动植物药延年益寿，并推崇用辨证论治的方法抗衰延年。明代由周定王朱橚主持，滕硕等参加编辑而成的巨著《普济方》，载方剂 61 739 首，其中有许多也是著名的延年益寿方。明代吴旻所撰的《扶寿精方》，不仅收有大量养生名方，还详细地记录了膏、丹、丸、散、酒等的制作方法，使养生药物在剂型上更加丰富，便于实际运用。此外，丘浚的《群书抄方》、董宿等的《太医院经验奇效良方大全》、许宏的《湖海奇方》、宁献王朱权的《寿域神方》等书也载有一些药物养生内容。

清代的药物养生多无大创新，较宋元明时期的发展明显迟缓。赵学敏的《串雅》、年希尧的《集验良方》、陶承熹的《惠直堂经验方》等辑录了一些与养生有关的药物和方剂。这一时期比较引人注目的是清宫廷中药物养生积累了许多宝贵经验。从今人陈可冀等整理的《光绪皇帝医方选议》《慈禧太后医方选议》等书中可以窥见一斑。其中常用的一些延年益寿强身药如清宫寿桃丸、秘授固本仙方、八仙糕、长春益寿丹、玉蓉葆春酒等经整理研究已仿制出来。

（四）食养方法的丰富及普及

历代医家和养生家都非常重视饮食保健，因为这是防病治病、健体延年的基础。在宋元明清时期，由于实践经验的不断积累，食养食疗不论在理论还是方法上都有了新的进展，取得了显著的成就。宋代对医学事业和医疗设施特别重视，加上活字印刷术的发展，给医药卫生知识的发展与普及带来了便利，在医学史上形成了一个医学研究全面开展与普及的高潮，而食养正是在这股潮流的推动下，发展愈加迅速。在《太平圣惠方》和《圣济总录》这两部医学巨著中，记载了许多食养的内容。如《太平圣惠方》提出了食养与药治的不同点及意义："安身之本，必须于食；救病之道，惟凭于药。不知食宜者，不足以全生。"

宋代对食养食治贡献最大者当为陈直。他上承《内经》，总结了唐宋以来在老年养生方面，特别是食养食治方面的成就，撰成《养老奉亲书》。全书分上、下两大部分，上部专门介绍食养食治的内容，共列方 232 首，其中食养食疗方竟有 162 首之多，可见其对食养的重视。本书所载食养食治方剂，具有很高的科学价值和实用价值。如"益气牛乳方"，陈直云："牛乳最宜老人，性平，补血脉，益心，长肌肉，令人身体康强润泽，面目光悦，志不衰。故为人子者，常须供之，以为常食，或为乳饼，或作断乳，恒使恣意充足为度，此物胜肉远矣。"（《养老奉亲书·食治养老益气方》）现代将牛乳列为三种长寿乳制品之一，其抗衰强身的作用已得到肯定。陈直对牛乳的适用范围、作用机制及剂型等作了详细的说明，对牛乳的普及与推广无疑起了很大的推动作用。他不仅收集了大量的食养方剂，对食养的机制也进行了深入的研究。陈直认识到饮食在调节人体阴阳平衡、五行生克上的重要作用，从理论上阐明了食养的重要性，如"一身之中，阴阳运用，五行相生，莫不由于饮食也"（《养老奉亲书·饮食调治》）。他还认为"尊老之人，不可顿饱，但频频与食，使脾胃易化，谷长存。若顿令饱食，则多伤满，缘衰老人肠胃虚薄，不能消纳，故成疾患。为人子者，深宜体悉，此养老人之大要也"（《养老奉亲书·饮食调治》），十分重视脾胃在人体中的作用。金元时期出现了历史上著名的"金元四大家"，从四大医家的著作分析，都对食养很重视。李东垣尤其重视脾胃，素有"攻下派"之称的张从正也认为"养生当论食补"（《儒门事亲》），可见食养在当时已十分流行。

元代太医忽思慧撰写的《饮膳正要》是一部古代营养学专著,以正常人膳食标准立论,制定了一套饮食卫生法则。书中还具体阐发了饮食卫生、营养疗法,乃至食物中毒的防治等。全书共分三卷,附录版画20余幅,图文并茂,为我国现存第一部完整的饮食卫生和食疗专书,也是一部颇有价值的古代食谱。特别值得注意的是,它突破了以往食养书籍多注重有病之人的藩篱,而从健康人的饮食保健立论,给中医食养学注入了新的内容。《饮膳正要》还收载有西域或其他民族的食品,对食养的推广与普及起了重大促进作用。另外,元代贾铭所著的《饮食须知》,也是元代一部有名的食养著作。

明代的药学巨著《本草纲目》,收录有许多食养方面的内容,如在谷部、菜部、果实部、介部、禽部等部类中收集了大量的食养物品,上至《神农本草经》,下及宋金元诸书,大多收入,可谓养生食品之大全;书中还列有"饮食禁忌""服药食忌"等与食养有关的内容。明代还有一些著作如汪颖的《食物本草》、钟惺的《饮馔服食谱》等均涉及了许多食养的内容。明代的一些文人墨客也颇精于食养之道,如郑瑄的《昨非庵日纂》、何良俊的《四友斋丛说》、沈仕的《摄生要录》等书也保存了许多食物养生的经验之谈。清代的食养著作亦不少,最著名的是王士雄编写的《随息居饮食谱》。本书首先在序言中强调"人以食为养,而饮食失宜,或以害身命",并指出了调和饮食的重要性——"颐生无元妙,节其饮食而已,食而不知其味,已为素餐;若饱食无教,则近于禽兽"。除此之外,还有《费氏食养三种》,即《食鉴本草》《本草饮食谱》及《食养疗法》,也有一定影响。袁枚的《随园食单》、章穆的《调疾饮食辩》、陈修园的《食物秘书》等书也多为讨论食养的著作。

五、近现代养生学复兴发展时期

自进入19世纪以后,清政府日益腐败,人民生活日益贫困,阶级矛盾不断尖锐。由于鸦片战争彻底打破了清政府"闭关自守"的美梦,中国门户洞开,陷入了半封建半殖民地社会。在医学方面,国外殖民主义者派来了大批的传教士和医务人员,在华开办医院、设立诊所。特别是清政府与外国列强于1858年签订的《天津条约》和1860年签订的《北京条约》,重新肯定和扩大了侵略者在华开办医院和类似机构的特权。同时,由于19世纪以后西医的快速发展,特别是外科、眼科、妇科等疾病手术疗法的进步,在这种历史背景下,有人用西医的观点、方法来解释中医,认为中医不科学,主张消除中医或废医存药。更有甚者,国民政府于1929年通过了"废止旧医以扫除医事卫生之障碍案",使摧残消灭中医的活动达到高潮。在这股逆流的冲击下,中医界为了求生存,对中医学发展方向、内容、方法被动地进行了调整,其中一部分中医学家,试图熔中西医于一炉,对中西医的理论、方法进行"汇通",这就产生了中国医学史上的"中西医汇通派"。在这种历史条件下,中医养生学由于其理论深奥,收效缓慢,直接效益不明显而必然受到冷落。这一时期外战不断,内战连绵,中国人民处于水深火热之中。皮之不存,毛将焉附?故中医养生学处于停滞不前的状态,养生著作很少,理论和方法亦无任何进展,其主要著作仅有蒋维乔的《因是子静坐养生法》、席裕康的《内外功图说辑要》、任廷芳的《延寿新书》、胡宣明的《摄生论》、沈宗元的《中国养生说集览十八编》等。总之,由于排斥、限制和消灭中医学的政策,使传统养生学的发展遇到了严重的阻力,处于自发地、缓慢地发展阶段。

1949年中华人民共和国的成立给自然科学的发展创造了条件,也给奄奄一息的中医养生学带来了生机。自此中医养生事业受到政府重视,相应的机构开始建立,养生书籍、论文日益增多,养生术逐渐普及。

第二节　中医养生学的理论和方法体系

　　中医养生学是从千百年的实践经验中总结出来的科学,是历代劳动人民智慧的结晶。这些实践经验通过医家、养生家的研究和总结整理,由实践上升为理论,再归纳出方法,最终诉诸文字,从而形成了中医养生学这门独立学科。中医养生学是多学科领域的综合,是当代生命科学中的实用学科,涉及现代科学中多个学科的内容,如预防医学、心理医学、行为医学、医学保健、天文气象学、地理医学、社会医学等。中国是个历史悠久的文明古国,更是一个富有哲学人文思想、充满养生保健文明的优秀民族,在这种背景下发展起来的中医养生学以其博大精深的理论和丰富多彩的方法而闻名于世,且它的形成和发展与数千年光辉灿烂的传统文化密切相关,因此具有独特的东方色彩和民族风格。

一、以中医理论为指导思想

　　中医理论体系的基本特点是整体观念和辨证论治。以传统中医理论为指导发展起来的中医养生学,也是以"天人相应""形神合一"的整体观念为出发点,去认识人体生命活动及其与自然、社会的关系,特别强调人与自然环境及社会环境的协调,讲究体内气化升降以及心理与生理的协调一致。人类生活在自然界中,人体的生理功能、病理变化又不断受到自然界的影响,并在能动地改造和适应自然环境的斗争中,保障和维持着机体正常的生命活动,也就是说人与自然界是一个不可分割的整体,即"人与天地相应"。人不仅是自然万物之一种,更重要的还是社会之一员,人既影响社会,又受社会诸多因素的制约,社会环境的各种因素都可影响人体的健康,正是基于这方面的认识,西医学模式从生物医学模式转变为"生物-心理-社会医学模式"。人体本身也是统一的有机整体,五脏六腑、经络系统、四肢百骸,通过经络将人体内外上下联结成统一的有机整体,它们之间息息相关,在功能上相互协调、相互为用,而在病理上相互影响。中医养生学还用阴阳五行学说、脏腑经络理论来阐述人体生老病死的规律,尤其是把精、气、神作为人身之三宝和养生保健的核心。《灵枢·本脏》说:"人之血气精神者,所以奉生而周于性命者也。"因此,精气神是生命存亡的关键。精气神最初受于父母之精,继而化神化气成形。陈直在《寿亲养老新书》中说:"主身者神,养气者精,益精者气,资气者食。"清楚地说明了精气神三者相互间的关系,并说明精气神要靠后天保养,才能源源不断地资生。

　　中医养生学不但强调整体观念,还提倡辨证施养。中华民族是最讲养生的民族,早在先秦时期,人们就开始了对保健强身、防病抗衰的养生理论和方法的探讨。历代的养生方法很多,诸如精神调摄、饮食营养、起居运动、针灸按摩以及药物调养等,这些养生方法对强壮身体、调节情志都起着很好的作用,但是我们在选择养生方法时,应针对个体的不同特点采取不同的养生方法,做到有的放矢,体现中医辨证施养的养生思想。人的疾病复杂,同一病种,在不同的人身上则不一定症状相同,即使症状相同,由于个人的体质、性别、年龄等不同,所用的养生保健方法也不一致,故应因病制宜。由于遗传、民族、年龄、饮食习惯等的不同,人的体质和健康水平有差异,所以有针对性地选择相应的摄生保健方法,以辨证思想为指导,因人施养,才能有益于机体的身心健康,达到益寿延年的目的。人生活在自然界之中,人体生命活动必然会受到多方面因素的影响,如四时气候变化、昼夜不同时辰等,而人体生命活动本身又存在着不同的节律性,这些都会直接或间接地影响人体生理功能,甚至导致种种病理变化,因此我们应按照时令节气及昼夜的变化,运用相应的养生手段,做到因时辨证施养。中医学整体观认为,人与自然界是一个有机的整体,在自然界中存在着人类赖以生存的必要条件,人类在长期生存过程中与自然环境相适应并保持协调统一,则健康无病,然而由于地理气候条件不同,其对人体的影响亦有很大差异,且不同的地区人们体质状况、生活习惯及居住方式各异,发生疾病的种类也不同。因此,我们必须力求充分利用不同区域对人体健康有利的因素,努力克服不良地理条件对人体的侵害,使人类与自然的关系更加和谐统一,做到因人因时因地施养。

二、以预防为主的养生核心理论

临床医学的任务是促进疾病向健康转化,而中医养生学的任务则是"治未病",体现了"预防为主"的理论核心,包括"未病先防""已病防变""病后防复"等内容。

未病先防包括先天预防和后天预防两方面的内容。先天预防,是从父母婚配到出生前胚胎时就做好养生保健工作以防止疾病的发生,主要从优婚优育及胎养胎教等方面着手。人的身体素质固然与出生后的营养、教育、社会实践和体育锻炼有关,但与先天因素即遗传因素也有重要关系,有时甚至起决定作用。因为遗传能决定个体的基本素质,婚孕适当与否,直接关系到后代健康。胎儿的正常发育,既靠先天精血养育,也与孕期的摄生关系密切。胎养胎教是优生防病的一个重要方面,即在受孕之后,精心护养孕妇及胎气,以促进胎儿的正常发育,奠定良好的先天素质,防止疾病的发生。后天预防是指人在出生后,为防止疾病的发生,从摄生、避邪、谨微等方面,采取适宜的养生措施所进行的预防。摄生防病主要包括顺时、饮食、精神、药物、运动、针灸按摩调养等。避邪防病是指对危害人体的四时不正之气,要根据其产生的时间和规律及时地防避,以免致伤,即所谓"虚邪贼风,避之有时"。谨微防病是指在疾病发生先兆之时,就必须重视防治,防止酿成大患而发生疾病。未病先防是最理想的积极措施。但如果疾病已经发生,在处理上应防止病邪深入、病势蔓延,避免造成并发症和病残等严重后果,此即已病防变。已病防变主要包括三方面的内容:一是早期诊治,防止疾病发展;二是先安未病之脏,防止疾病传变;三是防止并发症和病残。病后防复是指在疾病初愈、缓解和痊愈时,采取适宜的养生措施,预防疾病的复发。疾病初愈或缓解时,机体的脏腑、经络等组织的病理性损害还没得到完全修复,精、气、血、津液的耗伤也没得到完全恢复,机体的阴阳两个方面还没有获得新的相对平衡,病势大势虽然已去,却仍有余邪残留。因此,病后患者的基本特点是"正虚邪恋"。"正虚邪恋"是许多疾病复发和慢性病持久不愈的病理基础,此时,若稍有不慎,便可引起病程迁延和复发,要特别注意采取适宜的养生措施,防止疾病在初愈和缓解阶段复发。

三、以综合施养为基本方法

养生保健可与每个人一生相伴。人自妊娠于母体之始,直至耄耋老年,每个年龄阶段都有着不同的养生任务。如自受孕至分娩这段时间,为促进胎儿智力和体质的良好发育,要采取有利于孕妇和胎儿身心健康的胎孕养生。胎儿从出生至12岁,要以保养元气,维护健康成长为目标。对于12岁以上的少年及青年人,要培养健康的心理素质,并使其拥有强健的体魄以适应紧张的学习工作之需。对于中年人而言,要承担来自社会、家庭等多方面的压力和重任,需防止过度嗜欲、操劳、思虑过度促使早衰。《景岳全书·中兴论》强调"故人于中年左右,当大为修理一番,则再振根基,尚余强半",说明中年的养生保健至关重要,故中年人必须采取适宜的养生措施,以保持旺盛的精力而防止早衰,预防老年病,可望延年益寿。人体于60岁后进入老年期,"精耗血衰,血气凝泣""形体伤惫……百骸疏漏,风邪易乘"(《素问病机气宜保命集》),表现为脏腑气血精神等生理功能自然衰退,机体调控阴阳协调的稳定性降低,再加上社会角色、社会地位的改变,以及退休和体弱多病等因素,势必限制老年人的社会活动,而为了减缓这些不利因素对健康的影响,老年人必须采取一系列养生保健措施以祛病延年。

随着社会的发展、人类的进步,人们在追求增强生命数量的同时,也对生命的质量提出了更高的要求,从而对养生的重视程度也日益提高。我们应对养生活动进行全面普及、正确引导,提高人民群众养生保健的自觉性,把养生保健活动看做是人体生命活动的一个重要组成部分。

第三节　学习《养生名著选读》的方法

《养生名著选读》比较全面系统地阐述了中医养生学的理论体系和学术思想,是对中医理论的拓展,也是学习中医养生的必读之书。但由于本书集多家于一言,有些书籍历史久远、文字古奥、义理精微,而且在长期的流传过程中,出现了误、脱、衍、倒等文字现象,给学习和研究带来不便。为了学好《养生名著选读》,下面介绍一些学习方法,以供参考。

一、利用工具书,把握章句结构,疏通文义

学习《养生名著选读》首先要读通原文,文理得通后才有可能领会医理,明其精义。《养生名著选读》中有些古籍原文的语言现象十分复杂,理解文义除了要有一定的古汉语基础,还要借助工具书如《康熙字典》《说文解字》《辞源》《辞海》等读懂字、词、句及原文内容。例如,由于古代运用的文字量较少,故一字多义、音形假借及句读不同而致使文义分歧的现象就很多。如《老子》中提到"心使气""强梁者不得其死"。"强梁者"就是"心使气"的人,在生活中经常迫使自己的身体做一些不能做、不该做的事情。再如《老子·第十六章》:"知常容,容乃公,公乃王,王乃天,天乃道,道乃久,没身不殆。"这里的"常"指不变之规律;"没身不殆"指终身之规律。《老子》中合成词的运用较多,有一种情况是两个词素的意义相同或相近,如句子"如恣意以耽声色,役智而图富贵,得丧恒切于怀"中,"恒"意为"经常","切"意为"贴近"而此处有"牢记、萦绕"之意。另外,"欲煮茗饮,先炙令赤色,捣末,置瓷器中,以汤浇

覆之，用葱、姜、橘子芼之"（《茶经》）中的"芼（mào）"，动词本意为用手指或指尖采摘，此处引申为拌和。《养生名著选读》具有汇编性质，故应将每篇视为独立的文章，在学习和研读的过程中，注意解读技巧，从整体文章脉络来理解文义，领悟其医学理论及其学术内涵。

《养生名著选读》的大部分篇章都有明确的议论中心，要注意把握议论中心与医学主题，围绕此中心展开学习和研究。如《老子》论养生主要围绕保养真气展开，在人生长壮老的生命过程中，先天真气是人体生长发育、生殖功能盛衰之本，并提出各种养生方法以保养真气。而《内经》讲养生，围绕顺应四时展开，如"夫四时阴阳者，万物之根本也……故阴阳四时者，万物之终始也，死生之本也，逆之则灾害生，从之则苛疾不起"。天地四时为人生命之本，从之则生，逆之则死，因而提出"春夏养阳，秋冬养阴"的养生原则和方法。把握篇章主题，掌握各篇主旨，能为分析篇中疑难问题提供帮助。

二、参阅历代医家注释及有关资料，理解医理

读通原文，是为了研究《养生名著选读》的医理，然或因文义悬殊，或因义理深奥，使初学者不易理解《养生名著选读》原文的蕴义，特别是其理论原则和学术思想，因此参考历代医家注释就对理解原文非常重要。《养生名著选读》所选著作的诸多注本是古今医家研究养生的经验总结，也是对其学术思想的发展，故可作为后世学习研究《养生名著选读》的重要借鉴。历代医家对《养生名著选读》所收原文的注释，除了一些必要的字词解释和校勘外，主要在于阐发其主旨思想。但由于注家学识、历史背景、实践环境、医疗经验及治学方法不同，从而有所差异。因此，在学习时可借助多个注家的观点，进行比较分析。根据篇章的主题思想、篇章结构、语言环境，决定取舍，弄通其医理。如《素问·生气通天论》曰："因于气，为肿，四维相代，阳气乃竭。"气，张介宾认为指正气（"因于气者，卫气营气脏腑之气皆气也，一有不调，均能致病"），张志聪认为指邪气（"因外淫之邪，有伤于气，则为肿矣"），而马莳认为指气滞，唯高世栻注曰："气，犹风也。《素问·阴阳应象大论》云：阳之气，以天地之疾风名之，故不言风而言气。"诸注不同，但以上下文义看，本段讲人之阳气源于天，有卫外作用，若阳失卫外，则受外邪侵袭，故才有上文"因于寒""因于暑""因于湿"之患，加之《素问·阴阳应象大论》之文，可见当指风气，故以高世栻的注释为是。对于注家对经义的不同见解，可视为从不同角度研究养生名著之认识，我们既要探求其本义、明其经旨，又要重视引申发挥之说，融会贯通、兼收并蓄，促进中医养生理论的发展。

《老子·第七十六章》："人之生也柔弱，其死也坚强。万物草木之生也柔脆，其死也枯槁。故坚强者死之徒，柔弱者生之徒。是以兵强则不胜，木强则兵。强大处下，柔弱处上。"本章以人和草木的生死为例，说明柔弱胜坚强的道理，重申了老子贵柔、以柔胜刚、保持柔弱的基本思想，也是他的重要养生原则。当人还是个婴儿的时候，身体最柔弱，但生命力最强。进入老年后，身体逐渐僵硬，但生命活力却渐渐消散。万物最有生命力的阶段不是壮盛期，而是处于成长中的柔弱期。因此，无论是精神的修养还是身体方面的修养，都要保持柔软、柔弱。这种柔弱的存在方式使养生成为可能。老子养生思想的总原则是"深根、固柢"的"长生久视之道"，根基是"啬"，就是要爱惜精气，不滥用精力。老子的养生思想可以从两个方面来理解，一是养心，一是

养气。老子认为,水给予万物好处而不与万物发生争斗,总是谦虚地处于低下之处,因此最能接近道的本性。人生在世也是一样,平时与人相处要保持一种低姿态,心灵要像高山上的深渊之水一样清明、宁静。与人为善、不与万物争斗,是老子"养心"的根本思想。"养心"所达到的崇高境界就是"无私"。"天长地久,天地所以能长且久者,以其不自生,故能长生。是以圣人后其身而身先,外其身而身存。非以其无私耶,故能成其私。"(《老子·第七章》)天地之所以长久,是因为他们从来不为了自己长寿而自私自利。圣人所以能得到天下的爱戴,是因为他在生活中从来不把自己的身体看得最重要,而是首先想到他人。因为各注家之不同,所以必须熟读原文才能理解各养生家之真谛。又如张介宾据阴阳互根互制之理,认为善治病者,当顺时令、养天和、防患于未然。冬不能养阴者,每因纵欲过热,伤此阴气,以至春夏多患火证,此阳胜之为病也。春夏应防寒凉以护阳,秋冬应防耗精以护阴,如今之"冬病夏治"体现了这一养生理念。再如张志聪,其从人体阴阳有内外盛衰为注:"春夏之时,阳盛于外而虚于内;秋冬之时,阴盛于外而虚于内。故圣人春夏养阳,秋冬养阴,以从其根而培养也。"以内为根,符合部分养生习惯及一些季节性多发病的实际,如李时珍《本草纲目》所言之"夏月伏阴""冬月伏阳",同时也为临床夏用辛热回阳、冬用寒凉护阴治法提供理论基础。可见,各注家注释各不相同,但都有一定的临床指导意义。除了参阅历代不同的注本外,还应广泛收集有关资料,特别是近年来发表的有关研究养生的论文、专著,深入探索各篇内容的本质。只有这样,才能掌握《养生名著选读》的理论体系及其学术思想。

三、理论联系临床实践,综合分析,领会精神实质

　　《养生名著选读》中所阐释的医学理论,是古代医家长期临床实践的经验总结,因此对临床实践有重要的指导意义。学习时,必须要密切联系临床实践,掌握其精神实质及学术价值。在学习养生理论原则时,应注意各篇之间理论与实践的联系,可体现在两个方面:第一,在学习《养生名著选读》理论原则时,应注意各篇之间的相互联系,综合分析并与后世医学的发展联系起来,深入理解它对临床实践的指导价值。如《神农本草经》分上中下三品,上品为补益药,主要用于补虚;中品补益兼攻邪;下品有毒药多用于攻邪。后世张仲景《金匮要略》:"诸有水者,腰以下肿,当利小便;腰以上肿,当发汗乃愈。"茯苓在《神农本草经》中属上品药,在《金匮要略》中建脾利水消肿。这样,加深了对《金匮要略》《神农本草经》的理解。第二,通过临床实践,进一步深入理解和掌握其理论原则。例如,《灵枢·大惑论》论述眼与五脏六腑的关系,指出"五脏六腑之精气,皆上注于目而为之精。精之窠为眼,骨之精为瞳子,筋之精为黑眼,血之精为络,其窠气之精为白眼,肌肉之精为约束"。在理解其经文时,应结合临床中眼科应用的"五轮学说",将眼的组织分属于五脏作为辨证论治的基础,如眼睑下垂概由脾虚所致,宜健脾益气,而白眼赤络贯入黑睛多由肺火炽盛犯肝所致,宜清肺养肝,皆可获良效。这样,通过临床实践应用,加深了对眼与五脏关系理论的理解,最终应用于养生。

学习小结

　　中医养生学是历代养生家、医家和广大劳动人民通过长期防病摄生保健的实践,

经过萌芽、形成、丰富和发展的不同阶段,逐步形成的一套较为完整的理论体系和系统的养生方法。总论部分,介绍了中医养生学的发展概况和中医养生学发展史,以及中医养生学的理论和方法体系,并明确提出应用本教材学习的方法和技巧。通过总论部分的学习,希望学生了解中医养生学的概况和中医养生学发展史,熟悉中国古代的主要养生文献、养生思想、养生理论,了解《养生名著选读》的学习方法,为本门课程的学习奠定基础。

（田思胜　范延妮　张　晶）

复习思考题

1. 结合地理、人文、政治背景等,试比较不同历史时期,中医养生学的发展特点。
2. 中医养生学是中医学的一个重要分支,试概括其独特的理论和方法体系。
3. 结合自身学习经验,简述《养生名著选读》学习方法。

第一章

先秦养生名著

学习目的

通过原文学习,了解掌握"诸子蜂起,百家争鸣"的先秦时期儒、道、法、杂诸家的养生思想。这一时期的著作所反映的养生思想,很大程度上影响了以后养生学的发展方向,对于学习中医养生学理论和发展史都有很重要的价值。

学习要点

1. 掌握各节原文出处、创作背景和养生学思想等内容。
2. 熟悉先秦诸家著作与养生学之间的关系,比较各家养生思想的异同。
3. 了解古代养生学知识产生的深刻历史文化背景。

第一节 《周易》选读

一、名著导读

《周易》原是一部上古时期占卜书,经周代至春秋时期不同学者的充实解释,特别是经过孔子等人的删订,逐渐成为我国古代最重要的哲学典籍之一;其内容涵盖了中国古人对宇宙和世界的整体认识,对我国文化发展的影响非常深远。在哲学、宗教、医学、天文、算术、军事、武术、文学、音乐和艺术等各个领域,都能看到《周易》的理念。《周易》到如今已成为珍贵的人类历史文化遗产,被认为是"群经之首,大道之源"。

《周易》分为《易经》和《易传》两部分。《易经》包括六十四卦的卦名、卦象、卦辞以及三百八十四爻之爻辞。每一卦,都是由阴阳两爻(--、—)组合而成。阴阳爻的形成,源于古人对自然万物的观察,象征着广泛的相互对立的种种事物和现象。在此基础上,古人以阴阳符号为"爻",每三爻上下相叠形成一卦,于是阴阳爻的不同组合构成了"八卦"。八卦各有不同的名称与形式,可以分别象征八种类型的诸多事物和现象,这体现了古人"观物取象"的思维过程,也就是从观察事物到制成八卦的思维过程。后来,八卦的卦象不断扩展增益,两两相重,出现了六十四卦,并产生了解说这些卦形所寓哲理的卦爻辞。六十四卦从六十四个角度分别展示不同的环境条件下的事理特征和变化规律,形成了《易经》特有体系的哲学思想,并深刻地影响着后世的文化、思想而流传至今。

《易传》包括《彖》上下、《象》上下、《系辞》上下、《文言》《说卦》《序卦》《杂卦》,是对《易经》的解释和阐发。以上七篇,从《易经》经文而发,抒论各有一定的侧重点或特定的角度。作为《易经》经文出现之后而产生的,并成为自古以来众所周知的解经专著《易传》,不但是后人研究《周易》经文最重要的资料,而且其本身的哲学内涵也值得深入探究。《易传》所有的七篇,原来是单独成书,在汉代出现经传合编本,后代学者多依据合编本研读《周易》,影响广泛,使《易传》的学术价值上升到与《易经》并驾齐驱的地位,乃至后人在传述研究《周易》一书时,往往是兼指《易经》和《易传》两部分。

中医学的建立及发展与《周易》是分不开的。《周易》蕴含着丰富的易学思想和科学道理,为中医学的产生和发展奠定了广泛而坚实的理论基础。《周易》中的哲理、易理、爻象、卦象在不同程度上影响了《内经》这部中医理论的奠基之作。唐代医家孙思邈云:"不知《易》,不足以言太医。"明代医家张景岳云:"《易》具医之理,医得《易》之用。"

《周易》中蕴含着丰富的养生理论,如天人相应的整体观、居安思危的预防观等。这些观念奠定了中医养生学的基本观点,对中医养生学的形成和发展起到了决定性的作用。

二、原文赏析

颐

【原文】

颐(1):贞吉(2)。观颐,自求口实(3)。初九(4):舍尔(5)灵龟(6),观我(7)朵颐(8),凶。六二(9):颠颐(10),拂经(11),于丘(12)颐,征凶。六三:拂颐(13),贞凶,十年勿用,无攸利(14)。六四:颠颐,吉,虎视眈眈,其欲逐逐(15),无咎。六五:拂经,居贞(16)吉,不可涉大川(17)。上九:由颐(18),厉吉,利涉大川(19)。

【校注】

(1)颐:卦名,上震下艮,象征"颐养",为《易经》六十四卦中的第二十七卦。《序卦传》:"颐者,养也。"

(2)贞吉:指"颐养"之道,守正则吉。

(3)口实:口腹所需求的食物。

(4)初九:初:序列,第一爻之意。　九:表示该爻属阳。　"初九"表示该卦第一爻是阳爻。

(5)尔:指初九。

(6)灵龟:长寿的两栖动物,此处比喻明智而不求颐养于外。

(7)我:指六四,在此泛指他人。

(8)朵颐:鼓动腮颊,指咀嚼。　朵:动。　颐:面颊,腮。

(9)六二:六:表示该爻属阴。　二:序列,第二爻之意。　"六二"表示该卦第二爻是阴爻。

下文中"六三""六四""六五"以此类推。

（10）颠颐：谓以食物填于口中，犹言糊口。"颠"通"填"。

（11）拂经：不去经营。

（12）丘：高坡，比喻富有之人。

（13）拂颐：违背颐养之道。

（14）无攸利：无所收益。

（15）其欲逐逐：需求连续不绝。

（16）居贞：安居中正。

（17）涉大川：涉越巨大河流，比喻为涉越风险。

（18）由颐：顺随颐养之道，有天下赖以获养之意。

（19）厉吉，利涉大川：历经危难，谨慎从之以待，排难涉险可获吉祥。

【按语】

颐卦是《易经》六十四卦中的第二十七卦。它的卦象涉及的养生内涵，对后世养生理念的形成具有决定性指导意义。

颐卦的卦象是雷出山中，万物萌发。这个卦象象征在春日大地回暖的季节，在天地养育万物之时，人与天地相呼应，天地养育万物，人也要效法天地养育身体。"自求口实"，要能自食其力，自己照顾好自己的身体。

《象传》指出，以正道养生才可以获吉。观察它如何养人，观察它如何养己。天地孕育供养万物，圣人蓄养贤人君子以及万民，颐卦这种顺随天时的思想体现了丰富的养生内涵。

《象传》以"慎言语，节饮食"来解释"自求口实"。言语和饮食是调养身心的重要方法。慎言语以养其德，节饮食以养其体。道德修养和身体保养都是实现"自求口实"的方法，对养生保健、延年益寿是同样重要的。

《易经》中的颐卦，描述了天地变化孕育世间万物与养生的关系和方法，包含了道德养生、饮食养生的思想。产生于数千年前的此卦所表达的养生理念至今值得我们好好体会和实践。当今社会，有众多研究资料表明，拥有良好性格、积极生活态度和严谨的人，更容易达到健康长寿。

 小贴士

当今时代，"养生保健"已成为热门的社会话题。什么是"养生保健"？我们认为，"养生保健"既重视祛病延年，更重视心理调适和修身养性。这正和《颐卦》倡导的"颐养之道"一致。例如饮酒，《汉书·食货志下》记载："酒者，天之美禄，帝王所以颐养天下，享祀祈福，扶衰养疾。"古人发明创造出"酒"，其本意是既可作为富有营养价值的饮品，也可用做药物来"扶衰养疾"。可世人面对各种美酒佳酿，时常狂饮无度而伤身，这就有悖于《颐卦》倡导的"颐养之道"。

三、养生思想述评

《周易》是一部非常古老的哲学书籍，阐述了中国古代对宇宙万物运动变化发展规律的认识；书中涉及医学、天文、算术、文学、音乐、艺术、军事、武术、哲学、宗教等多方面知识,对我国文化的影响非常深远,被称为"群经之首,大道之源"。

《周易》对中医学的形成有重要影响,如自古就有"医易相通""医易同源"的说法。《周易》中包含的朴素辩证法思想是中医养生理论建构的重要哲学基础。在养生学方面,《周易》中蕴含有丰富的养生理论,如天人相应的整体观念、居安思危的预防观念。正是这些观念奠定了中医养生学的基本观点,对中医养生学的形成与发展起到了决定性作用。成书于秦汉时期的《内经》是现存我国第一部系统医学专著,也是一部中医理论的奠基之作;在这部医学典籍中,几乎是谈医必谈易,《周易》中的哲理、易理、爻象、卦象都在不同程度上影响着这部医学巨著。清代章楠所著《医门棒喝》一书中记载:"是以《易》之书,一言一字旨藏医学之指南。"

(一)天人合一的整体观念

《周易》主张天人合一。天人相应的整体观为中医学的指导思想。"天人合一"思想是《周易》的理论精髓,且这一哲学命题在以后漫长的时间里影响着中国传统文化的发展,同时也是中医养生理论体系建构的哲学基础。简言之,天人相应即指人与自然相统一,是不可分割的整体,也就是说,人的生命运动是在大自然环境中发生和进行的,自然界是人类赖以生存的环境,人的生命运动作为自然界的一部分,也必须遵循自然界的规律。《易传·丰卦·象传》曰:"天地盈虚,与时消息,而况于人乎?"《易传》:"昔者圣人之作《易》也,将以顺性命之理,是以立天之道,曰阴与阳;立地之道,曰柔与刚;立人之道,曰仁与义。兼三才而两之,故《易》六画而成卦。"以上均是《周易》天人相应整体观念的体现。

中医养生学建立在天人相应整体观基础之上,把顺应自然作为养生的重要准则。《素问·宝命全形论》曰:"天复地载,万物悉备,莫贵于人,人以天地之气生,四时之法成。"《灵枢·本神》记载:"故智者之养生也,必顺四时而适寒暑,和喜怒而安居处,节阴阳而调刚柔,如是则僻邪不至,长生久视。"《素问·四气调神大论》曰:"夫四时阴阳者,万物之根本也。所以圣人春夏养阳,秋冬养阴……故阴阳四时者,万物之终始也,死生之本也,逆之则灾害生,从之则苛疾不起。"《内经》提出了"顺四时而适寒暑"的养生原则,认为人体生命活动与自然界息息相通,自然界的变化直接或间接地影响人体,而人体受自然界的影响,必然出现相应的生理或病理改变,故而,智慧者颐养生命,要顺应四时的时令,适应寒暑的变化。《周易》"天人合一"的养生观,就明确阐述了只有人体的生命活动与自然界的变化保持一致,才能顺应自然规律来调理养生,使人体与自然相协调,从而达到颐养天年的养生目的。

(二)阴阳平衡的中心思想

阴阳平衡是《易经》的中心思想。如《易传·系辞上》曰:"一阴一阳之谓道。"再如《易传·系辞下》曰:"君子安而不忘危,存而不忘亡,治而不忘乱,是以身安而国家可保也。"又如《易传·乾卦·象传》曰:"乾道变化,各正性命,保合太和,乃'利贞'。"这告诉我们,天道变化的规律,就是保持、调整全面和谐的关系,达到普利万物、正常循环的境界。《易传·系辞下》:"子曰:乾坤其易之门邪!乾,阳物也;坤,阴物也。阴阳合德,而刚柔有体,以体天地之撰,以通神明之德"。孔子曰:乾、坤两卦,应是《易经》的门户。乾,泛指阳性事物;坤,泛指阴性事物。阴与阳相交,德性相互配合,由此产生六十四卦,各卦阴柔阳刚交错的形象,以具体象征天地所创造的一切,贯通天地造化的奥妙。《易经》用阴阳对立概括天地万物变化的根源,用阴阳相反相成的规律性,揭示宇宙万物变化源于自身的内在动力,是对古代辩证思维的重大贡献。易学阴阳观的特点是相反相成,相互为用。如《易传》的"乾刚坤柔""阴阳合德,刚柔有体",以及"水火不相逮,雷风不相悖,山泽通气",即是指对立双方相互依赖和补充,共同发展和谐共存。建立在阴平阳秘思想上的中医养生理论,强调"恬惔虚无,真气从之,精神内守,病安从来",正如《素问·上古天真论》所云"各从其欲,皆得所愿""志闲而少欲,心安而不惧""美其食,任其服,乐其俗,高下不相慕""嗜欲不能劳其目,淫邪不能惑其心,愚智贤不肖不惧于物"。此文指出人们思想上要清静淡泊,精神安守于内而不散失。中医养生理论认为这种不偏不倚的平衡状态是养生的最佳境界。正如《素问·上古天真论》所载"其知道者,法于阴阳,和于术数",即自觉遵守天地阴阳的规律,适应四季时令的变化,实现人与自然的和谐。人们有主动养生的思想,正是受到《周易》中"阴阳合德,刚柔有体"思想的影响。中医养生学将人体的阴平阳秘确立为延年益寿、养生保健的总则,正如《素问·生气通天论》所言"凡阴阳之要,阳密乃固,两者不和,若春无秋,若冬无夏,因而和之,是谓圣度。故阳强不能密,阴气乃绝,阴平阳秘,精神乃治",即阴气平和,阳气固密,精神就旺盛,是人的最佳生理状态。中医学认为,人体的各种器官、精津气血、经络,无不存在着阴阳对立统一、相互依存的两个方面。脏为阴,腑为阳;气为阳,血为阴;物质属阴,功能属阳。人的生命过程,就是人体阴阳对立的两方在矛盾运动中不断地取得动态平衡的过程。

四、拓展阅读

象曰:颐,贞吉,养正则吉也。观颐,观其所养也;自求口实,观其自养也。天地养万物,圣人养贤以及万民,颐之时义大矣哉。

象曰:山下有雷,颐。君子以慎言语,节饮食。观我朵颐,亦不足贵也。六二征凶,行失类也。十年勿用,道大悖也。颠颐之吉,上施光也。居贞之吉,顺以从上也。由颐厉吉,大有庆也。(《周易·颐卦》)

复习思考题

《周易》蕴含着丰富的易学思想和科学道理,为中医学的产生和发展奠定了广泛而坚实的理论基础。请结合所学的中医学理论与专业知识,论述对颐卦中"观颐,自求口实""君子以慎言语,节饮食"的认识。

第二节 《尚书》选读

一、名著导读

《尚书》是我国上古时期政治、经济、军事等方面的文件、文告的汇编,其中也有部分篇目追述了当时的史实。两千年来,它作为儒家学派的经典,被历代统治阶级所重视。

今存《尚书》共58篇,依各篇所记内容的时代先后分为《虞书》5篇,《夏书》4篇,《商书》17篇,《周书》32篇。本书内容上自五帝,下迄春秋战国,对许多历史事件都有相当详细的记录。《尚书》的作者多为上古时代的史官,他们专门负责记载君王的文告、行动以及君臣之间的谈话。《尚书》相当生动地描述了当时君王、大臣的政治生活,说理透彻,形象感人,且书中所反映的"敬天""保民"思想,是古代帝王将相用以治国安邦的理论基础,更是学者们修身养性的道德依据。《尚书》是中华文化的元典文献,虽然以记载虞、夏、商、周的重要历史事实为主,但其中的天命观、天人合一观、生命观、朴素的唯物观和辩证法思想,对后世中华历史、学术与文化的发展具有极为重要的影响。汉代司马迁所著《史记》中大量收录了本书中的史料。汉武帝"罢黜百家,独尊儒术"之时,将本书的政治地位、哲学地位推向高峰,对汉代包括医学在内的自然科学发展都有着重要的指导作用。

学习《尚书》的难度是比较大的,主要是语言关。本书成书之时的语言文字与今天相比有巨大的差异,初学者往往有望洋兴叹之感。在初次学习进行通读的时候,首要的是解决语言方面的障碍,要充分利用中华人民共和国成立后出版的附有译文对照的读本,以便尽快理解各篇章的文意。如果要做进一步的研究,可选择经典的注本,如《尚书注疏》《书集传》《尚书今古文注疏》等集成之作。本节主要节选了《洪范》中与中医养生理论相关的"五行""五福"等章节。另外,《无逸》《酒诰》两篇也有部分内容与中医养生思想的形成有一定的关联,相关内容放在扩展阅读中供大家参考。

二、原文赏析

《洪范》节选

【原文】

一、五行:一曰水,二曰火,三曰木,四曰金,五曰土。水曰润下[1],火曰炎上,木曰曲直[2],金曰从革[3],土爰[4]稼穑[5]。润下作咸,炎上作苦,曲直作酸,从革作辛,稼穑作甘。

……

九、五福:一曰寿,二曰富,三曰康宁,四曰攸好德[6],五曰考终命[7]。六极:一曰凶短折[8],二曰疾,三曰忧,四曰贫,五曰恶[9],六曰弱。

【校注】

(1)润下:能濡润能向下。

(2)曲直:能弯曲能取直。

(3)从革:能顺从能变易。

(4)爰:同"曰",语助词。

(5)稼穑:能播种能收获。

(6)攸好德:遵行培养美好德行。

(7)考终命:老而善终。 考:老,长寿。

(8)凶短折:早死。 未换牙而死谓之凶,未成年而死谓之短,未结婚而死谓之折。

(9)恶:作恶,不行好德。

【按语】

洪,大;范,法。洪范,就是统治政权的大法。本篇是箕子向周武王传授的治国方略的主要内容。箕子曾是殷纣王的亲属和重臣。当纣王荒淫，不理国事，国家面临危险局面之时，箕子与比干上书劝谏被拒。纣王杀了王子比干，并囚禁箕子。为了免于受害，箕子就佯狂为奴。周武王灭商之后，册封纣王之子禄父于殷，释放箕子，并于两年后，访问箕子。周武王向箕子询问商朝灭亡的原因，征询治国的方法，于是箕子便向周武王介绍了洪范九畴之法。史官记录了箕子的这篇话，写成《洪范》。这篇文章很重要，历代都受到人们的重视。它是研究我国古代政治史和思想史的重要文献。其中的"五行""五福六极"两部分内容对中医学的产生发展和中医养生观念的形成具有重要的影响。《洪范》中提出的"五行"原来指构成当时生产力的五个要素，以后经战国两汉学者的理论化和哲学化，逐渐发展成为完整的哲学思想体系，在秦汉时期的社会政治生活的方方面面产生了巨大的影响，是中医理论的哲学基础，也是指导养生实践的基本原则和思想方法。《洪范》的"五福六极"说对中医养生思想的形成产生了深远的影响。五福包括寿、富、康宁、攸好德、考终命等内容，是中医养生理想的核心内容，认为养生不但要追求生命的长寿，更要重视社会因素和心理因素在养生实践中的现实作用，体现了中医学整体观念的早期面貌，对中医养生理论和实践的发展具有重要指导意义。

 小贴士

《洪范》中还提到了"念用庶征"的法则。"庶征"包括雨、旸、燠、寒、风。念用庶征强调自然界气候条件的变化与人行为之间的相关性，是古代天人合一观念的原始认识，对于后世中国哲学和中医学整体观念的形成有着重要的影响。

三、养生思想述评

《尚书》记载的虞、夏、商、周时代是社会生产力不断提高，自然科学知识不断丰富，人们认识世界和改造世界的能力不断提高的时代。特别是武王伐纣以后，人们的思维模式逐渐从鬼神崇拜中解放出来，并且开始用唯物的眼光认识世界。这种意识形态在医学领域也得到了充分的体现，早期医家开始以不同的眼光对待生命、健康和疾病，养生学的产生和理论认识越来越深刻。《尚书》以其深厚的哲学内涵，推动着中医学和养生学挣脱了鬼神的桎梏而蓬勃发展，在长期大量养生实践的基础上，为中医养生理论体系的建设作出了重要贡献。

（一）五行说为中医五行学说的形成奠定了基本的概念体系

《洪范》"五行"的水、火、木、金、土，既是当时人们生活必需的五种物质性的东西，又是自然界常见的具体物质形态，有各自不同的属性和用途。这是人们在长期的物质生产活动中分析得出的唯物主义的朴素认识。虽然这一"五行"说非常原始，并未明确提出"五行"构成宇宙万物的哲学概念，但它已从无限多样的物质世界中归纳出五种最常见的物质形态，并把它们看成一个相互关联的有机整体，为五行说的哲学化发展奠定了理论基础。虽然《洪范》五行说是朴素的，尚未经过哲学化却已蕴含了哲学思维的萌芽。

五行说上升为"五行学说"以后，中医学和养生学运用它认识人体脏腑结构间的联系,阐述人体各个组织器官之间的相互关系,论述人体脏腑组织的生理功能、病理变化和相互影响。以此为基础,古人构建起了中医学和养生学特有的以五脏为中心的整体观念,以科学阐释人体解剖、生理、病理及疾病诊断治疗等方面的问题,同时指导着中医养生学的基础研究和临床实践,至今仍然有着强大的生命力。

（二）"五福六极"奠定了实现中医养生学目标任务辩证观

《洪范》提出的"五福"是上古时期确立的人们应当追求的价值目标,"六极"是人生价值追求的六种破坏因素。两者结合,形成了古代福祸相因、趋福避祸幸福观。在此基础上,形成了中医养生学初步的目标体系和价值评判体系。

中国先民的养生思想以"五福六极"为核心内容。"五福"是中医养生学特有价值追求的最典型标志,反映了古老的中华民族对健康美好生活的追求,体现了中国人民对美好生活的宏观认识和总体把握。"五福"实际上并不是五种福,而是指福的五个方面。"五福"之间存在着密切的内在联系,相互关联,相互影响,相互助益,相互转化,是健康人生的五个重要标志。"五福"是健康生活的整体追求,不能顾此失彼或彼此妨碍和伤害,缺少一项,即可能导致"六极"的发生。福有五而祸有六,提示人们健康是相当脆弱的,需要提高警惕,精心呵护,把握福祸转化的关键性因素,提倡恭敬守中、行善去恶的养生法则,要求人们能主动地修养自身,适应自然和社会的法则,为养生防病、趋福避祸提供方法论指导,充满了中国智慧。

四、拓展阅读

惟荒腆于酒,不惟自息乃逸。厥心疾很,不克畏死。辜在商邑,越殷国灭,无罹。弗惟德馨香祀,登闻于天;诞惟民怨,庶群自酒,腥闻在上。故天降丧于殷,罔爱于殷,惟逸。天非虐,惟民自速辜。(《尚书·周书·酒诰》)

周公曰:呜呼!君子所,其无逸。先知稼穑之艰难,乃逸……

自时厥后,立王生则逸,生则逸,不知稼穑之艰难,不闻小人之劳,惟耽乐之从。自时厥后,亦罔或克寿。或十年,或七八年,或五六年,或四三年。

周公曰:呜呼!继自今嗣王,则其无淫于观、于逸、于游、于田,以万民惟正之供。无皇曰:今日耽乐。乃非民攸训,非天攸若,时人丕则有愆。无若殷王受之迷乱,酗于酒德哉!(《尚书·周书·无逸》)

复习思考题

《尚书·周书·洪范》中提到了"五福"和"六极",应如何认识二者之间的关系。

第三节 《论语》选读

一、名著导读

《论语》是由孔子的弟子及其再传弟子编撰而成。孔子(前551—前479),子姓,孔氏,名丘,字仲尼,祖籍宋国栗邑(今河南省商丘市夏邑县),生于春秋时期鲁国陬邑(今山东省曲阜市),是中国古代伟大的思想家、教育家、政治活动家,儒家学派的创始人。孔子是当时社会上的最博学者之一,被后世统治者尊为孔圣人、至圣先师、万世师表,其儒家思想对中国和世界都有深远的影响。

最早明确将"论语"当做书名或篇名来引用的是《礼记》中的《坊记》。经历了秦朝焚书坑儒及秦末的战乱,《论语》像许多先秦古籍那样曾一度失传,至汉代后又出现若干个传本,其中最著名的是《古论语》《鲁论语》《齐论语》三个流派。《古论语》分为 21 篇,由西汉前期的鲁恭王刘余在孔子旧宅中发现,其字为蝌蚪文,当时难以传授,仅孔安国为之训解;《鲁论语》为 20 篇,主要在鲁地学者中传习;《齐论语》分为 22 篇,比《鲁论语》多出《问王》和《知道》两篇,主要在齐地学者中传习。鲁、齐《论语》最初各有师承,到西汉灵帝时,安昌侯张禹将两个本子融合为一,而篇目沿袭《鲁论语》,称《张侯论》。因其地位尊贵,他的本子为当时儒生所尊奉,后世的《论语》及注解皆沿用此本。

由于《论语》在中华文化史上的特殊重要地位,历来研习者代不乏人,甚至趋之若鹜。关于《论语》的集解、集注、正义、别裁、疏证等著作数不胜数,逐渐成为一套庞大的知识体系。如东汉末年著名经学家郑玄,融合三派之长并且加以注释,后人将其称之为郑玄本《论语注》。何晏等《论语集解》10 卷,是汉代以来《论语》的集大成著作,为现传最早的《论语》完整注本。唐代以《论语笔解》2 卷为代表,由韩愈、李翱同注,是专门的《论语》研究著作。宋代注解《论语》成果更加丰富,其中以《论语注疏》《论语集注》《癸巳论语解》为代表。清代考据学兴起,以毛奇龄所著的《四书改错》为代表,主要是针对朱熹《四书集注》中的错误进行修改。近代以来,有程树德编纂的《论语集释》40 卷,是一部《论语》研究的集大成之作;杨伯峻著《论语译注》20 篇,对《论语》的研究和普及有开创之功;钱穆著《论语新解》,汇集前人注疏、集解,力求融会贯通。值得欣慰的是,近代以来出土了一些《论语》文献,有敦煌、吐鲁番地区的《论语》写本。1973 年出土于西汉中山怀王刘修墓中的定州汉简本《论语》,是现今已知最早的论语抄本。南昌西汉海昏侯墓出土的约 5000 枚竹简中也包括《论语》,其中考古人员在这些竹简中发现了失传已久的《论语·知道》篇,并初步断定属《论语》的《齐论语》版本。《论语》文献的出土,提供了可资证据的新材料,也启示了研究新方法,有助于厘清《论语》研究中长期聚讼不已的问题,推动了《论语》研究的深入。

《论语》是儒家学派的经典著作之一。它以语录体和对话文体为主,主要记录了孔子及其弟子的言行,集中体现了孔子的政治主张、伦理思想、道德观念及教育原则等。南宋时朱熹将《论语》《孟子》《大学》《中庸》合为四书,使之在儒家经典中的地位日益提高。

《论语》对中医养生的论述角度较为丰富,从饮食、医药、起居、性情等方面来体现孔子的养生思想。同时,孔子的养生思想也是其整体学说的基本折射,展现了对"周礼"的维护、对"修德"的重视和对"有为"的追求。今本《论语》共计 20 篇、492 章,分为《学而》《为政》《八佾》《里仁》《公冶长》《雍也》《述而》《泰伯》《子罕》《乡党》《先进》《颜渊》《子路》《宪问》《卫灵公》《季氏》《阳货》《微子》《子张》《尧曰》,共约 1.2 万字。在不同的篇章中分别有关于养生的精辟见解。《乡党》篇中明确指出了在饮食、衣着等养生方面应该注意的事项,在当下具有很强的实用价值;《雍也》篇中有关智者与仁者的论述可以说是孔子养生思想的集中体现;《述而》篇中对于"六艺"的学习以及对于生活的态度都体现了养生的重要性。孔子非常注重内心的调和以及心理的健康,且以"中""和""乐""仁""静"为心理健康的主要内容,要求人的内心应该保持仁厚祥和、清静平和,并要不断地进行思想修养。《论语·述而》所云"君子坦荡荡,小人长戚戚",提倡不论遇到什么挫折、磨难,都应该保持一颗平常的心、豁达的心。诸多章节,不复赘述。但《论语》中关注生命、修养身心、仁寿并举、重礼和节、演练六艺、调养性情、追求人的自身完善等独具特色而又富有科学性的养生思想,对我国传统养生思想的最终形成产生了积极而深远的影响,以至于时至今日孔子的养生思想依然颇具启发意义和借鉴价值。

二、原文赏析

《论语·乡党》节选

【原文】

齐⁽¹⁾,必有明衣⁽²⁾,布。齐必变食,居必迁坐⁽³⁾。

食不厌精,脍⁽⁴⁾不厌细。食饐⁽⁵⁾而餲⁽⁶⁾,鱼馁⁽⁷⁾而肉败⁽⁸⁾,不食。色恶,不食。臭恶,不食。失饪⁽⁹⁾,不食。不时⁽¹⁰⁾,不食。割不正,不食。不得其酱,不食。肉虽多,不使胜食气⁽¹¹⁾。惟酒无量,不及乱⁽¹²⁾。沽酒市脯⁽¹³⁾,不食。不撤姜食。不多食。

……

食不语,寝不言。

虽疏食菜羹瓜祭,必齐如也。

【校注】

（1）齐:同斋。后同。

（2）明衣:斋前沐浴后穿的浴衣。

（3）居必迁坐:指从内室迁到外室居住,不和妻妾同房。

（4）脍（kuài）:细切的鱼肉。

（5）饐（yì）:陈旧,食物放置时间长了。

（6）餲（ài）:食物经久而变味。

（7）馁（něi）:鱼腐烂,这里指鱼不新鲜。

（8）败:肉腐烂,这里指肉不新鲜。

（9）饪:烹调制作饭菜。

（10）不时:有两说,一指不是当季的时候（时,应时,时鲜）,一指不是该当吃食的时候。

（11）胜食（sì）气（xì）:超过主食的量。气,同"饩",粮食。

（12）乱:酒醉。

（13）沽酒市脯（fǔ）:买来的酒和干肉。沽、市皆买也。脯,熟肉干。

【按语】

饮食是维持人体生命活动必不可少的条件。饮食的得宜,对疾病的发生、性质及转归都有重要的影响。本章记述孔子在饮食卫生方面的主张和原则,即在饮食上要求原料要新鲜,烹调要细致,吃法要讲究,还要定时定量,提出了"八不食"。孔子反对暴饮暴食,主张饮食有节,认为对食材的用量应有合理的度的把握。这就在教导人们要注意饮食的健康,即"非极口腹之欲,盖养气体,不以伤生"。通过饮食上的忌讳,教人重视食品安全,注重饮食卫生,提高健康生活的意识,体现了《论语》中以人为本的贵生观。身体健康是人们得以从事其他生命活动的前提条件,这些关于饮食宜忌的养生主张是符合人体生理学规律和卫生学常识的,能有效避免疾病的发生,维护身体的健康。

起居有常主要是指起卧作息和日常生活的各个方面要有一定的规律并合乎自然界和人体的生理常度,这是强身健体、延年益寿的重要原则。起居与养生密切相关,孔子对此也多有论述,如斋戒沐浴的穿衣、饮食、居处的注意事项。为便于机体消化、吸收,主张"食不言,寝不语",认为吃饭交谈影响消化,是不卫生的饮食习惯。这些都描述了孔子对于生活起居细节的看重。养生之道需从细节出发,在平日中养成健康的生活规律。《论语》中关于起居的论述对养生学的形成和发展也有启迪和借鉴意义。

 小贴士

历代医家养生皆注重饮食起居,在日常生活中时刻注意保护人体的正气,固护卫表,不仅起居作息有一定的规律,不给外邪以可乘之机,还要避免饮食不节,内伤脾胃。《素问·上古天真论》言:"食饮有节,起居有常,不妄作劳,故能形与神俱,而尽终其天年,度百岁乃去。"是以平日要规律起居,调整饮食,以达到良好的养生效果。

 课堂互动

历代医家还有哪些关于饮食起居养生的描述?如何理解?

《论语·雍也》节选

【原文】

知(1)者乐(2)水,仁者乐(2)山。知者动,仁者静。知者乐,仁者寿。

【校注】

(1)知:通"智",意为聪明、智慧。

(2)乐:一说读"lè",释为"以……为乐"(杨伯峻《论语译注》),喜好、爱好;一说读"yào",官修韵书《广韵》专门为它定了个"五教切"的读音,折合成今音就读 yào,南宋儒学大师朱熹又把这个规范读音写进了《论语集注》。

【按语】

译义有多种。一般取之,孔子说,智慧的人喜爱水,仁德的人喜爱山(本句尚有另一理解,为"智者乐,水;仁者乐,山……"指的是:智者之乐,就像流水一样,阅尽世间万物,知微察幽,远见卓识,悠然淡泊,达于事理而周流无滞。仁者之乐,就像高山一般,巍然矗立,崇高安宁,静而端庄,胸罗万象,安于义理而厚重不迁);智慧的人懂得变通,仁德的人心境平和;智慧的人快乐,仁德的人长寿。

这句话言简意赅,指出了长寿必须建立在道德高尚的基础上,也就是说养身要先养心,首先做个心怀仁术的人,加强个人的思想境界和修养,拥有良好的精神面貌,以适应不断变化的客观世界,只有道德境界不断提升,避免不良因素侵害身心,才能做到身心得养。

　　山，象征着稳重、宽厚和刚毅；水，象征着柔美、灵活和顺达。以山水形容仁者智者，形象生动而又深刻。圣人智仁双全，山水各有千秋。仁智都是我们的追求，即使力不能及，也可心向往之。

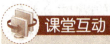

课堂互动

　　《论语》中还有哪些关于修身的语句？

《论语·述而》节选

【原文】

　　子曰："志于道，据于德(1)，依于仁，游于艺(2)。"

　　子在齐闻《韶(3)》，三月不知肉味，曰："不图为乐之至于斯也。"

　　子与人歌而善，必使反之，而后和之。

【校注】

（1）德：旧注云：德者，得也。能把道贯彻到自己心中而不失掉就叫德。

（2）艺：指孔子教授学生的礼、乐、射、御、书、数等六艺，都是日常所用。

（3）韶：舜时古乐曲名。

【按语】

　　这几条主要描述了怡情以养生的方法。孔子培养学生，就是以仁、德为纲领，以六艺为基础，使学生能够得到全面均衡的发展。他认为应以道为志向，以德为根据，以仁为凭借，活动于礼、乐等六艺的范围之中。《韶》乐是当时流行于贵族当中的古乐。孔子听了《韶》乐以后，在很长时间内品尝不出肉的滋味，说明他欣赏古乐已经到了痴迷的程度，也说明了他在音乐方面的高深造诣。每当听到别人唱幽雅的歌曲时，他必定请人再唱一遍，自己跟着学，也说明了孔子对"乐"的重视。这提示我们要学习用音乐来调节情绪，抒发心情，通过音乐达到放松精神、养生延年的目的。

《论语·季氏》节选

【原文】

　　君子有三戒：少之时，血气未定，戒之在色；及其壮也，血气方刚，戒之在斗；及其老也，血气既衰，戒之在得。

【按语】

　　这是孔子对人生从少年到老年不同阶段需要注意的问题作出的忠告，同时也强调了在不同的时期，要遵循不同的养生规律。少年之时是人身心发育的重要阶段，血气还不成熟，这时要戒除对女色的迷恋，不能受美色诱惑，以免耗损精力，影响身体的正常发育，而且易使人消磨意志，浪费光阴；壮年之时，精血旺盛，性情刚烈，争强好胜之心正盛，要防止与人争斗，以免不慎伤己或伤人，铸成大错；老年之时，精气逐渐衰退，要戒除贪得无厌，不要贪恋名利，以免劳神伤体，损害晚节。这三戒针对的是人生三个阶段极易犯的错误，必须要注意戒备。理同《淮南子·诠言训》总结的规律："凡人之性,少则猖狂,壮则强暴,老则好利。"

根据人生的不同阶段,结合生理特点分析人性弱点,孔子提出三戒,一语中的,一针见血。作为孔子养生思想的著名理念,"养生三戒"开创了后世养生领域阶段养生的先河,对身体健康、防御疾病的重要性可见一斑。

三、养生思想述评

《论语》是记录孔子思想言行的经典著作,其中对于养生有着丰富的见解和主张,与传统中医养生思想可彼此印证。其养生思想可以概括为"贵生""慎疾""健体""怡情""养性"等。其精辟的养生见解对我国传统养生思想体系的形成产生了积极而深远的影响。

(一)贵生

"贵生"即爱惜生命,认为生命是最为贵重、最有价值的。这是《论语》养生思想的根本出发点。在《论语》一书中,孔子将生命看做实现理想的载体,其整个学说体系都蕴含着十分浓厚的贵生意识。孔子肯定人存在的意义和生命的宝贵,将人喻做"天地之心",而正是因为人有着天地之间最为珍贵的价值,所以人的生命才更应该得到调养和保护。在《论语》中有"危邦不入,乱邦不居。天下有道则见,无道则隐",甚至叹到"道不行,乘桴浮于海"等言论。这表明了即使孔子主张积极入世,有所作为,但若生逢乱世,也没有必要去做无谓的牺牲,保全性命才是第一要务。这也是孔子对于"贵生"思想的深度体现。

(二)慎疾

《述而》中记载:"子之所慎:齐、战、疾。"祭祀、战争是两件关系到国家福祸存亡的大事,而将"慎疾"与祭祀、战争相提并论,可见在孔子心中极为重视"慎疾"思想。孔子在饮食起居方面极为谨慎,为了免受疾病的侵害,在日常生活中非常注重养生保健,主张饮食有节,起居有常。饮食提倡"食不厌精,脍不厌细",即精细之食不伤脾胃,易于消化吸收;起居上提倡"寝不言""寝不尸",即合理规律的生活作息更易延年益寿。正因为孔子非常注意食品安全与生活作息,因而他一生周游列国还能保持身体强健。这些思想皆表达了在生活中养成良好的习惯,对养生大有裨益。

(三)健体

孔子倡导"健体",即通过体育锻炼来怡养身心。经过适宜适度的体育锻炼,可以使人的气血畅达、神旺体健而益寿延年。孔子提倡的六艺中,包含有"射"和"御"两种与"健体"有关的内容。《八佾》篇中记载了六艺的相关情况,认为射箭的功用重在强身健体,修身养性,而不在于竞技格斗,主张将其作为一种既健体又怡情的运动方式。如今随着社会的发展进步,越来越多的人开始重视养生,而中医传统养生功法中的五禽戏、八段锦、太极拳等,经常习练,均可达"强身健体"之效。

(四)怡情

《论语》认为通过音乐的治疗,可以通调气血,保持身体健康。《泰伯》篇中提到礼乐的重要性,认为不仅立身处世的个人,还有整个国家,都必须读诗、知礼、习乐;这三者是层次递进的关系,环环相扣,缺一不可,而乐则是终极目标。对个体来说,思想的启迪从诗起步,接着以礼作为依据,最后通过乐来实现,最终达到修身、养德之效。《述而》篇中提到孔子在齐国听到《韶》乐时竟"三月不知肉味",足以说明高超的音

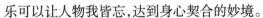

乐可以让人物我皆忘,达到身心契合的妙境。

(五)养性

养性并不是简单地给养维护生命,同时也要注重心理和道德品性的培养。修己养性是一个循序渐进的过程,且养性需要达到润物细无声的境界。修己的前提是知己,即正确认识自我,达到见贤思齐,见不贤而自省的状态,不断完善自身的心性,注重内在道德品性的修养。《雍也》篇中提到智者与仁者对待生活的态度并表达了对其的高度赞美,这种精神是值得每个人去追求的人生境界,即在与自然万物交融的过程中,颐养性情,陶冶情操,以提升道德修为。《子罕》篇中也提到仁、智、勇三者经过自觉的道德修养,能够有效地避免迷惑、忧虑和畏惧这三大"苦",从而使身心处于一种安宁而从容的状态,有利于生命的养护。

《论语》作为一部先秦著作,虽然时代久远,但养生思想却十分先进新颖。相较《论语》中其他方面而言,其中的养生思想,文字内容并不多,但涉及中医养生学的各个方面,能够从中窥见中医养生学的形成发展情况。书中的养生思想始终把品德修养置于养生的核心位置,在"贵生"的前提下注重个人的道德修养,并加以身体锻炼和雅趣怡情,讲求内外兼修。当今人类健康问题面临诸多挑战,健康养生已刻不容缓,《论语》中的养生思想有相当高的参考价值和借鉴意义。

四、拓展阅读

子曰:益者三友,损者三友。友直,友谅,友多闻,益矣。友便辟,友善柔,友便佞,损矣。

子曰:益者三乐,损者三乐。乐节礼乐,乐道人之善,乐多贤友,益矣。乐骄乐,乐佚游,乐晏乐,损矣。

子曰:君子有三畏,畏天命,畏大人,畏圣人之言。小人不知天命而不畏也,狎大人,侮圣人之言。

子曰:君子有九思:视思明,听思聪,色思温,貌思恭,言思忠,事思敬,疑思问,忿思难,见得思义。(《论语·季氏》)

复习思考题

1.《论语·乡党》中对于饮食的"八不"养生思想作了详细阐述,谈谈你的想法。

2.《论语·雍也》中"知者乐水,仁者乐山"是流传至今的经典名句,请结合论语养生思想谈谈你对这句话的理解。

3. 对于《论语》养生思想除了"贵生""慎疾""健体""怡情""养性"的概括方式,你还可以从哪几个方面概括论语的养生思想?

4. 查询课外资料,谈谈你对"仁""礼"与养生思想结合的看法。

第四节 《荀子》选读

一、名著导读

《荀子》是战国后期儒家学派最重要的著作。荀子(约前313—前238),名况,战国后期赵国人,时人尊称为荀卿,汉时避汉宣帝刘询讳称为孙卿。《荀子》一书包含内容庞杂,论及哲学、政治、军事、伦理、养生等各方面的思想,大致可分为三类,一类是荀子亲手所著的22篇;一类是荀子弟子所记录的荀子言行,共5篇;一类是荀子及弟子所引用的材料,共5篇。荀子对于先秦各家学派的思想都进行研究、批判,融会贯通,真正"成一家之言"。他还提出了人定胜天,反对宿命论,万物都循着自然规律运行变化等朴素唯物主义观点。

《荀子》后经历朝历代校注,现存最为著名的是西汉刘向校订本,定为32篇,收录在《汉书·艺文志》中。后世对于《荀子》比较有代表性的校释有:唐代杨倞的《荀子》二十卷本,北宋国子监《荀子》刊本,南宋国子监《荀子》刊本(四子纂图互注本),明代许宗鲁《荀子》刊本,清代王先谦《荀子集解》,日本久保爱《荀子增注》等。

荀子是我国古代儒家学派的重要代表人物之一。他的思想体系博大精深,并将朴素的唯物主义思想及重礼的思想贯穿于养生思想当中。他对养生有着丰富而独到的见解,包括惜生恶死的贵生思想、形神兼顾的保体思想、追求美善的修德思想、通血养心的治气思想、有欲有节的节制思想、以动为妙的动养思想及崇尚音乐的怡情思想等七个方面的内容,其中"治气养心""修身自强"等一系列更深层次的养生思想也贯穿全书。

二、原文赏析

《荀子·修身》节选

【原文】

扁善之度⁽¹⁾,以治气养生则后彭祖⁽²⁾,以修身自名则配尧禹⁽³⁾。宜于时⁽⁴⁾通,利以处穷,礼信是也。凡用血气、志意、知虑,由礼则治通,不由礼则勃乱提僈⁽⁵⁾;食饮、衣服、居处、动静,由礼则和节,不由礼则触陷生疾;容貌、态度、进退、趋行,由礼则雅,不由礼则夷固⁽⁶⁾僻违,庸众而野。故人无礼则不生,事无礼则不成,国家无礼则不宁。《诗》曰:"礼仪卒度,笑语卒获。"⁽⁷⁾此之谓也。

以善先人者谓之教,以善和人者谓之顺;以不善先人者谓之谄,以不善和人者谓之谀。是是、非非谓之知,非是、是非谓之愚。伤良曰谗,害良曰贼。是谓是、非谓非曰直。窃货曰盗,匿行曰诈,易言曰诞,趣⁽⁸⁾舍无定谓之无常,保利弃义谓之至贼。多闻曰博,少闻曰浅。多见曰闲,少见曰陋。难进曰偍⁽⁹⁾,易忘曰漏。少而理曰治,多而乱曰秏⁽¹⁰⁾。

治气养心之术:血气刚强,则柔之以调和;知虑渐⁽¹¹⁾深,则一之以易良;勇胆猛戾,则辅之以道顺⁽¹²⁾;齐⁽¹³⁾给便利,则节之以动止;狭隘褊小,则廓之以广大;卑湿、重迟、贪利,则抗之以高志;庸众驽散,则刦⁽¹⁴⁾之以师友;怠慢僄⁽¹⁵⁾弃,则炤⁽¹⁶⁾之以祸灾;愚款端悫⁽¹⁷⁾,则合之以礼乐,通之以思索。凡治气养心之术,莫径由礼,莫要得师,莫神一好。夫是之谓治气养心之术也。

【校注】

（1）扁善之度：谓遵循礼法则无所往而不善。　扁：通"徧（biàn）"，同"遍"，普遍，遍及。

（2）后：前应补一"身"字。　彭祖：尧臣，名铿，封于彭城，传说中的长寿之人。

（3）名：当为"强"字。　配：前应补一"名"字。

（4）时：处。

（5）勃：通"悖"。　提：通"偍""媞"，舒缓。　僈：通"慢"。

（6）夷固：倨傲。固，倨。

（7）《诗》曰句：引自《诗经·小雅·楚茨》。

（8）趣：通"趋"。

（9）偍（tí）：迟缓。

（10）耗（mào）：通"眊"，昏乱，不明。

（11）渐：通"潜"，沉潜。

（12）道顺：导训，即训导。

（13）齐：疾。

（14）刬（jié）：同"劫"，夺去。言师友夺去其以前的不良习性。

（15）僄（piào）：轻薄。

（16）炤：通"昭"，使明白。

（17）悫（què）：忠厚。

【按语】

文中提出的"治气养生"法，不仅注重治理形体外在之气，也注重治理心灵内在之气。荀子的养生不仅养形体，也养内在气质；更是提出了中和的思想，调和两极，达到平衡的最佳状态。因此，荀子的养生观也最接近现代的健康定义："指一个人在身体、精神和社会等方面都处于良好的状态。"

《荀子·天论》节选

【原文】

列星(1)随旋，日月递照，四时代御(2)，阴阳大化(3)，风雨博施。万物各得其和(4)以生，各得其养以成，不见其事而见其功，夫是之谓神。皆知其所以成，莫知其无形，夫是之谓天(5)功。唯圣人为不求知天。天职既立，天功既成，形具而神生，好恶喜怒哀乐臧焉，夫是之谓天情。耳目鼻口形能各有接(6)而不相能也，夫是之谓天官。心居中虚，以治五官，夫是之谓天君。财非其类以养其类，夫是之谓天养。顺其类者谓之福，逆其类者谓之祸，夫是之谓天政。暗其天君，乱其天官，弃其天养，逆其天政，背其天情，以丧天功，夫是之谓大凶。圣人清其天君，正其天官，备其天养，顺其天政，养其天情，以全其天功。如是，则知其所为知其所不为矣，则天地官而万物役矣(7)。其行曲(8)治，其养曲适，其生不伤，夫是之谓知天。

【校注】

（1）列星：排列位置固定而定时出现的星，即恒星，如二十八宿。

（2）代：与"递"同义,交替,轮流。 御：驾驭,控制,指控制每一季中的节气。

（3）阴阳大化：古代思想家认为宇宙之万物都是由阴、阳这对因素通过相反相成的相互作用所产生的"和气"构成的,阴阳二气是不断地运动着的,它们通过相互作用而化成万事万物,这就是所谓的大化。"化"是变化生成的意思。

（4）和：和气。它是我国古代的哲学概念,是阴阳二气达到某种和谐程度后生成的一种具有相对稳定性的因素,是构成各种具体事物的物质性的东西。

（5）天：天成,天生,自然而然。

（6）能各有接：指耳感知声,目感知色,鼻感知臭,口感知味,形感知寒热痛痒。 接：接受,指感受、感知。

（7）官：任用。 役：役使。

（8）曲：曲折周到,各个方面。

【按语】

在人体形体具备、精神充养后,就具有了养生的基础。在这一基础上,荀子提出了清天君、正天官、备天养、顺天政、养天情的具体养生方法,在养生层面兼顾了人的形体与精神,对于养生这一话题展开多维度论述,强调了养生在濡养形体健康之外的精神健康。

三、养生思想述评

荀子的养生思想集中体现在《修身》篇中,开篇便提出了中心论点——"治气养生"。"气"既指人全身的气血,又指人精神上的气度。人的血气来源于自然之气。从中医的角度来看,精气神为人体三宝,人的整体依"气"而活,精神得气而养,血气的运转与强弱也直接影响了形体的精与神。

（一）以"礼"治气,修身养心

荀子所谓"治气养生",就是既要使人的气血通畅,又要修养人的气度。荀子的养生观之所以深邃,是因为其既注重人的自然属性,提出"贵生""保体"等养身的基础养生观,又注重人的社会属性,提出"修德""养气"等一系列养心的精神养生观。而所谓"扁（遍）善之度"即无往而不善之道,在荀子看来就是"礼",而儒家的礼治思想既适宜于通达之时,也适宜于窘困之时。以"礼"规范修身养心,则能使人身心通达、气度提升。

（二）以"和"为纲,内修外养

除了以"礼"治气之外,荀子还提出了诸如"血气刚强,则柔之以调和;知虑渐深,则一之以易良……"等养生修身方法,无形中契合了儒家的中庸思想,去其两极取其中。如一人血气过盛,则可以以诸如"刚日读经"的方法柔和它;过柔之时,可以以"柔日读史"的方法激励它,达到最佳的平衡点。荀子思想中的调和、平衡也契合《内经》的"和法"思想,并且整个先秦儒家也都尚"和",其养生也以"持中""和谐"为原则。机体内的阴阳只有达到"和"的程度,才能"阴平阳秘,精神乃治"。一个"平人",毋宁说是一个"和"人,呈现出来的状态便是"阴阳匀平,以充其形,九候若一"。荀子不仅强调人个体身心的和谐,也强调人与自然的和谐、人与社会的和谐,并提出了"节制""自省""尚礼"等一系列调和的方法。这对当代人养生也起到进一步的启发作用：只养"生"是不够的,应进一步养"和"。

（三）以静待动，以动为养

荀子还提出系统的养生方法论——"动养"思想，提倡以运动来健身的"动养"思想。他在《天论》篇中指出："养备而动时，则天不能病……养略而动罕，则天不能使之全。"适当的运动能促进身体各个器官的正常运转，使其功能正常发挥，增强体质，提高抗病能力，如以华佗五禽戏为代表的中医传统养生法，就是将运动融入养生，外拔筋骨以展其形，内运气机以调其心。同时，运动的过程能使人精力充沛、心胸阔达、情绪乐观，这又有利于人精神的保养和心理的健康。这也呼应了《修身》篇中既养身又养心的思想，因而适当的运动对于养生的作用是不容忽视的。荀子动养思想的确立，也与其朴素唯物主义思想有很大关系，是源于荀子对客观世界运动观的确立。运动变化是自然界固有的特征，世界是物质的，而物质又是运动变化的，人作为客观世界的一部分，自身也是处于永恒的运动变化当中。因此，荀子的动养思想是对包含人的客观世界规律的正确把握。正确把握规律、利用规律以养生，是养生的基本原则和重要方法。

荀子的养生思想内容丰富，涉及了意识、形神、道德、气度、欲求、运动等诸多方面。同时，荀子的养生思想与其整个学说是一脉相承的，其朴素的唯物主义思想、注重礼治的思想几乎贯穿于自己所有的养生主张当中。荀子既养形体又养气质的养生观，对于我们当下的养生观念也是很好的借鉴和指导，不能只停留在表面的饮食起居等养生，更要修己达人，达到精神层面、社会层面的养生。

四、拓展阅读

天行有常，不为尧存，不为桀亡。应之以治则吉，应之以乱则凶。强本而节用，则天不能贫。养备而动时，则天不能病。修道而不贰，则天不能祸。故水旱不能使之饥，寒暑不能使之疾，妖怪不能使之凶。本荒而用侈，则天不能使之富。养略而动罕，则天不能使之全。倍道而妄行，则天不能使之吉。故水旱未至而饥，寒暑未薄而疾，妖怪未至而凶。受时与治世同，而殃祸与治世异，不可以怨天，其道然也。故明于天人之分，则可谓至人矣。（《荀子·天论》节选）

复习思考题

1. 荀子的"治气养生之术"与孔子所谓"中庸"是否完全一致？试作比较。

2. 荀子的治气养生除了遵从"礼"，还有后续补充的运动养生，试以中医传统导引法为例，从形体、精神等多个层面分析运动养生模式。

第五节 《老子》选读

一、名著导读

《老子》是春秋末期著名思想家、道家学派创始人老子的代表著作。老子其人的生平，古来颇有争议，一般认为他姓李，名耳，字聃，春秋时期陈国人，约生活于公元前571年至前471年，曾任周王室守藏室的史官。《老子》全书分上下两篇，上篇《道经》，下篇《德经》，故又名《道德经》，共81章。《老子》传世版本较多，包括郭店楚墓竹简本、马王堆帛书甲乙本、北京大学藏西汉竹书本、王弼本等。《老子》全书约 5000 字，虽篇幅不长，但论述精辟，思想深邃，是中国历史上首部完整的哲学著作。书中详尽论述了作为宇宙本体、万物之源和运动规律的天道，并将这种天道用以认识人道，指导治国和修身，涉及宇宙、自然、社会和人生的各个方面，用朴素的辩证思维构建起独特的理论体系。

作为道家学说的创始人，老子的养生思想对中医养生学的形成和发展影响深远。老子首先从哲学上阐述了养生的意义和原则，认为"其安易持，其未兆易谋……为之于未有，治之于未乱"（《老子·第六十四章》），这与《内经》的"治未病"思想如出一辙。老子还强调"夫唯病病，是以不病"（《老子·第七十一章》），认为只有经常害怕生病，才不会得病。害怕生病不是担心生病，而是要采取措施积极防病，使养生的意义昭然。此外，老子提出静态养生法，要"见素抱朴，少私寡欲"（《老子·第十九章》），强调思想要安静、安闲，不要有过多的欲望，这样才能神志健全，达到益寿延年的目的。后来《内经》提出的"恬惔虚无，真气从之，精神内守"等静养原则便是由此发展而来。

据《史记·老子韩非列传》记载："盖老子百有六十余岁……以其修道而养寿也。"这些记载可以说明老子善于养生而且卓有成效。老子的"清静无为""致虚极""守静笃"等养生观对我国传统医学影响深远。后世包括《内经》在内的很多中医经典著作受到老子养生思想的影响，为中医养生学的创立和发展奠定了基础。

二、原文赏析

老子·第七章

【原文】

天长地久，天地所以能长且久者，以其不自生[(1)]，故能长生。是以圣人后其身而身先，外其身而身存[(2)]，非以其无私耶，故能成其私[(3)]。

【校注】

（1）以其不自生：因为它不为自己生存。以，因为。

（2）外其身而身存：把自身置于度外，却能保存自己。

（3）成其私：成就自己。

【按语】

天地长久的原因，老子认为是它们"不自生"，即一切运作都不是为了自己，而人间的"圣人"也做到了退身忘私，才成就了自己的理想，这反映了老子以退为进的思想。老子不主张功利，不鼓励人们去追求个人得失。他认为越是想得到某些东西，越是追求的紧急，越容易失去。老子觉得这样做是愚蠢的，要谦逊无私，要把自己置身世外，这样才能获得长久，获得真正的利益。

老子主张的谦逊无私和利他精神在养生中有积极的意义。如果放弃对于生存的欲求，放弃对于生命的执着，从辩证法的角度看，反而使生存得以可能，使生命得以持续。中国历来都认为欲望太多、太好胜、太要强不好，对生命及身体健康都会造成损害。反而是那些谦逊平和的人，会拥有健康和美好生活。事实证明，谦逊平和的人一

笔记

般拥有积极乐观的心态和心境,而这能提高人体免疫力,更好地维护健康。

老子·第八章

【原文】

上善⁽¹⁾若水,水善利万物而不争⁽²⁾,处众人之所恶⁽³⁾,故几⁽⁴⁾于道。居善⁽⁵⁾地,心善渊⁽⁶⁾,与善仁⁽⁷⁾;言善信,正善治,事善能,动善时。夫唯不争,故无尤⁽⁸⁾。

【校注】

（1）上善:第一等之至善,与世俗所谓"善"不同。

（2）不争:帛书甲本、北大本作"有静",帛书乙本作"有争","争"乃"静"之假借,故帛书甲本、北大本为"有静"。

（3）众人之所恶:指卑下之处。

（4）几:近。

（5）善:适宜。

（6）渊:沉静。

（7）与善仁:王弼本作"与善人",帛书乙本、北大本作"予善天"。

（8）尤:过失。

【按语】

老子贵柔,主张以退为进,以柔克刚,以不争而使天下莫能与之争。水的流动是自然界常见的形态,带给人们很多感悟。高尚的道德应当像水一样,有利于万物而不与物相争,水的这种性格是与道最为相近的。老子认为,水告诉人们一个最基本的道理,就是"上善",无论这个善的内涵如何,它总会让人们心灵明净,心态平和,也使得生命变得柔韧和坚强。老子提出的"居善地,心善渊,与善仁",对于我们修炼身心有很大帮助。选择最适宜居住的地方,保持心胸沉静深厚,与人交往温和亲切,这些都可以帮助我们的身体处于清幽明澈的状态。不争强好胜,不违逆抗争,顺应自然趋势而动,那么就可以保持最佳的健康状态。

老子·第十章

【原文】

载营魄抱一,能无离乎？专气致柔⁽¹⁾,能婴儿乎？涤除玄览⁽²⁾,能无疵乎？爱民治国,能无以知乎？天门开阖⁽³⁾,能无雌乎？明白四达,能无为乎？生之畜之⁽⁴⁾,生而不有⁽⁵⁾,为而不恃,长而不宰⁽⁶⁾,是谓玄德。

【校注】

（1）专:一。 致:极。

（2）览:通"鉴",镜子。玄鉴,指心。

（3）天门开阖:万物之生杀,引申指治乱之兴替。

（4）生之:使之生存。 畜:养。

（5）有:据为己有。

（6）长:为之君长。 宰:宰制。

【按语】

本章从修身写起,进而谈到治国的方略。道家学说的修身主张抱一、静观、玄览,达到精神专一,忘掉一切杂念,使人德同于天德,以这样的心胸来爱民治国。修身的三个方面是步步深入的,先做到魂魄合一的状态,进而化刚为柔,达到像婴儿一样柔顺和无杂念的清纯之质,而后还要进一步清除内心的污垢,使之清明如镜,没有一点瑕疵。以此作为自我修炼和养身的方法自然也是可行的,即通过对"道""德"的把握而带来养生。老子认为宇宙万物都是由道化生,人要效仿大道,回到婴儿的状态,返朴归真。这是老子重要的养生主张,即如果人能积聚自己的元气达到婴儿的状态,就可以实践"长生久视之道"。

老子·第十二章

【原文】

五色⁽¹⁾令人目盲,五音⁽²⁾令人耳聋,五味⁽³⁾令人口爽⁽⁴⁾,驰骋畋猎⁽⁵⁾令人心发狂,难得之货令人行妨⁽⁶⁾。是以圣人为腹不为目,故去彼取此⁽⁷⁾。

【校注】

(1)五色:黄、青、赤、白、黑。

(2)五音:宫、商、角、徵、羽。

(3)五味:酸、苦、甘、辛、咸。

(4)爽:损伤。

(5)畋猎:打猎。

(6)妨:伤害。

(7)去彼取此:摒弃"为目",选择"为腹"。

【按语】

欲望是与生俱来的,当我们来到这个世界,想要生存下去就必须满足各种欲望,如填饱肚子,穿暖和的衣服,喝足够的水。然而欲望是可以不断扩充的,当人们满足了简单的欲望,就会追求更多更好的享受。老子看到了人类对欲望的过度追求,也看到了这种追求带来的危害,因此主张"为腹而不为目",控制毫无节制的欲望,力求简单的生存。

太过舒适的生活的确对健康有害。现代科学发展为我们的生活带来极大的便利,现代人的生活,可以说在舒适度上远远超越了以往。人们出门乘车,很少步行,工作则是坐在电脑前,或者用各种机械代替劳动,但是现代人的健康问题一点也不比过去少,而且原先只有老年人才得的疾病,年轻人也有了,像颈椎病、肥胖症、中风等,都有越来越普遍年轻化的倾向。很多年轻人喜欢夜生活,经常放纵自我,暴饮暴食不加节制,或者沉迷在声色享受里不能自拔,这都为健康带来极大的隐患。

老子·第十六章

【原文】

致虚极⁽¹⁾,守静笃⁽²⁾。万物并作⁽³⁾,吾以观复⁽⁴⁾。夫物芸芸⁽⁵⁾,各复归其根。归根曰静,是谓复命⁽⁶⁾。复命曰常⁽⁷⁾,知常曰明,不知常,妄作凶。

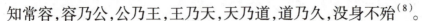

知常容,容乃公,公乃王,王乃天,天乃道,道乃久,没身不殆⁽⁸⁾。

【校注】

（1）致虚极：达到虚静的极端,空虚无欲。

（2）守静笃：王弼本作"守静笃",北大本作"积正督"。

（3）并作：一起生长。

（4）观复：观察循环往复的规律。

（5）芸芸：纷繁众多。

（6）复命：复归生命之本。

（7）常：不变之规律。

（8）没身不殆：终身无危险。

【按语】

老子在本章提出"致虚""守静""归根""复命"四个概念,其实这四个概念是一个问题的两个方面。老子认为人要"致虚""守静",遵循客观规律,这样才能"归根""复命",抵达真理的根本。这个观念用于养生中,则行动做事一定要符合道,顺应自然规律来养生,生命才能长久。

"守静"是老子养生理论的特点之一。他把静寂不仅看成是一种状态,而且视为各种运动的共同趋向。只有心灵达到极度的静寂,才能洞察宇宙事物的本质规律,体会到万物生长和死亡这一生生不息的宇宙奥秘。想要保持生命的勃勃生机,我们也需要"守静",让身心回归并融于自然规律。

很多人也特别注意养生,可就是不尊重自然规律,非要追求自己无法达到的境地,结果却是损害健康和寿命。以运动来讲,很多人认为运动有利于健康,就天天锻炼,过度锻炼,可是这样的锻炼,很容易违反生命的自然状态,引发更大的健康问题。许多著名运动员在中老年阶段出现各种疾病和衰老加速,与运动过量有关。

老子所说的"不知常,妄作凶",就是提醒人们,不按照规律来,盲目行动就会带来灾害。因此,符合自然规律的养生,不刻意、不违逆,才是安全有效的养生方法。

老子·第十九章

【原文】

绝圣⁽¹⁾弃智,民利百倍;绝仁弃义,民复孝慈;绝巧弃利,盗贼无有。此三者以为文⁽²⁾,不足。故令有所属,见素抱朴⁽³⁾,少私寡欲。

【校注】

（1）圣：睿智聪慧。

（2）文：文饰、文采。

（3）见素抱朴：见,同"现"。素,未染色的丝。抱,坚守。朴,未雕琢的木。

【按语】

不管是哪一种放纵和享受,只要我们对欲望不加控制,就会深受其害。老子指出过度的物欲、享乐生活会带来弊害,要避免这些危害,就要"见素抱朴,少思寡欲",过一种简单有节制的生活。老子的这种思想对后世有较大影响,如《内经》"恬惔虚无""志闲而少欲"的观点,是老子观念的延续。

注重精神和情欲的修养,是老子养生观念的重要方面。他认为追逐名利,嗜欲无穷,是招灾惹祸的原因,是伤神损寿的根源。真正会养生的人保持内心的质朴,减少私心和各种欲望,抛弃仁礼等无用的学问,让生命复归简单和淳朴,这样才能自然长久。

老子·第四十四章

【原文】

　　名与身孰亲?身与货孰多⁽¹⁾?得与亡孰病⁽²⁾?是故甚爱⁽³⁾必大费,多藏必厚亡。故知足不辱,知止不殆⁽⁴⁾,可以长久。

【校注】

（1）多:贵重。

（2）病:痛苦、忧虑。

（3）爱:吝惜。

（4）殆:危险。

【按语】

　　人生总是需要有所追求的,个人的追求与奋斗,也是社会前进的不竭动力。但是对于追求的目的、态度、行为等,却各不相同,从而对于个人养生也产生不同的结果。老子倡导贵身重己,而后知忘我,于是发问:名声与生命哪个亲近?生命与财物哪个重要?由此提醒世人"知足""知止",从而能够长久,"不辱""不殆"。

　　容易满足的人也容易快乐,而经常心态平和快乐的人拥有更好的健康和生命状态。有人做过调查,发现贪得无厌的人表面风光,比那些没有贪念和私欲的人更容易得病,因为长久的紧张和惊慌会让他们内分泌紊乱,免疫功能下降,患上神经过敏、失眠和心脏病等疾病。贪婪者鲜获长寿,这与他们这种紧张的心理状态有关。

　　老子认为,以自身为满足,过正常的生活而不要疯狂的向外索取,才是长寿之道。这个长寿之道就是我们现在所说的知足常乐。

老子·第五十章

【原文】

　　出生入死,生之徒十有三,死之徒十有三,人之生,动之于死地,亦十有三。夫何故?以其生生之厚。盖闻善摄生者,陆行不遇兕⁽¹⁾虎,入军不被甲兵。兕无所投其角,虎无所用其爪,兵无所容其刃。夫何故?以其无死地。

【校注】

（1）兕(sì):中国犀牛。

【按语】

　　天地间的大道都源于自然,故人也要遵从自然。在老子看来,遵从自然是最重要的道理之一。人从生到死是一个漫长的过程,在这个过程里,有人因养生太过而缩短了生命。老子认为,这部分人是因为他们把自己放到了"死地",招致了死亡。

　　善于养生的人,是不会轻易把自己放到危险的境地中的,因为他们懂得谨慎行动,保全自我,避开灾祸的发生,并形成良好的生活习惯和方式,静心养生,注重健康的行为方式,避免把自己放到危险的境地。

　　每一个健康的人,都有可能活到足够的天年,都可以享受健康带来的快乐,只要他懂得爱惜自己,爱护生命,远离危害。这也是老子给我们的重要的养生启示。老子的这一观念也影响了后来杂家的养生思想。

老子·第五十九章

【原文】

　　含德之厚,比于赤子。蜂虿虺(1)蛇不螫,猛兽攫鸟不搏,骨弱筋柔而握固,未知牝牡之合而全(2)作,精(3)之至也。终日号而不嗄(4),和(5)之至也。知和曰常,知常曰明,益生曰祥(6),心使气曰强(7),物壮则老,谓之不道,不道早已。

【校注】

　　(1)虿:蝎类毒虫。　虺:毒蛇。
　　(2)全:通作"朘",小儿生殖器挺起。
　　(3)精:专一。
　　(4)嗄:嘶哑,气逆。
　　(5)和:冲气之和,指气息不受心驱使的自然状态。
　　(6)益生曰祥:刻意增益生命就叫做不祥。　益生,指增益生命,刻意求生。　祥,妖祥,不祥。
　　(7)心使气曰强:心放任气的发泄就叫做"强"。　使气,任气,放纵心气的宣泄。

【按语】

　　老子的哲学思想认为"柔弱胜刚强",万物都会盛极而衰,过强则虿折,太强大、太强硬的时候,也是灭亡的时候。柔软是最有力量、最有生命力的状态。老子把以弱胜强、以柔克刚,上升为道,主张贵柔戒刚。婴儿是老子常用的比喻,是得道者的象征。婴儿天真无邪,在柔弱中充满生机和活力,身心都处于积极正面的状态。这些优点被老子用做譬喻,以说明得道者的德性和境界。在老子看来,婴儿所显示的德性主要是"和",这是万物应有的常态。"益生"和"使气"都是勉力而为,都是违背自然无为的原则,都是对"和"这一常态的破坏,结果就是加速灭亡。盛极而衰是事物发展的普遍规律,而"物壮则老"则是过度追求强盛而加速衰老灭亡,所以说是"不道"。只有那种不过分追求长生、不刻意的做法,才有可能实现真正的养生。在追求发展、追求效率的时代,这一点对个人和社会都是一个有益的启示。

老子·第五十九章

【原文】

　　治人事天莫若啬(1)。夫唯啬,是谓早服(2)。早服谓之重积德,重积德则无不克,无不克则莫知其极(3),莫知其极,可以有国。有国之母(4),可以长久,是谓深根固柢,长生久视(5)之道。

【校注】

　　(1)啬:爱惜。
　　(2)服:服从于道理。

（3）极：极点。

（4）母：道，根本。

（5）视：活。

【按语】

老子在本章提出一个"啬"的原则，是"治人""事天"的最好原则。啬是爱惜精神，不滥用之意。在此基础上，根据自然规律行事，多多积累良好德行，这样无论治国和养身，都能够做到长存不衰。

老子的这个观点，要我们认识到内敛、厚积的作用。养生也是一样，如果没有长久的珍视精力和积累，那就不可能实现养生的目的。当人从呱呱坠地的婴儿成长为健康的成年人，这中间要经历很多年，每个阶段如果能顺应成长规律，打下良好的健康基础，那么健康长寿的可能性就很大。

千万不要忽视积累的力量，养生的重要原则之一就是坚持，只有不断的坚持，维护好健康的每一个环节、每个阶段，才能"长生久视"。

老子·第六十三章

【原文】

为无为，事无事，味无味，大小多少(1)，抱怨以德。图难于其易(2)，为大于其细。天下难事必作于易，天下大事必作于细，是以圣人终不为大，故能成其大。夫轻诺必寡信，多易必多难，是以圣人犹难之(3)，故终无难矣。

【校注】

（1）大小多少：以小为大，以少为多。

（2）图：设法对付。 难：祸患。 易：平安。

（3）犹：尤其。 难：谨慎，不疏忽。

【按语】

无为、无事，都是老子的主张。老子以无为而有为，以不争而为争，强调道法自然，顺从天道变化，从而不刻意、不强求，达到大道。做事为人，不要去刻意而为，不能总是抱着很强的目的性去行事。从养生的角度讲，这一主张有很强的启发和指导意义，如很多人刻意为了养生而养生，太过讲究，饮食不节、劳逸失度，不遵循人体正常生理规律，反而对身体有害无益。

养生应该"图难于其易，为大于其细"，从简单的、细小的方面做起，须知"天下大事，必作于细"。为了养生而养生，不循序渐进，不遵循科学规律，过于追求养生之目的性，反而与养生目的背道而驰。

老子·第七十六章

【原文】

人之生也柔弱(1)，其死也坚强(2)。万物草木之生也柔脆，其死也枯槁。故坚强者死之徒(3)，柔弱者生之徒。是以兵强则不胜(4)，木强则兵。强大处下，柔弱处上。

【校注】

（1）柔弱：柔软。

（2）坚强：僵硬。

（3）徒：类。

（4）不胜：不自矜伐其胜。

【按语】

本章以人和草木的生死为例，说明柔弱胜坚强的道理，重申了老子贵柔、以柔胜刚、保持柔弱的基本思想，也是他所倡导的重要养生原则。当人还是个婴儿的时候，身体最柔弱，但生命力最强。进入老年后，身体逐渐僵硬，但生命活力却渐渐消散。万物最有生命力的阶段不是壮盛期，而是处于成长中的柔弱期。因此，无论是精神的修养还是身体方面的修养，都要保持柔软、柔弱。这种柔弱的存在方式使养生成为可能。

三、老子养生思想述评

（一）老子的养生思想

老子养生思想的总原则是"深根、固柢"的"长生久视之道"，根基是"啬"，就是要爱惜精气，不滥用精力。老子的养生思想可以从两个方面来理解，一是养心，一是养气。

老子认为，水给予万物好处而不与万物发生争斗，总是谦虚地处于低下之处，所以最能接近道的本性。人生在世也是一样，平时与人相处要保持一种低姿态，心灵要像高山上的深渊之水一样清明、宁静。与人为善、不与万物争斗，是老子"养心"的根本思想。"养心"所达到的崇高境界就是"无私"。"天长地久，天地所以能长且久者，以其不自生，故能长生。是以圣人后其身而身先，外其身而身存。非以其无私耶，故能成其私。"（《老子·第七章》）圣人所以能得到天下的爱戴，是因为他从来不把自己私利看得过于重要，而是首先想到众人的利益。因此，养生不是刻意地吃一些山珍海味，而是要在关怀他人的过程中分享人生的快乐，从而也在获得他人善意回报的过程中，保持心灵的舒畅。

养心的另外一个方面是"寡欲"，即要节制对美色、美味的贪图享受，节制对富贵、名利的贪欲。人如果能在得失面前不动心，就达到了"养心"的更高境界。此外，老子还意识到，养生不仅仅是一种个人的行为，也与一定的社会环境相关。如果整个社会秩序很乱，个人也很难养生。老子提出只有建立起一个封闭的理想群体——"小国寡民"的生活模式，才能推广淳朴诚信的民风，达到共同富裕、同登寿域的目的。

老子养生思想的另一个方面是重视调和人体之气，反对人们运用自己的心智驱使自己本来不能做、不该做的事。这种逞强、逞能的精神状态，老子称之为"心使气"。凡是"心使气"的勉强状态，都很难将事情做好，因此老子说"强梁者不得其死。""强梁者"，就是"心使气"的人，在生活中经常迫使自己的身体做一些不能做、不该做的事情。老子认为，"养生"达到的最理想状态便是"复归于婴儿"，即精神境界达到高度纯洁的状态，身体也保持一种非常好的柔韧性。从生理状态看，有生命力的东西都是非常柔软的，所以老子说要"载营魄抱一"，使自己身体内的阴阳之气能保持一种

"冲和"的状态。

总体而言,养心和养气相结合做到"深根、固柢"是老子养生思想的核心,而"致虚极,守静笃"的养心、养气方法,是老子养生的根本方法。在尊道贵德的根本哲学精神的指导下,净化心灵,颐养精神,做到心气平和,从而达到精神与形体兼养的养生目的,是老子养生思想的精髓。

（二）老子的养生原则和方法

老子认为人应该"道法自然",养生贵在遵循自然的规律,故提出养生的两个基本原则分别是无为和虚静。根据老子的观点,无为就是要使事物处于自然状态,不能横加干涉,不能以人之有为去影响事物的自然进程,养生亦是如此。因此,《老子》第二章提出"是以圣人处无为之事,行不言之教",第四十八章提出"为学日益,为道日损,损之又损,以至于无为。无为而无不为矣"。这些论述强调只有在无为的自然状况下,人才能健康生活,社会才能正常发展,而明智的人应该采取无为之道来养生和治世。老子养生的第二个原则是虚静,就是要虚其心,静其神。心虚则欲望不起,神静则念头不生,心清神静,根本坚固,形神兼具则能健康长寿。正如《老子》第十六章所说:"致虚极,守静笃。万物并作,吾以观复。夫物芸芸,各复归其根。归根曰静,是谓复命。"

在无为、虚静的养生原则基础上,老子进一步提出了日常养生修行的准则,即俭啬、勤行和不争。俭啬是指养生要谨守自身的精气神,勿使其泄露。特别是在面对外界诱惑时,要从俭从啬,方能维护生命,故《老子》第四十四章说"甚爱必大费,多藏必厚亡",第五十九章说"治人事天莫若啬"。勤行是指日常养生既要顺其自然,又要善始善终。因此《老子》第四十一章说:"上士闻道,勤而行之;中士闻道,若存若亡;下士闻道,大笑之。不笑不足以为道。"只有敬道又持之以恒的人,才能"慎终如始,则无败事"。不争是指减少欲望,去除物欲之害,《老子》第三章所说的"不尚贤,使民不争""不见可欲,使民心不乱",进一步反映了老子少私寡欲的思想。

在养生方法上,老子提出守腹、胎息、贵柔、守静等养生术。守腹方法强调丹田的作用,如《老子》第十二章提出"是以圣人为腹不为目,故去彼取此",下炼丹田,上绝嗜欲,才能补漏筑基,实现强身健体的目的。胎息是指要达到如婴儿般极细极柔的呼吸状态。《老子》第六章所说的"玄牝之门,是谓天地根,绵绵若存,用之不勤",就是要重视脐下丹田的腹式呼吸练习,加强先天之气和后天之气,通过胎息训练达到健康养生的目的。贵柔是指要保持柔弱状态,就如新生事物,虽然柔弱却富有生命力,一旦事物强大就会引起衰老。《老子》第七十六章说:"人之生也柔弱,其死也坚强。万物草木之生也柔脆,其死也枯槁。故坚强者死之徒,柔弱者生之徒。"为了防止自身衰老和灭亡,最好的办法就是贵柔戒刚,不使自己过于强大。守静是老子一贯秉持的养生方法,要"致虚极,守静笃",还要隔绝外界的名利声色诱惑,"塞其兑,闭其门",少说,少听,才能使心灵保持虚空寂静的状态,才能正心和清心。

（三）老子养生思想的历史影响

老子养生思想对中国传统医学的影响深远。我国传统医学的核心问题是阴阳问题,阴阳和谐则万物生机盎然,健康发展;阴阳失调则功能紊乱,百病丛生。而阴阳概念正是老子养生思想的重要范畴。《老子》第四十二章的"万物负阴而抱阳,冲气以为

笔记

和",指出万物都是因为阴阳二气而存在,为后来阴阳理论作为我国传统医学的核心理论奠定了基础。此外,我国传统医学提倡人们遵循自然规律和四时节气生活,讲究"天人合一",这一观点也受到老子思想的影响。《老子》第三十九章说"天得一以清,地得一以宁……万物得一以生";第十六章说"万物并作,吾以观复。夫物芸芸,各复归其根。归根曰静,是谓复命。复命曰常,知常曰明,不知常,妄作凶"。这些论述是指人和自然界都有自身的规律,一切事物应按照此规律运行,否则平衡就容易遭到破坏,机体容易产生疾病。中医的整体观和治疗方法也受到《老子》养生思想的影响。《老子》第三十六章所说的"鱼不可脱于渊"就是指人不能离开生存的环境而独自存在,与中医的整体观不谋而合;《老子》第七十七章所说的"有余者损之,不足者补之。天之道,损有余而补不足",与中医的补泻之法相差无异。

老子养生思想对后世气功理论也有较深影响。气功包括两种功法,即动功和静功,但以静功为主,主张以静为动,与天地一体,使万物均在自己的掌握之中,从而达到强身健体的目的。这正是老子思想的核心观点,体现在《老子》第十六章"致虚极,守静笃,万物并作"、第三十七章"不欲以静,天下将自定"等章节,认为只有"静"才能回归本性,达到清静虚寂的精神状态,从而获得健康长寿。此外,《老子》第四十二章提出的"冲气以为和",第十章提出的"专气致柔",第五章提出的"虚而不屈,动而愈出"等观点,指出了气为宇宙本体,气的运动特征等,构成了气功行气的理论基础,只有体内的气动起来,才能达到健康养生的目的。

老子养生思想对后世养生家如葛洪、嵇康等也产生了重要影响。葛洪的《抱朴子》是中国养生史中很重要的著作,其养生思想与老子的养生思想关系紧密,可以视为对老子思想的一系列别解。葛洪提出的基本概念"道""玄""一"等与老子提出的概念基本相同;在养生方法上,葛洪认为养生要抱素守一,与世无争,做到"遏欲视之目,遣损明之色,杜思音之耳,远乱听之声"(《抱朴子内篇·至理》)。葛洪提出的这些养生观点与老子主张的"清心寡欲"如出一辙,可以说是一脉相承而来。嵇康是三国时期的著名文学家、哲学家和养生家。他在《与山巨源绝交书》中所说"老子、庄周,吾之师也",表明了老子对其影响之深。他提出"夫元气陶铄,众生禀焉",和老子一样,承认气为宇宙本体;他提出"故修性以保神,安心以全身,爱憎不栖于情,忧喜不留于意,泊然无感,而体气和平",与老子少私寡欲的养生思想完全一致。概括来说,老子的养生思想是中国古代养生思想的基础,在中国古代养生思想发展进程中发挥着重要作用。

(四)老子养生思想的现实意义

老子养生思想对全民健身运动具有一定的指导意义。全民健身提倡"生态平衡"的健康观,全面发展身体各项技能,促进全身协调性、整体性发展,而不是偏于局部发展。许多运动员为了取得好成绩,经常要破坏躯体本身的平衡,片面发展部分技能,不利于人作为整体的健康和养生。老子提出"道法自然"的养生法则,提倡自然和谐的养生,不过分干预,不过分对抗,不过分竞争,为全民健身运动开展什么样的项目提供了启示。适合人们整体锻炼和参与的项目如大众健美操、交谊舞、太极拳等能为大部分群众接受,又可以达到自然养生的目的,非常适合作为全民健身运动项目。此外,老子坚决反对不重视精神的发展,认为形神兼顾,精气充足,才可以健康长寿。对全民健身的启示是不仅应重视身体的健康,也应该重视精神的健康,通过一些修养身心的活动如读书、听音乐、练习书法等消除人们急躁、功利的心态，达到放松身心、形神俱佳的目的，促进全民身心健康。

太极拳健身思想的形成和发展深受老子养生思想的影响，两者之间有很深的文化渊源，体现在三个方面。首先，太极拳"气与阴阳""以静制动"的思想源自老子"万物负阴而抱阳，冲气以为和""窈兮冥兮，其中有精"和"道法自然""专气致柔""至虚极，守静笃"的养生思想。其次，太极拳以"气""德"健身的思想是继承发展老子"天人合一"和"道生之，德畜之"养生思想而形成的。此外，太极拳"静""气""德"是老子"天人合一，道法自然"思想的应用。太极拳继承并发展了老子养生理论，注重以内养外，通过调身、调心、调息，促进身心健康，是老子养生思想的优秀代表。

四、拓展阅读

不尚贤，使民不争；不贵难得之货，使民不为盗；不见可欲，使民心不乱。是以圣人之治，虚其心，实其腹，弱其志，强其骨。常使民无知无欲，使夫智者不敢为也，为不为，则无不治。（《老子·第三章》）

绝学无忧。唯之与阿，相去几何？美之与恶，相去若何？人之所畏，不可不畏。荒兮，其未央哉。众人熙熙，如享太牢，如春登台。我独泊兮其未兆，如婴儿之未孩；傈傈兮，若无所归。众人皆有余，而我独若遗。我愚人之心也哉，沌沌兮。俗人昭昭，我独昏昏；俗人察察，我独闷闷。澹兮，其若海；飂兮，若无止。众人皆有以，而我独顽似鄙。我独异于人，而贵食母。（《老子·第二十章》）

有物混成，先天地生。寂兮寥兮，独立而不改，周行而不殆，可以为天地母。吾不知其名，字之曰道，强为之名曰大。大曰逝，逝曰远，远曰反。故道大，天大，地大，王亦大。域中有四大，而王居其一焉。人法地，地法天，天法道，道法自然。（《老子·第二十五章》）

知其雄，守其雌，为天下溪。为天下溪，常德不离，复归于婴儿。知其白，守其辱，为天下谷。为天下谷，常德乃足，复归于朴。知其白，守其黑，为天下式。为天下式，常德不忒，复归于无极。朴散则为器，圣人用之则为官长。（《老子·第二十八章》）

大成若缺，其用不弊。大盈若冲，其用不穷。大直若屈，大巧若拙，大辩若讷。躁胜寒，静胜热。清静为天下正。（《老子·第四十五章》）

天下有道，却走马以粪；天下无道，戎马生于郊。罪莫大于可欲，祸莫大于不知足，咎莫大于欲得。故知足之足，常足矣。（《老子·第四十六章》）

天下莫柔弱于水，而攻坚强者莫之能胜，以其无以易之。柔之胜刚，弱之胜强，天下莫不知，莫能行。是以圣人云：受国之垢，是谓社稷主；受国不祥，是为天下王。正言若反。（《老子·第七十八章》）

复习思考题

1. 试述老子"少私寡欲"思想对中医养生思想的影响。
2. 试述老子"专气致柔"思想对中医养生思想的影响。
3. 试述"五色令人目盲，五音令人耳聋，五味令人口爽"对现代人养生的现实意义。

第六节 《庄子》选读

一、名著导读

　　庄子（约前369—前286），名周，与孟子同时。战国时代宋国蒙邑（今安徽蒙城人，另说今山东东明县人），曾任漆园史。著名思想家、哲学家、文学家，是道家学派的代表人物，老子思想的继承和发展者。后世将他与老子并称为"老庄"。他也被称为蒙吏、蒙庄和蒙叟。唐玄宗天宝元年（742）封为"南华真人"，所著《庄子》一书，诏称《南华真经》。宋徽宗时封"微妙元通真君"。《史记·老子韩非列传》载："其学无所不窥，然其要本归于老子之言。故其著书十余万言，大抵率寓言也……善属书离辞，指事类情，用剽剥儒、墨，虽当世宿学不能自解免也。其言洸洋自恣以适己，故自王公大人不能器之。"《汉书·艺文志》著录《庄子》52篇，但留下来的只有33篇。分为外篇、内篇、杂篇。今本《庄子》仅33篇6万5千多字。它和《周易》《老子》并称为"三玄"。1977年，安徽阜阳汝阴侯汉墓出土《庄子》竹简残片40多个，残文包括了今本的内、外、杂各篇，改变了过去认为只有内篇靠得住、外杂都靠不住的说法。1988年，湖北江陵张家山136号汉墓出土了竹简《庄子·盗跖》篇。出土文献还有唐代敦煌残卷。现存最早刊本是宋本，题名《南华真经》。民国商务印书馆《南华真经》（郭象注）10卷，前七卷为南宋刻本，后三卷为北宋刻本。

二、原文赏析

《庄子·天地》节选

【原文】

　　且夫失性有五：一曰五色乱目，使目不明；二曰五声乱耳，使耳不聪；三曰五臭薰鼻，困惾⁽¹⁾中颡⁽²⁾；四曰五味浊口，使口厉爽⁽³⁾；五曰趣舍⁽⁴⁾滑心⁽⁵⁾，使性飞扬。此五者，皆生之害也。而杨墨乃始离跂⁽⁶⁾自以为得，非吾所谓得也。夫得者困，可以为得乎？则鸠鸮之在于笼也，亦可以为得矣。且夫趣舍声色以柴⁽⁷⁾其内，皮弁鹬冠⁽⁸⁾、缙笏绅修⁽⁹⁾以约其外，内支盈于柴栅⁽¹⁰⁾，外重缰缴⁽¹¹⁾，睆睆然⁽¹²⁾在缰缴之中而自以为得，则是罪人交臂历指⁽¹³⁾，而虎豹在于囊槛⁽¹⁴⁾，亦可以为得矣。

【校注】

（1）困惾（zōng）：壅塞冲逆。惾，袭刺之意。

（2）中颡：自鼻而通于颡。颡，额头。

（3）厉爽：病伤。

（4）趣舍：取舍。趣，成玄英疏："趣，取也。"

（5）滑心：乱心。滑，迷乱，扰乱。《广韵·没韵》："滑，乱也。"

（6）离跂：翘起足跟，形容用力想出人头地。

（7）柴：塞。林云铭注："柴，梗碍也。"

（8）皮弁鹬冠：古时的冠冕。成玄英疏："皮弁者，以皮为冠也。鹬者，鸟名，似鹭，绀色，出郁林，取其翠羽饰冠，故谓之鹬冠。"

（9）缙笏绅修：古时的朝服。成玄英疏："缙，插也。笏，犹珪，谓插笏也。绅，大带也。修，长裙也。此皆以饰朝服也。"

（10）内支盈于柴栅：内心塞满了栏栅。支，塞。盈，满。柴，通"栈"，谓积木围护四周。

（11）纆缴：绳索。纆，绳索。《玉篇·纟部》："纆，索也。"缴，生丝线。《说文·纟部》："缴，生丝缕也。"

（12）睆睆然：极目远望的样子。李颐注："睆睆，穷视貌。"

（13）交臂历指：反手捆缚。司马彪注："交臂，反缚也。"林希逸注："历指，绳缚其手而指可数也。"马叙伦义证："'历'为'枥'省。押指也。"

（14）囊槛：圈栏。马叙伦义证："'囊'，不可以养虎豹。盖本是'舂'字。《说文》：'舂，囊也。'校者注'囊'字以释之。传写讹为'囊'耳。'舂'借为'圈'。"

【按语】

本段文字论述了不能过度养生，不能被欲望干扰，要能够抵制诱惑。把生活复杂化，过度追求享受，就增加了负累，反而丧失了本性。

《庄子·天道》节选

【原文】

天道运而无所积(1)，故万物成；帝道运而无所积，故天下归；圣道运而无所积，故海内服。明于天，通于圣，六通四辟(2)于帝王之德者，其自为也，昧然(3)无不静者矣。圣人之静也，非曰静也善，故静也；万物无足以铙(4)心者，故静也。水静则明烛须眉，平中准，大匠取法焉。水静犹明，而况精神！圣人之心静乎！天地之鉴也，万物之镜也。夫虚静恬淡，寂漠无为者，天地之平(5)而道德之至，故帝王圣人休焉(6)。休则虚，虚则实，实则伦(7)矣。虚则静，静则动，动则得矣。静则无为，无为也，则任事者责(8)矣。无为则俞俞(9)，俞俞者忧患不能处，年寿长矣。夫虚静恬淡，寂漠无为者，万物之本也。明此以南乡(10)，尧之为君也；明此以北面，舜之为臣也。以此处上，帝王天子之德也；以此处下，玄圣素王之道也。以此退居而闲游，则江海山林之士服；以此进为而抚世，则功大名显而天下一也。静而圣，动而王，无为也而尊，朴素而天下莫能与之争美。

【校注】

（1）运：成玄英疏："动也。" 积：成玄英疏："滞也。"

（2）六通四辟：六合通达，四时顺畅。六，指六合，即四方上下。四，指四时。一指空间，一指时间。

（3）昧然：冥然，不知不觉的意思。

（4）铙：与"挠"同。

（5）平：马叙伦认为"平"是"本"之误，下文"夫虚静恬淡，寂漠无为者，万物之本也"是其证。

（6）休焉：休虑息心。

（7）伦：刘文典认为"伦（倫）"是"备（備）"之误。

（8）责：指各尽其责。

（9）俞俞：犹愉愉，形容安逸的样子。

（10）南乡：通"南向"，即南面。

【按语】

　　本段文字论述了虚静在养生中的重要作用，强调养生过程中精神要保持虚静的重要性。

《庄子·刻意》节选

【原文】

　　故曰：形劳而不休则弊[1]，精用而不已则劳，劳则竭[2]。水之性，不杂则清，莫动则平，郁闭而不流，亦不能清，天德之象也。故曰：纯粹而不杂，静一而不变，恢而无为，动而以[3]天行，此养神之道也。

【校注】

（1）弊：疲困。

（2）精用而不已则劳，劳则竭：王叔岷校诠："'竭'上'劳劳则'三字，疑传写误衍，或浅人妄加。精用不已，何待言劳乎！《淮南子·精神训》：'形劳而不休则蹶，精用而不已则竭'，即袭用此文，正无'劳劳则'三字。"蹶，竭尽。竭，穷尽。《广韵·薛韵》："竭，尽也。"

（3）以：衍字。

【按语】

　　本段文字论述了形和神的关系，强调形、神的使用要适中，不能过度。用水的属性来比喻养神之道，主张养神要动静结合。

《庄子·缮性》节选

【原文】

　　古之行[1]身者，不以辩饰知，不以知穷天下，不以知穷德，危然[2]处其所而反其性，己又何为哉！道固不小行，德固不小识。小识[3]伤德，小行伤道。故曰：正己而已矣。乐全之谓得志[4]。古之所谓得志者，非轩冕[5]之谓也，谓其无以益其乐而已矣。今之所谓得志者，轩冕之谓也。轩冕在身，非性命也，物之傥来[6]，寄者也。寄之，其来不可圉[7]，其去不可止。故不为轩冕肆志，不为穷约趋俗[8]，其乐彼与此[9]同，故无忧而已矣。今寄去则不乐，由是观之，虽乐，未尝不荒也。故曰：丧己于物，失性于俗者，谓之倒置[10]之民。

【校注】

（1）行：世德堂本作"存"。王叔岷校诠："褚伯秀云：'行身'当作'存身'，上文可照。"其说可从。

（2）危然：司马彪注："独立貌。"

（3）小识：小知（成玄英疏）；指是非的分别智（福永光司释）。

（4）得志：即适志，自得。

（5）轩冕：指荣华高位。轩，车。冕，冠。

（6）傥来：意外忽来者。

（7）圉：通"御"，抵挡。

（8）不为穷约趋俗：不因穷困而趋附世俗。马叙伦义证："按'约'借为'贬'，从'贝'，'乏'声，即穷乏之'乏'本字。古书言'约'，少简约，皆贬之借。"

（9）彼与此：彼，指轩冕。此，指穷约。

（10）倒置：本末颠倒。

【按语】

本段文字论述了人生的快意自适，是乐全天性，不是荣华高位，是无可附加的欣悦。这种自适不因荣华高位而骄傲放纵，也不因穷困窘迫而趋附世俗。最后强调，人不能因物欲的诱惑而丧失自我，否则就是本末倒置。

《庄子·达生》节选

【原文】

达生之情⁽¹⁾者，不务生之所无以为⁽²⁾；达命之情者，不务知⁽³⁾之所无奈何。养形必先之以物，物有余而形不养者有之矣；有生必先无离形，形不离而生亡者有之矣。生之来不能却，其去不能止。悲夫！世之人以为养形足以存生，而养形果不足以存生，则世奚足为哉！虽不足为而不可不为者，其为不免矣！

【校注】

（1）达生之情：通达生命的真义。情，实情、真相之意。

（2）生之所无以为："无以为"谓无可为。林云铭校诠："'无以为'，身外之物，无所用也。"宣颖解："为无益之养者，'生之所无以为'也。"

（3）知：乃"命"之讹。《弘明集·正诬论》引"知"作"命"，可从。

【按语】

本段文字论述了养生必须要了解生命的规律，遵循生命的规律；强调形是养生的基础，没有形就失去了养生的根基。

三、养生思想述评

庄子是继老子之后，先秦时期一位道家学派的代表人物，也是一位著名的养生家。其养生思想归纳有以下几点：

（一）顺应自然，尊生达性

庄子认为，人不过是天地宇宙中的一个微小的存在，在生命有限的时光中，不应强求太多，而是要顺应自然，以求养生。顺从自然之道，是庄子养生之道的第一要义，也是其养生之论的总纲。庄子提倡要"委与自然"保全自我，不以人害天，不以物害己。在《庄子·养生主》中就讲了两个原则：依乎天理，因其固然。他以庖丁解牛的故事说明养生的道理，即要掌握自然的规律，反复实践，才能达到养生的目的。只有做到一切顺乎自然，避免与外界事物产生矛盾、冲突，才能避免许多危害，才能全身养生。庄子认为，能尊重生命的人，即使富贵也不以昧养而伤害身体，即使贫贱也不以利禄束缚形体。他追求一种自然的生活状态，追求自然和谐、自然和乐的生命状态。

在强调抓住自然生活的同时,他还竭力摒弃外在条件的依存性。摒弃世事便无牵累,没有牵累的烦恼,心情便纯正平和,心情平和就能自然变化,共同更新,这样就开始接近自由自在的境界了。

(二)少私寡欲,恬淡虚静

庄子认为沉溺于声色滋味等感官享受之中,将会严重损害身体健康。但是,庄子强调的是节欲而不是禁欲。《庄子》一书是强烈反对禁欲的。《庄子·盗跖》中说:"苦体绝甘,约养以持生,则亦久病长厄而不死者也。"这种自苦绝甘的生活方式是导致生病夭折的根源之一,因此,他倡导的是一种平和适度的养生方法,并不赞同以禁欲的方式达到养生的目的。《庄子·缮性》云:"古之治道者,以恬养知。"无为而治,恬淡虚无,是自古以来养生之道的正途。而养神之道在于致虚静,而要达到入静、入虚的境界就需去知去情,要去知去情就需体"无"。"恬淡虚无"之要旨是保持静养,思想清静,畅达情志,使精气神内守而不散失,保持人体形神合一的生理状态,有利于防病去疾,促进健康。生而本着不争无忧、谦和宽容的态度去为人处世,便能超然物外,随遇而安,正确把握情感的起伏,做到爱憎不栖于情,忧喜不留于意,世俗不染于心,思虑不杂于神。尤其是面临难急交加的关头,亦能够自制忍性,沉着镇静,既不为一得而过喜,也不为一失而过忧。这样谨守此道,自然就处于一种清虚平静、从容自得的境界中,就能达到知天乐、与天和,知人乐、与人和,形神统一,颐养天年的目的。

(三)形神兼养,神重于形

庄子特别注重养神。形体过度劳累就会疲惫,无限度地使用精力就会损失元气。水不混杂就清澈,不搅动就平静,这是自然的本质。所以说,纯粹而不混杂,虚静专一而不躁动,恬淡无为,与天道同步,这就是养神之道。纯粹质朴的道理就是保守精神,保守而不失,却精固神旺,可享天年。庄子认为,养形固然重要,但养神重于养形,二者宜自然合一。形体健全,精神饱满,就能与天道合为一体。养生必须形神统一,而养神又重于养形,这是合乎科学道理的。养形是物质基础,养神是养生之魂,即精神达到虚静纯一,恬淡无为,与自然同化。养形与养神应结合起来,但从根本意义上讲养神是关键。一个人如果形体健全而神气不足也难免会出问题的。如果人经常思虑过重,忧心忡忡,或者烦躁不安、暴怒等等,就会影响气血循环,致使脏腑失调,如神经系统和消化系统功能的紊乱,也会损伤五脏六腑。

复习思考题

1. 关于形神关系的论述,后世还有哪些养生文献?
2. 试比较老子和庄子的养生思想。

第七节 《管子》选读

一、名著导读

管子(? —前645),春秋时期颍上(今安徽省颍上县)人,姬姓,管氏,名夷吾,字仲,亦称敬仲,谥敬,著名政治家、军事家、经济学家。管子帮助齐桓公称霸诸侯,建立伟大功业。孔子说:"桓公九合诸侯,不以兵车,管仲之力也,如其仁,如其仁!"又说:

"微管仲,吾其被发左衽矣。"(《论语·宪问》)现存《管子》一书是战国时期齐国稷下学者托名管仲所著,非一时一人之作。据《汉书·艺文志》记载原有86篇,分为8个部分(经言9篇、外言8篇、内言9篇、短语18篇、区言5篇、杂篇13篇、管子解5篇、轻重19篇),今存76篇。虽说《管子》并非全为管仲所著,却保留了管仲的政治、经济思想和管仲相齐的历史资料。其养生思想主要保留在《戒》《白心》《内业》《心术》等篇中。今存最早注本是唐代尹知章所为,共24卷,仍题《管子》。目前,最早的《管子》版本是北宋杨忱刻本。目前,能见到的最早宋刻本是南宋初年张嵲校正杨忱本。宋刻本还有南宋蔡潜道墨宝堂本。《四部丛刊》本亦为影印杨本。明代最流行的、流传最广的是赵用贤刊印《管韩合刻》本,而《四库全书》本便以此为底本。清代影响最大的是戴望《管子校正》本。1972年,山东临沂银雀山汉墓出土了大量竹简,除了《孙子兵法》《孙膑兵法》《晏子》《尉缭子》《六韬》等外,还有一批与《管子》内容有紧密联系的《守法》《守令》等13篇。出土文献还有唐代手抄本敦煌残卷《法禁》《兵法》和《修文御览》引《管子·霸形》篇。

二、原文赏析

《管子·戒》节选

【原文】

滋味[1]动静,生[2]之养也。好恶喜怒哀乐,生之变也。聪明当物[3],生之德也。是故圣人齐[4]滋味而时[5]动静,御正[6]六气[7]之变,禁止声色之淫[8]。邪行亡乎体,违言不存口[9],静然定生,圣也。

【校注】

(1)滋味:味道。

(2)生:通"性"。

(3)当物:尹知章注:"非礼勿视听,故曰当物。"

(4)齐:通"剂",调配,调节。

(5)时:适时。

(6)御正:控驭使不偏斜。御,驾驭,引申为控制。

(7)六气:尹知章注:"即好、恶、喜、怒、哀、乐。"

(8)淫:浸淫。

(9)邪行亡乎体,违言不存口:尹知章注:"体无邪行,口言必顺。"亡,通"无"。　违:违背,违反。《玉篇·辵部》:"违,背也。"

【按语】

本段文字论述饮食、作息、性情、礼制对养生都有影响,因此圣人会调节饮食,按时作息,控制喜怒,所见所闻符合礼制。

《管子·白心》节选

【原文】

故曰:欲爱吾身,先知吾情[1]。周视[2]六合,以考[3]内身。以此知象⁽⁴⁾，乃知行情。既知行情，乃知养生。左右前后，周而复所。执⁽⁵⁾仪⁽⁶⁾服象⁽⁷⁾，敬迎来者。今夫来者，必道其道，无迁无衍⁽⁸⁾，命乃长久。和以反⁽⁹⁾中，形性相葆。一以⁽¹⁰⁾无贰，是谓知道。

【校注】

（1）情：实情。

（2）周视：巡视。一本作"君视"。

（3）考：验证。

（4）象：征兆，迹象。

（5）执：执行。此处"执"与下文"服"同义。《诗经·周颂·执竞序》："执竞。"陆德明释文引韩诗："执，服也。"《国语·吴语》："乃服兵擐甲。"韦昭注："服，执也。"

（6）仪：法度。

（7）象：道理。《老子》第三十五章："执大象，天下往。"河上公注："象，道也。"

（8）衍：读为"延"。

（9）反：同"返"。

（10）以：同"而"。

【按语】

本段文字论述了养生要先了解自己的真实情况。古人把身体和宇宙对应起来，强调养生要遵循自然规律，做到形体和精气能相保养。

《管子·内业》节选

【原文】

精存自生，其外安荣⁽¹⁾，内藏以为泉原⁽²⁾，浩然和平，以为气渊⁽³⁾。渊之不涸，四体乃固⁽⁴⁾。泉之不竭，九窍遂通⁽⁵⁾。乃能穷天地，被四海⁽⁶⁾。中无惑意，外无邪灾⁽⁷⁾。心全于中，形全于外⁽⁸⁾。不逢天灾，不遇人害⁽⁹⁾，谓之圣人。人能正静，皮肤裕宽，耳目聪明，筋信而骨强，乃能戴大圜⁽¹⁰⁾而履大方⁽¹¹⁾，鉴于大清⁽¹²⁾，视于大明⁽¹³⁾，敬慎⁽¹⁴⁾无忒⁽¹⁵⁾，日新其德，遍知天下，穷于四极。敬发其充⁽¹⁶⁾，是谓内得。然而不反，此生之忒。

【校注】

（1）精存自生，其外安荣：尹知章注："精存于中，则自然长生，至于外形静而荣茂也。"

（2）内藏以为泉原：尹知章注："内藏于精，则无穷竭，若水之泉。"

（3）浩然和平，以为气渊：尹知章注："言精既浩然和平，则能生气，故为气渊。"

（4）渊之不涸，四体乃固：尹知章注："生气之渊，不有竭涸，故四体固也。"

（5）泉之不竭，九窍遂通：尹知章注："藏精之泉不竭，故九窍通也。"

（6）乃能穷天地，被四海：尹知章注："体固窍通，故能寿毕天地，德被四海。"被，覆盖。

（7）中无惑意，外无邪灾：尹知章注："邪灾生于惑意，故内无惑意，则邪灾自销也。"

（8）心全于中，形全于外：尹知章注："中全则外完。"

（9）不逢天灾，不遇人害：尹知章注："天灾人害，能祸不全者也。"

（10）大圜：尹知章注："天也。"

（11）大方：尹知章注："地也。"

笔记

（12）大清：尹知章注："道也。"

（13）大明：尹知章注："日月也。"

（14）敬慎：恭敬谨慎。

（15）忒：差错。

（16）充：尹知章注："谓道也。"

【按语】

本段文字论述了精对人体的重要作用和正静对养生的重要作用，强调了对待正静的态度。

《管子·内业》节选

【原文】

凡食之道，大充形伤而不臧(1)，大摄(2)骨枯而血冱(3)。充摄之间，此谓和成(4)。精之所舍，而知之所生(5)。饥饱之失度，乃为之图(6)。饱则疾动(7)，饥则广思(8)，老则长虑(9)。饱不疾动，气不通于四末(10)。饥不广思，饱而不废(11)。老不长虑，困乃速竭(12)。大(13)心而敢(14)，宽气而广(15)。其形安而不移(16)，能守一而弃万苛(17)，见利不诱，见害不惧，宽舒而仁，独乐其身，是谓云(18)气，意行似天。

【校注】

（1）大充：尹知章注："大充，谓过于饱。"　形伤而不臧：原作"伤而形不臧"。丁士涵云："当作'形伤而不臧'，与下'骨枯而血冱'对文。"今从之。

（2）大摄：尹知章注："谓过于饥。"摄，敛抑，引申为减缩，减少。

（3）血冱：尹知章注："谓血销减而凝冱。"冱，凝滞。

（4）充摄之间，此谓和成：尹知章注："间，犹中也。充摄得中，则和畅而有所成也。"

（5）精之所舍，而知之所生：尹知章注："言精智生舍于和成。"

（6）饥饱之失度，乃为之图：尹知章注："图之令合于度。"

（7）饱则疾动：尹知章注："饱而疾动，则食气销。"

（8）饥则广思：尹知章注："饥而广思，则忘其饥。"黎翔凤按："'广思'乃向各方思考。"

（9）老则长虑：尹知章注："老而长虑，则遗其老。"黎翔凤按："人老则经验多，可以长虑。"

（10）四末：尹知章注："四支。"

（11）废：尹知章注："止也。"

（12）老不长虑，困乃速竭：尹知章注："令老则益因（今按：当是"困"之讹字）而速竭。"困，《说文·囗部》："困，故庐也。"此处用其本意，借指老年人躯体。

（13）大：同"泰"，心安泰也。

（14）敢：勇敢。《说文·殳部》："进取也。"

（15）宽气而广：尹知章注："当宽舒其气，而广有所容。"

（16）其形安而不移：尹知章注："形安则志固，故不移。"

（17）苛：烦琐。与前"一"相对。

（18）云：读为"运"。

【按语】

本段文字论述了过饥和过饱对身体都不好，饥和饱状态下的养生方法；心态保持泰然宽舒专一,摆脱烦琐。

《管子·形势解》节选

【原文】

起居时[1],饮食节[2],寒暑适[3],则身利而寿命益[4]。起居不时,饮食不节,寒暑不适,则形体累而寿命损[5]。

【校注】

(1)时:有规律。

(2)节:适度。

(3)适:适应。

(4)益:增加。

(5)损:减少。

【按语】

本段文字论述了作息要有规律,饮食要有适度,能适应寒暑变化,才能对身体有利而增加寿命,否则就会减损寿命。

三、养生思想述评

(一)保精养气

《管子》在《老子》道气说的基础上发展提出"精气说",认为天地万物是由于有了精气才交错而生。《管子》认为,作为万物之源的精气是气之精者,是一种极细微的物质,没有固定的形式,广泛存在于天地之间。人禀精气而生,故人的精气越充沛,就越富有智慧,也就愈聪明,而思维也就越活跃。之所以会失去精气,完全是由于人的忧乐喜怒欲利所致,如果能够去除忧乐喜怒欲利的缠绕,就能使心恢复到充满精气的状态。在《管子·内业》看来,人失去精气,在很大程度上是由于人的七情六欲无度迸发所导致,所以要获得精气,保证身体健康,这就需要合理控制情欲,和谐内外。

(二)虚静自定

如何才能留住精气而不使之丧失? 如何才能获得更多的精气呢?《管子》认为,由于精气是人的外部感官所无法直接感知的,因此它"不可止以力,而可安以德;不可呼以声,而可迎以音"(《内业》),而必须通过虚其欲,静其意,正其德,顺应自然的方式才能"敬守勿失"。心是智慧的居所,只有"洁其宫,开其门,去私毋言",才能"神明若存"。去除心中的主观好恶,打开耳目这些感官门户,去除偏见,神明才会存在。虚心去除嗜欲,神将入住心中;扫除掉不洁净的东西,神才会停留居住。通过静把精气之舍打扫干净,则精气会自然进来。与其集中精力去想着办法不让精气失去,还不如以静对待它。只要抱着严肃、敬畏的态度,精气就会非常安定。如能做到静,就会皮肤丰满,耳目聪明,筋骨强壮,就能顶天立地,心明眼亮。

(三)时起居,节饮食

《管子·幼官》要求君王按照四时变化,改变自己所穿衣服的颜色、所食之味、所听之声、所治之气、所用之数、所饮之井、所用之火,这实际上包含了顺应四时变化的养生思想。《管子·形势解》认为起居有时,饮食有节,寒暑调适,就有益于健康长寿;

否则,起居无规律,饮食或多或少,不能调适寒暑,则身体衰弱,寿命受损。《内业》认为,吃不可太饱,否则就会伤害身体;吃也不可太少,否则就会骨骼干枯而血流不畅;吃得不多不少,才是最合适的。饮食中的饥饱应该有个"度",不可过饱,也不可过于饥饿;如果出现这两种情况,就要设法加以解决。太饱了,就要赶快活动;过于饥饿,就要通过思考别的事物来转移注意力。

四、拓展阅读

凡人之生也,天出其精,地出其形,合此以为人。和乃生,不和不生。察和之道,其精不见,其征不丑。平正擅匈,论治在心,此以长寿。忿怒之失度,乃为之图。节其五欲,去其二凶,不喜不怒,平正擅匈。

凡人之生也,必以平正,所以失之,必以喜怒忧患。是故止怒莫若诗,去忧莫若乐,节乐莫若礼,守礼莫若敬,守敬莫若静。内静外敬,能反其性,性将大定。(《管子·内业》节选)

复习思考题

1. 评述《管子》中的精气说。
2. 评述《管子》中的饮食观。

第八节 《韩非子》选读

一、名著导读

《韩非子》是战国时期著名思想家韩非的著作总集,是法家学派的代表著作。韩非(约前280—前233),又称韩子或韩非子,战国时期韩国都城新郑(今河南省郑州市新郑市)人,著名的思想家、哲学家、政论家和散文家,师从著名思想家荀子。韩非生逢乱世,群雄割据,逐鹿中原,连年的战乱,不休的讨伐,民不聊生,礼坏乐崩。为了早日结束割据的局面,统一中国,各个诸侯国的君主都在处心积虑地探索富国强兵、增强国力的治国之道。韩非的"治国"理论便随着时代的机遇应运而生。司马迁《史记》载韩非"观往者得失之变,故作《孤愤》《五蠹》《内外储》《说林》《说难》十余万言"。韩非将商鞅的"法",申不害的"术"和慎到的"势"集于一身,提出了一套法、术、势相结合的法治理论,并继承了荀子的人性恶说,主张治国以刑、赏为本,成为法家思想的集大成者。《韩非子》,西汉刘向校书,共55篇,明代以前的刻本、抄本都已失传,现较经典的辑佚本有明代赵用贤的《管韩合刻》本、清代吴鼐的《乾道本韩非子廿卷》及《四部丛刊》中收录的《韩非子》宋钞校本。关于《韩非子》的注解也较为丰富,包括清代王先慎的《韩非子集解》、近人梁启雄的《韩子浅解》、今人陈奇猷的《韩非子集释》等。

在《韩非子》中,《解老》《喻老》两篇集中表述了韩非的哲学观点。如《韩非子·解老》中所说:"众人之用神也躁,躁则多费,多费之谓侈。圣人之用神也静,静则少费,少费之谓啬。"这是对老子"治人事天莫若啬"的详细解释,进一步阐明了养生应当养护身心、清心寡欲、爱惜精神的道理,对于指导养生具有重要意义。

二、原文赏析

《扬权》节选

【原文】

天有大命,人有大命(1)。夫香美脆味,厚酒肥肉,甘口而疾形;曼理皓齿,说情而捐精。故去甚去泰,身乃无害。权不欲见,素无为也。事在四方,要(2)在中央。圣人执要,四方来效(3)。虚而待之,彼自以之。四海既藏,道阴见阳。左右既立,开门而当。勿变勿易,与二俱行。行之不已,是谓履理也。

【校注】

(1)大命:奇猷案:"大命,谓自然之数。"

(2)要:即有度。

(3)效:奇猷案:"以物致人谓之效。"

【按语】

文中提出了想要保证身体康健,就需远离肥甘厚味及酒色娱乐,只有控制好自己的欲望,维系好与外物的关系,才可获得长寿。

 小贴士

古时纣王建造酒池肉林,生活荒淫无度,终于亡国。当代社会不乏肥甘厚味、酒色美女之诱惑,然需节制有度,过度则易形神失养,百病丛生。

《解老》节选

【原文】

聪明睿智,天也。动静思虑,人也。人也者,乘于天明以视,寄于天聪以听,托于天智以思虑。故视强则目不明,听甚则耳不聪,思虑过度则智识乱。目不明则不能决黑白之分,耳不聪则不能别清浊之声,智识乱则不能审得失之地。目不能决黑白之色则谓之盲,耳不能别清浊之声则谓之聋,心不能审得失之地则谓之狂。盲则不能避昼日之险,聋则不能知雷霆之害,狂则不能免人间法令之祸。书之所谓治人者,适动静之节,省思虑之费也。所谓事天者,不极聪明之力,不尽智识之任。苟极尽则费神多,费神多则盲聋悖狂之祸至,是以啬之。啬之者,爱其精神,啬其智识也。故曰:"治人事天莫如啬。"

【按语】

《韩非子》中的《解老》《喻老》两篇是对道家经典《老子》的重要注解与阐释著作。本段提示了古代哲学对动与静的认识,中医学吸收此认识,赋予了其在生命科学中的具体内涵。中医养生学基于这种动静相依的深刻认识,提出要适应动静的节律,节省脑力的消耗,强调动静互涵的养生法则。

《喻老》节选

【原文】

有形之类,大必起于小;行久之物,族必起于少。故曰:"天下之难事必作于易,天下之大事必作于细。"是以欲制物者于其细也。故曰:"图难于其易也,为大于其细也。"千丈之堤以蝼蚁之穴溃,百尺之室以突隙之烟焚。故曰白圭之行堤也塞其穴,丈人之慎火也涂其隙。是以白圭无水难,丈人无火患[1]。此皆慎易以避难,敬细以远大者也。扁鹊见蔡桓公,立有间。扁鹊曰:"君有疾在腠理,不治将恐深。"桓侯曰:"寡人无。"扁鹊出。桓侯曰:"医之好治不病以为功。"居十日,扁鹊复见曰:"君之病在肌肤,不治将益深。"桓侯不应。扁鹊出。桓侯又不悦。居十日,扁鹊复见曰:"君之病在肠胃,不治将益深。"桓侯又不应。扁鹊出。桓侯又不悦。居十日,扁鹊望桓侯而还走。桓侯故使人问之。扁鹊曰:"病在腠理,汤熨之所及也;在肌肤,针石之所及也;在肠胃,火齐[2]之所及也;在骨髓,司命之所属,无奈何也。今在骨髓,臣是以无请也。"居五日,桓侯体痛,使人索扁鹊,已逃秦矣,桓侯遂死。故良医之治病也,攻之于腠理,此皆争之于小者也。夫事之祸福亦有腠理之地,故圣人蚤从事焉。

【校注】

(1)患:王先慎曰:"《初学记》二十五引'难''患'互易。"
(2)火齐:王先慎曰:"火齐汤,治胃肠病。"

【按语】

"治未病"即采取相应的措施,防止疾病的发生、发展。此段体现了已病防变思想。养生保健,预防疾病,不但要做到未病先防,还要做到已病防变。未病先防,需从增强人体正气和防止病邪侵害两方面入手。已病防变强调的是,在疾病发生以后,更应采取相应的措施,早期诊断、早期治疗,以防止疾病的发展与传变,达到早期治愈疾病的目的。

三、养生思想述评

对于《韩非子》养生思想的研究,可以从以下几个方面展开:韩非以自然之道为出发点,阐述了无为而治的观点;韩非以统治者为阐述对象,论述了主张虚静无为、因道全法的政治观。在养生思想方面,韩非提出了仁、义、礼、廉、忠、智、贤、慈、明以及虚静的要求。

(一)无为而治的贵生观

韩非思想具有深厚的道论渊源。韩非之"道"源自于老子。老子以"道"创造宇宙万物,其修"道"的重要途径就是吸收精气,这构成了其养生思想的基础理论。韩非在此基础上,进一步发展了老子的无为而治的贵生观以及形神兼修论。养生首先

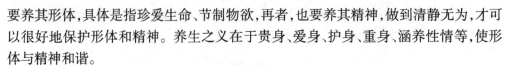

要养其形体,具体是指珍爱生命、节制物欲,再者,也要养其精神,做到清静无为,才可以很好地保护形体和精神。养生之义在于贵身、爱身、护身、重身、涵养性情等,使形体与精神和谐。

(二)去泰守度的养生观

"去泰守度"是韩非关于养生的中心思想,而守度去泰的具体要求,便是减少思虑,清心寡欲。这一点与《解老》中提出的"啬神"相同。在《扬权》中的养生观,是宗仰黄老之说的道家观点,其基本要求是合度。如果失去限度,便会损及身体,所以,养生必须"去泰",即去掉过多的享受。韩非也提出,美味佳肴虽然可以满足对食物的欲望,但是食入过多就会损害身体。并且,《内经》云:"不知持满,不时御神,务快其心,逆于生乐,起居无节,故半百而衰也。"所以人应去除过多的享受,只有去掉这种奢侈享受,才能使身体不受其害。韩非认为,圣人信奉的道理,就是不使用凡人的智欲与心机。不去掉智欲与心机,难以保持事物的常态。老百姓滥用智欲和心机,便会使自己的身体受害;国家君主滥用智欲和心机,便会使他的国家陷于危亡。进而告诉我们,形体与精神兼养,方可长久。

(三)啬神养生的思想观

老子认为,人既要注重形体的爱护,也要注重精神的涵养,关键是要"知足",即不能过度消耗精力,所谓"知足不辱,知止不殆,可以长久"。对于老子的精气学说,韩非进一步扩展为"德者,内也。得者,外也",认为修治自身就是积累和保养精气。中医学认为,精、气、神乃人之三宝,要求人们要小心爱护,对于现代而言,仍然具有指导意义,启示人们不可过劳,体力过劳会伤筋劳骨,脑力过劳会伤精损神。其次,在玩乐过程中也要注意防止过度,以免破坏身体原本的节律。

《韩非子》作为中华民族的传统文化组成部分,蕴含的养生思想虽然较为简洁,却短小精悍,引人深思。对于当今快速发展的社会而言,健康的生活需要中医文化与养生精神的支持。因此,学习和借鉴《韩非子》中的道德思想以及养生观点具有重要意义。我们要取其精华,运用于现在的社会、健康以及生态文明方面的建设。《韩非子》对于国民素质的提高、生态可持续发展以及人们自身的养生思想都具有重要的指导作用,是值得我们进一步深入研究的国学宝藏。

四、拓展阅读

人有祸则心畏恐,心畏恐则行端直,行端直则思虑熟,思虑熟则得事理。行端直则无祸害,无祸害则尽天年。得事理则必成功,尽天年则全而寿,必成功则富与贵。全寿富贵之谓福。而福本于有祸,故曰:"祸兮福之所倚。"以成其功也。

人有福则富贵至,富贵至则衣食美,衣食美则骄心生,骄心生则行邪僻而动弃理。行邪僻则身死夭,动弃理则无成功。夫内有死夭之难,而外无成功之名者,大祸也。而祸本生于有福,故曰:"福兮祸之所伏。"(《韩非子·解老》节选)

复习思考题

1. 如何理解韩非所提出的"守度去泰"思想?
2. 何谓度? 如何明确度? 试举生活之例说明之。

第九节　《吕氏春秋》选读

一、名著导读

《吕氏春秋》是吕不韦及其门人所著的一部传世巨著。吕不韦（前292—前235），姜姓，吕氏，名不韦，卫国濮阳（今河南省安阳市滑县）人，战国末期著名商人、政治家、思想家，官至秦国丞相。《吕氏春秋》又名《吕览》，成书于战国末期。当时正是秦国统一六国前夕，时任秦国丞相、权倾一时的吕不韦素有谋略，为扩大自己的影响力，广招天下文人学士为门客。先秦时期诸子百家争鸣，涌现出许多著书立说、流传天下的善辩之士。为了借著书立说来宣扬自己的抱负和理想，吕不韦集合门下诸多擅长文墨的食客共同撰文，再几经筛选修改，将其中较优秀的文章综合在一起编撰成书。

《吕氏春秋》逻辑严密的行文风格，使其成为传诵至今的名篇。今传《吕氏春秋》160篇，已有佚失和窜乱，尽管如此，从总体看，仍是保存较为完善的先秦古书之一。汉代高诱在《吕氏春秋·序》中提到："复依先师旧训，辄乃为之解焉。"可见，高诱的《吕氏春秋训解》是流传至今最古的注释本。唐代对《吕氏春秋》主要依托于节录本。元代出现了一个非常重要的本子——至正嘉兴路儒学刊本，即毕沅所说的"元人大字本"，也是目前能见到的最早刻本，现中国国家图书馆有藏。明代《吕氏春秋》的版本颇丰，如《吕不韦著书》《吕氏春秋选》《吕氏春秋从录》《吕氏春秋文粹》。近现代对《吕氏春秋》研究有代表性的包括许维遹的《吕氏春秋集释》，蒋维乔、杨宽、沈延国、赵善诒的《吕氏春秋汇校》，尹仲容的《吕氏春秋校释》，陈奇猷的《吕氏春秋校释》，王利器的《吕氏春秋注疏》，王范之的《吕氏春秋选注》，张双棣、张万彬、殷国光、陈涛的《吕氏春秋译注》。

吕不韦认为此书"上揆之天，下验之地，中审之人"，因此命名为《吕氏春秋》。《吕氏春秋》的布局规整，其中"十二纪"是全书的大旨所在，亦是全书的重要部分，分为《孟春纪》《仲春纪》《季春纪》《孟夏纪》《仲夏纪》《季夏纪》《孟秋纪》《仲秋纪》《季秋纪》《孟冬纪》《仲冬纪》《季冬纪》，所讨论的问题，是编辑者心目中理想君主治国的最基本要务。"十二纪"以四季十二月为总布局，每纪5篇，共60篇，后附《序意》1篇。十二纪者，记十二月令也。本书是在"法天地"的基础上来编辑的，而十二纪是象征"大圆"的天，所以，这一部分便使用十二月令来作为组合材料的线索。

《孟春纪》《仲春纪》《季春纪》主要讨论养生之道，《孟夏纪》《仲夏纪》《季夏纪》论述教学道理及音乐理论，《孟秋纪》《仲秋纪》《季秋纪》主要讨论军事问题，《孟冬纪》《仲冬纪》《季冬纪》主要讨论人的品质问题。《吕氏春秋》中的养生思想主要包含在《孟春纪》《仲春纪》《季春纪》所统辖的文章中，因为十二纪是按五行学说编排的，春季属木，阳气渐盛，万物萌生，属于生养的季节，所以其内容多与养生有关。《吕氏春秋》中的养生思想集中反映在《孟春纪·本生》《孟春纪·重己》《仲春纪·贵生》《仲春纪·情欲》《季春纪·尽数》5篇中，为指导中医养生起到了重要的参考价值。《本生》篇名意即把生命当做根本，且篇中认为外物既可养生，又可伤生，关键在于正确处理好人与外物的关系。《重己》篇名意即珍重自己的生命,强调生命最可贵,要小心爱惜。《贵生》讲述贵生、全生的道理,劝人珍惜生命。《情欲》认为人的欲望与感情天生就有,告诫人们要从贵生的角度出发,使欲望适度"得其情"。《尽数》篇名意即尽终其年数、寿数,且篇中举例说明只有认识和掌握自然规律,才能享尽天年。

二、原文赏析

《孟春纪·本生》节选

【原文】

贵富而不知道,适足以为患,不如贫贱。贫贱之致物也难,虽欲过之奚由?出则以车,入则以辇[1],务以自佚,命之曰招蹶[2]之机。肥肉厚酒,务以自强,命之曰烂肠之食。靡曼皓齿[3],郑卫之音,务以自乐,命之曰伐性之斧。三患者,贵富之所致也。故古之人有不肯贵富者矣,由重生故也;非夸以名也,为其实也。则此论之不可不察也。

【校注】

(1)辇(niǎn):《竹书纪年》卷上:"迁于河南,初作辇。"指人拉的车。

(2)蹶(jué):本义为跌倒。此指足病。

(3)靡曼:指美妙的声色。 皓齿:指洁白的牙齿。 靡曼皓齿,用来比喻美色。

【按语】

《吕氏春秋》中,十二纪按五行学说编排,春季属木,阳气渐盛,万物萌生,属于生养的季节,故其内容多与养生有关。《孟春纪·本生》原文中提到了富贵易导致的三种祸患,一曰"招蹶之机",二曰"烂肠之食",三曰"伐性之斧",提示人们在享受富足生活的时候,也要注重身心健康,明察养生的道理,否则足以成为祸患。

《孟春纪·重己》节选

【原文】

室大则多阴,台高则多阳;多阴则蹶,多阳则痿。此阴阳不适之患也。是故先王不处大室,不为高台,味不众珍,衣不燀[1]热。燀热则理塞,理塞则气不达;味众珍则胃充,胃充则中大鞔[2],中大鞔而气不达,以此长生可得乎?昔先圣王之为苑囿园池[3]也,足以观望劳形而已矣;其为宫室台榭也,足以辟燥湿而已矣;其为舆马衣裘也,足以逸身暖骸而已矣;其为饮食酏醴[4]也,足以适味充虚而已矣;其为声色音乐也,足以安性自娱而已矣。五者,圣王之所以养性也,非好俭而恶费也,节乎性[5]也。

【校注】

(1)燀(dǎn):热,这里指穿的衣服太厚。

(2)鞔(mèn):古通"懑",闷胀。

(3)苑囿园池:指畜禽兽所,大的称为"苑",小的称为"囿",种植树果的称为"园",有水称为"池"。

（4）醴醨（yǐlǐ）：用黍粥酿成的甜酒。一说为酒浆。

（5）节乎性：节制性情，使其适度。

【按语】

《重己》篇名意即珍重自己的生命，强调生命最可贵，要小心爱惜。只有重视自己生命的人做事才会小心，只有重视小心的人才能辨别是非。人自己的生命与人性是根本，所以要"重己"。

本篇分别从吃穿住行各个方面论述了养生惜命的具体做法，强调了生命最为可贵，需要贯彻到细小事物中来爱惜健康，对物质生活的欲望强调要适度，做到适可而止。养生在于顺应规律，而做到长寿也要遵循客观规律，这个规律就是指重视自己的生命与人性。而妨碍我们顺应规律去养生的，就是人的欲望。因此，顺应规律，就是要求我们能够理智地节制性情，节制欲望，使其适度。

《仲春纪·贵生》节选

【原文】

圣人深虑天下，莫贵于生。夫耳目鼻口，生之役也。耳虽欲声，目虽欲色，鼻虽欲芬香，口虽欲滋味，害于生则止。在四官者不欲，利于生者则弗为。由此观之，耳、目、鼻、口，不得擅行，必有所制。譬之若官职，不得擅为，必有所制。此贵生之术也。

【按语】

《吕氏春秋》的启蒙思想之一就是"贵生"，即珍爱生命，以生命为贵。本章节讲述贵生、全生的道理，劝人珍惜生命。珍惜生命在于自制力，不得擅动，凡事有所节制。

《仲春纪·情欲》节选

【原文】

天生人而使有贪有欲。欲有情，情有节。圣人修节以止欲，故不过行其情也。故耳之欲五声，目之欲五色，口之欲五味，情也。此三者，贵贱、愚智、贤不肖欲之若一，虽神农、黄帝，其与桀、纣同。圣人之所以异者，得其情也。由贵生动，则得其情矣；不由贵生动，则失其情矣。此二者，死生存亡之本也。

……

古人得道者，生以寿长，声色滋味能久乐之，奚故？论早定也。论早定则知早啬，知早啬则精不竭。秋早寒则冬必暖矣，春多雨则夏必旱矣。天地不能两，而况于人类乎？人之与天地也同。万物之形虽异，其情一体也。故古之治身与天下者，必法天地也。

【按语】

《吕氏春秋》扬弃了老子的情欲心理思想，纠正了其否定感官欲望的偏颇；继承发展了《庄子》"适欲"的思想，并将其奉为"死生存亡之本"（《情欲》）。《仲春纪·情欲》指出，上自天子，下至庶民百姓乃至奴仆，人人皆有情欲。人有情欲并非坏事，只要正确把握自己、引导他人，可以成为人的一种生活、工作动力，也是人生的健康生理和生存乐趣。如果不能正确对待情欲，则有害于自己，祸害于他人，甚至违法犯罪。

《季春纪·尽数》节选

【原文】

流水不腐，户枢[1]不蝼[2]，动也。形气亦然。形不动则精不流，精不流则气郁。郁处头则为肿[3]、为风[4]，处耳则为挶[5]、为聋，处目则为瞹[6]、为盲，处鼻则为鼽[7]、为窒[8]，处腹则为张[9]、为疛[10]，处足则为痿、为蹶。轻水所，多秃与瘿人；重水所，多尰[11]与躄[12]人；甘水所，多好与美人；辛水所，多疽[13]与痤[14]人；苦水所，多尪[15]与伛[16]人。

【校注】

（1）户枢：门上的转轴。

（2）蝼：蝼蛄。秦、晋之间谓之"蠹"，这里用如动词，生虫蛀蚀。

（3）肿：指头肿。

（4）风：指面肿。

（5）挶（jū）：耳病。

（6）瞹（miè）：眼眶红肿。《释名》："目眦伤赤曰瞹。"

（7）鼽（qiú）：指鼻道堵塞不通。

（8）窒：指鼻道堵塞不通。

（9）张：腹部胀满，通"胀"。

（10）疛（zhǒu）：小腹疼痛，腹病；腹水。

（11）尰（zhǒng）：脚肿。

（12）躄（bì）：腿瘸，不能行走。

（13）疽：结成块状的毒疮。

（14）痤：痈。

（15）尪（wāng）：脊背骨骼弯曲。

（16）伛（yǔ）：曲（背）；弯（腰）。

【按语】

《尽数》是《吕氏春秋·季春纪》中的一篇关于养生的专文。

《吕氏春秋》提倡运动养生，强调了运动养生的道理，即"流水不腐，户枢不蝼，动也"。指出只有流动不止的水才不会腐烂发臭，经常转动的门轴才不会被虫蛀，这些都是因为它们在不断的运动中。同理，形体只有在运动的状态下，精气才能随之流注全身，滋养四肢百骸，濡养五脏六腑。同时，强调居住环境对人的重要影响，提醒人们注意选择无害的居住环境。

三、养生思想述评

《吕氏春秋》中的养生思想集中反映在《孟春纪·本生》《孟春纪·重己》《仲

春纪·贵生》《仲春纪·情欲》《季春纪·尽数》5篇中，分别从外物养生、饮食养生、性情养生、运动养生等几个方面进行了介绍，为指导中医养生提供了重要的参考价值。

（一）生命乃人之根本

《本生》篇名意即把生命当作根本，且篇中认为外物既可养生，又可伤生，关键在于正确处理好人与外物的关系。篇中提到了"三患"，何为"三患"呢？三患指富贵所招致的三种祸害："招蹶之机""烂肠之食""伐性之斧"。此三者在《尽数》《重己》篇中皆有体现。

吕不韦提出"招蹶之机"，是为了告诉人们不能总是处于一种安逸的状态中，而是要进行适当的活动；"烂肠之食"，是指富贵之人摄入过多的肥甘厚味，不利于脾胃的运化和受纳，乃至于"烂肠"；"伐性之斧"，则是劝告人们凡事皆有节制。如今人们的饮食习惯逐渐趋向于高脂肪、高蛋白、高胆固醇等类型的食物，这些属于"烂肠之食"。告诫人们，饮食宜清淡，营养宜均衡，食量宜适度，才是符合现代人健康的饮食习惯。吕不韦认为，只有正确地处理好与外物之间的关系，才可以做到养生。

（二）惜命乃生之要事

《重己》篇名意即珍重自己的生命，强调生命最可贵，要小心爱惜。先王不处大室，不为高台，味不众珍，衣不燀热。因为处大室则多阴伤阳，处高台则多阳伤阴；吃太多山珍海味则导致胃肠不适，穿得太厚则腠理闭塞。先王如何做到长生呢？有以下五个方面：游山水园池以观景除劳；处宫室台榭以辟燥除湿；乘舆马、衣轻裘以逸身暖骸；为饮食酏醴以适味充虚；听声色音乐以怡然自得。分别从生活的细节之处论述了养生惜命的具体做法，强调了生命最为可贵，需要贯彻到细小事物中来爱惜健康。

《贵生》讲述贵生、全生的道理，劝人珍惜生命。庄周曰："人生天地之间，若白驹之过隙，忽然而已。"在有限的生命中，珍惜生命尤为重要。人的感官对于"五声""五色""五味"的欲求是合乎人性的自然之情，但耳、目、鼻、口要有所控制，利于生则可行之，若有害于生命则不可为之，即贵生之术在于有所控制。吕不韦在书中举出一例，尧想要把天下让给子州支父，子州支父对尧说："我可以担此大任，但是我现在患有忧郁病，正在治疗，没有空暇顾忌天下大事。"拥有天下，是多么重大的事情，子州支父不愿因为天下事而损害自己的生命，这样惜命的人才值得被托付天下。如今，持续过度劳累、大惊大恐、酗酒、饱餐、过量运动、睡眠障碍和情绪管理不当等，是造成人类健康问题的重要原因。吕不韦启示人们爱惜生命的关键在于有所控制。比如，控制睡眠的时间，养成规律的作息制度，提倡子午觉，提高睡眠质量等。在古代的养生之道中，"三寒两倒七分饱"的理念最为世人称道。

（三）养生贵在节制

《情欲》认为人的欲望与感情天生就有，告诫人们要从贵生的角度出发，使欲望适度"得其情"。人生来就有欲望，圣人通过修身来控制自己的欲望，在修身养性的过程中，他们将欲望与生命联系在一起。在文中，不同的处理欲望的态度也产生了两种不同的结果：一个是"由贵生动，则得其情"，另一个是"不由贵生动，则失其情"，同时，这也是生死存亡之本。启示我们：凡事要知修节，将生命与欲望联系起来，若不知修节，恣情纵欲，则"失其情"而为患。"得情""失情"，贵在有节。

笔记

（四）知律方可长寿

《尽数》篇名意即尽终其年数、寿数。文中认为养生长寿之道的关键在于解决"毕其数"，即享尽天年的问题。而"毕数之务"，首先在于"去害"，其次在于摄养"精气"，第三在于运动，以免"气郁"为病，第四在于选择无害的居住环境，第五在于认识并遵行一定的饮食之道，第六在于从自身出发解决问题，而不是去依靠"卜筮祷祠"等等。这些认识和方法，无疑至今仍都具有积极而实在的价值和指导意义。举例说明只有认识和掌握自然规律，才能享尽天年。如此篇中指出，古之圣人在自然界中观察到"流水不腐，户枢不蝼，动也"，同理，形体只有在运动的状态下，精气才能随之流注全身，滋养四肢百骸，濡养五脏六腑。形体过于安逸的人，其精气的流动会受到影响。精气不通则发而为郁，郁于头则面肿，郁于耳则失聪，郁于目则不明，郁于鼻则不通，郁于腹则胀满，郁于足则痿蹶。可见，遵循自然之规律，尽人事而知天命，精神安守于形骸之中，形神同养，方可百岁。

综上，《吕氏春秋》中的养生思想集中体现在以人的生命为中心，分别从认识生命、感悟生命、保养生命等方面，系统且完善地向我们阐述了本生、重己、贵生以及为人处世、修身养性的道理。这些养生思想对于维护人们的健康具有非常重要的参考价值，对于现代中医养生理论的发展具有积极的指导意义。

四、拓展阅读

天生阴阳、寒暑、燥湿、四时之化，万物之变，莫不为利，莫不为害。圣人察阴阳之宜，辨万物之利以便生，故精神安乎形，而年寿得长焉。长也者，非短而续之也，毕其数也。

毕数之务，在乎去害。何谓去害？大甘，大酸，大苦，大辛，大咸，五者充形，则生害矣；大喜，大怒，大忧，大恐，大哀，五者接神，则生害矣；大寒，大热，大燥，大湿，大风，大霖，大雾，七者动精，则生害矣。故凡养生，莫如知本，知本则疾无由至矣。

……

凡食，无强厚味，无以烈味重酒，是以谓之疾首。食能以时，身必无灾。凡食之道，无饥无饱，是之谓五脏之葆。口必甘味，和精端容，将之以神气，百节虞欢，咸进受气。饮必小咽，端直无戾。（《尽数》节选）

养有五道：修宫室，安床第，节饮食，养体之道也；树五色，施五采，列文章，养目之道也；正六律，和五声，杂八音，养耳之道也；熟五谷，烹六畜，和煎调，养口之道也；和颜色，说言语，敬进退，养志之道也。此五者，代进而厚用之，可谓善养矣。（《孝行》节选）

复习思考题

1.《吕氏春秋》中的三患为哪些？各自有什么意义？
2. 结合《尽数》篇中的运动养生，结合生活实际，谈一谈你的想法。

学习小结

《周易》《尚书》以其深厚的哲学内涵和朴素辩证法思想，为中医养生理论建构了重要的哲学基础。在养生学方面，《周易》蕴含的丰富的养生理论，如天人相应的整体观念、居安思危的预防观念,儒家"仁""中和""中庸"等思想,道家崇尚自然、清静无为、推崇导引养生法,杂家兼采合用的人本实用思想,均对中医养生学的产生和形成具有深远影响。通过原文学习,掌握"诸子蜂起,百家争鸣"的先秦时期儒、道、法、杂诸家的养生思想,熟悉先秦诸家著作与养生学之间的关系,了解古代养生学知识产生的深刻历史文化背景。

（唐　巍　田思胜　张　雷　范延妮　张　晶　何　永）

第二章

秦汉养生名著

学习目的

秦汉时期是中医养生学的奠基时期。中医学和养生学的基本理论和临床实践体系均形成于这一时期。本章节所选秦汉时期养生的传世医著和出土文献共 8 种。通过原文学习，了解掌握秦汉时期代表医家的养生思想。

学习要点

1. 了解掌握各节原文出处、作者背景、版本流传等内容。
2. 掌握各节中各医家的养生思想。
3. 能够结合实际熟练运用各种养生方法。

第一节　马王堆汉墓养生文献选读

一、名著导读

马王堆汉墓养生文献于 1973 年出土于湖南省长沙市东郊的马王堆三号汉墓。这批文献和其他文献当时存放在一个漆盒内。根据同墓出土的纪年木牍，确定该墓下葬年代是汉文帝前元十二年（前 168），而这批文献的成书不晚于这一年。考古人员认为，墓主人是一号汉墓墓主人轪侯夫人辛追和二号汉墓墓主人长沙丞相、轪侯利苍的儿子。三号墓墓主人的身份根据同墓出土的文物推断，应该是一位带兵的将领。马王堆汉墓养生文献包括帛书《却谷食气》、帛书《导引图》、帛书《养生方》、帛书《房内记》、帛书《胎产书》、竹简《十问》、竹简《合阴阳》、木简《杂禁方》、竹简《天下至道谈》。上述文献出土时除《天下至道谈》以外均无名称，整理者根据内容拟成现名。

帛书《却谷食气》主要记载的是导引行气的方法与四时食气的宜忌，强调食气要随年龄的增大而逐渐增加练习的次数。

帛书《导引图》共有 44 幅图，可分为医疗功和健身功。医疗功涉及四肢运动器官、消化系统、五官以及某些传染性疾病等；以保健为目的的养生术式中，很多功法是通过模仿动物动作设计的。从功法的形式分，有徒手运动、器械操练、呼吸吐纳、意念活动。

帛书《养生方》的内容主要是用于防治衰老,增进体力,滋阴壮阳,房中补益,黑发,健步,以及治疗全身偏枯、阴痿、阴部肿胀等的医方。

帛书《房内记》在1985年出版的《马王堆汉墓帛书(肆)》中是属于《杂疗方》的,2014年版《长沙马王堆汉墓简帛集成》认为其和后面的《疗射工毒方》内容不合,将其单独划出来,拟成现名。本书主要是讲性保健的内容。

帛书《胎产书》分为两部分:一是养胎法,论述男女交合孕子的时机,十月胎儿发育状况,孕妇孕期饮食起居的宜忌及对胎儿的影响,产后胞衣的处理;二是胎孕男女的选择法,通过饮食的调理和特殊食物的选择来决定孕中胎儿的性别。其饮食调摄和性别选择有迷信成分。

竹简《十问》假托古代帝王、诸侯、官吏、名医、术士互相问答,提出10个有关养生保健的问题并进行讨论。就如何顺从天地阴阳四时的变化,注意起居饮食,坚持操练气功导引,尤其要注意节制房室生活,重视房中养生等问题,作了认真的分析和探讨,重点在于预防疾病,以求健康长寿。

竹简《合阴阳》集中讨论了男女交媾之事,都是有关两性生活和房中保健等方面的内容,属古代房中术方面的著作。首论房事前的准备,又论述了房事的全部过程,最后论房事养生的意义。

木简《杂禁方》主要讨论怎样用符咒等法来治疗夫妻不和、妇姑相斗、婴儿啼哭及多噩梦之类的毛病,属古代祝由科方面的著作,多是迷信内容。

竹简《天下至道谈》主要讨论性保健的问题,不少内容与《合阴阳》相同。

这批文献中的《却谷食气》释文最早发表于《文物》杂志1975年第6期。文物出版社1979年出版了《马王堆汉墓帛书·导引图》,收录了《导引图》的图版(包括原图和复原图)和《导引图论文集》;1985年出版了马王堆汉墓帛书整理小组编写的《马王堆汉墓帛书(肆)》,收录了全部养生文献的照片、释文和简注。2004年湖南省博物馆、湖南省文物考古研究所编写的《长沙马王堆二、三号汉墓第一卷:田野考古发掘报告》收录了竹木简类养生文献的释文,包括《十问》《合阴阳》《杂禁方》《天下至道谈》释文。2014年湖南省博物馆和复旦大学出土文献与古文字研究中心共同编纂了《长沙马王堆汉墓简帛集成》,收录了最新的全部图版和释文,反映了目前研究的成果和进展。

二、原文赏析

《导引图》节选

【原文】

以丈(杖)(1)通(2)阴阳

【校注】

(1)丈:杖的通假字。

(2)通:疏通。

【原文】

木猴(1)讙(2)引炅中(3)

【校注】

（1）木猴：应读为沐猴。《史记·项羽本纪》："人言楚人沐猴而冠耳。"集解："沐猴，猕猴也。"猕猴也叫做母猴或马猴，是猴类中比较大的一种，所以说"母猴似人"。

（2）讙：喧哗呼叫。

（3）炅中："炅"为"热"之古字，义为热。

【原文】

熊㾓⁽¹⁾

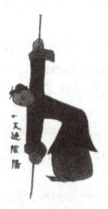

以丈通阴阳

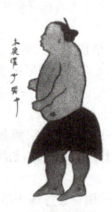

木猴讙引炅中

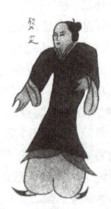

熊㾓

【校注】

（1）㾓：经的假借字。此处当指动摇义。

【按语】

以杖通阴阳，借助棍杖或俯或仰，以疏导气血，贯通任督两脉，达到壮腰固体功效。张家山汉简《引书》简36亦有用杖的记载："引之之方，右手把丈（杖），向壁，毋息，左足蹳（蹻）壁，卷（倦）而休。"《素问·血气形志》云："形数惊恐，经络不通，病生于不仁，治之以按摩醪药。"王冰注："夫按摩者，所以开通闭塞，导引阴阳。"与帛书"以杖通阴阳"意思相近。熊经一术，数见于《庄子·刻意》《淮南子·精神》《后汉书·方技传》，但古人对"经"字注释有别，有理解成攀树自悬，亦有动摇躯体说。从帛画看，人物耸肩侧立，双手向前平举，似是摇动身体，所以"经"字当以高诱注"动摇"为佳。本导引术又见于《抱朴子内篇·杂应》："能龙导虎引，熊经龟咽，燕飞蛇屈鸟伸，天俛地仰，令赤黄之景，不去洞房，猿据兔惊，千二百至，则聪不损也。"张家山汉简《引书》："引北（背）甬（痛），熊经十。"东汉华佗编创有导引术"五禽戏"，其中的"熊戏"或与此有关。

《胎产书》节选

【原文】

一月名曰留（流）刑⁽¹⁾，食饮必精⁽²⁾，酸羹⁽³⁾必孰⁽⁴⁾（熟），毋食辛星⁽⁵⁾（腥），是谓财贞⁽⁶⁾。二月始⁽⁷⁾膏⁽⁸⁾，毋食辛臊，居处必静，男子勿劳⁽⁹⁾，百节皆病，是胃（谓）始臧⁽¹⁰⁾（藏）。三月始脂，果隋（蓏）宵（肖）效⁽¹¹⁾，当是之时,未有定义[12](仪),见物而化[13],是故君公大人,毋使朱(侏)儒[14],不观木(沐)侯[15](猴),不食菌(葱)姜,不食兔羹[16];若欲产男,置弧矢,【射】雄雉,乘牡马,观牡虎;欲产女,佩蚕(簪)耳[17](珥),呻(绅)朱(珠)子[18],是胃(谓)内象成子[19]。【四月】而水受[20](授)之,乃始成血,其食稻麦,蠲(鳝)鱼[21]□□,清血而明目。五月而火受(授)之,乃始成气,晏[22]起□沐,厚衣居堂,朝[23]吸天光,辟(避)寒央[24](殃),【其食稻】麦,其羹牛羊,和以茱臾(萸),毋食□,养气。六月而金受(授)之,乃始成筋,劳□□□,【出】游【于野,数】观走犬马,必食蛰(鸷)鸟殹(也),未□□□,是胃(谓)变奏(腠)□筋,□□□□。七【月而】木受(授)【之,乃始成骨】,居燥处,毋使身安,□□□□养□□□□,【饮食】辟(避)寒,□□□□□□,美齿。·八月而土受(授)【之,乃始成肤革】,【和】心静志。□□□□,【是】胃(谓)密【腠理。九月而石授之,乃始成】豪[25](毫)毛,□□□□□□□□□□□□□□□□□□□□□□司(伺)之十月。气陈□□,以为□。

【校注】

(1)留刑:即流刑。刑是铸造器物用的陶范。这里是以金属的凝铸比喻胚胎始结。

(2)精:精良,质优。

(3)酸羹:指带有酸味的用水果做成的汤汁,或者以五味调和的不带肉末的蔬菜汤。

(4)孰:熟的异体字。

(5)辛星:星,腥的通假字。"辛腥"和下文的"辛臊"指具有辛辣气味的植物和鱼、猪、牛、羊等一切肉类食物。

(6)财贞:财读为哉,意思是初。贞,定。

(7)始:读成胎,即胚胎,胎儿。

(8)膏:液。

(9)男子勿劳:劳,指房劳,房事。指在此期间男子不能与孕妇交合。

(10)臧:即藏,义为收敛。

(11)果隋宵效:指胚胎像圆而下垂的瓜蒌一样。果隋见《史记·货殖列传》,《汉书·地理志》作果蓏;《周易·说卦》:"艮有果蓏。"《京房易传》作"果堕"。可证果隋就是果蓏,根据《说文》也就是瓜蒌。宵,肖的通假字。效,像。

(12)定义:即定仪,义同定型。

(13)见物而化:胎儿将随孕妇所遇人物之不同而发生相应的变化。

(14)毋使朱儒:不要让身材特别矮小的人伺候。朱,侏的通假字。

(15)木侯:即沐猴。

(16)不食菌姜,不食兔羹:菌,葱的异体字。古人认为吃姜会使胎儿多指,吃兔肉会使胎儿豁唇或聋哑。

(17)佩蚕耳:蚕,读为簪。簪为妇女戴在头上的饰物。耳,读为珥。珥为用珠玉之属做成的耳饰。佩簪珥,指孕妇要佩戴簪子和耳环。

(18)呻朱子:指孕妇佩戴珍珠项链。呻,读为绅,约束。朱,读为珠,即珍珠。

(19)是胃内象成子:是说接触什么体内胎儿就像什么。

（20）受：授的通假字。禀赋。

（21）鱧鱼：鳝鱼，今名鳝鱼。一说鲤，乃与鳝字形近而讹。《诸病源候论·妇人妊娠病诸候上·妊娠候》"三月"条中为"食鲤鱼"，与《外台秘要方》《集验方》《太平圣惠方》《日华子本草》诸方用鲤鱼治妊娠水肿、胎气不长、胎动不安用意相符。

（22）晏：晚，迟。

（23）朝：早晨。

（24）央：殃的通假字。灾害。

（25）豪：毫的通假字。毫即长毛。

【按语】

本篇的"【】"表示缺字补充的字，"□"表示残缺的字，"☒"表示残缺的字数无法确定。关于十月的胚胎发育情况和孕期保健的记载，传世文献有《文子·九守》《淮南子·精神训》《广雅·释亲》《诸病源候论·妇人妊娠病诸候上·妊娠候》，以及《备急千金要方》卷二、《医心方》卷二十，其中后三种文献对孕期保健有详细的论述。从成书时间上看《胎产书》可以说是传世文献的祖本。

《十问》节选

【原文】

君若欲寿，则顺察（1）天地之道。天气月尽月盈（2），故能长生。地气岁有寒暑，险易〈易〉相取（3），故地久而不腐。君必察天地之请（情）而行之以身（4）。有征可智（5）（知），间（6）虽圣人，非其所能，唯道者智（知）之。天地之至精，生于无征，长于无刑（7）（形），成于无膲（8）（体），得者寿长，失者夭死。故善治气槫（抟）精（9）者，以无征为积（10），精神泉益（11）（溢），翕甘潞（12）（露）以为积，饮榣（瑶）泉灵尊（13）以为经（14），去恶好俗（15），神乃溜刑（16）。翕气之道，必致之末（17），精生而不厥（18）。尚（上）下皆精（19），塞〈寒〉温安生（20）？息必探（深）而久（21），新气易〈易〉守（22）。宿气为老（23），新气为寿。善治气者，使宿气夜散，新气朝最（24），以劈（彻）九徼（窍）（25），而实六府（26）。食气有禁（27）：春辟（避）浊阳（28），夏辟（避）汤风（29），秋辟（避）霜㳠（30）（雾），冬辟（避）凌阴（31），必去四咎（32），乃探（深）息以为寿。朝息之志（33），亓（其）出也潻（务）合于天（34），亓（其）入也楼（揆）坡（彼）闺謞（35），如臧（藏）于渊，则陈气日尽而新气日盈，则刑（形）有云光（36）。以精为充，故能久长。画〈昼〉息之志，虏（呼）吸祕（必）微（37），耳目葱（聪）明，阴阴掔气（38），中不荟（溃）腐（39），故身无苛（疴）央（40）（殃）。莫（暮）息之志，深息长徐，使耳勿闻，且以安徟（41）（寝）。云云（魂）柏（魄）安刑（42）（形），故能长生。夜半之息也，觉悟（寤）毋变侵（寝）刑（形）（43），探（深）余（徐）去埶（44）（势），六府皆发（45），以长为极（46）。将欲寿神（47），必以奏（腠）理息。治气之精（48），出死入生，欢欣咪㱿（49），以此充刑（形），此胃（谓）槫（抟）精。

【校注】

（1）顺察：顺应考察。

（2）月尽月盈：指农历每月内月亮的圆、缺、隐、显的周期性变化。尽，竭。盈，满。

（3）险易相取：地势的艰险与平坦是相互依赖的。相取，相互凭借。易，易的讹字。

（4）行之以身：此句承上文，指必须要亲自实践。行，实行，应用。身，亲自。

（5）有征可智：指自然界的规律有一定的征兆可以知晓。征，征兆。

（6）间：现今。

（7）刑：形的通假字。形象，容貌。

（8）膿：体的异体字。实体。

（9）治气榑精：调整呼吸凝聚精气。治，整治。气，呼吸。治气，调整呼吸。榑，抟（搏）的通假字；凝聚，结聚。

（10）积：积聚，储存。

（11）益：溢的本字。有余。

（12）翕甘潞：翕，吸的通假字；饮。甘潞，指纯净质洁的露水。潞，露的通假字。

（13）榣泉灵尊：当指服气时口中所生津液。李时珍说："人舌下有四窍：两窍通心气，两窍通肾液。心气流入舌下为神水，肾液流入舌下为灵液。道家谓之金浆玉醴。"口中津液又名醴泉。榣，瑶的通假字。瑶泉，瑶池（传说西王母所居之处）之水。灵，善。尊，古代盛酒的器皿。灵尊，上好的酒器。"瑶泉灵尊"此处疑用为美酒之代称。

（14）经：经常。

（15）去恶好俗：去除坏的习惯，培养好的习惯。俗，指长期形成的礼节、习惯。

（16）神乃溜刑：精神才会在体内流布成形。刑，形的通假字。

（17）必致之末：指所吸入的气一定要使之深入而达到四肢末梢部位。末，指四肢。

（18）厥：短缺。

（19）尚下皆精：指全身各部都布满了精气。尚，上的通假字。

（20）塞温安生：寒温一类的疾病哪里能产生呢？塞，寒的讹字。安，哪里。

（21）息必探而久：进行呼吸吐纳每次都要做到深长而持久。息，呼吸。探，深的通假字。

（22）新气易守：指新鲜空气容易被吸收。守，吸收。

（23）宿气为老：指陈旧的气可使人衰老。　为，使。

（24）新气朝最：新鲜空气在早晨聚集。朝，早晨。最，聚，集中。

（25）以筹九徼：使新气通达九窍。彻，通、达。

（26）而实六府：吸入的新气可以充实六腑。实，充实，坚强。

（27）有禁：有应当禁忌的事宜。

（28）春辟浊阳：春天避开混浊的阳气。辟，避的通假字。浊阳，有清朗之天为混浊之气所干扰之义，系指在白昼的天空周围环境被黑暗所笼罩，或在白天出现大雾而遮住阳光时。

（29）夏辟汤风：夏天避开热风。汤风，即热风，夹杂暑热之气的风。

（30）秋辟霜潜：秋天避开大雾天气。潜，雾的通假字。

（31）冬辟凌阴：冬天避开寒冷的空气。凌阴，本指藏冰的冰室。

（32）必去四咎：指在呼吸吐纳之时一定要排除四种有害天气。咎，灾也。此处所说四咎，即上文的四种有害的天气：浊阳、汤风、霜雾及凌阴。

（33）朝息之志：早晨进行呼吸吐纳的原则。志，准的、标识，引申为准则、要则、标准。

（34）亓出也潚合于天：指人呼气务必和天道运行的规律一致。亓，其的异体字。潚，务的通假字,义为必须,力求,一定要。合,和谐,相应。

（35）亓入也椫坡閠諭:吸气时应以充满下腹部为度。椫,撍的通假字;度。坡,彼的通假字。彼字为第三者的通称。閠读为"圭"。諭读为"府"。閠諭,即玉府,指人的下腹部。

（36）刑有云光:形体润泽有光。

（37）虖吸佖微:呼吸一定细微。虖,呼的通假字。佖,必的通假字。

（38）阴阴挈气:暗暗调理呼吸。阴阴,暗暗、暗自,与上文"虖吸佖微"相对应。挈,读为理。挈气指调理呼吸。

（39）中不荟腐:指内脏不会发生溃疡腐烂之病。荟,读为溃;坏。

（40）身无苛央:指身体没有病患。苛,读为疴。央,殃的通假字。

（41）且以安侵:指将要用上面的呼吸方式一直持续到临睡以前。且,将要。

（42）云云柏安刑:魂魄安形,即精神安于形体。云,衍一字。云柏,读为魂魄。

（43）夜半之息也,觉悟毋变侵刑:指在半夜睡醒时进行呼吸也不要改变在睡眠时的体位。觉悟即"觉寤",眠后睡悟。

（44）探余去執:呼吸要深而徐缓,不要用力。執,读为势。

（45）六府皆发:指吸入之气,深入体内,遍及六腑。

（46）以长为极:此句承上文仍强调呼吸应以深长为原则。极,此处作标准讲。

（47）将欲寿神:想要使精神长期旺盛而不衰减。寿,久远。

（48）治气之精:指调整呼吸吐纳的要点。精,此处义为精要、要旨。

（49）欢欣咪殻:此处是指轻松愉快地吸收新鲜空气。欢欣,即欣欢,欣喜欢乐。

【按语】

此篇出自马王堆竹简《十问》,有节略。尽管本文献已出土40余年,但有些字义仍待进一步研究,如"咪殻"二字就有四种说法,未能达成一致意见,此处取其一种。当然其他处亦有待深入研究。本篇呼吸吐纳之术和帛书《却谷食气》有相同之处,即都强调吐纳在四季的禁忌,都要避开一些不利因素。

三、养生思想述评

马王堆汉墓简帛文献养生思想各有侧重,主题不一。现就入选的篇章,将其思想作如下归纳:

（一）《导引图》源于十一脉灸经理论指导

《导引图》共44幅图像,每图绘有一个做运动姿态的人,从有关的题记上可以得知,均是导引术式的图示。从现存的题记来看,有的是根据动物的动作来确定的,如"熊经",这些术式多是模仿动物的某些动作,或者根据实际需要加以改造而成的。还有部分术式是根据它的动作要点来命名的,如"卬(仰)呼"。还有些术式则是根据其功用来命名的,如"以丈(杖)通阴阳"。就目前资料来看,这些导引术式是可以单独练习的,不必形成某种套路,当然,为了治疗某种疾病也可以把若干术式编排起来操练。有学者认为,《导引图》《却谷食气》《阴阳十一脉灸经(乙本)》抄写在同一块帛上,根据传世文献《遵生八笺》中《陈希夷导引坐功图势》的编创原理,可认为《导引图》(四行十一列)正是在十一脉灸经理论指导下的产物。因此,《导引图》并不是随意编创的,是有其医学理论基础来指导的。

（二）《胎产书》较早记载十月怀胎

在记载十月怀胎的各文献中，《胎产书》时间较早，内容最详细。它详细记载了从一月到十月胎儿发育的形状，认为胎儿最初的形状并不具备人形，而是呈流水状，慢慢发展成胎儿的，符合胎儿生长的基本规律。它将胎儿的生长与自然界的木火土金水五行之气联系起来，说明已剔除"医卜"迷信走上了科学之路。胎儿的成长就是随着月龄的增长而不断变化的，已具备了朴素的辩证唯物主义观点。在此期间，在居处饮食方面要注意的事项，是优生优育思想较早体现的文献，因此弥足珍贵。

帛书强调在孕期要保持心平气和，饮食要精良，居住环境要安静、干燥，禁止房事，不要接触丑陋事物，保持身体清洁，呼吸新鲜空气。这些思想一直被后世传承，并对今天的孕期养生仍然有指导作用。现代优生学主张，胎儿在母体内能感受到孕妇各方面的反应，如果孕妇多接近美好事物，能使母体产生平稳的心情，身心均衡发展。孕妇生活在平稳愉快环境中，必能产下健康的婴儿；孕妇处境恶劣，生活在紧张、恐惧的环境中，长期受到不良精神的刺激，会导致胎儿发育不全、畸形，甚至早产。

孕妇的饮食直接关系到胎儿的成长。合理的饮食能保证胎儿丰富的营养，促使胎儿健康强劲，同时又能滋养母体。《胎产书》论述了逐月饮食调配，因婴儿逐月发育不同，从母体所需营养亦不同。怀孕前三个月，是胚胎的形成和发育期，需要既营养又卫生的精美食物，不要吃刺激性大的食物。中医认为，辛辣燥热之品，多具助火伤阴之性，最易扰乱气血，以致影响胚胎形成、发育，甚至堕胎，故《胎产书》主张慎重摄取。三个月以后胚胎各器官已基本形成，此阶段胚胎发育迅速，需要从母体摄取大量营养，认为在此期间孕妇应该以稻麦为主食，辅以鲤鱼、牛肉、羊肉等营养丰富之物，并配以山茱萸等补肾养肝之剂，以达到"养气""定五脏""清血而明目"的功效，使胎儿在母体内获得充足而平衡的营养，促进胎儿的正常发育。

《胎产书》还记载了妊娠饮食禁忌，如食姜就会多指、吃兔肉就会豁唇，无科学依据，不足为信。但强调孕妇避寒是正确的，如孕妇要免吃或少吃冷食，以防肠道感染，否则对胎儿不利。《胎产书》对孕妇饮食安排与今人的认识大体合拍，也是现代优生学主张的。

（三）《十问》探讨了呼吸养生的原则和方法

本文强调养生需观察天地运行的规律，并顺应这个规律，还要保持良好的习惯。强调呼吸要深入身体的哪些部位，即呼吸要深入的程度。要注意天气在早晚的变化和区别。每个季节的呼吸吐纳都有一定的禁忌，要根据季节调整。本文还强调早晨、白天、傍晚、半夜的呼吸方法都不同。这些方法对今天依然有指导意义。由于自然环境中空气质量的优劣，关系到养生之人进行练功时可以直接吸入体内，并对人体生理功能产生不同的反应而影响健康的要求，因而必须掌握分辨空气质量的方法。《十问》认为在自然环境中大气质量变化的主要因素与每一天昼夜的不同时间及其周围环境密切相关。在不同的时间要采用不同的呼吸方法。追溯本篇论述的呼吸养生法，可以看出是有其哲学思想基础的。这种思想反映在两方面：一是呼吸精气，吐故纳新，可以长寿的思想。呼吸功能本来就是人类赖以生存而不可或缺的一项重要生理活动。但是吸入和呼吸的气体其性质和作用却是截然不同的。古人不仅对此已具有深刻的认识，而且也提出了具体的要求，即吸入的气体一定要达到最佳的"质"和最大的"量"的标准要求。二是宇宙自然整体观的思想。我国古代学者高度概括的阴阳学说深刻剖析了人体与宇宙相互一致的规律性。这些思想不仅在先秦诸子文献如《老子》《庄子》《管子》等有体现，《内经》更有详细论述。根据人体与宇宙相应思想在医学领域的扩展，包括在一年四季中不同气候的变化，以及在一昼夜间不同时间的天气变化等因素都直接影响人体，从而使人体的生理、病理产生相应的变动，同样也对疾病的治疗和预防等起到重要作用。马王堆呼吸养生法正是这种哲学思想的产物。

四、拓展阅读

怀娠一月，名曰始形，饮食精熟，酸美受御，宜食大麦，无食腥辛之物，是谓才贞，足厥阴养之。足厥阴者，肝之脉也。肝主血，一月之时，血流涩，始不出，故足厥阴养之。足厥阴穴，在足大指歧间白肉际是。

妊娠二月，名曰始膏。无食腥辛之物，居必静处，男子勿劳，百节皆痛，是谓始藏也，足少阳养之。足少阳者，胆之脉也，主于精。二月之时，儿精成于胞里，故足少阳养之。足少阳穴，在足小指间本节后附骨上一寸陷中者是。

妊娠三月，名始胎。当此之时，血不流，形象始化，未有定仪，见物而变。欲令见贵盛公王，好人端正庄严，不欲令见伛偻侏儒，丑恶形人及猿猴之类。无食姜兔，无怀刀绳。欲得男者，操弓矢，射雄鸡，乘肥马于田野，观虎豹及走犬。其欲得女者，则著簪珂环珮，弄珠玑。欲令子美好端正者，数视白璧美玉，看孔雀，食鲤鱼。欲令儿多智有力，则啖牛心，食大麦。欲令子贤良盛德，则端心正坐，清虚和一，坐无邪席，立无偏倚，行无邪径，目无邪视，耳无邪听，口无邪言，心无邪念，无妄喜怒，无得思虑，食无邪脔，无邪卧，无横足。思欲果瓜，啖味酸菹，好芬芳，恶见秽臭，是谓外象而变者也，手心主养之。手心主者，脉中精神，内属于心，能混神，故手心主养之。手心主穴，在掌后横文是。

……

妊娠四月，始受水精，以成血脉。其食宜稻粳，其羹宜鱼雁，是谓盛荣，以通耳目，而行经络。洗浴远避寒暑，是手少阳养之。手少阳者，三焦之脉也，内属于腑。四月之时，儿六腑顺成，故手少阳养之。手少阳穴，在手小指间本节后二寸是也。

……

妊娠五月，始受火精，以成其气，卧必晏起，洗浣衣服，深其屋室，厚其衣裳，朝吸天光，以避寒殃。其食宜稻麦，其羹宜牛羊，和以茱萸，调以五味，是谓养气，以定五脏者也。一本云：宜食鱼鳖。足太阴养之。足太阴脾之脉，主四季。五月之时，儿四支皆成，故足太阴养之。足太阴穴，在足内踝上三寸是也。

……

妊娠六月，始受金精，以成其筋。身欲微劳，无得静处，出游于野，数观走犬及视走马，宜食鸷鸟猛兽之肉，是谓变腠臂筋，以养其爪，以牢其背膂，足阳明养之。足阳明者，胃之脉，主其口目。六月之时，儿口目皆成，故足阳明养之。足阳明穴，在太冲上二寸是也。

妊娠七月，始受木精，以成其骨。劳躬摇支，无使定止，动作屈伸，以运血气，居处必燥，饮食避寒，常宜食稻粳，以密腠理，是谓养骨牢齿者也。手太阴养之。手太阴者，肺脉，主皮毛。七月之时，儿皮毛已成，故手太阴养之。手太阴穴，在手大指本节后，白肉际陷中是。

……

妊娠八月,始受土精,以成肤革。和心静息,无使气极,是谓密腠理而光泽颜色。手阳明养之。手阳明者,大肠脉,大肠主九窍。八月之时,儿九窍皆成,故手阳明养之。手阳明穴,在大指本节后宛宛中是。

……

妊娠九月,始受石精,以成皮毛,六腑百节,莫不毕备。饮醴食甘,缓带自持而待之,是谓养毛发,多才力。足少阴养之。足少阴者,肾之脉,肾主续缕。九月之时,儿脉续缕皆成,故足少阴养之。足少阴穴,在足内踝后微近下前动脉是也。

妊娠十月,五脏俱备,六腑齐通,纳天地气于丹田,故使关节人神咸备,然可预修滑胎方法也。(《诸病源候论·妇人妊娠病诸候上·妊娠候》节选)

复习思考题

1. 查找《文子·九守》《淮南子·精神训》《广雅·释亲》,以及《备急千金要方》卷二、《医心方》卷二十中关于妊娠的记载,并将这些文献与《胎产书》比较异同。
2. 仔细体会"五禽戏"的"熊戏"动作。

第二节 张家山汉墓《引书》选读

一、名著导读

1983 年 12 月—1984 年 1 月,湖北省江陵县张家山发掘了三座汉墓,在编号 247 号的汉墓中出土了大量竹简,其中属于养生文献的是一部名为《引书》的竹简。据同墓文物推定,墓主人死于吕后二年(前 186),故本书的成书不晚于这一年。《引书》共计 112 枚竹简。内容可分为三部分。第一支简的简背写有书名《引书》。第一部分(2~7 简),阐述一年四季的养生之道,即四季行气与生活调理。第二部分(8~102 简)记载 80 多种导引术式名称、动作要领和部分导引术对身体的功用,以及利用导引术治疗疾病的方法。这一部分又可细分为三小部分:第一小部分(8~28 简)是约 40 个导引术动作的说明;第二小部分(29~98 简)是 40 多个治疗疾病的导引术的具体说明;第三小部分(99~102 简)是 24 个导引术的功用,且这 24 个导引术多数是前两小部分导引术的同名或异名。第三部分(103~112 简)总结导引行气和养生治病的联系,着重说明导引养生的理论。最早介绍这批竹简大概内容的是《江陵张家山汉墓出土大批珍贵竹简》(见《江汉考古》1985 年第 2 期),具体介绍其内容的是《江陵张家山汉简〈引书〉述略》(见《文献》1991 年第 2 期),而 2001 年出版的《张家山汉墓竹简(二四七号墓)》收录了《引书》的竹简图版、释文和简注。研究专著有高大伦《张家山汉简〈引书〉研究》,周祖亮、方懿林合著《简帛医药文献校释》。本节节选内容吸收了整理者和学界研究成果。

二、原文赏析

【原文】

春产、夏长、秋收、冬藏⁽¹⁾,此彭祖之道⁽²⁾也。

笔记

春日，蚤（早）起之后，弃水[3]，澡漱（漱）[4]，洒齿[5]，沟（呴）[6]，披发[7]，游堂下[8]，逆露之清[9]，受天之精，饮水一杯，所以益雠（寿）也[10]。入宫从昏到夜大半止之[11]，益之伤气[12]。

【校注】

（1）春产、夏长、秋收、冬藏：春生、夏长、秋收、冬藏，是一年四季自然界植物的生长规律。

（2）彭祖之道：彭祖的养生法则。彭祖，传说中的长寿人物。

（3）弃水：指排尿。

（4）澡漱：当指洗手和漱口。澡，洗手。

（5）洒齿：洗漱牙齿。洒，洗涤。

（6）沟：呼气。亦作"欨"。

（7）披发：散开头发。披，散开，分散。

（8）游堂下：在室（庭）前漫步。游，行走。

（9）逆露之清：迎接晨露中的冲和之气。逆，迎。清，冲和之气。

（10）所以益雠也：可以增加寿命。所以，可以。

（11）入宫从昏到夜大半止之：房事从日暮到夜半后一个时辰停止。入宫：指房事。昏，日暮。夜大半，夜半后一个时辰。

（12）益之伤气：过度会损伤元气。益，多，超过。

【原文】

夏日，数沐[1]，希浴[2]，毋莫（暮）【起】[3]，多食采（菜）。蚤（早）起，弃水之后，用水澡漱（漱），疏齿[4]，披发，步足[5]堂下，有间[6]而饮水一棓（杯）。入宫从昏到夜半止，益之伤气。

【校注】

（1）数沐：多洗头。数，屡次，频频。

（2）希浴：少洗澡。希，少。《尔雅·释诂下》："希，罕也。"后作"稀"。

（3）毋莫起：不要晚起床。毋，副词，不要。莫，迟，晚，"暮"的初文。

（4）疏齿：清洗牙齿。疏，清除。

（5）步足：慢步行走。步，徐行。

（6）有间：过一会儿。

【原文】

秋日，数浴沐，饮食饥饱次（恣）[1]身所欲。入宫，以身所利[2]安[3]，此利[4]道也。

【校注】

（1）次：此处当训为"放纵"。《墨子·天志》："是故庶人竭力从事，未得次己而为政。"毕沅注："次，恣字省文。一本作恣。"《史记·游侠列传》："豪暴侵凌孤弱，恣欲自快，游侠亦丑之。"

（2）利：适合。《国语·鲁语》："子股肱鲁国，社稷之事，子实制之，唯子所利，何必卜？"韦昭注："利，犹便也。"

（3）安：止。《尔雅·释诂》："安，止也。"《战国策·秦策》："贾愿出使四国，必绝其谋而安其兵。"高诱注："安，止。"

（4）利：有利，对……有利。《广雅·释诂四》："爱……利，仁也。"王念孙疏证："爱、利者，《庄子·天地》：'爱人利物谓之仁。'"

【原文】

冬日，数浴沐，手欲寒，足欲温，面欲寒，身欲温⁽¹⁾，卧欲莫（暮）起，卧信（伸）必有跖（正）⁽²⁾也。入宫从昏到夜少半⁽³⁾止之，益之伤气。

【校注】

（1）手欲寒，足欲温，面欲寒，身欲温：此句是阐述人在冬季的生理特征及养生之道。张家山汉简《脉书》中亦云："气者，利下而害上，从暖而去清，故圣人寒头而暖足。"《难经·四十七难》："人头者，诸阳之会也。诸阴脉者皆至颈、胸中而还，独诸阳脉皆上至头耳，故令面耐寒也。"

（2）卧信必有跖：睡眠与站立必须符合法则。信，读为伸；伸直，伸展。跖，读为正；常法。《管子·八观》："江海虽广，池泽虽博，鱼鳖虽多，罔罟必有正。"

（3）夜少半：夜半前一个时辰。

【按语】

上述文字论述了四季养生之道，主要强调四季作息以及房事时间安排。

【原文】

·举胻交股⁽¹⁾，更⁽²⁾上更下卅，曰交股。·信（伸）胻诎（屈）指卅⁽³⁾，曰尺污⁽⁴⁾。

【校注】

（1）举胻交股：举起小腿，然后交叉两腿。胻，指小腿。《广雅·释亲》："胻，胫也。"股，大腿自胯至膝盖部分。

（2）更：交替。《类篇·餐部》："更，迭也。"《汉书·万石卫直周张传》："九卿更进用事。"颜师古注："更，互也。"

（3）信胻诎指卅：伸小腿弯曲脚趾 30 次。诎，《博雅》："诎，曲也，折也。"指，本义为手指，此处借为足趾。《史记·高祖本纪》："汉王伤匈，乃扪足曰：'虏中吾指。'"

（4）尺污：尺蠖蛾之幼虫，软体而身细长，生长在树上，行动时身体一屈一伸地前进。污，读作"蠖"。此谓屈伸如尺蠖行走状。

【原文】

·以足靡（摩）⁽¹⁾胻，阴阳⁽²⁾各卅而更。　·正信（伸）两足卅，曰引阳筋。

【校注】

（1）靡：读为摩。按、擦的按摩动作。

（2）阴阳：指胻的前、后面。一说指小腿内外侧。

【原文】

·摩（摩）足跗⁽¹⁾各卅而更。

【校注】

（1）摩足跗：指摩擦脚心和脚背部位的动作。足是指脚心部位。跗，脚背。《玉篇·足部》："跗，足上也。"摩，摩的异体字。

【原文】

·穷视⁽¹⁾者，反昔（错）⁽²⁾手北（背）而佛（俛）⁽³⁾，后雇（顾）踵（躅）。　·则（侧）比⁽⁴⁾者，反昔（错）手北（背）而卑⁽⁵⁾，椫（探）⁽⁶⁾肩。

【校注】

（1）穷视：极力向远处看。穷，极端，到达极点。《荀子·富国》："纵欲而不穷，则民心奋而不可说也。"杨倞注:"穷,极也。"

（2）昔:读为错。相互交错。

（3）佝:俯的异体字。屈身,低头。《玉篇·人部》:"俯,谓下首也。"

（4）则比:亦作"厕比",见第九九简。

（5）卑:读为頓。头倾斜。《说文·页部》:"頓,倾首也。"段玉裁注:"玄应引《仓颉篇》云:'头不正也。'"

（6）椋:"探"字。

【原文】

·凫沃(1)者,反昔（错）手北（背）而挥(2)头。　·旋(3)信（伸）者,昔（错）手,抍(4)而后挥。

【校注】

（1）凫沃:即凫浴,如凫之浴。道家导引养生术式。《淮南子·精神训》:"是故真人之所游,若吹呴呼吸,吐故纳新,熊经鸟伸,凫浴猿躩,鸱视虎顾,是养形之人也,不以滑心。"凫,即野鸭。《礼记·曲礼下》:"庶人之挚匹。"孔疏:"野鸭曰凫,家鸭曰骛。"浴,《说文·水部》:"浴,洒身也。""凫浴"即模仿野鸭洗澡。"沃"也有"洗"义。《文选·王融〈永明十一年策秀才文〉》"以沃朕心"李周翰注:"沃,犹洗也。"

（2）挥:转动。《广雅·释诂》:"挥,动也。"

（3）旋:转动。《说文·㚇部》:"旋,周旋。"

（4）抍:举手。《说文·手部》:"抍,举手也。"

【原文】

·枭栗(1)者,反昔（错）手北（背）而宿（缩）颈亜头(2)。　·折阴(3)者,前一足,昔（错）手,佝（俛）而反钩之。

【校注】

（1）枭:即鸱鸮,俗称猫头鹰。　栗:竦缩。《汉书·杨恽传》:"众毁所归,不寒而栗。"颜师古注:"栗,竦缩也",与下云"缩颈亜头"合。

（2）宿颈亜头:缩颈埋头。亜,读作"湮";埋没。《说文·水部》:"湮,没也。"

（3）折阴:此术式为活动腹部。《素问·金匮真言论》:"背为阳,腹为阴。"此术式亦见于马王堆汉墓帛书《导引图》,作两臂一垂一举、双脚一前一后状,与本处略同。

【按语】

上述文字记载了一些导引术式,常常是一支竹简记载两种导引术,而导引术名称有在开头的,也有在结尾的。个别导引术和其他出土文献、传世文献有密切联系。

【原文】

·治身欲与天地相求,犹橐籥也,虚而不屈(1),勤（动）而俞（愈）出(2)。闭玄府(3),启缪门(4),阖五臧（脏）,达(5)九窍(6),利(7)启阖奏（腠）理,此利身之道也。燥则娄（数）虖（呼）娄（数）卧,湿则娄（数）炊（吹）毋卧实阴,暑则精娄（数）昫（呴）,寒则劳(8)身,此与燥湿寒暑相应之道也。

【校注】

（1）屈:马王堆汉墓帛书《老子》甲乙本均作"淈",北京大学藏西汉竹简《老子》作"屈"。"淈"与"屈"通,有竭、尽义。清代朱骏声《说文通训定声·履部》:"淈,段借为屈。"《荀子·宥坐》:"其洸洸乎不淈尽,似道。"杨倞注:"淈读为屈,竭也。"《逸周书·五权解》:"极赏则淈,淈得不食。"孔晁注:"淈与屈同。"

（2）治身……俞出:《老子》:"天地之间,其犹橐籥乎? 虚而不屈,动而愈出。"橐,鼓风的排橐,其内部空虚而不屈曲,当其运动越快时,鼓出的风也越多。《道德真经注》王弼曰:"橐,排橐也。籥,乐籥也。"

（3）玄府:气门,即汗孔。《素问·生气通天论》:"故阳气者,一日而主外,平旦人气生,日中而阳气隆,日西而阳气已虚,气门乃闭。"张介宾注:"气门,谓玄府也。所以发泄经脉营卫之气,故谓之气门也。"《素问·水热穴论》:"所谓玄府者,汗空也。"王冰注:"汗液色玄,从空而出,以汗聚于里,故谓之玄府。府,聚也。"

（4）缪门:命门,指下丹田。

（5）达:通。

（6）九窍:耳、目、鼻、口和前阴、后阴。《周礼·天官冢宰·疾医》:"两之以九窍之变。"注:"阳窍七,阴窍二。"阳窍七,指眼、耳、鼻、口;阴窍二,指大、小便处。

（7）利:整理小组释为"利",但从字形上看当释为"和"。可参。

（8）劳:活动。《国语·越语下》:"劳而不矜其功。"韦昭注:"劳,动而不已也。"《吕氏春秋·孟春纪·重己》:"昔先圣王之为苑囿园池也,足以观望劳形而已矣。"李宝洤注:"古人以劳形为养生,故华佗语吴普曰:'人体欲得劳动,但不得使极耳。动摇则谷气得销,血脉流通,病不能生,譬犹户枢终不朽也。'注未明。"

【按语】

虽然汉简《引书》出土30余年,但对本书的有些导引术名称和功效研究仍然有待进一步深入。本节在吸收学术界研究的基础上,选择争议相对较小的内容加以消化吸收。从本书来看,它的部分内容应该是传世文献的源头,如本书第一部分"彭祖之道"论述四季养生的内容就和《素问·四气调神大论》的开头内容相似。本书用导引术防病治病的思想,下启华佗"五禽戏"和巢元方的《诸病源候论》各病候下所引的导引术。它与同时代帛书《导引图》的不同之处在于,《导引图》是导引术的图解,而《引书》是详细的文字解说,有些导引术名称还互见,如熊经、折阴等。

三、养生思想述评

《引书》是继马王堆汉墓帛书《导引图》出土后又一个重要发现。《导引图》残缺过甚,有图无说,而《引书》保留完整,有书名,字迹清楚,弥补了帛书的不足。和帛书《导引图》一样,竹简《引书》同样是有关导引养生的最古老的文献之一,其在养生学上的价值仍然值得研究。

（一）四季养生之道

《引书》开头就以先秦时期长寿人物彭祖的名称命名了四季养生之道,其养生思想可概括过以下几点:作息随时令调节,春天阳气生发,夏天阳气隆盛,秋天阳气收敛,冬天阳气闭藏,人体要与四季阴阳变化相适应;养成良好卫生习惯,早起之后要洗手洗脸,漱口,洁齿,还要沐浴,清除身体污垢,这样有利于身体健康;饮食要视身体需要,早起以后要饮水一杯,夏天多吃菜,冬天饮食要根据身体需要而定;还要适量运动,早起要散步,伸展腰肢;房事要适度,要顺天时,不能纵欲,否则伤气。

（二）生病防病之说

《引书》归纳了人体生病的三个原因:一是起居不能与寒暑变化相适应,二是饮食劳倦失于调养,三是情志没有节制。《引书》认为精气是人体生命的根本,关系着人的健康。人若长寿必须爱护并善于调节自己的精气。《引书》强调可以通过呼吸吐纳、活动肢体来达到爱气、节气的目的。呼吸吐纳可以与天地精气相通,活动肢体,以适应自然环境,可达到长寿目的。

（三）强身导引之术

《引书》记载了约57个既健身又祛病的导引术。导引术术式名称的命名,既有以动作要点命名的,也有以动物名称命名的。部分名称还见于其他文献,如《庄子》《淮南子》和马王堆帛书《导引图》等。有的单个术式可以预防和治疗某种疾病,也有的是各种导引术组合加上若干动作才能治疗某种疾病。

四、拓展阅读

春三月,此谓发陈,天地俱生,万物以荣,夜卧早起,广步于庭,被发缓形,以使志生,生而勿杀,予而勿夺,赏而勿罚,此春气之应,养生之道也。逆之则伤肝,夏为寒变,奉长者少。

夏三月,此谓蕃秀,天地气交,万物华实,夜卧早起,无厌于日,使志无怒,使华英成秀,使气得泄,若所爱在外,此夏气之应,养长之道也。逆之则伤心,秋为痎疟,奉收者少,冬至重病。

秋三月,此谓容平,天气以急,地气以明,早卧早起,与鸡俱兴,使志安宁,以缓秋刑,收敛神气,使秋气平,无外其志,使肺气清,此秋气之应,养收之道也。逆之则伤肺,冬为飧泄,奉藏者少。

冬三月,此谓闭藏,水冰地坼,无扰乎阳,早卧晚起,必待日光,使志若伏若匿,若有私意,若已有得,去寒就温,无泄皮肤,使气亟夺,此冬气之应,养藏之道也。逆之则伤肾,春为痿厥,奉生者少。(《素问·四气调神大论》节选)

复习思考题

尝试将《引书》中部分导引术和传世文献有关内容进行比较。

第三节 《黄帝内经》选读

一、名著导读

《黄帝内经》是中国现存医学文献中最早的一部典籍,由《素问》《灵枢》两部分组成,各9卷81篇,共计162篇,是中国传统医学四大经典之首。《内经》的成书年代有三种观点,分别是先秦时期、战国时期、西汉时期,其中比较公认的观点应该是西汉中后期,即公元前99年至前26年之间。本书对人体的生理、病理、诊断、治疗以及养生进行了比较全面系统的论述,构建了中医学理论体系的框架,是中国影响极大的一部医学著作。历代医家非常推崇《内经》,尊之为"医家之宗",是学习中医学的必读之书。

《内经》中的养生思想,主要体现在《素问·上古天真论》《素问·四气调神大论》《素问·生气通天论》《素问·阴阳应象大论》《灵枢·本神》《灵枢·师传》《灵枢·天年》等篇章。《素问·上古天真论》道出了外避邪气、内养精神的养生原则,并指出养生不仅可以预防疾病，而且是延年益寿的有效措施。《素问·四气调神大论》指出在一年四季中适应气候变化的摄生法则，此乃养生方法的关键；提出"春夏养阳，秋冬养阴"的养生原则，阐明违反四时气候的变化规律是导致疾病发生的因素，从而进一步指出预防思想的重要性。《素问·生气通天论》论述了人体阴阳之气与自然界息息相通的道理和意义，指出应顺应四时与昼夜阴阳消长变化规律，若违逆四时阴阳的变化，可破坏人体阴阳平衡，将损害当令之脏而发病。《素问·阴阳应象大论》主要采用取象比类的方法阐明阴阳的概念、变化规律及其在医学上的运用，并指出人之阴阳和天地四时之阴阳息息相通，无论养生、治病，皆法于阴阳。《灵枢·本神》重视精神调摄在防病中的能动性，指出七情内伤的病机，并推论了五脏虚实也可影响情志的变化，提出摄生本神的六项原则。《灵枢·师传》主要讨论通过病人的恶欲来判定疾病的性质，从中推断病机和正确得宜的医疗方法，并通过观察外部形态来测知内部脏腑盛衰常变的一般规律，且医者要加强对病者的说服工作，以达到正确的诊断和治疗效果。《灵枢·天年》论述了人体生命的生长壮老已，有其客观规律，以十岁为一阶段，由于每一阶段脏腑气血盛衰的不同，从而有不同的生理特点。寿命与先天禀赋有密切关系，后天调养是否得当，对人的寿命起着重要影响。

《内经》是古代众多医学家、哲学家集体智慧的结晶。时至今日，《内经》所揭示的生命活动规律及其思维方式，对当代以及未来生命科学的研究和发展也有一定的启示。通过学习养生相关篇章，探索和研究与人体生命有关的基本规律，对建立中医学独特的养生学体系，指导人们掌握和运用正确的养生原则和方法，具有重要的参考价值和实践意义。

二、原文赏析

《素问·上古天真论》节选

【原文】

夫上古圣人[1]之教下也，皆谓之虚邪贼风[2]，避之有时，恬惔虚无[3]，真气从之，精神内守，病安从来。是以志闲而少欲[4]，心安而不惧，形劳而不倦，气从以顺，各从其欲，皆得所愿。故美其食[5]，任其服[6]，乐其俗，高下不相慕，其民故曰朴。是以嗜欲不能劳其目[7]，淫邪不能惑其心，愚智贤不肖不惧于物[8]，故合于道。所以能年皆度百岁而动作不衰者，以其德全不危[9]也。

【校注】

（1）圣人：智慧超常之人，此指精通养生之道的人。

（2）虚邪贼风：泛指一切外来致病因素。高士宗："凡四时不正之气，皆谓之虚邪贼风。"

（3）恬惔虚无：指思想安静，没有杂念。　恬，安静。　惔，澹泊。　虚无，无任何杂念。

（4）志闲而少欲：指节制情志，减少奢欲。

（5）美其食：美，甘美。食不择其精粗，吃何食物都觉得甘美。

（6）任其服：任，随便。服，服饰。衣不择其美恶，穿何衣都感到满足。

（7）嗜欲不能劳其目：嗜好欲望不能引起其注意。

（8）不惧于物：不因外物而动心。

91

（9）德全不危：掌握了养生之道并赋予行动，就不会受到早衰的危害。德，道也。全，具备、掌握之义。马莳："盖修道而有得于心，则德全矣。危者，即动作之衰也。"

【按语】

上古，远古。天真，此指远古之人纯真质朴的自然属性。本篇主旨是倡导人们应返朴归真，复返自然，以摒除由社会因素而导致的各种疾病，复保天真以防病延年。

本篇提出了养生的两个基本原则：一是顺应四时，外避邪气，即对外要效法天地阴阳，顺应四时变化，避免外邪的侵袭，即"虚邪贼风，避之有时"；二是调养精神，保养正气，即对内要调养精神情志，避免精神刺激和过度的情志变化，生活起居有规律，才能保持真气充盛，抵御外邪，最终做到"恬惔虚无"。

本篇提出养生的具体方法主要有以下五个方面：一是法于阴阳，就是要掌握自然界阴阳消长变化规律和特点，并遵循这一规律，主动去适应四时自然气候和外界环境的变化，调养身心，养正以避邪，减少疾病的发生；二是和于术数，即施行合宜的养生术，首先要顺四时调形体，保精养神，其次可运用一些特殊的养生保健方法，如导引、吐纳、咽津等调神健身的方法；三是食饮有节，包括五味和调、忌偏嗜、适寒温、节饥饱等几个方面；四是起居有常，生活作息、工作要有规律，以怡养神气；五是不妄作劳，即避免劳力、劳心、房劳等方面的太过，劳逸结合，保养形气。如此，才能形神协调，尽终其天年。

　养生实例

李时珍特别推崇食粥养生，曾言"世间第一补人之物，乃粥也""日食二合米，胜似参芪一大包"。可见食粥养生对人的重要，从现代许多长寿老人的经验中也能验证李时珍的食粥使人延年的理论。

蒲松龄认为"恒老而知逸""以老为福，以逸为祸也"。他十分注重运动保健，每天闻鸡起舞，到松柏林中呼吸新鲜空气，先练一遍"五禽戏"；再分开马步，半抬双臂，瞑目静站，练一会儿静功；最后，把"蛙鸣石"举上几十下，每每感到周身汗津津才结束。

　小贴士

临床上，若患病之人也能遵循上述原则和方法施行，则有利于培护体内正气，增强抗病能力，加速疾病的康复，其效果优于单纯服药治疗。

《素问·四气调神大论》节选

【原文】

夫四时阴阳者，万物之根本也。所以圣人春夏养阳，秋冬养阴[1]，以从其根，故与万物沉浮于生长之门[2]。逆其根，则伐其本，坏其真[3]矣。

【校注】

（1）春夏养阳，秋冬养阴：春夏顺从生长之气蓄养阳气，秋冬顺从收藏之气蓄养阴气。即春养生,夏养长,秋养收,冬养藏。

（2）与万物沉浮于生长之门:意为人同自然万物一样,在生长收藏的生命过程中运动发展。沉浮,犹言降生,意为运动。门,门径,道路。

（3）真:真元之气。

《素问·生气通天论》节选

【原文】

黄帝曰:夫自古通天[1]者,生之本,本于阴阳。天地之间,六合之内[2],其气九州[3]、九窍、五脏、十二节,皆通乎天气。其生五,其气三[4]。数犯此者,则邪气伤人,此寿命之本也。

苍天之气,清静则志意治,顺之则阳气固,虽有贼邪,弗能害也,此因时之序。故圣人传精神,服天气,而通神明。失之则内闭九窍,外壅肌肉,卫气散解,此谓自伤,气之削也。

【校注】

（1）通天:人体阴阳之气与自然界阴阳之气息息相通并保持和谐统一。

（2）六合之内:六合,即东西南北四方及上下。六合之内,代指天地之间,泛指自然界。

（3）九州:古代把中国地区分为冀、豫、雍、扬、兖、徐、梁、青、荆九个区域,简称九州。俞樾《内经辨言》谓:"九州即九窍……古谓窍为州。"

（4）其生五,其气三:其,指阴阳。其生五,指阴阳二气衍生木、火、土、金、水五行。其气三,指阴阳二气各分为三,即三阴三阳之气。也有说,此文指的是五运六气,"三"是"六"的错讹字。

《灵枢·本神》节选

【原文】

故智者之养生也,必顺四时而适寒暑,和喜怒而安居处,节阴阳而调刚柔[1],如是,则僻邪[2]不至,长生久视[3]。

【校注】

（1）节阴阳而调刚柔:即调节阴阳,使之刚柔相济。阴阳,指男女;刚柔,代指阴阳。

（2）僻邪:僻,即邪。僻邪,同义复词,指邪气。

（3）长生久视:健康长寿。视,活的意思。

【按语】

四气,指春夏秋冬四时之气候。调,调摄、调理之义。神,神明,指精气意志。《四气调神大论》文中以"四时阴阳者,万物之根本"为理论依据,提出了"春夏养阳,秋冬养阴"的养生原则。春夏阳气生长,养生应助养阳气;秋冬阳气收藏,养生应蓄养阴精。此理论原则,强调了人与自然界的四时阴阳保持协调统一的重要性,人们应顺其自然而养生,从而达到养生防病的目的。

通天,意为人与天地自然息息相通。《生气通天论》提出生命本源于自然界阴阳二气,养生必须顺应自然,做到"传精神,服天气,而通神明"。反之,若违背了"四时之序",就会损伤人体正气,致阴阳失调,阳气不固,抵抗力减弱,即"生气"削弱,易受邪气侵袭,而发生"内闭九窍,外壅肌肉"等多种病变。这种顺应四时阴阳变化规律,

笔记

主动调养身体的思想,也是《内经》养生防病的一贯主张。

《灵枢·本神》重视精神调摄在防病中的能动性,提出摄生本神的若干项原则:一是顺四时阴阳以摄纳生气;二是适寒暑以保肺气;三是和喜怒以保心神;四是安居处以保脾胃;五是节阴阳以保肝肾;六是调刚柔(营卫)以保气血。其目的就在于通过各项养神保精、积精存神的措施,使精神内守,五脏元真通畅。

"春夏养阳,秋冬养阴"作为养生的原则,是综合前文中春养生气、夏养长气、秋养收气、冬养藏气得出的结论。对于这一养生原则,后世医家多有发挥,主要观点有四:

(1)马莳、高世栻等认为春夏顺其生长之气即养阳,秋冬顺其收藏之气即养阴。

(2)王冰认为养即制也。春夏阳盛,故宜食寒凉以制其亢阳;秋冬阴盛,故宜食温热以制其盛阴。

(3)张介宾认为阳为阴之根,养春夏之阳是为了养秋冬之阴;阴为阳之基,养秋冬之阴是为了养春夏之阳。

(4)张志聪认为春夏阳盛于外而虚于内,故当养其内虚之阳;秋冬阴盛于外而虚于内,故当养其内虚之阴。

上述各说,均从不同角度阐发了原文精神,扩大了养生防病的应用范围。近人据此进一步提出许多新观点,如春夏温补阳气、秋冬滋养阴液说,春夏调理心肝、秋冬调理肺肾说,以及冬病夏治、夏病冬治说等。后世所论均为养阳养阴的具体方法,而"春夏养阳,秋冬养阴"是养生的原则,内涵甚广,当从衣、食、住、行、精神、意志等方面,因人、因时、因地制宜,不可拘泥一法。

 养生实例

明代李时珍在《本草纲目·四时用药例》中提出了顺应四时的用药方法:"故春月宜加辛温之药,薄荷、荆芥之类,以顺春升之气;夏月宜加辛热之药,香薷、生姜之类,以顺夏浮之气……秋月宜加酸温之药,芍药、乌梅之类,以顺秋降之气;冬月宜加苦寒之药,黄芩、知母之类,以顺冬沉之气;所谓顺时气而养天和也。"

例如临床广泛运用的三伏天敷贴即是在"冬病夏治"理论指导下的具体应用。三伏天人体气血旺盛、腠理开泄,此时敷贴,药力更易直达脏腑,达到激发正气的目的。此方法目前成为广大人民群众喜爱并乐于接受的有效治疗和预防疾病的方法。

 小贴士

春夏之季,气候由寒转暖,由暖转热,一方面,应该适当晚睡早起,增加室外活动的时间,进食大葱、生姜、豆芽、秧苗尖等舒展阳气的食品,夏季不恣意贪凉饮冷,避免人体阳气过分消耗。另一方面,在酷暑炎热之时,应阴居避暑热,保护阴津,防过汗伤液;增加饮水,多吃滋阴生津的蔬菜瓜果,为阳气的生长提供源源不断的物质基础。

秋冬之季,气候由热转凉,由凉转寒,一方面,应以食物来填补阴精,使阴精积蓄,培补肾元。另一方面,更应固护阳气。起居上应早睡,与日出同起,防寒保暖,适当减少户外活动,保护削减的阳气。同时增加羊肉、韭菜、干姜、肉桂等温阳食品。心态上应恬惔虚无,精神内守,以求阳与阴配,阴阳平衡。

《素问·生气通天论》节选

【原文】

故阳气者,一日而主外[(1)],平旦人气生,日中而阳气隆,日西而阳气已虚,气门[(2)]乃闭。是故暮而收拒,无扰筋骨,无见雾露,反此三时[(3)],形乃困薄[(4)]。

【校注】

(1) 一日而主外:张介宾曰:"昼则阳气在外也。"一日,指白天。

(2) 气门:此指汗孔。

(3) 三时:指平旦、日中、日西三个时段。

(4) 形乃困薄:形体困顿而衰薄。

【按语】

本节论述了顺应昼夜阴阳消长变化规律的养生方法,即顺应昼夜阳气生发、隆盛、虚衰的变化规律,调节起居活动,保护人体阳气,免受外邪侵袭,防止疾病发生。此外,还应结合顺应四时养生之法,即顺应四时春生、夏长、秋收、冬藏的气候变化,遵循"春夏养阳,秋冬养阴"的养生原理,调摄人的形体活动、饮食起居和精神神志。

四时阴阳的变化,只能顺应,不能违逆。违逆四时阴阳的变化,就会破坏人体阴阳平衡,不仅损害相应的当令之脏而发病,还可导致下一季节的主时之脏受损。肝属木主春,故违逆春天之气,则少阳之令不能生发,肝气内郁而发病,至夏则发生阳气虚衰的寒性病变;心属火主夏,故违逆夏天之气,则太阳之令不生长,心气内虚而发病,至秋则发生寒热交争的疟疾;肺属金主秋,故违逆秋天之气,则少阴之令不收敛,阳盛生热,灼伤肺金,肺失清肃,而发咳喘满闷之疾,至冬则发生肾阳亏虚,不能温煦脾土的虚寒泄泻;肾属水主冬,故违逆冬天之气,则太阴之令不潜藏,肾气受损,封藏失职而发病,至春则导致肝不养筋的痿病及阳虚之四肢逆冷等。这不仅是《素问·上古天真论》中"法于阴阳"思想的反证,而且体现了"不治已病治未病"的预防医学思想。

《素问·生气通天论》节选

【原文】

是故谨和五味[(1)],骨正筋柔,气血以流,腠理以密,如是则骨气以精[(2)],谨道如法,长有天命。

【校注】

(1) 谨和五味:谨慎地调和饮食五味。

(2) 骨气以精:指骨、筋、气、血、腠理均得滋养而强壮不衰。骨气,代指骨、筋、气、血、腠理等。精,强壮。

《灵枢·师传》节选

【原文】

黄帝曰：便其相逆者奈何⁽¹⁾？

岐伯曰：便此者，食饮衣服，亦欲适寒温，寒无凄怆⁽²⁾，暑无出汗。食饮者，热无灼灼，寒无沧沧。寒温中适，故气将持。乃不致邪僻⁽³⁾也。

【校注】

（1）便其相逆者奈何：杨上善曰："谓适于口则害于身，违其心而利于体者奈何。"又，张介宾曰："谓于不可顺之中，而复有不得不委曲以便其情者也。"二者互参。

（2）凄怆：亦作凄沧，言寒冷甚。

（3）不致邪僻：谓不生病灾。致，招致。邪僻：泛指邪气。

【按语】

《内经》在饮食调节方面主张以下几点：一是要"谨和五味"，要求各种食物合理搭配，骨肉果菜五味调和，无令有偏，使气味匀平和谐，满足人体精气化生的需要。忌五味偏嗜、肥甘厚味偏嗜及以酒为浆等。二是调适寒温，切勿过寒过热，做到"热无灼灼，寒无沧沧"。三是饮食以时，按照人体的生理节律及四季气候特点，选择适宜的食物并按时进食。还要控制食量的饥饱中适、讲究食法的美其食等。总之，要以食饮有节、谨和五味为原则。

《素问·阴阳应象大论》节选

【原文】

能知七损八益⁽¹⁾，则二者可调，不知用此，则早衰之节⁽²⁾也。

【校注】

（1）七损八益：古代房中养生术。七损，房事中损伤人体精气的七种情况。八益，房事中有益于人体精气的八种方法。

（2）早衰之节：早衰的征信。节，征信。

《灵枢·天年》节选

【原文】

黄帝曰：人之寿夭各不同，或夭寿，或卒死，或病久，愿闻其道。

岐伯曰：五脏坚固，血脉和调，肌肉解利⁽¹⁾，皮肤致密，营卫之行，不失其常，呼吸微徐，气以度行⁽²⁾，六腑化谷，津液布扬，各如其常，故能长久。

黄帝曰：人之寿百岁而死，何以致之？

岐伯曰：使道⁽³⁾隧以长，基墙高以方⁽⁴⁾，通调营卫⁽⁵⁾，三部三里起⁽⁶⁾，骨高肉满，百岁乃得终。

黄帝曰：其气之盛衰，以至其死，可得闻乎？

岐伯曰：人生十岁，五脏始定，血气已通，其气在下⁽⁷⁾，故好走；二十岁，血气始盛，肌肉方长，故好趋；三十岁，五脏大定，肌肉坚固，血脉盛满，故好步;四十岁,五脏六腑十二经脉,皆大盛以平定,腠理始疏,荣华颓落,发颇斑白,平盛不摇,故好坐;五十岁,肝气始衰,肝叶始薄,胆汁始灭,目始不明;六十岁,心气始衰,苦忧悲,血气懈惰,故好卧;七十岁,脾气虚,皮肤枯⁽⁸⁾;八十岁,肺气衰,魄离⁽⁹⁾,故言善误;九十岁,肾气焦⁽¹⁰⁾,四脏经脉空虚;百岁,五脏皆虚,神气皆去,形骸独居而终矣。

黄帝曰:其不能终寿而死者,何如?

岐伯曰:其五脏皆不坚,使道不长,空外以张⁽¹¹⁾,喘息暴疾;又卑基墙⁽¹²⁾,薄脉少血⁽¹³⁾,其肉不石⁽¹⁴⁾,数中风寒,血气虚,脉不通,真邪相攻,乱而相引,故中寿而尽也。

【校注】

(1)肌肉解利:指肌肉分理之间滑润,气血运行通利。解,音 xiè。

(2)气以度行:指气血运行与呼吸次数保持常度。杨上善曰:"呼吸定息,气行六寸,以循度数,日夜百刻。"

(3)使道:马莳曰:"使道者,水沟也。俗云人中。"即人中沟。又,杨上善曰:"使道,谓是鼻空使气之道。"即鼻孔。

(4)基墙高以方:指面部骨骼肌肉方正丰满。

(5)通调营卫:指营卫气血通调,表现为面色红润、光泽有神。

(6)三部三里起:指面部上、中、下三部分,分别以额角、鼻头、下颌为标志,三部骨骼高起,肌肉丰满。里,处,地方。起,高起而不平陷。

(7)其气在下:先天精气藏于肾,自下而升。人生十岁,此气始盛,是生长发育的开端,故云"其气在下"。

(8)皮肤枯:《针灸甲乙经》作"皮肤始枯",下有"故四肢不举"。可参。

(9)魄离:《针灸甲乙经》作"魂魄离散"。可参。

(10)肾气焦:即肾所藏先天精气枯竭。焦,枯竭的意思。

(11)空外以张:指鼻孔外翻。马莳曰:"其鼻孔向外而张,鼻为肺窍,肺气泄矣。"空,同"孔"。

(12)卑基墙:指面部瘦薄,骨肉塌陷。卑,低下。

(13)薄脉少血:即脉小血少,面色枯萎无神。

(14)石:《太素》作"实"。

【按语】

本文认为从先天禀赋可以预测人之寿夭,具体有以下两个方面:一是观察人体生理功能主要是五脏六腑的功能健全与否。人以脏腑为本,五脏六腑功能的强弱是人体寿夭的关键。二是观察头面发育状态。头面部骨肉血脉及五官状态,既是脏腑气血盛衰的外在征象反映,也是禀赋强弱厚薄、先天发育是否良好的标志。《灵枢·五阅五使》云:"五官者,五脏之阅也。"明代张介宾曰:"五脏六腑之精气,皆上升于头,以成七窍之用。"通过观察面部特征,可以测知内脏功能强弱,判断人之寿夭。

人的生命既源于先天之精的化气生神,产生生命活动,也需要后天之精的滋养培育,维持生命活动,进而形成先天生后天,后天养先天的有机配合。因此,先天禀赋是天年寿数的依据和基础,后天调养是天年寿数得以实现的重要条件。若先天禀赋不足,后天调养失当,五脏怯弱,功能不全,易导致真气虚弱,不仅无力抗邪,反而引邪深入,病患深重,损寿夭折。正如清代张志聪所曰:"此言人秉先天之气虚薄,而后天犹可资培,更能无犯贼风虚邪,亦可延年益寿。若秉气虚弱,而又不能调养,兼之数中风寒,以致中道夭而不能尽其天年矣。"

正是由于先后天因素和脏腑精气神在人寿夭的核心作用,《内经》提示养生保健活动应始自胚胎,终至老死;先后天并重,精气神兼养。重视先天养护,有利于优生;重视后天调摄,有利于优育。同时要把握脏腑强弱、真气盛衰在防病抗邪方面的主导地位,实现正气存内,精神内守,尽终天年。

 养生实例

古代医家常以补肾调经法治天癸及冲任失调的疾病。叶天士在《临证指南医案》中指出:河车、苁蓉、杜仲、巴戟、附子入冲脉;龟甲、河车、覆盆子入任脉;鹿茸、黄芪、鹿角胶、羊肾、龟甲、锁阳等入督脉。更有治疗奇经病的专方,如吴鞠通的通补奇经丸、张锡纯的治冲四汤等。

 小贴士

临床报道,用大补阴丸、五子衍宗丸等治疗肝肾亏损,肾阴不足,肾阳虚衰或阴阳两虚所致生殖和性功能障碍,均收到较好疗效。保养肾精,抗衰防老成为保健长寿的要素之一。房事当节,切勿酒醉入房,提倡晚婚晚育,补精培元疗法的应用等补肾方法在中医养生中占有重要位置。

三、养生思想述评

《内经》奠定了养生学理论基础。《内经》认为,养生的目的是为了维护人与自然的和谐、形与神的和谐、脏腑气血阴阳的和谐,最终维护健康,达到延年益寿的目的。养生的内容十分丰富。主要有:顺应自然,效法自然界四时阴阳消长变化来调摄;情志方面要"恬惔虚无""精神内守";饮食方面要"食饮有节""谨和五味";劳作方面要"形劳而不倦",避免"醉以入房,以欲竭其精,以耗散其真";还应积极参加导引按跷等健身活动等。这些养生方法归纳起来可分为养形和养神两大类,其基本原则是形宜动,神应静,动静得宜,则"形与神俱,而尽终其天年"。《内经》总结了先秦时期中医药学丰富的实践经验,以及先秦道家、儒家、杂家的养生思想,集先秦诸子理论及医药学实践之大成,为中医养生学理论体系的形成奠定了基础。现将《内经》的养生理论要点归纳如下:

(一)强调精、气、神的作用

《内经》认为精是构成人体的基本物质。《灵枢·本神》谓:"生之来谓之精,两精相搏谓之神。"气是不断运动着的充养人体的精微物质,是维持生命活动的动力和功能。正如《灵枢·决气》所言:"上焦开发,宣五谷味,熏肤、充身、泽毛,若雾露之溉,是谓气。" 神为生命活动现象的总称,是精神、意识、知觉、运动等一切生命活动的集中表现。正如《素问·移精变气论》所说的 "得神者昌,失神者亡"。《内经》在强调精、气、神的基础上,提出了比较完整的生命学说理论,奠定了中医养生学的理论基础。

（二）天人相应,顺应自然

《内经》把人与自然界看成一个整体,自然界的种种变化,都会影响人体的生命活动,即天有所变,人有所应。因而,强调要适应自然变化,避免外邪侵袭。如《灵枢·本神》指出要 "顺四时而适寒暑",《素问·四气调神大论》则提出了 "春夏养阳,秋冬养阴" 的四时顺养原则。《素问·上古天真论》又明确指出 "虚邪贼风,避之有时",从而开辟了中医防病养生的先河。

（三）提出 "治未病" 理念

《素问·四气调神大论》中首次提出治未病的理念,即 "是故圣人不治已病治未病……" 这种思想不仅是医学活动的至高境界,也是中医养生的理论精华。治未病主要包括未病先防和已病防变两方面,其中前者更接近养生的真谛。这种未雨绸缪、防患于未然的预防思想对后世养生产生了深远的影响。

（四）对生命起源的认识,对生命规律的阐述

《内经》认为生命与自然界息息相关,自然界的阴阳精气是生命之源。如《素问·宝命全形论》指出:"天地合气,命之曰人。" 这种认识是符合实际的。《内经》对人体生、长、壮、老、已的生命规律有精妙的观察和科学的概括,不仅注意到年龄阶段的变化,也注意到了性别上的生理差异。如《素问·上古天真论》中男子八岁为一生理阶段、女子七岁为一生理阶段的生理阶段递变规律,《灵枢·天年》以十岁为一阶段的递变规律,分别详细阐述了人的生理变化特点。

（五）对寿夭论和衰老论的认识

《内经》在对人体生长、发育、衰老过程及其机制深刻认识的基础上,分别提出了 "寿夭论" 和 "衰老论" 的学术思想,为养生保健提供了人体自身特点方面的理论依据。《内经》所论寿夭论和衰老论,虽未直言养生,但详细论述了衰老的变化过程及衰老表现,并指出 "食饮有节,起居有常,不妄作劳",可以 "形与神俱,而尽终其天年,度百岁乃去",初步建立了抗老防衰及老年病防治的理论基础。

（六）明确提出养生原则和方法

《内经》不仅提出了许多重要的养生原则和行之有效的养生方法（如调和阴阳、濡养脏腑、疏通气血、形神兼养、顺应自然等原则,以及调情志、慎起居、适寒温、和五味、节房事、导引按蹻、针灸等方法）,而且特别强调 "治未病" 这一预防为主的原则,将养生和预防疾病密切结合在一起,这一点具有极其重要的意义。

《内经》奠定了中医养生的理论基础,初步建构了中医养生理论体系的雏形,又经后世医家的发展和补充,逐渐走向完善。从秦汉至隋唐,是我国封建社会的前期发展阶段,也是佛家、道家养生文化的兴盛时期,出现了炼丹术、神仙术、服石法、房中术等诸多养生法。《内经》养生思想高度重视人与自然、社会的协调,将人与生存环境的和谐、人体身心的和谐,视为健康的基本标准,具有很强的科学性和生命力。其养生文化不仅促进了历史上华夏民族的繁衍生息,而且对于今天人类探索生命奥秘,研究人体科学,推动新的科学革命都有积极的意义。

笔记

四、拓展阅读

五劳所伤：久视伤血，久卧伤气，久坐伤肉，久立伤骨，久行伤筋，是谓五劳所伤。（《素问·宣明五气》）

黄帝问于伯高曰：余闻形有缓急，气有盛衰，骨有大小，肉有坚脆，皮有厚薄，其以立寿夭奈何？伯高答曰：形与气相任则寿，不相任则夭。皮与肉相果则寿，不相果则夭。血气经络胜形则寿，不胜形则夭。（《灵枢·寿夭刚柔》）

黄帝曰：何者为神？岐伯曰：血气已和，营卫已通，五脏已成，神气舍心，魂魄毕具，乃成为人。（《灵枢·天年》）

复习思考题

1. 如何理解"春夏养阳，秋冬养阴"？
2. "治未病"有何实践意义？
3. 《黄帝内经》的养生原则和方法主要有哪些？
4. 试述四时阴阳养生的指导思想、法则和具体方法。

第四节　《淮南子》选读

一、名著导读

《淮南子》是西汉皇族淮南王刘安及其门客集体编写而成。刘安（前179—前122），沛郡丰县（今江苏徐州丰县）人，汉朝宗室，汉高祖刘邦之孙，淮南厉王刘长之子，历文、景、武三朝，西汉时期著名的思想家、编辑家和文学家。《淮南子》又名《淮南鸿烈》《刘安子》，是刘安和其门人共同编纂的，原书内篇21卷、中篇8卷、外篇33卷，至今只余内篇存世。关于《淮南子》的成书，东汉高诱指出："天下方术之士，多往归焉，于是遂与苏飞、李尚、左吴、田由、雷被、武被、毛被、晋昌等八人，及诸儒大山小山之徒，共讲论道德，总统仁义，而著此书。"《淮南子》在继承先秦道家思想的基础上，糅合了阴阳、墨、法和一部分儒家思想，一般列为杂家。实际上，本书是以道家思想为指导，吸收诸子百家学说，融会贯通而成，是战国至汉初黄老之学理论体系的代表作。高诱的《淮南子注》与许慎的《淮南鸿烈间诂》并列为《淮南子》最经典的注释。由于完整的许注已经散佚，清代以来许多学者作了相关的辑佚工作，重要的有陶方琦的《淮南许注异同诂》四卷、《淮南说文补诂叙》，孙冯翼的《许慎淮南子注辑本》，易顺鼎的《淮南许注钩沉》，谭献的《淮南许注举正》等。

《淮南子》其旨近《老子》，主张澹泊无为，蹈虚守静。探讨养生、保健的内容，主要体现在《原道训》《俶真训》《精神训》《本经训》《时则训》和《人间训》等篇中。其中《原道训》对何为"道"进行了探究，指出"道"即万事万物发生发展运行的规律，无论是事物发展还是人的活动都应当遵循"道"，顺应规律而为；《俶真训》指出人应顺应自然，无为而治，随时顺势变化，把持本性，做到耳目不被声色诱惑，思想不被外物扰乱，节制自身，避免过度劳碌心志而扰乱自己的精神，避免花费心思追求物质利益，以减少人精神元气的损耗，从而达到修养自身的目的；《精神训》中指出养神是养生的关键,精神动荡、散逸会使人耳不聪、目不明,心性易被迷惑,而人的五脏与气血是人的精华,精神的旺盛依赖于二者运行有常,所以人应当调畅五脏气血的运行,减少欲望,以濡养精神,保持健康;《本经训》则阐述了保养情志对健康的重要性,过用情志则会给身体带来危害,并指出人应当修养自身的德性以达到养生的目的。以上四章内容上下承接,是《淮南子》中有关养生思想的主要章节,对如何保养身体、维护心理健康作出了较为详细的论述,告诉人们养生的关键在于顺应自然规律而为,爱惜自己的精神,节制欲望。建议重点学习《原道训》《俶真训》《精神训》与《本经训》的有关内容,掌握五脏、气血运行和情志变化对人体健康的影响,以及顺应规律、濡养精神、顺应自然、保养情志等养生原则和方法。

二、原文赏析

《淮南子·原道训》节选

【原文】

夫道者,覆天载地,廓四方,柝⁽¹⁾八极⁽²⁾,高不可际,深不可测,包裹天地,禀授无形;原流泉浡⁽³⁾,冲而徐盈;混混滑滑⁽⁴⁾,浊而徐清。故植之而塞于天地,横之而弥于四海,施之无穷而无所朝夕。舒之幎⁽⁵⁾于六合,卷之不盈于一握。约而能张,幽而能明,弱而能强,柔而能刚,横四维而含阴阳,纮⁽⁶⁾宇宙⁽⁷⁾而章三光⁽⁸⁾。甚淖⁽⁹⁾而潖⁽¹⁰⁾,甚纤而微。山以之高,渊以之深,兽以之走,鸟以之飞,日月以之明,星历以之行,麟以之游,凤以之翔。

【校注】

（1）柝（tuò）：本义指巡夜打更用的梆子。古同"拓",开拓。

（2）八极：八方极远之地。高诱注："八极,八方之极也,言其远。"

（3）浡（bó）：兴起、涌出。

（4）滑滑：水急速流动的样子。滑,通"汩"。

（5）幎（mì）：覆盖。

（6）纮（hóng）：纲,提网的总绳。引申为维系,包举。

（7）宇宙：高诱注："四方上下曰宇,古往今来曰宙,以喻天地。"

（8）三光：日、月、星。

（9）淖（nào）：烂泥,泥沼。

（10）潖（gē）：黏稠。

【按语】

《原道训》是《淮南子》的首篇,探讨了"道"的基本特性、作用及其发展变化的一般规律等,提出了"循道""无为""持后""贵柔""守静""重生""养性"等一系列观点,是全书的总纲。文中提出,"道"是包裹宇宙、覆天载地、化生构成天地万物的本原实体,是宇宙万物的终极存在,横贯四方,维系宇宙。无论是山、渊、兽、鸟,还是日月、星历等,它们的运行发展都是道所赋予的,都要遵循道的法则。道既具有空间的无限性,塞于天地,弥于四海,又具有时间的无限性,无所朝夕,蕴含着变化的无限可能性。《妙真经》云："人常失道,非道失人……故养生者,慎勿失道。"人要保持健康,需将养生与循道二者相互联系,相互为用。

《淮南子·原道训》节选

【原文】

形神气志,各居其宜,以随天地之所为。夫形者,生之舍也;气者,生之充也;神者,生之制也。一失位,则三者伤矣。是故圣人使人各处其位,守其职,而不得相干也。故夫形者,非其所安也而处之则废,气不当其所充而用之则泄,神非其所宜而行之则昧。此三者,不可不慎守也。

……

夫精神气志者,静而日充者以壮,躁而日耗者以老。是故圣人将养其神,和弱其气,平夷其形,而与道沉浮俯仰,恬然则纵之,迫则用之。其纵之也若委衣,其用之也若发机。如是,则万物之化无不遇,而百事之变无不应。

【按语】

本篇论述了生命的构成元素——形、气、神三者之间的关系,强调"以神为主""存神养性"。文中认为,三者之间相互依存,各有各的职守,应审慎对待。在三者之中,"神"又是主要的,居于支配地位。如果没有了精神,形体也就如同虚设。精神只有保持安静并时时保养,才能日益充实,人也才能健康;反之,则日益损耗,身体也受到影响。养精神的目的,是为了保持天性,得到"道",最终达到淡泊名利,适应万物变化的境界。

《淮南子·原道训》节选

【原文】

古之人有居岩穴而神不遗(1)者,末世有势为万乘而日忧悲者。由此观之,圣亡(2)乎治人而在于得道,乐亡乎富贵而在于德(3)和。知大己而小天下,则几于道矣。所谓乐者,岂必处京台、章华(4),游云梦、沙丘(5),耳听《九韶》《六莹》(6),口味煎熬芬芳,驰骋夷道,钓射鹔鷞。之谓乐乎?吾所谓乐者,人得其得者也。夫得其得者,不以奢为乐,不以廉为悲,与阴俱闭,与阳俱开。故子夏心战而臞,得道而肥。圣人不以身役物(7),不以欲滑和,是故其为欢不欣欣,其为悲不慀慀(8)。万方百变,消摇(9)而无所定,吾独慷慨(10)遗物,而与道同出。是故有以自得之也,乔木之下,空穴之中,足以适情;无以自得也,虽以天下为家,万民为臣妾,不足以养生也。能至于无乐者,则无不乐;无不乐,则至极乐矣。

【校注】

(1)神不遗:指人的精神矍铄。

(2)亡:通"无"。

(3)德:通"得",得到。

笔记

（4）京台、章华：楚国的两大台观。

（5）云梦：楚地的云梦泽。　沙丘：纣王的台名。

（6）《九韶》：舜时候的乐曲名。　《六莹》：颛顼时候的乐曲名。

（7）役物：受制于物。

（8）惙惙（chuò）：忧愁，心神不定的样子。

（9）消摇：同"逍遥"，自由自在的样子。

（10）慷慨：心胸开阔。

【按语】

何为"快乐"，如何才算快乐？本文认为，真正的快乐来自内心的充实，而非外界的物质享受。声色犬马外在之物，给人的只是短暂的快感，身在其中时，或可得一时之乐，然而一旦停下来，便会怅然若失。要获得真正的快乐，就要内心恬静，不为外物所奴役，不以欲求乱心性，以不乐为至乐。要做到这一点，就需要达到"自得"，即保全自身天性的完美，能与道融为一体。做到了这一点，就不会为外界的任何诱惑迷乱心性，也不会因所处条件的恶劣而怨恨，就会得到长久的快乐。

《淮南子·俶真训》节选

【原文】

静漠恬澹，所以养性也；和愉虚无，所以养德也。外不滑内，则性得其宜；性不动和，则德安其位。养生以经世，抱德以终年，可谓能体道矣。若然者，血脉无郁滞，五脏无蔚气(1)，祸福弗能挠滑(2)，非誉弗能尘垢，故能致其极。

【校注】

（1）蔚气：病色。蔚，通"萎"，病。

（2）挠滑：扰乱。

【按语】

本节提倡调养精神，节制欲望，保持安定良好的心理状态，避免各种危害养神的因素。同时，书中也强调养形，注意采用导引养生之术，养神与养形相结合，劳逸适度，使血脉流通，顺应天地阴阳之道，可以达到保养气血、养生全寿的目标。

《淮南子·精神训》节选

【原文】

夫天地之道至纮(1)以大，尚犹节其章光，爱其神明，人之耳目曷(2)能久熏劳(3)而不息乎？精神何能久驰骋而不既乎？是故血气者，人之华也；而五脏者，人之精也。夫血气能专于五脏而不外越，则胸腹充而嗜欲省矣。胸腹充而嗜欲省，则耳目清、听视达矣。耳目清、听视达，谓之明。五脏能属于心而无乖，则勃志胜而行之不僻矣。勃志胜而行之不僻，则精神盛而气不散矣。精神盛而气不散则理，理则均，均则通，通则神，神则以视无不见，以听无不闻也，以为无不成也。是故忧患不能入也，而邪气不能袭。

【校注】

（1）纮：与宏、泓意近，指宏大。

（2）曷（hé）：怎么，为什么。

（3）熏劳：辛苦劳累。

【按语】

本节原文指出，养神为养生的根本所在，在人体的生命活动中要时时牢记养神。人的气血、五脏为人的精华。气血聚集于五脏内使五脏充盈最终达到精神清明的状态，使得精神能在生命中起到应有的作用。

《淮南子·本经训》节选

【原文】

天爱其精，地爱其平，人爱其情。天之精，日月星辰雷电风雨也；地之平，水火金木土也；人之情，思虑聪明喜怒也。故闭四关[1]，止五遁[2]，则与道沦，是故神明藏于无形，精神反于至真，则目明而不以视，耳聪而不以听，心条达而不以思虑；委而弗为，和而弗矜；冥性命之情，而智故不得杂焉。精泄于目，则其视明；在于耳，则其听聪；留于口，则其言当；集于心，则其虑通。故闭四关则身无患，百节莫苑[3]，莫死莫生，莫虚莫盈，是谓真人。

【校注】

（1）四关：指耳、目、心、口。

（2）五遁：指追求金、木、水、火、土五种淫逸之事。遁，淫逸。

（3）苑：病也。

【按语】

本节提出养生的关键在于调节自己的情志，克制自己的意念，闭四关，止五遁，防止过度安逸和沉迷，保持心身平和安静，这样心态就会放松无所忧虑，周身经络和脏腑气血畅通，就不会导致疾病的发生，长期坚持就可成为真人。《灵枢·本脏》有言："志意者，所以御精神，收魂魄，适寒温，和喜怒者也……志意和则精神专直，魂魄不散，悔怒不起，五脏不受邪矣。"这说明七情和五志在维持身体健康过程中的地位和作用是无可取代的，情志过用则疾病易生。

小贴士

历代医家皆注重情志养生。情志过用易影响气机的升降出入，致使内伤脏腑。如《内经》里所说："余知百病生于气也。怒则气上，喜则气缓，悲则气消，恐则气下，惊则气乱，思则气结。"是以平时要安定心神，保持心情畅达。

课堂互动

历代医家都有哪些情志养生的方法呢？举例说明一二。

三、养生思想述评

作为黄老之学理论体系的承上启下之作,《淮南子》对中医学产生了很大的影响和促进作用,而其中最突出的即是"体道返性""形气神共养""顺时养生""身国同治"等养生思想。这些观点不仅为医家所重视,也构成了道家学说的重要部分,并对后世医学的养生观产生了重大影响。

(一)体道返性

《淮南子》认为养生不仅要体道,同时要重视返性。"道"是《淮南子》中的最高范畴。《原道训》:"道者,一立而万物生矣。"养生最重要的是"体道"。人以"道"为行动指南,就必须要做到"反于清净""终于无为""以恬养性,以漠处神"。在《淮南子》来看,得道并非难事,人的本体情性即与道通。因此重要的是要了解和发扬人的本性,不为外物所惑。"人生而静,天之性也。感后而动,性之害也。物至而神应,知之动也。知与物接,而好憎生焉。好憎成形,而知诱于外,不能反己,而天理灭矣。故达于道者,不以人易天;外与物化,而内不失其情。"随着成长过程中受外界因素的影响,人之道性逐渐异化、变质,所以《淮南子》中提出"反性于初"是十分必要的。恢复人之天性,有利于人本身的健康,更有利于构建和谐社会。

(二)形气神共养

人受天地之气滋养而生,形气神三者合一,共同构成人的生命。《原道训》曰:"夫形者,生之舍也;气者,生之充也;神者,生之制也。一失位,则三者伤矣。"《淮南子》认为形、气、神是人的生命存在的三大要素,三者共同构成一个完整的生命体。其中,形体是生命的居舍,是生命存在的物质载体;气是生命的内在质料,是运行于生命体内的一种无形细微物质,支撑人的生命活动并为之提供活力;神是生命主宰,支配人的生命活动。三者在生命中各有其地位和作用,都应当"宜",必须各安其位,人方能终其天年。养生必须在形、气、神三方面共同调理,使三者达成整体的和谐。

(三)顺时养生

顺时养生是中医养生的重要原则。《淮南子》认为,人与自然具有统一性,"人与天地相参",养生者必须顺应天时,适应气候、季节的变化,因时不同而采取不同的养生方法。《时则训》依据天人合一的理论,根据四时阴阳消长变化规律,提出顺时养生之法。此理论流传至今,并逐渐引起大家的重视。如在夏季选用三伏贴、冬季选用三九贴调理脏腑阴阳,治疗一些慢性疾病,以达到防病保健的效果。

(四)身国同治

《淮南子》在继承道家养生思想的基础上,主张身国同治。在《淮南子》看来,"心者,身之本也;身者,国之本也。"心是身体的根本,而身体则是国家的根本。身治则国治,身乱则国乱。特别对于统治者来说,若不能很好地养生治身,那么国家也很难治理好。《淮南子》认为,养生治身的关键在于自得。"所谓自得者,全其身者也。全其身,则与道为一。"自得就是指保全自身的本然之性。自身的本然之性得以保全,就和道融为一体。《淮南子》特别劝诫统治者要注重养生治身,此是得人心、得天下、成为君主的前提。能够得人心的,一定是从自身体认道性的人。《淮南子》还认为,不仅治身养生与经世治国的方法相合,而且治身养生的过程同时也是经世治国的过程。人们体道返性,端正规范自己的日常行为,形成良好的处世态度,长此以往,社会自然而然得到治理。对于治国者来说,他们心静身治,能为民众树立很好的榜样,那么天下人自然也会归顺服从。

总之,《淮南子》的养生思想一方面继承了先秦道家关注个体生命存在问题的思想传统,体现出强烈的生命关怀,另一方面结合了当时的时代背景,带有汉初黄老道家之特征。《淮南子》养生思想与经验对后世中医学、道家学说产生了重大影响,其中关于形气神关系、顺时养生的论述流传至今并与现代养生理念相结合,对如今的医学发展有着深远的影响。随着人们对《淮南子》养生思想的深入研究,它蕴含的价值会被越来越多的人所认可,对于人们提高生活质量将起到积极作用。

四、拓展阅读

故事有求之于四海之外而不能遇,或守之于形骸之内而不见也。故所求多者所得少,所见大者所知小。夫孔窍者,精神之户牖也;而气志者,五脏之使候也。耳目淫于声色之乐,则五脏摇动而不定矣。五脏摇动而不定,则血气滔荡而不休矣。血气滔荡而不休,则精神驰骋于外而不守矣。精神驰骋于外而不守,则祸福之至虽如丘山,无由识之矣。使耳目精明玄达而无诱慕,气志虚静恬愉而省嗜欲,五脏定宁充盈而不泄,精神内守形骸而不外越,则望于往世之前而视于来事之后,犹未足为也,岂直祸福之间哉!故曰:"其出弥远者,其知弥少。"以言夫精神之不可使外淫也。是故五色乱目,使目不明;五声哗耳,使耳不聪;五味乱口,使口爽伤;趣舍滑心,使性飞扬。此四者,天下之所养性也,然皆人累也。故曰:嗜欲者使人之气越,而好憎者使人之心劳,弗疾去则志气日耗。(《淮南子·精神训》)

复习思考题

1. 情志致病常见有哪些表现?
2. 《原道训》中说"人大怒破阴,大喜坠阳",谈谈你的理解。
3. 《时则训》中强调人与四时相应,主张适应外部时节调节自身活动,对此你有什么体会?
4. 对于情志养生,你有哪些感悟?试述之。

第五节 《春秋繁露》选读

一、名著导读

《春秋繁露》为汉代董仲舒所撰的一本政治哲学著作。董仲舒(前179—前104),著名的哲学家、思想家,西汉新儒学的奠基人。他传承和结合了儒、道两家思想的精华,被班固称为汉代"儒者宗",是儒学思想发展史上里程碑式人物。西汉前期,新的统治政权初步建立,社会百废待兴,主张"无为"的黄老道家学说因此占据着思想上的主流地位。到了汉武帝时期,战乱频繁的诸侯王国割据局面基本结束,生产得到恢复与发展,汉朝封建统治也得到巩固,出现了经济繁荣和政治大一统局面。为了进一步加强中央集权,以董仲舒的《春秋繁露》为标志,中国传统的儒家思想,经过董仲舒的系统改造,成为汉代官方的正统哲学,儒学又重新回到政治视野当中,开拓了中国封建社会"独尊儒术"的思想格局。

《春秋繁露》作为封建统治者实施中央集权以维护专制政权的理论工具,所蕴含的政治思想一直是学者们关注的焦点,从治国到修身,从君王到臣民,众说纷纭,各抒己见。贾公彦在《周礼·春官宗伯·大司乐》中作疏说"前汉董仲舒作《春秋繁露》。繁:多;露:润。为《春秋》作义,润益处多",认为《春秋繁露》是对《春秋》大义的引申和发挥。《春秋繁露》全书17卷82篇,自宋代以降即阙文3篇,实存79篇。本书全面阐述了以阴阳五行、黄老之学为骨架,以天人感应为核心的哲学理论,宣扬"性三品"的人性论、"王道之三纲可求于天"的伦理思想及赤黑白三统循环的历史观。《春秋繁露》的注本很多,中国现存最早的《春秋繁露》版本,是南宋嘉定四年(1211)江右计台刻本,现藏于北京图书馆。其版本有《永乐大典》所载宋本,明代兰雪堂活字本,清代卢文弨抱经堂校刊本。注释本有清代凌曙的《春秋繁露注》和苏舆的《春秋繁露义证》等,以后者注本最为详尽。

多年来,学术界对《春秋繁露》的研究成果较为显著,广泛涉及了文学、文献学、语言学、哲学、历史学、政治学、社会学、医药学等研究领域。本文主要是从中医养生学角度去解读,将《春秋繁露》"天人合一"的理论构建及其具体内容同中医养生相联系,主要节选了《春秋繁露·循天之道》等几篇内容,阐述董仲舒倡导的整体养生观、精神养生观和运动养生观。

二、原文赏析

《春秋繁露·阴阳义》节选

【原文】

天亦有喜怒之气,哀乐之心,与人相副,以类合之,天人一也。春,喜气也,故生;秋,怒气也,故杀;夏,乐气也,故养;冬,哀气也,故藏。四者,天人同有之。有其理而一用之,与天同者大治,与天异者大乱。故为人主之道,莫明于在身之与天同者而用之,使喜怒必当义而出,如寒暑之必当其时乃发也,使德之厚于刑也,如阳之多于阴也。

【按语】

天人合一,天人感应,自然界四时气候的变化对于人的生活产生了多方面的影响,尤其是健康受气候的影响更为突出。如春温、夏热、秋凉、冬寒,四时之气均有一定的限度,既不能太过,又不能不及,人体顺应此变化则健康无病。

《春秋繁露·身之养重于义》节选

【原文】

天之生人也,使人生义与利。利以养其体,义以养其心。心不得义不能乐,体不得利不能安。义者心之养也,利者体之养也。体莫贵于心,故养莫重于义,义之养生人大于利。

【按语】

本章节教导大众如何处理自身内在的矛盾。董仲舒把这种矛盾称做"义"与

"利"的矛盾，并指出两者虽都有存在意义，但生活中还是应该有所倚重，需要将其中一面置于主要位置。董仲舒给出了这样的选择建议："体莫贵于心，故养莫重于义。"同时，这也代表了道德修养与形体健康的关系。中医学认为道德修养与脏腑阴阳协调具有内在联系，阴阳和谐的基础是德行高尚，德行高尚之人能得以长寿，在于仁义能使人身心安详舒泰，阴阳之气平秘调和。

《春秋繁露·循天之道》节选

【原文】

故仁人之所以多寿者，外无贪而内清净，心和平而不失中正，取天地之美，以养其身，是其且多且治。鹤之所以寿者，无宛气于中，是故食冰。猿之所以寿者，好引其末，是故气四越。天气常下施于地，是故道者亦引气于足；天之气常动而不滞，是故道者亦不宛气。苟不治，虽满不虚，是故君子养而和之，节而法之，去其群泰，取其众和。高台多阳，广室多阴，远天地之和也，故圣人弗为，适中而已矣。

【按语】

这是一篇重要的阐述养生思想的理论文献。从这段话可以看出，董仲舒所说的"循天之道"的"道"，具体地讲就是"中和"。养生的关键是坚持中和之道，"能以中和理天下者，其德大盛；能以中和养其身者，其寿极命"。为了能有效地养生，就应当保持中和状态，即不实不虚、不热不寒、不过劳过逸、情志平和等，如此，就可以使气保持正常流畅，从而促进身心康健。文中还提出养生既包括对外在身体的保养，也包括对内在精神品德方面的修养。

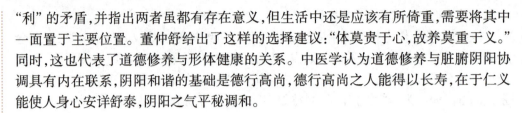

小贴士

精神，是指人的内心世界现象，包括思维、意志、情感以及其他的心理活动。中医学将其统称为神的范畴，认为形是神的物质基础，神是形的生命表现，并强调神的主导地位。因此，中医养生既要重视养形，更强调养神，养神得当，则人体七情合和，脏腑协调，气顺血充，阴平阳秘。

学习互动

尝试理解原文大意，并谈一谈你对"中和"养生的认识。

三、养生思想述评

董仲舒所著的《春秋繁露》，从天人相应、和谐统一的整体养生观，修德怡神、养义长寿的精神养生观，动以养阳、阳足形充的运动养生观三个方面来论述其养生思想。

（一）天人相应,和谐统一

"天人合一"这一法则就是强调养生应顺从人与外界息息相关的规律,通过人的主动调节,维系和协调内外关系,从而达到养生的目的。在《春秋繁露·阴阳义》中云:"天亦有喜怒之气,哀乐之心,与人相副,以类合之,天人一也……"在《天辨在人》中同样说到:"春,爱志也;夏,乐志也;秋,严志也;冬,哀志也。故爱而有严,乐而有哀,四时之则也。"认为天与人都有情志的变化。从董仲舒的养生观念上来看,天与人相互作用,相互影响,而人应该主动调摄,与自然变化的规律相和谐,做到趋利避害,才能长寿。

遵循天道以养护其身,大道至简,和则生万物。因此"能以中和理天下者,其德大盛;能以中和养其身者,其寿极命"。和是万物的基础,中和之道是修身的基本原则。

董仲舒以循天为纲,提倡顺应阴阳、四时、五行的变化,从各个层面来养护身心的健康,注重人的生命个体与自然的和谐一致。

（二）修德怡神,养义长寿

《春秋繁露·身之养重于义》曰:"天之生人也,使人生义与利。利以养其体,义以养其心……故养莫重于义,义之养生人大于利。"董仲舒认为养生须养义,且义重于利,养神重于护体。董仲舒还认为,高尚的道德情操可使人心情常保愉悦,心理健康常存,这比财富更利于养生。此外,董仲舒认为,养生需要自身具备一种致虚守静的状态,静静地守候精气到来,就能使身心舒畅且得以长寿。"故曰:有为而得义者,谓之自得;有为而失义者,谓之自失。人好义者,谓之自好;人不好义者,谓之不自好。"董仲舒认为道德高尚者可长寿,"故仁人之所以多寿者,外无贪而内清净,心平和而不失中正,取天地之美,以养其身,是其且多且治",即仁者养生长寿的原因是,不受外物诱惑而贪婪,在内心灵纯净,心态平和,便可汲取天地精华而养其身。

（三）动以养阳,阳足形充

养生的一个基本原则是"动以养形"。机体的运动可以调畅人体内的郁——结气,使体内的气血顺畅通达,维持人体内气机的动态平衡。《春秋繁露·循天之道》曰:"鹤之所以寿者,无宛气于中,是故食冰。猿之所以寿者,好引其末,是故气四越。天气常下施于地,是故道者亦引气于足;天之气常动而不滞,是故道者亦不宛气。"鹤和猿长寿的原因在于运动,因此人要通过运动保持气血调和,阴阳平衡。《春秋繁露·循天之道》还说:"体欲常劳,而无长佚。"体现的也是"动以养形"的养生理念。

综上所述,养生应顺从人与外界息息相关的规律,通过人的主动调节,维系和协调内外关系;在外物诱惑不贪婪,在内心灵纯净,心态平和,便可汲取天地精华而养其身;要通过运动保持气血调和,阴阳平衡。所以,《春秋繁露》中阴阳中和的养生哲学思想和方法对人们的健康生活具有指导意义,分别要求人们从精神情绪、生活起居、饮食运动等方面遵守自然规律,遵守节制守中的原则和方法,以达到强身健体的养生目的。

四、拓展阅读

中者,天地之所终始也,而和者,天地之所生成也。

和者,天之正也,阴阳之平也,其气最良,物之所生也。诚择其和者,以为大得天地之奉也。（《循天之道》节选）

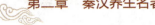

天之道,春暖以生,夏暑以养,秋清以杀,冬寒以藏。(《四时之副》节选)

复习思考题

1. 试述《春秋繁露》中运动养生包含的内涵。
2. 试述精神养生的重要性。

第六节 《新论》选读

一、名著导读

桓谭(约前23—公元56),字君山,沛国相(今安徽淮北相山)人,是两汉之际的一位唯物主义思想家。他博学多才,通天文,主浑天说;解音律,善鼓琴。《后汉书·桓谭冯衍列传上》说他"好音律,善鼓琴。博学多通,遍习五经",是当时与扬雄、刘向、刘歆齐名的著名学者。桓谭著述颇丰,著有《新论》29篇,其中《琴道》一篇未完成,后汉章帝让班固续写而成。惜本书早已散佚。清代严可均编著的《全后汉文》中辑有《新论》16篇、赋1篇、疏2篇及佚文七句。桓谭力主兴治国家,反对腐败政治,首创"形毁神灭"之论,极力批判谶纬神学。

两汉之际,由于哀帝、平帝的提倡,加上新朝王莽、东汉刘秀的大力宣扬,以谶纬迷信为主的神秘主义思潮逐渐弥漫全国。谶纬是一种充满神秘主义色彩的极端唯心主义学说。所谓"谶",是一种诡为隐语、预决吉凶的宗教性语言,并假托神的启示进行虚幻宣传;所谓"纬",是假借天象变化来附会人事,并用宗教迷信的观念来解释儒家经典,使经学神学化。为了澄清被谶纬神学搅乱了的思想意识,桓谭用烛与火比喻人的形体和精神的关系,说明物质是第一性,精神是第二性的,精神是物质的产物。这种形在神存、形毁神灭的学说成为批判谶纬神学的有力思想武器,也对后来的王充、范缜等思想家和无神论者产生了重大影响。作为一名有抱负的政治家,桓谭认真总结古往今来治乱兴衰的经验教训,在其代表作《新论》中作了阐述。他在书中指出:"举网以纲,千目皆张。振裘持领,万毛自整。治大国者,亦当如此。"这种治国举纲的理念,至今依然有积极的借鉴意义。

桓谭所著《新论》,又称为《桓子新论》,北宋以后散佚。据《中国丛书综录》,现存辑佚本四种:孙冯翼辑本,在《问经堂丛书》《龙溪精舍丛书》《丛书集成初编》《四部备要》中收录;无名氏辑本,《指海》第十三集中收录;陶宗仪辑本,《说郛》和《古今说部丛书》收录;严可均辑本,从《太平御览》《文选》《初学记》《北堂书钞》《意林》《群书治要》等多部书中所辑录,收在《全上古三代秦汉三国六朝文》中,为《新论》比较完备的辑本。1977年6月上海人民出版社以严可均辑本为底本,校勘出版《新论》单行本。本单行本改正了严本的论文误字并择要作校勘记加以说明,对严本漏辑的条文也另做补遗,是目前研究《新论》的通行本。《新论》内容丰富,涉及自然科学、社会科学、哲学以及文学艺术等学术领域,具有较高的学术价值。现《新论》通行本包括16卷,分别是《本造》《王霸》《求辅》《言体》《见征》《谴非》《启寤》《祛蔽》《正经》《识通》《离事》《道赋》《辨惑》《述策》《闵友》《琴道》。

二、原文赏析

《祛蔽》节选

【原文】

余少时见扬子云之丽文高论，不自量年少新进，而猥⁽¹⁾欲逮及。尝激一事，而作小赋，用精思太剧，而立感动发病，弥日瘳⁽²⁾。子云亦言："成帝时，赵昭仪方大幸，每上甘泉，诏使作赋，为之卒暴，思精苦，始成，遂困倦小卧，梦其五脏出在地，以手收而内⁽³⁾之。及觉，病喘悸，大少气⁽⁴⁾，病一岁。"由此言之，尽思虑，伤精神也……余见其旁有麻烛，而炧⁽⁵⁾垂一尺所，则因以喻事。言："精神居形体，犹火之燃烛矣。如善扶持，随火而侧之，可毋灭而竟⁽⁶⁾烛。烛无，火亦不能独行于虚空，又不能后燃其炧。犹人之耆老，齿堕发白，肌肉枯腊，而精神弗为之能润泽内外周遍，则气索⁽⁷⁾而死，如火烛之俱尽矣"……余后与刘伯师夜燃脂火坐语，灯中脂索，而炷焦秃，将灭息，则以示晓伯师，言人衰老亦如彼秃灯矣。又为言前燃麻烛事，伯师曰："灯烛尽，当益其脂，易其烛；人老衰，亦如彼自蹶续⁽⁸⁾。"余应曰："人既禀形体而立，犹彼持灯一烛，及其尽极，安能自尽易？尽易之乃在人。人之蹶悗亦在天，天或能为他⁽⁹⁾，其肌骨血气充强，则形神枝而久生，恶则绝伤，犹火之随脂烛多少长短为迟速矣。欲灯烛自尽，易以不能，但促敛傍脂，以染渍其头，转侧蒸干使火得安居，则皆复明焉。及本尽者，亦无以燃。今人之养性，或能使堕齿复生，白发更黑，肌颜光泽，如彼促脂转烛者，至寿极亦独死耳。明者知其难求，故不以自劳⁽¹⁰⁾；愚者欺或，而冀获尽脂易烛⁽¹¹⁾之力，故汲汲⁽¹²⁾不息。又草木五谷，以阴阳气生于土，及其长大成实，实复入土而后能生，犹人与禽兽昆虫，皆以雄雌交接相生，生之有长，长之有老，老之有死，若四时之代谢矣。而欲变易其性，求为异道，惑之不解者也。"

【校注】

（1）猥：私下。

（2）感动：触发而伤身。 弥日：整日。 瘳：病愈。

（3）内：通"纳"，纳入。

（4）少气：窒息。

（5）炧：麻烛烧剩的部分。

（6）竟：终结，指烧完。

（7）气索：气尽，衰落。

（8）蹶续：蹶，跌倒，这里指灯烛将灭。续，添油换烛使之继续明亮。

（9）人之蹶悗亦在天，天或能为他：本句意思是上天或许能使人继续生存，人自身是无能为力的。 悗：同"倘"，倘若。 或：或许。 为：造成。

（10）自劳：自己徒劳，白费力气。

（11）尽脂易烛：添油换烛。

（12）汲汲：不倦的样子。

【按语】

本篇是体现作者思想的最重要篇章。他以火与烛的关系比喻精神须居于形体，并探讨了生与死的转化，阐明了人老如枯灯，形体死而精神不存的道理。

作者首先指出"尽思虑"而"伤精神"，说明精神对人体健康的重要性，如果过度思虑就会伤及人的精神甚至导致疾病。接着作者指出精神与肉体的关系，提出了唯物主义的形神观点，指出没有独立存在的精神，"精神居形体，犹火之燃烛"，精神不能脱离身体而存在，身体死亡精神也随之消亡，"犹人之耆老，齿堕发白，肌肉枯腊，而精神弗为之能润泽内外周遍，则气索而死，如火烛之俱尽矣"。针对当时社会民众盲目追求长生不老的风气，作者指出，生必有死是自然规律，"生之有长，长之有老，老之有死，若四时之代谢矣"，如果能注意保养，"或能使堕齿复生，白发更黑，肌颜光泽"，但最后还是不可避免地会死亡，"如彼促脂转烛者，至寿极亦独死耳"，因此在对待人体生命和保养的问题上，要持客观理智的态度，既要善于运用医学知识进行人体的适度调治保养，又要正确认识生死，不要违背自然规律强求延长生命。

三、养生思想述评

桓谭的"以烛火喻形神"观点在中国哲学史上具有重要意义。作为一个唯物主义哲学家，他继承和发展了先秦以来关于形神问题的积极成果，强调火不能离开烛，神随形灭，反对精神不灭说，反对长生说，与当时社会上流行的谶纬迷信思想进行了斗争。这种谶纬迷信思想是统治阶级为了永保其统治和生活享受而提倡的，他们妄想通过寡欲养性，服用不死之药达到长生不老的目的。针对这种社会迷信风气，桓谭一方面承认医疗和养生可以增长寿命，可以令人免于"中年夭卒"，达到所可能活的最高年龄，特别是他强调精神的主观能动作用，即精神上的乐观与专注有助于人体的健康和长寿；另一方面他也指出，保持健康有一定的限度，人不可能永远活下去，死亡是不可能避免的。

桓谭的思想对后来的无神论者有深远影响。王充在其《论衡》中提出："形须气而成，气须形而知，天下无独燃之火，世间安得有无体独知之精？"他强调精神依赖于形体，人死虽一时形体未朽，但如同烛存而火灭一样，不再有亮光发出，这些正是桓谭"烛火喻形神思想"的引申。后期杨泉的《物理论》、何承天的《弘明集》、范缜的《神灭论》等都受到桓谭思想的影响。可以说，中国关于形神问题的探讨，桓谭是一个重要的里程碑。

桓谭的一些进步政治思想和无神论思想在我国历史上产生过积极影响，然而由于时代的局限性，他对于儒家政治学说和唯心主义的批判是有局限性的，对形神关系及一些自然现象也没能得出科学的结论，这些认识上的不足和汉代医学知识体系不够成熟有一定关系。

四、拓展阅读

传记言：淳于髡至邻家，见其灶突之直，而积薪在旁，曰："此且有火灾。"即教使更为曲突，而远徙其薪灶，邻家不听。后灾，火果及积薪，而燔其屋。邻里并救击，乃灭止。而烹羊具酒,以劳谢救火者,曲突远薪,固不肯呼淳于髡饮饭。智者讥之云:"教人曲突远薪,固无恩泽;焦头烂额,反为上客。"盖伤其贱本而贵末也。岂夫独突薪可以除害哉?而人病国乱,亦皆如斯。是故良医医其未发,而明君绝其本谋。后世多损于杜塞未萌,而勤于攻击已成,谋臣稀赏,而斗士常荣,犹彼人,殆失事之重轻。察淳于髡之预言,可以无不通,此见微之类也。(《见征》)

曲阳侯王根迎方士西门君惠,从其学养性却老之术。余见侯曰:"圣人不学养性,凡人欲为之,欺罔甚矣。"君惠曰:"夫龟称三千岁,鹤言千岁,以人之材,何乃不如虫鸟邪?"余应曰:"谁当久与龟鹤同居?君审知其年岁乎?设令然,蝉蟆渠略,又可使延年如龟鹤耶?"圣人何不学仙而令死邪?圣人皆形解仙去,言死者,示民有终也……刘子骏信方士虚言,谓神仙可学。尝问言:"人诚能抑嗜欲,阖耳目,可不衰竭乎?"余见其庭下有大榆树,久老剥折,指谓曰:"彼树无情欲可忍,无耳目可阖,然犹枯槁朽蠹;人虽欲爱养,何能使之不衰?"(《辨惑》)

复习思考题

1. 简述桓谭的"以烛火喻形神"思想对后世无神论思想发展的影响。
2. 简述桓谭的生死观对中医养生思想的影响。

第七节　《神农本草经》选读

一、名著导读

《神农本草经》简称《本经》,是我国现存最早的药物学专著,是我国早期临床用药经验的一次相对全面系统的总结,被誉为中药学的经典著作。全书共四卷,第一卷为序列,是全书的总论部分,后三卷为药物的各论。总结部分归纳了药学理论,首创"三品分类法",将药物按照有毒、无毒等特性分成上、中、下三品;首次提出了"君、臣、佐、使"的方剂理论;首次提出了四气、五味,并明确了药物的毒性;首次提出了七情理论——"单行、相须、相使、相畏、相恶、相反、相杀";首次提出了剂型对于药物疗效的影响,丸、散、膏、汤适用于不同的药物或病症。各论部分共载药365种,对每一种药的产地、性质、采集时间和主治病症都有比较详细的记载,同时对于药物相互配合使用、简单制剂也作了概述。

关于《神农本草经》的成书年代,历来众说纷纭,有谓是在先秦者,有谓是在两汉者,有谓是在三国者,有谓是在六朝者。原书虽然已佚,但是自南北朝时期,陶弘景所编著的《本草经集注》开始,《新修本草》《证类本草》《本草纲目》等本草类文献均对《神农本草经》的内容有或略或详的引录。自南宋以后开始有《神农本草经》的辑佚本,比较有代表性的辑佚本有明代卢复的《神农本草经》、清代孙星衍等的《神农本草经》、日本狩谷望之志的《神农本草经》、清代顾观光的《神农本草经》、日本森立之的《神农本草经》等传世版本。

《神农本草经》在中医养生方面,促进了中药材在养生方面的发掘与应用;保留了许多疗效确切、沿用至今的方药,经过筛选渐渐成为中医养生补虚的有效方药;另外,对养生流派的形成起到了一定的推动作用。《神农本草经》所载许多药物至今仍然在

笔记

临床广泛应用,主治疾病的种类也非常广泛,应用于内、外、妇、儿、五官等科疾病,为中医学的发展奠定了基础。

二、原文赏析

【原文】

上⁽¹⁾药一百二十种为君,主养命以应天。无毒,多服久服不伤人。欲轻身益气,不老延年者,本上经。

中药一百二十种为臣,主养性以应人。无毒有毒⁽²⁾,斟酌其宜。欲遏病,补虚羸者,本中经。

下药一百二十五种为佐使,主治病以应地。多毒,不可久服。欲除寒热邪气,破积聚,愈疾者,本下经。

三品合三百六十五种,法三百六十五度⁽³⁾,一度应一日,以成一岁。倍其数合七百三十名也。

【校注】

(1)上:张本《证类》其上有"本草经卷上,本草经卷中,本草经卷下"十五字。

(2)无毒有毒:《备急千金要方》作"有毒无毒"。

(3)度:行度,度次。《后汉书·显宗孝明帝纪》:"正仪度。"李贤注:"度,谓日有星辰之行度也。"

【按语】

开篇首先介绍了以药物的有毒无毒分为三品,上品无毒,多服久服不伤人;中品无毒有毒,用时需斟酌;下品多毒,不宜久服。并且,三品药物在主治病症、养性、养命方面各有区别,或为君药、或为臣药、或为佐使。365种药物的数目与一岁相合,表明药物与自然之间存在关联。

卷一 序例

【原文】

药⁽¹⁾有君臣佐使,以相宣摄合和⁽²⁾。宜一君、二臣、三佐、五使⁽³⁾,又可一君、三臣、九佐使也。

【校注】

(1)药:《备急千金要方》其上有"凡"字。

(2)相宣摄合和:相,选择。摄,摄政,辅佐。《字汇》:"摄,佐也。"合,即配合。和,即调和。

(3)三佐、五使:森本作"五佐"。

【按语】

君、臣、佐、使,神农应用于本草的序列之中,使药物配伍之间有序分明,主次分明,有主、有从、有辅佐。

【原文】

有单行⁽¹⁾者,有相须⁽²⁾者,有相使⁽³⁾者,有相畏⁽⁴⁾者,有相恶⁽⁵⁾者,有相反⁽⁶⁾者,有相杀⁽⁷⁾者。凡此⁽⁸⁾七情,合和视之⁽⁹⁾。当用相须相使者良,

勿用相恶相反者。若有毒宜制,可用相畏相杀者,不尔勿合用也。

【校注】

(1)单行:单用一味药物。 行,用。

(2)相须:相互为用。 相,互相。 须,用。

(3)相使:相互支配,或相互支使。 使,命令,派遣;支使;支配。

(4)相畏:据"有毒宜制,可用相畏",其义为一种药物的毒性能被另一种药物的毒性减轻或消除。 畏,畏惧。

(5)相恶:相互厌恶,或相互加害。 恶,害。

(6)相反:相互反对。 反,叛逆;背叛;违背。

(7)相杀:一种药物能减轻或消除另一种药物的毒性。 杀,杀死;灭;除去。

(8)凡此:敦煌《集注》作"凡"。

(9)合和视之:《备急千金要方》作"合和之时,用意视之"。

【按语】

单行、相须、相使、相畏、相恶、相反、相杀,即七情,体现的是药物之间的相互关系。医者只有在协调药物的性、味、功效时才能达到合和的状态。《神农本草经》开篇首提三品,不仅仅是根据本草而言,也是为临床所做的基础,且七情也是紧密结合临床而言的。协调药物性能是中国传统文化中"和"之一核心理念的体现。

小贴士

《中庸》说:"和也者,天下之达道也。"中医养生学吸纳了传统"和"的思想并加以发挥,形成了中医养生学的和谐观念,概而言之是指人与环境是合和通应的整体,人与自然、人与社会、人体内部都应是相互协调适应的状态。

学习互动

中医养生学中涉及的和谐观具体包含哪些方面? 试述之。

卷二 上经

【原文】

玉泉

味甘,平。主五脏百病。柔筋强骨,安魂魄,长肌肉,益气。久服耐寒暑,不饥渴,不老[1]。

【校注】

(1)不老:王德群注此句后原有"神仙。人临死服五斤,死三年色不变",非神农关心之事,疑为后世方士之文误入,故删。

【按语】

玉泉乃产玉之处泉水,主五脏百病。据安徽王德群考察,黄山中心为花岗岩地貌,花岗岩山体从地球深处崛起必与周边产生强烈摩擦,因而形成玉石和温泉,并有涓涓玉泉长流不息,这就是本草之源也。

滑石

味甘,寒。主身热泄澼,女子乳难,癃闭。利小便,荡胃中积聚,寒热,益精气。久服轻身,耐饥长年。

【按语】

滑石,养命应天之上药,泄热,利小便,益精气。李时珍曰:"滑石性滑利窍,其质又滑腻,故以名之"。

菊花

味苦,平。主诸风头眩肿痛,目欲脱泪出,皮肤死肌,恶风湿痹。久服利血气,轻身耐老延年。

【按语】

菊花在唐宋时期已广泛栽培,现有亳菊、滁菊、杭菊、贡菊等,各有特色,是中医临床常用药物之一,也是养生佳品。

人参

味甘,微寒。补五脏,安精神,定魂魄,止惊悸,除邪气,明目,开心益智。久服轻身延年。

【按语】

人参可大补元气,补脾益肺,生津止渴,安神增智。味甘、微苦,入足阳明胃经、足太阴脾经。益胃气,助脾阳,理中第一,止渴。

柏实

味甘,平。主惊悸,安五脏,益气,除风湿痹。久服令人润泽美色,耳目聪明,不饥不老,轻身延年。

【按语】

柏实,滋补柔润之力佳,有"安五脏,益气"之功。味甘,补心益气,敛汗润肠,更疗惊悸,益力生肌肉,凡仁皆润,又可润肠通便。

三、养生思想述评

《神农本草经》促进了中药材在养生方面的发掘与应用,保留了许多疗效确切、沿用至今的方药,经过筛选渐渐成为中医养生补虚的有效方药,主治疾病的种类也非常广泛,应用于内、外、妇、儿、五官等科疾病,为中医学的发展奠定了基础。

（一）影响了中医养生文化

《神农本草经》的养生观念受到了古代仙道的影响。据尚志钧考证,汉代方士和本草都是官职名称,主方药工作,前者烧金炼丹,寻求长生不死之药兼治病,后者则专事方药医疗。因本草官从神仙著作中获得药物养生知识,故在本草著录中多有延年益寿的内容。晋代葛洪的《抱朴子内篇》指出《神农本草经》所载药物,上品药多具有补益、延年益寿的作用（如玉泉、滑石、人参、菊花、柏实等），且服五芝及饵丹砂等，均可使人保养性命，除病去害，扶正祛邪，固本扶正。

《神农本草经》流传数千年，所载诸多药物的功能在民间习俗和日常生活中依然有迹可循。如春节饮屠苏酒保健，端阳节饮雄黄酒防疫辟邪，重阳节插吴茱萸、饮菊花酒，腊八节吃赤豆，还有小儿穿戴具有"五毒"图案的肚兜和兽形鞋帽以获得健康等，在《神农本草经》中都能找到相应的依据。由此可见，《神农本草经》对于养生文化产生的影响仍然可以在人们的生活方式上得以体现。

（二）反映了中医阴阳平衡的理念

《素问》所说的"阴平阳秘，精神乃治""谨察阴阳所在而调之，以平为期"，均是中医学阴阳平衡理念的体现。《神农本草经》中的养生方药、药性构成，也体现了中医阴阳平衡的养生理念。清代名医徐大椿在其《神农本草经百种录》中指出，人能借药物以养生防病的原因，在于天地之气，人得其纯，动物得其杂，植物得其偏，形气与性相得，故能以其所得之性补救人的形气之弊。所以才能有余泻之，不足补之，寒者热之，热者寒之，温者清之，清者温之，从者反治，逆者正治。《神农本草经》中提到治"寒热"的药物中，唯甘草甘缓平和，扶正祛邪，调和五脏六腑，故在张仲景方中，甘草使用频率最高。甘草"治五脏六腑寒热邪气"，细心体味，则其中深奥之理，均与《神农本草经》所述吻合。并且，《神农本草经》养生方药以平性为主，在一定程度上也反映了中医养生阴阳平衡的核心理念。

（三）体现道法自然的和谐养生观

《中庸》说："和也者，天下之达道也。"中医养生学吸纳了传统"和"的思想并加以发挥，形成了中医养生学的和谐观念，概而言之是指人与环境是合和通应的整体，人与自然、人与社会、人体内部都应是相互协调适应的状态。

从品类构成上看，《神农本草经》的养生方药，以上品药为主，并辅以中、下品药物，这与书中所述上品药物为君、中品药物为臣、下品药物为佐使相契。《神农本草经》指出："药有君臣佐使，以相宣摄合和，宜用一君、二臣、三佐、五使，又可一君、三臣、九佐使也。"上品药无毒，可以多服久服；中品药无毒有毒，需斟酌；下品药多毒，不可久服。这反映了主导因素与次要因素之间应当合理匹配，共奏诸药和谐配伍、药到病除的效果。因此，养生要从"和"的角度出发，达到人与自然、社会、自身之间的和谐关系。

中国古代哲学的类比思想和整体观在《神农本草经》中得到了体现，如药物的分类方法与国家官系匹配，上品为君、中品为臣、下品为佐使。三品药与天地人相应地遵从了陶弘景在《本草经集注》中所作的解释："上品药养命，而天道仁育，故云应天；中品药养性，而人怀性情，故云应人；下品药主治病，而地体收杀，故云应地。"在现代，君药是针对病的主证，又称之为主药；臣药是辅助君药，又称之为辅药；佐药是治疗兼证，抑制主辅药过强的药性或协助主辅药发挥作用；使药可引经、调和、矫味、发挥次要作用。诸药合用，共奏用药安全、直达病所。古之先辈早有告诫：药无贵贱，能愈疾者皆为良药也。关键在于医者协调各药的性能，才能较好地发挥临床作用。

综上，《神农本草经》作为中华民族珍贵的文化遗产和瑰宝，其中君、臣、佐、使和人体相应的理念，以及顺应四时养生的内涵，注重情志调摄等，无论是在文化上还是

笔记

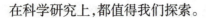

在科学研究上,都值得我们探索。

四、拓展阅读

《记》曰:医不三世,不服其药。郑康成曰:慎物齐也。孔冲远引旧说云:三世者,一曰《黄帝针灸》,二曰《神农本草》,三曰《素女脉诀》。康成《周礼注》亦曰:五药,草、木、虫、石、谷也。其治合之齐,则存乎神农、子仪之术,是《礼记注》所谓慎物齐者,犹言治合之齐,指本草诸书而言也。冲远既引旧说,复疑其非郑义,过矣。(〔清〕孙星衍、孙冯翼辑《神农本草经》序)

复习思考题

1. 谈一谈你对《神农本草经》的认识。
2. 《神农本草经》中涉及的养生观念有哪些?

第八节 《金匮要略》选读

一、名著导读

《金匮要略》是我国东汉著名医学家张仲景所著《伤寒杂病论》的杂病部分,也是我国现存最早的一部论述诊治杂病的专书。本书以脏腑论内伤杂病,对以内科为主,兼及妇科、外科的40多种疾病的病因、病机、诊断、处方、用药等都有详细记载。书中所载内容在中医理论和临床实践中均有较高的指导意义和借鉴价值,对于后世临床医学的发展有着重大的贡献和深远的影响,因此被古今医家赞誉为"方书之祖""医方之经",堪称治疗杂病的典范。

《金匮要略》原名《金匮要略方论》。"金匮"指存放古代帝王的圣训和实录之处;"要略"指重要的韬略;"方论"是指有方有论,以方阐述治疗,以论阐释机理。《金匮要略方论》即指此书乃是论述杂病证治经验极为珍贵的典籍。

《金匮要略》的作者张仲景(约150—219),名机,南郡涅阳(一说为今河南省南阳市,一说为河南省邓县穰东镇)人。张仲景自幼聪明好学,年轻时师从同郡名医张伯祖学医,尽得其传,并经过多年勤奋钻研,医术超过张伯祖,成为东汉著名临床医学家。据北宋高保衡、林亿所写《校正伤寒论·序》中记载:"张仲景……南阳人,名机,仲景乃其字也。举孝廉,官至长沙太守。"张仲景生活的年代为东汉末年,政治黑暗,战争起义不断,社会动荡,天灾频繁,疾病流行。张仲景在《伤寒杂病论》自序中记载,其家族原有人口两百多,在短短几年间,"其死亡者,三分有二,伤寒十居其七",家族中很多人枉送了性命,"感往昔之沦丧,伤横夭之莫救",于是志发奋钻研医术。他"勤求古训,博采众方",刻苦研读古代医书,并结合当时医家和自己多年积累的临床经验,撰成《伤寒杂病论》一书。

由于战乱纷呈,《伤寒杂病论》问世不久而散佚。西晋王叔和经过广泛收集,将原书伤寒部分编成《伤寒论》十卷,一直流传至今。杂病部分的记载曾失传。直到北宋时,翰林学士王洙从翰林院的残旧书卷里找到一部《金匮玉函要略方》,是为《伤寒杂病论》的节略本。全书分三卷,上卷论治伤寒,中卷论治杂病,下卷记载方剂与妇科病诊治理法方药。到北宋神宗熙宁年间,国家组织召集高保衡、林亿等对《金匮玉函要略方》一书进行整理、校订,考虑到《伤寒论》已有流传比较完整的王叔和编集的单行本,于是删去上卷《伤寒论》,而保存中、下卷杂病、方剂和妇科病论治部分,为临床使用方便起见,把下卷的方剂部分列于各科病证之下,仍分为上、中、下三卷。此外,又收集、整理了各家方书和医著中转载张仲景治疗杂病的医方与后世其他医家的杂病论治良方,分类附于每篇篇末,题书名为《金匮要略方论》,后人常将此书简称《金匮要略》。本书成书后一直指导着历代医家的临床实践。书中对杂病的认识与临床治疗方法被后世医家概括为辨证治疗的体系,为后世临床医学的发展奠定了坚实的基础。

张仲景学养深厚,知养生、重养生、善养生。他在进一步深化《内经》"治未病"学术思想的基础上,强调疾病防范于未然的重要性,提出内养正气、外避邪气的"养慎"学说,丰富和发展了中医养生学理论。

二、原文赏析

《脏腑经络先后病脉证》节选

【原文】

夫人禀五常[1],因风气而生长。风气[2]虽能生万物,亦能害万物,如水能浮舟,亦能覆舟。若五脏元真[3]通畅,人即安和。客气邪风[4],中人多死。千般疢[5]难,不越[6]三条:一者,经络受邪,入脏腑,为内所因也;二者,四肢九窍,血脉相传,壅塞不通,为外皮肤所中也;三者,房室、金刃、虫兽所伤。以此详之,病由都尽。

若人能养慎,不令邪风干忤[7]经络,适中经络,未流传脏腑,即医治之;四肢才觉重滞,即导引[8]、吐纳[9]、针灸、膏摩,勿令九窍闭塞;更能无犯王法、禽兽灾伤,房室勿令竭乏,服食节其冷热苦酸辛甘,不遗形体有衰,病则无由入其腠理。腠者,是三焦通会元真之处,为血气所注;理者,是皮肤脏腑之纹理也。

【校注】

(1)人禀五常:五常本意为金、木、水、火、土五行,此处指人体五脏之气与之相适应,并受五行相生相克的影响。

(2)风气:指风、寒、暑、湿、燥、火六种正常的自然界气候变化。

(3)元真:指正气,是人体正常生命活动的功能。

(4)客气邪风:指由于反常的气候而产生的邪气。

(5)疢(chèn):疾病。

(6)越:超越,超出之意。

(7)干忤:触犯或侵犯。

(8)导引:古时活动筋骨、调节呼吸运动的一种养生保健方法。

(9)吐纳:通过调节呼吸而达到养生保健的方法。 吐,口吐浊气。纳,鼻纳清气。

【按语】

《金匮要略》第一篇是《脏腑经络先后病脉证》，说明了人与自然的密切关系、病因三分法以及提出"养慎"的方法。

张仲景文中指出"人禀五常，因风气而生长……若五脏元真通畅，人即安和"。这强调了任何周围环境的统一性，即天人整体观。就人体而言，五脏六腑、四肢百骸与五官九窍和体表各部组织是一个相互联系的有机整体，即人体整体观。同时，张仲景提出了较完整的病因学说，把疾病病因概括为三类：第一内因，经络受邪，入传脏腑；第二外中，肢体官窍血脉不通；第三，房室、金刃、虫兽所伤。这是最早的将病因分为三类的论述。南宋时期陈言著《三因极一病证方论》一书中将病因归为三类的分法就是在此基础上发展而来。需要指出的是，张仲景的病因学说与陈言病因学说的理论有一定差别，陈言把六淫致病归于外因，七情致病归于内因，不能归入内外病因的一律归于不内外因；张仲景以客气邪风为主，以脏腑经络为内外。

此外，文中提出"养慎"的养生理论，并论述了"养慎"的重要性和具体措施。"养慎"强调内养正气、外避邪气以预防疾病的发生，这是养生保健的基本原则。这一观点继承了《素问·上古天真论》中"食饮有节，起居有常，不妄作劳……虚邪贼风，避之有时"的思想。张仲景指出，要使客气邪风不得干忤经络，即使偶有邪气乘虚侵袭经络，也必须早期治疗，以防病邪深入。

当邪气初入经络，尚未深入脏腑时，及早治疗，即"适中经络，未流传脏腑，即医治之"，此为"经络受邪"的防治方法；当四肢重着，是经络受邪的表现，当以导引、吐纳、针灸、膏摩治法综合治疗，以驱散邪气，避免九窍闭塞不通，此为"外皮肤所中"的防治方法；不要触犯王法、不受刑伤，避免禽兽虫害，节制房事，善于调摄饮食起居，避免形体衰退，这样就能做到疾病没有机会"入其腠理"，此为房室、金刃、虫兽所伤的防治方法。

小贴士

　　张仲景提出"养慎"的养生保健思想，明确指出内养正气、外避邪气是预防疾病、养生保健的重要方面。人们应该及时发现身体的细微变化并随时调养，"正气存内，邪不可干"，不让客气邪风干扰机体；若病邪刚入经络，便及时医治，不让病邪深入而侵袭人体脏腑。

三、养生思想述评

《金匮要略》以脏腑辨证为核心，理法方药俱全，是我国现存最早治疗杂病的专著，为后世医家进一步阐发内伤杂病学说开辟了先河。本书在养生方面的论述既继承《内经》《难经》的学术思想，又有创新和发展。书中记载的养生方法具体、易于实践且有效，内容丰富，独居特色，是张仲景整个学术思想的重要组成部分，并对后世养生思想的形成产生重要影响。现将《金匮要略》一书中的养生思想分述如下。

（一）养慎思想

养慎是《金匮要略》养生思想的高度概括与总结。医圣张仲景在创立中医临床辨证论治理论体系的同时，重视《内经》"治未病"的学术思想，并以"治未病"的理论指导自己的临床实践，在继承"治未病"思想的基础上提出养慎思想。张仲景强调内养正气、外避邪气以预防疾病的发生，是养生保健的基本原则；认为未病时应"养慎"，既病应防变，病初宜尽快医治调养。养慎思想的提出，极大地丰富了《内经》"治未病"理论。

这一理论贯穿《金匮要略》全书。《脏腑经络先后病脉证》开篇即是"上工治未病，何也"，进而论述天人整体观，人与自然密切相关，人体五脏六腑、体表与脏腑各组织是一个有机整体的观念。"夫病已成而后药之，乱已成而后治之，譬犹渴而穿井，斗而铸锥，不亦晚乎""病虽未发，见赤色者刺之，名曰治未病"（《内经》）等即是。仲景继承了《内经》《难经》的这些理论，并具体化。

"养慎"一词首见于《金匮要略》第一篇"若人能养慎，不令邪风干忤经络，适中经络，未流传脏腑，即医治之……"所谓"养慎"，即内养正气、外慎客气邪风，并强调疾病应尽早医治，应在疾病未发而有预发症状的情况下给予及时有效的治疗，以减少病人的痛苦，避免病情加重。之后，又在后文中多次论述，如在《肺痿肺痈咳嗽上气病脉证治》云"始萌可救，脓成则死"，强调早期治疗对疾病预后的积极作用，可见仲景对疾病早期治疗的高度重视。

纵观《金匮要略》全书，其养生思想是在养慎理论的指导下，结合中医学的整体观，以脏腑经络为基础，通过全方位的养生，实现顺应自然，心身健康，适应社会的养生模式。人们应该通过合理饮食、节制房室、精神调摄及适度锻炼、外避邪气等方法实现养慎，这是《金匮要略》中养生思想的主要体现，也是本书养生思想的高度概括与总结。中医养生思想源远流长，内容丰富。《金匮要略》提出的养生观和养生方法是中医养生学体系的重要组成部分，对当代养生学的发展及中医养生学的研究有重要意义。正确、全面理解《金匮要略》"养慎"二字的真正内涵对于教学和科研都有非常大的意义。

（二）调和五味

张仲景在《金匮要略·禽兽鱼虫禁忌并治》中指出："凡饮食滋味，以养于生，食之有妨，反能为害……所食之味，有与病相宜，有与身为害，若得宜则益体，害则成疾，以此致危，例皆难疗。"因此，应该"服食节其冷热苦酸辛甘"，才能不使形体有衰。这说明，张仲景已认识到，应该科学搭配饮食。他明确提出，饮食之寒热、五味之调和，以适应为度，才能起到饮食的养生保健作用。这在当今社会也是特别值得注意和重视的。

张仲景所创方剂，由于可靠的疗效，诸多沿用至今。书中详细论述了食物在养生保健中的作用和具体运用。其中，不少方剂具有双重作用，既可以有病治病，又可以无病养生。如《百合狐惑阴阳毒病脉证治》中的百合鸡子汤，用于治疗百合病误吐后损伤脾胃之阴所引起的虚烦不安、胃中不和等症。方中以百合养阴清热，鸡蛋黄养阴润燥滋胃阴。两种药物皆是常见的食物，长期服用可以起到滋养胃阴的作用。再如《腹满寒疝宿食病脉证治》中的当归生姜羊肉汤用于血虚寒疝的证治。方中使用当归、生姜、羊肉三种药物，其中当归养血活血，生姜温中散寒，而羊肉为血肉有情之品，可补益气血,与当归、生姜同用温肝脾、散寒邪而止痛。本方是冬季常用的食疗方,现代可用于治疗血虚有寒的腹中冷痛、脘痛、痛经、产后腹痛,对溃疡病寒证亦可服。再如《妇人杂病脉证并治》中用甘麦大枣汤治疗脏躁。本病多由于情志失调、过度思虑而致肝郁化火,伤阴耗液,心脾两虚所致。方中以小麦养心安神,甘草、大枣甘润燥缓急,三药平和,长期服用可补益心脾,缓急安神。现多用于治疗癔病、神经症、围绝经期综合征、失眠等疾病。纵观这类兼具养生和治病功效的方剂,有以下共同特点:①可药食两用,药性平和;②可扶助正气,调理脏腑;③可长久服用,有益无害。

随着物质生活水平的提高,追求生活品质、保健养生已经逐渐成为现代社会人民群众的迫切需求,药膳食疗也成为了重要的防病治病、保健养生辅助手段,如何更好地从中医药古籍经典中汲取药膳食疗方面的经验,发掘出有实际价值的成果,将是未来的一个重要研究方向。张仲景在继承《内经》食疗思想的基础上,继续发展和创新,将食疗药物和方剂运用于临床养护,这一思想对后世产生了巨大影响。因此,张仲景可谓是中医饮食疗法的奠基人,其饮食疗法的养生思想对后世药膳学的发展具有重要的指导意义,其辨证论治、遣方用药等学术经验等值得我们进一步研究、探讨。

四、拓展阅读

凡饮食滋味,以养于生,食之有妨,反能为害。自非服药炼液,焉能不饮食乎?切见时人,不闲调摄,疾疢竞起;若不因食而生,苟全其生,须知切忌者矣。所食之味,有与病相宜,有与身为害,若得宜则益体,害则成疾,以此致危,例皆难疗。凡煮药饮汁以解毒者,虽云救急,不可热饮,诸毒病得热更甚,宜冷饮之。(《金匮要略·禽兽鱼虫禁忌并治》)

果子生食,生疮。

果子落地经宿,虫蚁食之者,人大忌食之。

生米停留多日,有损处,食之伤人。

桃子多食令人热,仍不得入水浴,令人病淋沥寒热病。

杏酪不熟,伤人。

梅多食,坏人齿。

李不可多食,令人胪胀。

林檎不可多食,令人百脉弱。

橘柚多食,令人口爽,不知五味。

梨不可多食,令人寒中。金疮、产妇,亦不宜食。

樱桃、杏多食,伤筋骨。

安石榴不可多食,损人肺。

胡桃不可多食,令人动痰饮。

生枣多食,令人热渴、气胀。寒热羸瘦者,弥不可食,伤人。(《金匮要略·果实菜谷禁忌并治》)

复习思考题

"养慎"是《金匮要略》中重要的养生思想,请同学们结合所学的中医学理论与专业知识,谈谈应该如何"养慎"。你想到的方法有哪些?

学习小结

　　秦汉时期是中医养生学的奠基时期。中医学和养生学的基本理论和临床实践体系均形成于这一时期。本章节选录了秦汉时期的养生传世医著和出土文献中最重要的 8 本著作,包括中医学的三部重要奠基性著作《黄帝内经》《神农本草经》和《金匮要略》,以及出土文献的重要研究成果,对于我们理解中医养生学的产生和形成具有重要的参考价值。通过学习,了解掌握秦汉时期代表医家的养生思想,代表性的著作和思想,并理解这一时期在中医养生学发展史上的重要作用。

（唐　巍　田思胜　张　雷　范延妮　张　晶　何　永）

第三章

魏晋南北朝养生名著

学习目的

掌握魏晋南北朝时期的养生文化特点和时代特征,了解当时社会的政治、经济、文化之间的关系,总结该时期各养生大家的学术思想,了解儒释道养生文化的特点。

学习要点

1. 掌握各节原文出处、创作背景和养生学思想等内容。
2. 熟悉魏晋南北朝养生著作与社会文化之间的关系,比较各家养生思想的异同。
3. 了解魏晋南北朝时期养生文化现象背后的历史文化因素。

第一节 《答难养生论》选读

一、名著导读

《答难养生论》作者为三国魏人嵇康。嵇康,字叔夜,博学多闻,尤好老庄之学,著名的文学家、思想家、音乐家,能诗善文,尤以文章见长;著述颇丰,有《嵇中散集》10卷流传于后世,后经鲁迅(周树人)整理为《嵇康集》。他倡导玄学,与阮籍齐名,又常与友人为竹林之游,世称"竹林七贤"。嵇康与魏宗室婚,出仕后拜中散大夫,后世尊称"嵇中散"。他性格孤傲,为人潇洒,蔑视礼教,向往回归自然。嵇康与司马氏政权采取不合作态度并直言抨击其弊,终因"非汤武而薄周孔"获罪,遇害时年39岁。

嵇康生活于司马氏政权与曹魏政权争夺十分激烈的时期,当时社会名士稍有不慎,就会招致杀身之祸。魏晋之际社会名士的寿命大多不长,面对人生之惨痛,探讨养生之道成为一种社会风尚。嵇康远离政治,隐居山林,精研服食炼丹之术,潜心修身养性;常与好友锻铁以扬志趣,游竹林以倡玄学,探究养生之道,并颇有所获;著《养生论》《答难养生论》等养生专论扬名于世。其行文流畅,说理通透,论证严谨,议论恢宏,跌宕起伏,养生思想观点明确且寓意深远,对中国养生学术思想的发展具有积极促进作用。

嵇康著《养生论》,其友向秀作《黄门郎向子期难养生论》非之,故嵇康复作《答难养生论》，围绕神仙是否可学、形神是否可养之说展开辩论。嵇康论养生主张"形神相亲，表里俱济"，提倡"形神共养"，并尤其注重神的保养，对后世养生理论的发展影响深远；对道教神仙观形成自己的理解和认识，认为通过合理的养生可以实现延年益寿；针对向秀所论欲望"皆生于自然"，提出"养生有五难"，强调节制欲望、澹泊名利对于养生的重要意义；在养生实践中注重众术合修，防患于未然。嵇康养生注重保养精神，详论修身养性的重要性，丰富了中国传统养生思想的内涵。嵇康养生思想既有其合理性，又有其局限性，如因受当时玄学盛行的影响倡导服食。

嵇康的《嵇中散集》10卷为《四库全书》收录，现有周树人的《嵇康集》、戴明扬的《嵇康集校注》等版本流传。《答难养生论》节选内容出自戴明扬的《嵇康集校注》卷四。戴注本详校《嵇中散集》众版本，厘定文字，辨疑旧注，征引典故，为后世注本经典之作。另，在《嵇中散集》诸多版本的目录及正文中，皆采用《答难养生论》之题，故以此为标题。

有鉴于《养生论》在中医药院校本科教材中已经有收录，为避免重复，故此节选《答难养生论》相关内容。

二、原文赏析

《答难养生论》节选

【原文】

养生有五难：名利不灭，此一难也。喜怒不除，此二难也。声色不去，此三难也。滋味不绝，此四难也。神虑转发[1]，此五难也。

五者必存，虽心希难老，口诵至言，咀嚼英华，呼吸太阳，不能不回其操，不夭其年也。五者无于胸中，则信顺日济，玄德日全。不祈喜而有福，不求寿而自延，此养生大理之所效也。

然或有行逾[2]曾闵[3]服膺仁义，动由中和，无甚大之累，便谓仁理已毕，以此自臧[4]。而不荡[5]喜怒，平神气，而欲却老延年者，未之闻也。或抗志希古，不荣名位，因自高于驰骛[6]。或运智御世，不婴[7]祸，故以此自贵。此于用身甫与乡党齿龀[8]者年同耳。以言存生，盖阙如也。或弃世不群，志气和粹，不绝谷茹芝，无益于短期矣。或琼粮[9]既储，六气并御，而能含光内观，凝神复璞，栖心于玄冥之崖，含气于莫大之涘[10]者。则有老可却，有年可延也。

凡此数者，合而为用，不可相无。犹辕轴轮辖，不可一乏于舆[11]也。然人若偏见，各备所患。单豹以营内致毙[12]，张毅以趣外失中，齐以诚[13]济西取败，秦以备戎狄自穷，此皆不兼之祸也。积善履信，世屡闻之。慎言语，节饮食，学者识之。过此以往，莫之或知。请以先觉语将来之觉者。

【校注】

（1）神虑转发：又作"神虚精散"。

（2）逾：越过。

（3）曾闵：曾参、闵损。二人皆以孝行著称。

（4）臧（zāng）：善。

（5）荡：去除。

（6）驰骛（wù）：奔走。骛，乱跑。

（7）婴：围绕，缠绕。此处指遭受。

（8）鲵（ní）齿：寿也。

（9）琼糇（hóu）：精细米粮。

（10）涘（sì）：水边。

（11）舆：原指车厢，后亦指车、轿。

（12）营内致毙：又作"营内忘外"。

（13）诫：通"戒"。

【按语】

魏晋时期，诸多社会名士遭到来自政治暴力的迫害，奇才英年枉送性命的社会现象频现，以致士人面对政治高压，人人自危，因关爱生命而转向对养生的诉求。嵇康有养生理论专篇流传后世，并在生活中实践自己的养生主张，成为一时标杆人物。但嵇康也未获天年，在养生实践中"营内忘外"，招致牢狱之灾。

课堂互动

汉末魏晋六朝是中国政治历史上最混乱、社会上最痛苦的时代，然而却是精神上极自由、极解放，最富于智慧、最浓于热情的一个时代。——宗白华

请结合宗白华之论，阐述你对嵇康养生思想的认识。

三、养生思想述评

（一）形神共养，长寿可期

嵇康认为人的精神和形体不可分离，二者是相互依存对立存在的，并在此基础上提出了"形神共养"养生观，认为神和形是相互对立、辩证统一的，即"是以君子知形恃神以立，神须形以存"（《养生论》）。养生既要注重形体的保养，又要注重精神的保养，形神并养才能延年益寿。

注重精神的保养。所谓"服药求汗，或有弗获；而愧情一集，涣然流离"，而"精神之于形骸，犹国之有君"（《养生论》）。嵇康认为人的精神情志会影响到形体，所以养生首先要修身养性，陶冶情操，以保养精神、安定心志来健全身体，做到澹泊宁静进而达到体平气和。我们可以把嵇康提倡的保养精神理解为少私寡欲，不因外界的悲喜而牵动自己的喜怒哀乐，即"不以物喜，不以己悲"，摒除外在的诱惑，保持心情的宁静祥和。嵇康同时提出了保养精神的具体方法："故修性以保神，安心以全身，爱憎不栖于情，忧喜不留于意，泊然无感，而体气和平。"（《养生论》）嵇康还比较重视音乐对于保养精神的意义："余少好音声，长而玩之，以为物有盛衰，而此无变，滋味有厌，而此不倦。可以导养神气，宣和情志，处穷独而不闷者，莫近于音声也。"在养生实践中常以"绥以五弦""古瑟和其心"为养神之法（《琴赋·序》）。嵇康提出养生之道"至物微妙，可以理知，难以目识"，需要循序渐进，切忌心存速成之念，故此更加重视养神于

养生之重要意义。

稽康在注重保养精神的同时也强调保养形体的重要性，以期达到"形神相亲，表里俱济"，并阐述了导引、吐纳等养生锻炼方法对保持形体健康的意义。在生活中注意饮食起居，指出"饮食不节，以生百病""风寒所灾，百毒所伤"（《养生论》），强调日常饮食起居对于养生的意义。他还倡导服食药物，以求延年益寿。魏晋之际玄学盛行，随之兴起服食之风。这一养生现象我们需要辩证地认识。首先，服食之风丰富了中国古代养生药物的理论研究，认识到形体保养需要适时服用药物对身体进行调理，但也应该看到其局限性，以及后世人因过度迷信而造成的泛滥之灾。

稽康远离政治，隐居养生，常与友人树下锻铁，游玩山林，为时人标榜。他的好友山涛曾言与之交往多年未见其喜怒于形。稽康笃信通过合理养生可以做到健康长寿："至于导养得理，以尽性命，上获千余岁，下可数百年，可有之耳。"（《养生论》）

（二）节制欲望，澹泊名利

稽康生活的时代玄学盛行，文人名士思想活跃，主张放纵欲望，彰显个性，追求自然而不屑于习俗，一时纵欲享乐之风盛行。稽康明确提出要合理节制欲望："善养生者则不然也，清虚静泰，少私寡欲。知名位之伤德，故忽而不营，非欲而强禁也；识厚味之害性，故弃而弗顾，非贪而后抑也。"（《养生论》）不可放纵欲望，更不可一味追逐名利。善养生者，其心境必清静虚无，恬静安泰，少私念与情欲。不是强行抑制自己不去营求名利、厚味，而是内心不存有去占有的欲望，即对之淡漠忽视。其友向秀则认为"且夫嗜欲，好荣恶辱，好逸恶劳，皆生于自然"（《黄门郎向子期难养生论》），肯定了人的欲望是伴随生命始终而存在的，不可强行遏制。稽康进而明确指出养生有五难，而这五难实际上是五种欲望，欲望不除养生难矣。"嗜欲虽出于人，而非道之正，犹木之有蝎，虽木之所生，而非木之宜也。故蝎盛则木朽，欲盛则身枯，然则欲与生不并立，名与身不俱存，略可知矣。"（《答难养生论》）稽康肯定了人都有嗜欲，但如果一味纵欲，不加节制，则会伤生害性，乃至于"动之死地"；认为应看淡名利，不"争巧于荣辱之间"，不以"嗜欲为鞭策"，更不要"以酒色为供养"（《答难养生论》），进而主张对富贵、名位、酒色诸事物，都必须加以节制，适可而止，这样才能避免祸害。他还警示后人，应该努力提升自己的道德水准，追求精神世界的充实与内心的安宁，只有这样才能健康长寿。

医圣仲景指出"惟名利是务"，是指忽略和放弃了生命之根本。名利财富于人是华其外而悴其内，切不可本末倒置。在物质文明高度发达的今天，我们所面临的诱惑越来越多，高官、厚味实为健康之元凶，不可不识。

（三）众术合修，防患于未然

稽康认为辕、轴、轮、辖等对于车辆来说缺一不可，同理养生之术不可偏废，倡导众术合修。但养生之人往往会偏执一法，而忽略了综合之养。他征引《庄子·达生》中的事例，如单豹注重"营内"而虎食其外，张毅善于"趣外"而忽略了自身的内修外养，这都是养生之人的偏见而招致的祸患。同时，他又以历史为鉴阐述治国养生理论。齐国全力戒备赵国，却被秦国打败；秦国由于戒备胡人而穷尽财力，终亡于内乱。这些都是治理国家时因处理问题不能兼顾周全而招致的祸败，而养生若偏执一术，忽略了众术合修何尝不是如此。

养生要做到防患于未然。人体的衰亡是一循序渐进，由量变到质变的过程。稽康强调:"措身失理,亡之于微,积微成损,积损成衰,从衰得白,从白得老,从老得终,闷若无端。"养生之人应懂得"害成于微,而救之于著,故有无功之治"的道理,做到"慎众险于未兆"(《养生论》)。要关注生活中的细微之处,防患于未然。他以大旱之年的禾苗为喻,指出浇灌过一次水的旱苗,肯定会比从未浇灌的禾苗后枯。养生更不是一时之工,应贯穿于日常生活,立足长远。切不可认为一怒不足以侵性,一哀不足以伤身,便纵情放肆。嵇康斯人已逝,然"养生五难"之论流传后世千余年,以先觉之语警醒后人。

四、拓展阅读

何以言之? 夫服药求汗,或有弗获;而愧情一集,涣然流离。终朝未餐,则嚣然思食;而曾子衔哀,七日不饥。夜分而坐,则低迷思寝;内怀殷忧,则达旦不瞑。劲刷理鬓,醇醴发颜,仅乃得之;壮士之怒,赫然殊观,植发冲冠。由此言之,精神之于形骸,犹国之有君也。神躁于中,而形丧于外,犹君昏于上,国乱于下也。

夫为稼于汤之世,偏有一溉之功者,虽终归于焦烂,必一溉者后枯。然则,一溉之益固不可诬也。而世常谓一怒不足以侵性,一哀不足以伤身,轻而肆之,是犹不识一溉之益,而望嘉谷于旱苗者也。是以君子知形恃神以立,神须形以存,悟生理之易失,知一过之害生。故修性以保神,安心以全身,爱憎不栖于情,忧喜不留于意,泊然无感,而体气和平;又呼吸吐纳,服食养身,使形神相亲,表里俱济也。

......

善养生者则不然也,清虚静泰,少私寡欲。知名位之伤德,故忽而不营,非欲而强禁也;识厚味之害性,故弃而弗顾,非贪而后抑也。外物以累心不存,神气以醇泊独著。旷然无忧患,寂然无思虑。又守之以一,养之以和,和理日济,同乎大顺。然后蒸以灵芝,润以醴泉,晞以朝阳,绥以五弦,无为自得,体妙心玄,忘欢而后乐足,遗生而后身存。若此以往,庶可与羡门比寿、王乔争年,何为其无有哉!(《养生论》节选)

复习思考题

请结合魏晋之际社会背景,阐述你对嵇康所述"厚味害性"的认识。

第二节 《抱朴子内篇》选读

一、名著导读

葛洪(283—363),字稚川,自号抱朴子,丹阳句容(今江苏句容)人,东晋道教学者、著名炼丹家、医药学家。葛洪出生于士族家庭,在家族中接受了儒家的传统思想,其后幼年丧父,家道中落,又遭逢战乱,随族亲接受了道教思想的影响,是一位儒、道兼修的思想家。在道教发展史上,葛洪是一位承先启后的重要人物,一方面,他追求道教养生成仙的信仰;另一方面,他反对并揭露下层道士迷信活动的荒唐欺骗及由此带来的社会危害,在其宗教信仰的框架内,也提出了很多医学、养生学的理念与方法,在养生学、医学、中医药学及化学领域,作出了巨大贡献。

葛洪著作众多,除《抱朴子内篇》和《抱朴子外篇》之外,《晋书·葛洪列传》中还载有"其余所著碑、诗、赋百卷,移檄、章表三十卷,《神仙传》十卷……"此外,尚有医学著作《玉函方》100卷、《救卒》3卷、《肘后救卒方》4卷等。其中,《抱朴子内篇》在中国思想史、特别是中国道教思想史上,是一部重要的古代典籍。本书是对战国以来、直至魏晋的神仙思想和炼丹养生方术所作的系统总结,是为魏晋神仙道教奠定理论基础的道教经典。葛洪在《抱朴子外篇·自序》中说:"凡著《内篇》二十卷,《外篇》五十卷。"现存《抱朴子内篇》版本计有宋绍兴二十二年临安刊本、明正统道藏本、罗振玉敦煌石室本、宝颜堂秘笈本、孙星衍平津馆校刊本等。全书共20卷,每卷大致内容如下:《畅玄》卷一,论宇宙本体"玄",倡导玄道;《论仙》卷二,论证神仙实有,驳斥所谓俗人因亲眼见不到而不信神仙;《对俗》卷三,以动物长寿为例,论证神仙不假;《金丹》卷四,论述金丹神功妙用及制造方法;《至理》卷五,论形神相离,讲述服药、行气、禁咒诸法,倡导弃世求仙;《微旨》卷六,驳斥不信神仙的所谓各种"浅见",重点介绍炼制金丹之外的其他修仙方术;《塞难》卷七,论成仙有命;《释滞》卷八,阐述儒家孔子等圣人不学仙,不等于无仙,佐时和轻举可兼修;《道意》卷九,论道为宇宙本体;《明本》卷十,论道本儒末;《仙药》卷十一,述丹砂、金银、芝玉、草药等养生修仙药;《辨问》卷十二,论圣人不必仙,仙人不必圣;《极言》卷十三,劝人积功学仙;《勤求》卷十四,劝人求真学师、勤修炼;《杂应》卷十五,阐述辟谷、服药、吞气、导引、不病、预测吉凶、聪耳、明目、防御瘟疫等养生避难方法;《黄白》卷十六,讲述炼制黄金、白银的方法;《登涉》卷十七,讲述入山远游诸术;《地真》卷十八,论述修炼为生活在人间的神仙的方法;《遐览》卷十九,介绍道经书目;《祛惑》卷二十,讲述如何辨别真假神仙。

《抱朴子内篇》的主要内容可概括为两大方面:

一是关于成仙长生思想的哲学体系。葛洪试图站在宇宙观、本体论的高度来论证神仙长生的思想,以建立一套较为系统的道教哲学。他吸取汉代扬雄《太玄》的思想,在《畅玄》中便提出概念"玄",认为它是宇宙的本原,世上一切都是"玄"产生的,即"玄者,自然之始祖,而万殊之大宗也"。并对"玄"进行描述,是一个极其微妙、深邃、至高而又至广、至刚而又至柔、亦方亦圆、忽有忽无、来无影、去无踪、变幻莫测、飘渺无际而又无所不在无所不能的东西。且宇宙的形成、事物的变化,都是"玄"造成的,它先于一切事物而存在,是一切事物的操纵者。这个超自然的神秘主义的宇宙本体"玄",构成了葛洪神仙道教思想体系的理论基础。与"玄"相联系的,《内篇》还提出"道"与"一"这两个概念,"道者,涵乾括坤,其本无名,论其无,则影响犹为有焉;论其有,则万物尚为无焉"。"道"也是无所不在、无所不包的。"道"又起于"一",与"一"密不可分;"一"的作用神通广大,无所不能。

二是关于成仙长生的具体方法。《金丹》《黄白》《仙药》《微旨》《杂应》《释滞》《地真》诸卷皆论仙道诸方术。神仙道教的主要目的是成仙长生,"长生之道,道之至也,故古人重之也"。针对当时有人对此道的怀疑,葛洪在《抱朴子内篇》中以古今种种神仙传说,并运用形而上学的方法来极力论证神仙的存在和成仙的可能,认为神仙与凡人不同,是超出一般之外的个别,是脱离普遍的特殊,凡人是有生有死的,而神仙是长生不死的。在论述了神仙的存在和成仙的可能之后,他详细地介绍了各种长生之道,大体可分为内养与外修两个方面。内养主要是行气保精,外修主要是服用丹药。此外,葛洪认为还须积善立功,忠孝为本。在内养方面,葛洪很重视养生之道,认为养生之道在于使气血充沛,以"不伤"或预防为主;还强调内修养性,恬淡守真,不必求神降福,自会健康长寿。以上这些内养方法,对于增进人们身体健康不无裨益,对于后世的气功学、养生学、体育学、医学都有积极的理论借鉴意义,它与后世道教倡导的修炼精气神的内丹方术在本质上是一致的,也是后者的重要思想来源之一。关于外修,葛洪很重视金丹的炼制,"夫五谷犹能活人,人得之则生,绝之则死,又况于上品之神药,其益人岂不万倍于五谷耶?"他认为金丹大药是上品的神药,服用了便可长生成仙,并加以解释:"夫金丹之为物,烧之愈久,变化愈妙。黄金入火,百炼不消,埋之,毕天不朽。服此二物,炼人身体,故能令人不老不死。"葛洪的这些解释,显然是牵强附会的,把人体复杂的运动结构规律与自然界无机物的化学反应规律混同起来,等量齐观,认为金质不朽,人服用了金丹便可成仙不死,这显然是荒谬的。

此外,葛洪的神仙道教思想,是和封建纲常密切结合的,强调只靠内养外修等方术并不能长生成仙,还要积善行功,以忠孝和仁顺为本。他认为:"欲求仙者,要当以忠孝和顺仁信为本,若德行不修,而但务方术,皆不得长生也。"这样,儒家的忠、孝、仁、信、义等封建伦理思想,便与道教的长生成仙思想糅合在一起,使道教开始适应封建统治者的需要,为维护封建统治秩序而服务。

《抱朴子内篇》的贡献是多方面的。首先,在道教史上,它是一部重要的承前启后的道教典籍,具有很高的地位。葛洪是从旧天师道、太平道等早期民间道派向后来的上清、灵宝等上层贵族化道派过渡的桥梁。他在《抱朴子内篇》中对先秦至魏晋以来的神仙思想进行了系统的总结,在继承原始道教重生的基础上,从理论上论证了神仙存在和神仙可学,又通过儒、道调和等方式,改造了原始道教,使之更符合当时上层贵族的口味,对道教进一步获得统治阶级的认可和道教自身发展都作出了贡献,并留下了丰富的道教发展史料。其次,在养生、医药学方面,书中给出了不少养生原则与方法,其中一些思想主张,对当时及后世都产生了重大影响,有些甚至沿用至今;《仙药》记载了许多用以养生的药名和单方,以及多种草木药物的形态特征、生长习性、主要产地,以及入药部分和主治范围,为中国医药学积累了宝贵的资料。

综观全书,《抱朴子内篇》在中国科技史上,对我国医学、药物学、养生学的贡献是十分卓越的,但本书既有精华,也有糟粕,可以说是正确与错误交错、科学与迷信杂陈。因此,在学习过程中,应注意取其精华,去其糟粕,将符合现代科学的养生知识与方法应用于现代中医养生实践中去。

二、原文赏析

《至理》节选

【原文】

镇以恬素,遣欢戚之邪情,外得失之荣辱,割厚生之腊毒[1],谧多言于枢机[2],反听[3]而后闻彻,内视而后见无朕[4],养灵根于冥钩[5],除诱慕于接物,削斥浅务[6],御以愉慔,为乎无为,以全天理尔。

……

夫人所以死者,诸欲所损也,老也,百病所害也,毒恶所中也,邪气所伤也,风冷所犯也。今道引行气,还精补脑,食饮有度,兴居[7]有节,将服[8]

药物,思神守一,柱天⁽⁹⁾禁戒,伤生之徒,一切远之,如此则通,可以免此六害⁽¹⁰⁾。今医家通明肾气之丸,内补五络之散,骨填苟杞之煎,黄蓍⁽¹¹⁾建中之汤,将服之者,皆致肥丁⁽¹²⁾……

又云,有吴普者,从华佗受五禽之戏,以代导引,犹得百余岁……今语俗人云:理中、四顺,可以救霍乱;款冬、紫苑,可以治欬逆⁽¹³⁾;萑芦、贯众之煞九虫;当归、芍药之止绞痛;秦胶、独活之除八风;菖蒲、干姜之止痹湿;菟丝、苁蓉之补虚乏;甘遂、葶苈之逐痰癖;括楼、黄连之愈消渴;荠苨、甘草之解百毒;芦如、益热之护众创;麻黄、大青之主伤寒。俗人犹谓不然也,宁煞生⁽¹⁴⁾请福,分蓍问祟⁽¹⁵⁾,不肯信良医之攻病,反用巫史之纷若⁽¹⁶⁾。

【校注】

(1)腊毒:极毒。一说“腊”是长久的意思。

(2)谧:静止,不要作声。　枢机:枢为门枢,机为门闑。枢主开,机主闭,两者连言,比喻事物的关键。

(3)反听:道教的修行方术之一。又作“返听”。即集中注意力凝听自己的呼吸等声音。

(4)内视:道教的修行方术之一。又叫“内观”。即双目合闭,集中精神观视身内的某一部位,以防止思想外驰。　无朕:无迹;无形无象。指虚无清净的境界。

(5)灵根:元神。在道教中,灵根的含义非常多,如舌根、肚脐等处,都称为灵根。　冥钧:深不可识的大道。冥,深邃而看不清的样子。钧,本为制造陶器的一种工具,因大道可以产生万物,因此古人常用“钧”来比喻大道。

(6)浅务:浅薄的俗务。

(7)兴居:起居。兴,起身活动。

(8)将服:服食保养。将,扶持,保养。

(9)柱天:遵守着上天的禁令。柱,支撑,坚守。

(10)六害:即上文所说的诸欲、衰老、百病、恶毒、邪气、风冷六种危害。

(11)蓍:通“芪”。

(12)肥丁:肥壮。丁,壮。

(13)欬(kài)逆:疾病名。咳嗽而气息上涌。欬,通“咳”。

(14)煞生:即杀害生灵,这里指宰杀牛羊以祭祀神灵。

(15)分蓍(shī):用蓍草占卜。蓍,一种多年生的草本植物,古人常用以占卜。　祟:鬼神带给人的灾害。

(16)纷若:多而杂的样子。

【按语】

葛洪分析了死亡的原因,并指出想要获得长寿,就要摒弃世俗的诱惑,涤除妄想,守拙归道,专气致柔,甘心淡泊,起居有节,天人合一,遵循大自然的规律。葛洪很好地承续了道家理论中有关修身养性的人生至理,同时将道家理论和自己高超的医术联系在一起,发现了很多延年益寿、强身健体的药物。

在葛洪所处那个时代,中医学已经取得了极大的成就,但是民间迷信巫术而轻视医术。葛洪心系人民群众,把常用、有效、便宜、易得的医方介绍给大家,为当时社会的发展作出了巨大贡献。

小贴士

　　金匮肾气丸是张仲景治疗肾气虚衰、津液代谢失常的主要方剂,补阴之虚、可以生气,助阳之弱、可以化水,乃补下治上之良剂。近几年,本药逐渐应用于慢性肾功能不全的辅助治疗,能通补肾精,泄邪生新,化湿降浊以复肾气。

《微旨》节选

【原文】

　　然而浅见之徒……知好生而不知有养生之道,知畏死而不知有不死之法;知饮食过度之蓄疾病,而不能节肥甘于其口也;知极情恣欲之致枯损,而不知割怀于所欲也。

　　……

　　凡养生者,欲令多闻而体要[1],博见而善择,偏修一事,不足必赖也。明吐纳之道者,则曰:唯行气可以延年矣。知屈伸之法者,则曰:唯导引可以难老矣。知草木之方者,则曰:唯药饵可以无穷矣。学道之不成就,由乎偏枯[2]之若此也。

【校注】

（1）体要:体会、使用其中要点。

（2）偏枯:偏狭,偏执。

【按语】

　　文中指出了那些见识短浅的人们不懂养生之法,明知道一些不良的生活习惯会引起疾病的产生,但是因为不懂养生之道就不会克制自己,为后文养生之法的提出作出合理铺垫;教导人们在养生过程中,不能任意妄为,在饮食起居上要有所节制,才是保证身体健康的养生之道。同时,作者在文中指出,进行修仙术不要偏执于单一的方法,要广泛学习各种养生方法的精髓,如呼吸吐纳、身体导引锻炼、服食草本药物,善于选择,综合运用,才能取得良好效果。虽然作者阐述的是修仙方法的学习与选择,但其中的养生原则与方法,仍然广泛应用于现代中医养生领域,体现了中医养生应"综合调摄、杂合以养"的基本原则。

课堂互动

　　课堂讨论:请大家根据葛洪养生思想中"博见而善择"的原则,为老年性高血压患者制订一个养生方案。

《道意》节选

【原文】

　　若乃精灵[1]困于烦扰,荣卫[2]消于役用,煎熬形气,刻削天和。劳逸过

 笔记

度,而碎首⁽³⁾以请命;变起膏肓⁽⁴⁾,而祭祷以求痊;当风卧湿,而谢罪于灵祇⁽⁵⁾;饮食失节,而委祸于鬼魅。蕞尔⁽⁶⁾之体,自贻兹患,天地神明,曷能济焉?

……

第五公⁽⁷⁾诛除妖道,而既寿且贵;宋庐江⁽⁸⁾罢绝山祭,而福禄永终;文翁破水灵⁽⁹⁾之庙,而身吉民安;魏武⁽¹⁰⁾禁淫祀之俗,而洪庆来假⁽¹¹⁾。前事不忘,将来之鉴也。明德惟馨⁽¹²⁾,无忧者寿,啬宝不夭⁽¹³⁾,多惨用老⁽¹⁴⁾,自然之理,外物何为!若养之失和,伐之不解⁽¹⁵⁾,百痾缘隙而结⁽¹⁶⁾,荣卫竭而不悟,太牢三牲,曷能济焉?

【校注】

（1）精灵:精神,灵魂。

（2）荣卫:泛指气血。

（3）碎首:把头磕破。

（4）膏肓:古代医学称心尖脂肪为"膏",心脏和隔膜之间为"肓"。这里代指体内深处。

（5）灵祇:神灵。祇,地神。

（6）蕞尔:渺小的样子。

（7）第五公:东汉人。姓第五,名伦,字伯鱼。"公"是对他的尊称。

（8）宋庐江:指宋均。庐江是他做官的地方。东汉人。

（9）文翁:西汉人,曾任蜀郡太守。　水灵:水神。

（10）魏武:即魏武帝曹操。

（11）洪庆:洪福。　假:来到。

（12）明德惟馨:高尚的品德才是真正的芳香。明,圣明,高尚。馨,芳香。

（13）啬宝不夭:爱惜身体就不会夭折。啬,爱惜。宝,指宝贵的身体。

（14）惨:优伤。　用:因而。

（15）解:通"懈",懈怠。

（16）痾:疾病。　缘隙:乘机。

【按语】

文中指出如果任由烦恼扰心、过度劳累消耗血气、饮食没有节制、不注意避免各种致病因素就容易导致疾病,求神拜佛也是毫无用处的。所以作者总结:保有高尚的品德,保持内心安宁平静,用平和的心态对待生活,避免各种致病因素,爱惜身体,才是避免疾病缠身的良药。养生也是养心,拥有一颗宁静质朴的心才会健康长寿。

课堂互动

怎样理解葛洪"明德惟馨,无忧者寿"的养生思想?怎样理解其与现代中医养生学提倡的修德怡神之间的关系?

《仙药》节选

【原文】

象柴⁽¹⁾,一名托卢是也,或云仙人杖,或云西王母杖,或名天精,或名却老,或名地骨,或名苟杞也。天门冬,或名地门冬,或名莛门冬,或名颠棘,或名淫羊食,或名管松。其生高地,根短而味甜,气香者善。其生水侧下地者,叶细似蕴⁽²⁾而微黄,根长而味多苦,气臭者下⁽³⁾,亦可服食,然喜令人下气⁽⁴⁾,为益尤迟也。服之百日,皆丁壮倍骇⁽⁵⁾于术及黄精也,入山便可蒸,若煮啖之,取足可以断谷。若有力可饵之,亦可作散,并及绞其汁作酒,以服散⁽⁶⁾尤佳。楚人呼天门冬为百部,然自有百部草,其根俱有百许,相似如一也,而其苗小异也。真百部苗似拔揳⁽⁷⁾,唯中⁽⁸⁾以治咳及杀虱耳,不中⁽⁹⁾服食,不可误也。如黄精一名白及,而实非中以作糊之白及也。按《本草》药之与他草同名者甚多⁽¹⁰⁾,唯精博者能分别之,不可不详也。黄精一名兔竹,一名救穷,一名垂珠。服其花胜其实,服其实胜其根,但花难多得。得其生花十斛⁽¹¹⁾,干之才可得五六斗耳,而服之日可三合⁽¹²⁾,非大有役力者不能辨也⁽¹³⁾。服黄精仅十年,乃可大得其益耳。俱以断谷不及术,术饵令人肥健,可以负重涉险,但不及黄精甘美易食,凶年可以与老小休粮,人不能别之,谓为米脯⁽¹⁴⁾也。

【校注】

（1）象柴:植物名,即枸杞,可入药。

（2）蕴:通“蕰”,一种水草名。

（3）气臭者下:气味发臭的属于下等。

（4）喜:容易。　下气:气向下运行。

（5）骇:同“骇”,马疾行。这里是迅速的意思。

（6）散:屑状药。

（7）拔揳:又名菝葜,植物名。

（8）中:适合。

（9）不中:不适合。

（10）《本草》:此处指《神农本草经》。　他草:指其他有关中草药的书籍。

（11）斛:量器名。十斗为一斛。

（12）合:容量单位。一升的十分之一。

（13）大有役力者:具有很大财力物力的人。　辨:当依崇文本《抱朴子》作“办”,备办。

（14）米脯:晒干的熟米。

【原文】

菌芝,或生深山之中,或生大木之下,或生泉之侧。其状或如宫室,或如车马,或如龙虎,或如人形,或如飞鸟,五色无常,亦百二十种,自有图也。刻以骨刀,阴干,末服方寸匕,令人升仙,中者数千岁,下者千岁也。

巨胜⁽¹⁾,一名胡麻,饵服之不老,耐风湿、补衰老也。桃胶,以桑灰⁽²⁾汁渍,服之,百病愈,久服之,身轻。

【校注】

（1）巨胜:即芝麻。

（2）桑灰:桑木烧成的灰。

【原文】

南阳郦县⁽¹⁾山中有甘谷水，谷水所以甘者，谷上左右皆生甘菊⁽²⁾，菊花堕其中，历世弥久，故水味为变。其临此谷中居民，皆不穿井，悉食甘谷水，食者无不老寿，高者百四五十岁，下者不失八九十，无夭年人，得此菊力也。故司空王畅、太尉刘宽、太傅袁隗⁽³⁾，皆为南阳太守，每到官，常使郦县月送甘谷水四十斛以为饮食。此诸公多患风痹及眩冒⁽⁴⁾，皆得愈，但不能大得其益，如甘谷上居民生小便饮食此水者耳。又，菊花与薏花⁽⁵⁾相似，直⁽⁶⁾以甘苦别之耳，菊甘而薏苦，谚言所谓苦如薏者也。今所在⁽⁷⁾有真菊，但为少耳，率多生于水侧，缑氏山⁽⁸⁾与郦县最多。仙方所谓日精、更生、周盈⁽⁹⁾，皆一菊，而根、茎、花、实异名，其说甚美，而近来服之者略无效，正由不得真菊也。夫甘谷水得菊之气味，亦何足言？而其上居民，皆以延年，况将复好药，安得无益乎？

【校注】

（1）郦县：地名。在今河南南阳的内乡。

（2）甘菊：菊花的一种。

（3）司空：官名。　王畅：人名。东汉灵帝时为司马。　太尉：官名。　刘宽：人名。东汉灵帝时为太尉。　太傅：官名。　袁隗：人名。东汉灵帝时为太傅。

（4）风痹：疾病名。手足麻木不仁之症。　眩冒：疾病名。头晕目眩。

（5）薏花：即野菊花。又叫"苦薏"，也可以入药。

（6）直：只是。

（7）所在：到处。

（8）缑氏山：山名。在今河南偃师。

（9）日精：指菊根。　更生：指菊花的叶片。　周盈：指菊茎。

【按语】

作者在这部分内容里主要向读者介绍了修仙应服食的多种药物及其疗效，从金石到植物，无所不包。这些知识到今天，对人们也不乏借鉴作用。作者在文中提出了中药存在"一药多名、多药一名"的问题，提倡应准确正名；在书中描述了大量矿物和植物的特性，使我们得以了解魏晋时期人们所使用的养生药物，具有很高的史料价值和学术价值，如枸杞、茯苓、菊花等药物，至今仍然是人们的常用养生药物。但葛洪无限夸大了各种药物的养生功能，认为这些药物不仅可以治病养生，还可以使人们长生不死，在学习过程中应注意扬弃。

课堂互动

请大家课后完成养生饮品制作：

材料：枸杞 6g　菊花 6g

制作方法：

（1）菊花、枸杞用水洗净。

（2）锅中放清水2杯,把洗好的菊花、枸杞和冰糖一起放到锅里,煮开。

（3）转小火再煮5分钟后,熄火。

用法:每日2杯,代茶饮。(枸杞滋补肝肾,益精明目;菊花散风清热,平肝明目。二者合用,可明目清肝,兼补肝肾)

《极言》节选

【原文】

夫损易知而速焉,益难知而迟焉,人尚不悟其易,安能识其难哉?夫损之者如灯火之消脂,莫之见也,而忽尽矣;益之者如苗禾之播殖,莫之觉也,而忽茂矣。故治身养性,务谨其细,不可以小益为不平[1]而不修,不可以小损为无伤而不防。凡聚小所以就大,积一所以至亿也。若能爱之于微,成之于著,则几乎[2]知道矣。

【校注】

（1）不平:不足,不够。平,丰收。引申为多、足够。

（2）几乎:接近于,差不多。

【按语】

作者在此提出,保养生命需从小处做起,不能认为小的损害不会带来大伤害而不预防,也不能因为小的益处不值得重视而不去积累。养生修道要从小事做起,需有坚定意志,持之以恒,才能卓有成效。这些主张也反映了中医养生学适用广泛的基本特征,告诉我们养生贯穿于人的一生,人在未病之时、患病之中、病愈之后,需时时处处、从小处做起,将养生实践融入生活的每一个细节之中。

【原文】

才所不逮,而困思之,伤也;力所不胜,而强举之,伤也;悲哀憔悴,伤也;喜乐过差,伤也;汲汲所欲,伤也;久谈言笑,伤也;寝息失时,伤也;挽弓引弩,伤也;沉醉呕吐,伤也;饱食即卧,伤也;跳走喘乏,伤也;欢呼哭泣,伤也;阴阳不交[1],伤也;积伤至尽则早亡,早亡非道也。是以养生之方,唾不及远,行不疾步;耳不极听,目不久视;坐不至久,卧不及疲;先寒而衣[2],先热而解;不欲极饥而食,食不过饱;不欲极渴而饮,饮不过多。凡食过则结积聚,饮过则成痰癖[3]。不欲甚劳、甚逸,不欲起晚,不欲汗流,不欲多睡,不欲奔车走马,不欲极目远望,不欲多啖生冷。不欲饮酒当风,不欲数数沐浴,不欲广志远愿,不欲规造异巧。冬不欲极温,夏不欲穷[4]凉,不露卧星下,不眠中见肩[5]。大寒大热,大风大雾,皆不欲冒之。五味入口,不欲偏多,故酸多伤脾,苦多伤肺,辛多伤肝,咸多则伤心,甘多则伤肾,此五行自然之理也[6]。凡言伤者,亦不便觉也,谓久则寿损耳。是以善摄生[7]者,卧起有四时之早晚,兴居[8]有至和之常制;调利筋骨,有偃仰之方;杜疾闲[9]邪,有吞吐之术;流行荣卫[10],有补泻之法;节宣劳逸,有与夺之要。忍怒以全阴气,抑喜以养阳气。

【校注】

（1）阴阳不交:男女不交接。

（2）先寒而衣:赶在寒冷到来之前就增加衣服。

（3）痰癖:多痰症。

（4）穷:极。

（5）见肩:露出肩膀。见,通"现",露出来。

（6）此五行自然之理也:这就是五行相克的自然道理。古人把五行与五味、五脏相配,具体内容为:木配酸、肝;火配苦、心;土配甘、脾;金配辛、肺;水配咸、肾。而"五行"具有"相克"的关系,"木克土",因此"酸多伤脾";"火克金",因此"苦多伤肺"。余可以此类推。

（7）摄生:养生的另一称呼。

（8）兴居:起居。这里泛指日常生活。兴,起。

（9）闲:防止。

（10）荣卫:泛指气血。　荣:荣气,又叫营气,指人体营养功能和血液循环状况。　卫:卫气,指人体保护自我的功能和状况。

【按语】

　　作者在本部分内容中,从情志、饮食、日常行为、起居、房事等多个方面列举了对养生修道有危害的各类情况,如超出自身能力极限的事业追求、过度高兴、过度兴奋或伤心哭泣等情绪、不按时就寝、过饱、宿醉、过度运动锻炼、没有适宜的房事等等,都会对身体造成伤害,而各种伤害累积到极限,就会造成人体过早死亡。此外,作者还提出了许多保健知识,如"养生之方,唾不及远,行不疾步;耳不极听,目不久视;坐不至久,卧不及疲;先寒而衣,先热而解;不欲极饥而食,食不过饱;不欲极渴而饮,饮不过多……不欲甚劳、甚逸,不欲起晚,不欲汗流,不欲多睡,不欲奔车走马,不欲极目远望,不欲多啖生冷。不欲饮酒当风,不欲数数沐浴,不欲广志远愿,不欲规造异巧。冬不欲极温,夏不欲穷凉",并且从起居、情志等方面,给出了有利于养生的原则与方法——"善摄生者,卧起有四时之早晚,兴居有至和之常制;调利筋骨,有偃仰之方;杜疾闲邪,有吞吐之术;流行荣卫,有补泻之法;节宣劳逸,有与夺之要。忍怒以全阴气,抑喜以养阳气"。这些养生指导原则正是今天中医养生学"综合调摄、杂合以养""中和适度、过犹不及"等基本原则的体现。

课堂互动

　　请以小组为单位展开课堂讨论,每组选取一种常见高发疾病,如肿瘤、高血压、糖尿病或高脂血症等,从情志、饮食、日常行为、起居等各个方面,列举这些当前流行高发疾病的危害因素,并针对该疾病高危人群,给出一个初步的养生方案。

《杂应》节选

【原文】

　　抱朴子曰:养生之尽理者,既将服神药,行气不懈,朝夕导引,以宣动荣卫(1),使无辍阂(2),加之以房中之术,节量饮食,不犯风湿,不患所不能(3),

如此可以不病。

或问聪耳之道。抱朴子曰：能龙导、虎引、熊经、龟咽、燕飞、蛇屈、鸟伸[4]，天俯地仰[5]，令赤黄之景[6]，不去洞房[7]；猿据[8]、兔惊，千二百至[9]，则聪不损也。

【校注】

（1）荣卫：泛指气血。荣，荣气，又叫营气，指人体营养功能和血液循环状况。卫，卫气，指人体保护自我的功能和状况。

（2）辍阂：阻碍不通。辍，中止。阂，阻隔。

（3）不患所不能：不要为自己做不到的事情忧愁。

（4）龙导：像龙那样舒筋络。导，疏通。指舒筋活络。　虎引：像虎那样伸展身体。引，伸展。熊经：像熊那样攀援而直立。经，攀援而直立。　龟咽：像龟那样呼吸。咽，吸气。　燕飞：像燕子那样飞舞。　蛇屈：像蛇那样弯曲。　鸟伸：像鸟那样舒展。　本句所说的都是模仿鸟兽动作来达到健身目的的方法，类似今天的体操。

（5）天俯地仰：像天那样俯视着大地，像大地那样仰望着天空。这些动作也类似今天的体操运动。

（6）赤黄之景：想象中的赤黄二气。道教的一种存思法。景，景象。

（7）洞房：这里指耳朵内部。

（8）猿据：像猿那样向下按压。据，按。

（9）至：次。

【按语】

作者在这部分内容中强调了医学的重要性，认为修道之人在成仙之前，毕竟还是凡身肉体，因此必须注意保健养生；并提出了自己的保健原则，认为养生者应不懈地练习呼吸吐纳以培养元气，早晚行导引术锻炼身体，使气血流通顺畅，同时注意节制饮食、避免病邪、调理情志，就不易患病。随后，作者列举了如何让听力变好的锻炼方法，即让人们模仿龙、虎、熊、龟、燕、蛇、鸟等动物的某些动作，来活动身体以提升听力。这些养生原则和方法，即使放到今天，也有相当部分仍然在生活中指导着我们的养生，具有非常积极的意义。

三、养生思想述评

葛洪的养生思想承上启下，对道家老庄的养生思想批判继承，还吸收了东汉至魏晋以来的哲学"气一元论"，以及《太平经》、嵇康《养生论》等养生思想，形成了自己的体系和特色。通过陶弘景、孙思邈、丹波康赖等的传承，到明清时期，葛洪养生思想继续流传，众多养生家付之于实践，取得了良好效果，影响深远。道儒两家思想历经漫长的碰撞之后，于魏晋终有了融合的迹象。当其时，有立足于儒家视角，反思两汉经学之沉疴，援道入儒，尝试借用道家的一些观点，解决儒家思想中较难解决的性与天道问题之人；有站在道家的立场，吸纳儒家理论，将逍遥于天际的道家思想力图落实于人间之士，而葛洪就是其中的佼佼者。

在《抱朴子内篇》中，葛洪不仅全面总结了晋以前的神仙理论，并系统地总结了晋以前的神仙方术，包括守一、行气、导引和房中术等，同时又将神仙方术与儒家的纲常名教相结合，强调"欲求仙者，要当以忠孝和顺仁信为本，若德行不修，而但务方术，皆不得长生也",并把这种纲常名教与道教的戒律融为一体,要求信徒严格遵守。在《金丹》和《黄白》中,归纳了晋以前的炼丹成就,具体介绍了一些炼丹方法,记载了大量的古代丹经和丹法,勾画了中国古代炼丹的历史梗概,也为我们提供了原始实验化学的珍贵资料,对隋唐炼丹术的发展具有重大影响。他强调"服药乃长生之本"并详细介绍了各种金丹仙药的制作方法、性能与效果,指出"上药令人身安命延,升为天神,中药养性,下药除病"。云:"览诸道戒,无不云欲求长生者,必欲积善立功,慈心于物,恕己及人……不嫉妒胜己,不佞谄阴贼,如此乃为有德,受福于天,所作必成,求仙可冀也。"主张神仙养生为内,儒术应世为外。其神仙思想作为道教的终极理想——益寿延年、长生不老,以及在追求长生过程中的一些养生良方如服饵、行气等,都为后世之人作出了指导。

葛洪提及的养生基础和根据是本体论以及形神观,主张万物是由"玄""道""气"而产生的。不同物种因为受气不同,所以成为不同的物种,而不同物种就有了无穷的变化可能,且这些变化没有界限。葛洪认为万物之间没有正性和非正性的区别,物种间变化也是没有界限的,于是就有了后面仙人可修的推论,因此人们可通过修炼而达到长生久视的境界。故而葛洪说:"其唯玄道,可以为永""善养气者,内以养神,外以却恶"。葛洪的养生思想就在于如何使人最大限度地融合于自然之中,使人体系统与自然系统如何最大限度地通过气进行沟通起来,并达到永久的和谐与融洽。可见,葛洪的生命观就以养气为根本。葛洪认为行气可以养元,可以强壮身体,可以延长寿命。

（一）强调养气为本

葛洪在有关气的理论认识中,吸取了先秦"精气说"和两汉"元气说"的内容,十分重视气对人体的作用,认为"夫人在气中,气在人中,自天地至于万物,无不须气以生者也"。他认为天地万物和人的躯体的存在皆由精气或元气所化生,人生活在大气中,气又充塞人体之内,人与天地之气一体,人要益寿长生,甚至不死成仙,就一刻也不能离开气,只要善于取天地之精气和元气,以充养人体内的精气和元气,就能够"长生不老"。葛洪的养生思想就在于如何使人最大限度地融合于自然之中,使人体与自然如何最大限度地通过气进行沟通起来,并达到永久的和谐与融洽。爱惜精气,就可活得更长久,否则就会早衰;如果损伤精气就会降低抵御风寒的能力,生命功能提前衰退,逐渐死亡,即便使用其他的养生方法也难保长寿。

（二）不伤不损,劳逸结合

不伤不损是葛洪养生学术思想的基本原则。葛洪认为"人生之为体,易伤难养",因此特别强调"养生以不伤为本,此要言也",并指出"欲修长生之道……禁忌之至急,在不损不伤而已"。他还提出"夫有尽之物,不能给无已之耗;江河之流,不能盈无底之器也""才所不逮而困思之伤也,力所不胜而强举之伤也",要求人们做任何事情都要有节制,不要太过,指出养生之道在于不损不伤,纵然损不至伤也不能不防,在不损伤自己的前提下注意养护自己,这才符合养生之法。在言行视听、坐立寝卧、衣被寒温、饮食五味等方面,都应符合养生保健的原则,并且要适时、适量、适度、适宜,与自然运行节律和谐一致,至和至平,不可过极,过极则为害,如此诸法自然有益于健康长寿。葛洪的这些摄生之方,绝大部分是古人长期卫生经验的总结,至今仍值得珍视。

（三）修身养性，益寿延年

修身指的是摄养身心，以期益寿延年。养性，指的是思想意识、品德、性格等方面的修养，属于养生范畴的一个具体内容。古代许多大学者都曾论述过德行修养对养生延年的重要性，视修德为"养生之本"。葛洪认为修德积善有助于延年益寿，得道成仙起始于善功累积。他明确指出："若德行不修，而但务方术，皆不得长生也。"他曾提出应重视身心锻炼，以及"先讲治身，后谈养生"的著名观点，即必须薄名利，禁声色，远货财，少吃厚味，除佞妄，去忌妒，才是最好的修身之道，尤其突出了道德养生方面，"诸求长生者，必欲积善立功"，即行善积德在生命保养中的关键作用。除了德行的修养之外，葛洪强调欲求养生长寿者，还必须做到内修心性，"人能淡默恬愉，不染不移，养其心以无欲，颐其神以粹素，扫涤诱慕，收之以正，除难求之思，遣害真之累，薄喜怒之邪，灭害恶之端"，使"内宝养生之道，外则和光于世，治身而身长修"，即养生不但要注重外在形神的修养，更要重视内在精神方面的修养，使心神日趋宁静。通过修德行、修心性、顾护身体，就可以强健体质，防百病之生，以期延年益寿，乐享天年。

（四）行气导引，动静双修

行气，是一种用呼吸吐纳来修炼的养生方法，是道教修仙的重要方法之一，唐代以后的道教称为"内丹术"，后逐渐演化发展为现代的"气功"。

葛洪不仅重视精神性情上的静修，同时也提倡和推崇肢体五官的动养，强调人们应当动静双修，这样方可收到全面养生之效果，有利于延年益寿。葛洪十分推崇导引之术，并在躬行实践中加以多方面发展。他在《极言》中说："是以善摄生者……调利筋骨，有偃仰之方；杜疾闲邪，有吞吐之术……长生之理，尽于此矣。"他认为人、动物、植物都是自然的一部分，即动植物的某些偏性胜于人，那么人应该主动效法自然界某些长寿的动物，如龟、鹤之类的动作加以模仿，并注意以自然之物补自然之人，以利人之益寿延年。道家养生认为眼、耳、齿的功能退化是人体衰老的标志，因此，葛洪也特别重视导引术配合医药防治眼、耳、齿的衰老。

（五）宝精爱气，形神共养

"精"是组成人体结构和维持生命活动的基本物质。葛洪认为精气的盛衰与寿夭有着密切关系，精与气之间是相互化生的关系，精盛气旺是身体健康的重要标志。养生之道，应"宝精爱气，最其急也"。宝精可以补救伤损，获得治病延寿的功效，如果平时不注意宝精爱气，使精气日益耗竭，就会降低机体的抵抗力，导致生命逐渐枯萎。要达到养生的目的，就要顾护精气，同时注意行气，以加强精气的生成，"至要者在于宝精行气"，于"行气不懈，朝夕导引"中不断"养浩然之气于蓬荜之中"。主张注重房室养生，指出"若欲纵情恣欲，不能节宣，则伐年命"，认为养生应适当节制欲望，以减少精的流失。

葛洪还论述了人的形体与精神二者之间的关系，认为形是神的物质载体，神是形的生命形式，形可以养神，神不离身则可以永生。他认为二者是相互依存不可分割的整体，十分重视形神的有机结合，提出了形神并重共养的观点，"内修形神，使延年愈疾；外攘邪恶，使祸害不干"，告诫人们要高度注意养护形神，使形神俱健，做到饮食起居有规律、劳逸结合、调畅情志，避免病邪的伤害，如此方可达到养生的最高境界。

《抱朴子内篇》是葛洪论述神仙道教的主要著作。他在书中提出的神仙可求、自在逍遥、长生不死等观点，不但继承《老子》道、玄的本体论，又把老子的哲学观念赋予了神仙道教的内容,使之成为道教的理论基础和修炼原则,这是葛洪作为道教传人的必然学术论点。在书中论述神仙长生理论的同时,也论述了修炼成仙的思想和方法,其主要目的是倡导人们重视修炼以成不死神仙,是为其神仙道教的论点服务的,且受时代所限,其中不乏夸张或荒谬的内容,这部分糟粕性的内容应予以舍弃。但在书中也记载有大量养生的学术思想、方法和实践,对后世诸多医家的养生学术思想的发展产生了重要影响,直至现代所沿用的不少养生理论和方法仍然源自于葛洪的养生学术思想,这些适应现代科学与医学的养生理论与方法,应很好地继承与发扬。

四、拓展阅读

夫行炁当以生炁之时,勿以死炁之时也……一日一夜有十二时,其从半夜以至日中六时为生炁,从日中至夜半六时为死炁。死炁之时,行炁无益也。(《抱朴子内篇·释滞》)

抱朴子曰:俗民既不能生生,而务所以煞生。夫有尽之物,不能给无已之耗;江河之流,不能盈无底之器也。凡人利入少而费用多者,犹不供也,祝无锱铢之来,而有千百之往乎? 人无少长,莫不有疾,但轻重言之耳。而受气各有多少,多者其尽迟,少者其竭速。其知道者补而救之,必先复故,然后方求量表之益。(《抱朴子内篇·极言》)

故一人之身,一国之象也。胸腹之位,犹宫室也。四肢之列,犹郊境也。骨节之分,犹百官也。神犹君也,血犹臣也,气犹民也。故知治身,则能治国也。夫爱其民,所以安其国;养其气,所以全其身。民散则国亡,气竭即身死。死者不可生也,亡者不可存也。是以至人,消未起之患,治未病之疾,医之于无事之前,不追之于既逝之后。民难养而易危也,气难清而易浊也。故审威德所以保社稷,割嗜欲所以固血气。然后真一存焉,三七守焉,百害却焉,年命延矣。(《抱朴子内篇·地真》)

复习思考题

1. 概述《抱朴子内篇》的主要养生思想与养生方法。
2. 结合日常生活谈谈《抱朴子内篇》中提到的养生方法。
3. 根据节选文献中涉及的养生方法及原则,根据个人情况设计一种养生方案。

第三节　《养性延命录》选读

一、名著导读

《养性延命录》是我国早期养生学专著中的代表作,系统总结并归纳了前人的养生理论和方法,涉及上至神农黄帝,下至魏晋,包括彭祖、老子等在内的历代养生名家,是道教养生集大成之作。本书作者陶弘景(456—536),字通明,自号华阳隐居,丹阳秣陵人(今江苏南京),南朝齐梁时期著名医药学家、道教思想家、文学家,道教上清派茅山宗创始人。陶弘景幼时好学,熟读儒家经典,10岁得葛洪《神仙传》昼夜研习,始有养生之志,15岁作《寻山志》寄情山水,向往隐逸生活。陶弘景曾先后出任巴陵王、安成王等诸王侍读,任职"奉朝请",参议国家大事,期间经历了政治舞台的尔虞我

笔记

诈,心生去意,又长期研究养生服食诸法,渐有明悟,遂生隐居修行之志,挂朝服于神武门,上表辞官,退隐茅山,但朝中大事,皆有书信往来,故时人誉其为"山中宰相"。陶弘景曾师从道士孙游岳,归隐茅山后开始整理并弘扬上清经法,创立道教茅山派,撰写了大量道教著作,同时涉足医药界;其学术思想继承于先秦老庄道家哲学和晋代葛洪的神仙道教,又融入儒家和佛教的观点,主张儒释道三教合流;其养生理论博采众长,著有《养性延命录》《导引养生图》等。此外,陶弘景对历算、地理、医药等都有深入研究,编著《本草经集注》,首创按药物自然属性分类的方法,原书虽已亡佚,但该药物分类法被后世沿用了 1000 多年,有较高的实用价值。

《养性延命录》全书 6 篇,分上下两卷:上卷《教诫》《食诫》《杂诫忌禳害祈善》,明示养生之理,强调"以人为本"的养生观和"以生为贵"的生命论,以形神一体观为养生内核,重视守道,其中《教诫》引先贤养生箴言教诫后人遵循,《食诫》倡导饮食有节的食养原则,《杂诫忌禳害祈善》从日常生活各处小事告诫养生禁忌;下卷《服气疗病》《导引按摩》《御女损益》,授人养生之法,从服气、导引、按摩、劳动、御女等方面传授具体的养生措施,供后人学习效仿。《养性延命录》辑录魏晋以前的养生学著作 30 余种,保留了现已亡佚的早期养生学著作内容,使其养生思想得以留存后世,有极高的文献学和医学养生学价值。

《养性延命录》不见于唐以前史志著录,直到北宋才始有载录,其作者自宋以来便有陶弘景、孙思邈两说,后世多尊崇陶弘景所撰。本书是作者在《养生要集》的基础上"略取要法,删弃繁芜,类聚成篇"所得,流传版本多以道藏本为正统,文句内容亦可见于《云笈七签》《至言总卷》《医心方》等书,可借以参校。

二、原文赏析

《原序》节选

【原文】

夫禀气含灵,唯人为贵。人所贵者,盖$^{(1)}$贵为生。生者神之本,形者神之具。神大用则竭,形大劳则毙。若能游心虚静,息虑无为$^{(2)}$,服元气于子$^{(3)}$后,时导引$^{(4)}$于闲室,摄养无亏,兼饵$^{(5)}$良药,则百年耆寿$^{(6)}$,是常分$^{(7)}$也。如恣意以耽$^{(8)}$声色,役智而图富贵,得丧恒切$^{(9)}$于怀,躁挠$^{(10)}$未能自遣,不拘礼度,饮食无节,如斯之流,宁$^{(11)}$免夭伤之患也?

【校注】

(1)盖:虚词,表示大概。

(2)无为:道家指顺应自然的作为。

(3)子:子时。

(4)导引:导,导气令和;引,引体令柔。

(5)饵:喂,服用。

(6)耆(qí)寿:60 岁以上的老年人,表示高寿之意。

(7)常分:定分。

(8)耽:沉溺,此处指爱好而沉浸其中。

(9)恒切:恒,经常;切,贴近。此处有牢记、萦绕之意。

（10）躁挠：躁，急躁；挠：扰乱。此处指焦躁、烦扰等不良情绪。

（11）宁（nìng）：岂，难道，表示反问。

【按语】

本节序言提出"以生为贵"的生命观，认为"生者神之本，形者神之具"，强调形神一体观，主张形神并养。陶弘景总结本书养生理论，认为养生应当遵循自然规律，提倡"游心虚静，息虑无为"和服气导引、摄养饵药相结合的养生方法，反对恣意纵情、贪图享乐、不加节制的生活方式。

《教诫》节选

【原文】

《列子》曰：少不勤行，壮不竞(1)时，长而安贫，老而寡欲，闲心劳形，养生之方也。

《列子》曰：一体之盈虚消息(2)，皆通于天地，应于万类(3)。张湛曰：人与阴阳通气。和之于始，和之于终，静神灭想，生之道也。始终和则神志不散。

严君平《老子指归》曰：游心于虚静，结志于微妙(4)，委虑于无欲，归计于无为，故能达(5)生延命，与道为久。

【校注】

（1）竞：争逐。

（2）盈虚：充盈与亏损。　消息：消减与生长。

（3）万类：万物。

（4）微妙：精微深奥之境界。

（5）达：通晓。

【按语】

本节论述清心寡欲的养神之法，崇尚"静神灭想""无欲无为"。文中内容体现道法自然的道家思想，主张致虚守静，摆脱"物役"，追求恬然淡泊、清静无为、顺其自然的生活方式。

【原文】

《大有经》曰：或疑者云：始同起于无外(1)，终受气于阴阳，载形魄于天地，资生长于食息(2)，而有愚有智，有强有弱，有寿有夭，天耶？人耶？解者曰：夫形生愚智，天也；强弱寿夭，人也。天道自然，人道自己。始而胎气充实，生而乳食有余，长而滋味(3)不足，壮而声色有节者，强而寿；始而胎气虚耗，生而乳食不足，长而滋味有余，壮而声色自放者，弱而夭。生长全足，加之导养，年未可量。

《道机》曰：人生而命有长短者，非自然也。皆由将身不谨(4)，饮食过差(5)，淫泆(6)无度，忤逆阴阳，魂神不守，精竭命衰，百病萌生，故不终其寿。

【校注】

（1）无外：无穷极。《至言总卷》引作"无物"，指生命起于无物。《老子》云："天下万物生于有，有生于无。"

（2）食息：食物与呼吸。

（3）滋味：肥甘厚味，滋补之物。

（4）将身：即持身。　不谨：不谨慎。

（5）过差：意为失去节度。

（6）淫泆：恣意纵乐。

【按语】

生命的自然过程包括始、生、长、壮、老、已六个阶段。人之初始，受气于阴阳，禀赋于天地，其愚笨、聪慧乃先天所得，而强弱、夭寿乃后天所定，若"生长全足，加之导养"，则"年未可量"。儒家认为"死生有命，富贵在天"，道家认为"死生自命也，贫穷自时也"，而陶弘景引《大有经》"天道自然，人道自己"的观点，反对生死必然的宿命论，强调人的主观能动性，后文也提到"我命在我不在天"，其意相同。

【原文】

太史公司马谈[1]曰：夫神者，生之本；形者，生之具也。神大用则竭，形大劳则毙。神形早衰，欲与天地长久，非所闻也。故人所以生者，神也；神之所托者，形也。神形离别则死，死者不可复生，离者不可复返，故乃圣人重之。夫养生之道，有都领大归[2]，未能具其会者[3]，但思每与俗反[4]，则暗践胜辙[5]，获过半之功矣。有心之徒，可不察欤？

【校注】

（1）司马谈：司马迁之父，夏阳（今陕西韩城）人，为汉初五大夫，官至太史令，深受黄老之学影响，对道家思想颇为推崇。

（2）都领：纲领。　大归：指归。

（3）具：全，都。　会：领悟，理解。

（4）每与俗反：常常与世俗做法相反。

（5）暗践胜辙：即暗中践行正确的道路。　践，实践。　胜：正确。　辙：车辙。

【按语】

本节对"形神一体观"进行了详细阐述。太史公司马谈提到"夫神者，生之本；形者，生之具也"，认为内在的精神是人体生命活动的根本，而外在的形体只是生命的具象；后文言"人所以生者，神也；神之所托者，形也"，强调形与神之间的关系，提出精神以形体为依托，离则死，合则生。陶弘景据此在序言总结为"生者神之本，形者神之具"，认为养神与养形相辅相成，在形神并养的基础上强调养神，是重视精神的主导作用。

【原文】

《小有经》曰：少思、少念、少欲、少事、少语、少笑、少愁、少乐、少喜、少怒、少好、少恶，行此十二少，养生之都契[1]也。多思则神殆[2]，多念则志散，多欲则损志，多事则形疲，多语则气争[3]，多笑则伤脏，多愁则心慑[4]，多乐则意溢，多喜则忘错惛乱[5]，多怒则百脉不定，多好则专迷不治[6]，多恶则憔煎[7]无欢。此十二多不除，丧生之本也。无多者，几乎真人。大计[8]奢懒者寿，悭[9]勤者夭，放散劬咨[10]之异也。田夫寿，膏粱夭，嗜欲少多之验也。处士少疾,游子多患,事务繁简之殊也。故俗人竞利,道士罕营⁽¹¹⁾。

胡昭⁽¹²⁾曰:目不欲视不正之色,耳不欲听丑秽之言,鼻不欲向膻腥之气,口不欲尝毒刺⁽¹³⁾之味,心不欲谋欺诈之事,此辱神损寿。又居常⁽¹⁴⁾而叹息,晨夜而吟啸,干正来邪⁽¹⁵⁾也。夫常人不得无欲,又复不得无事,但当和心少念,静身损虑,先去乱神犯性,此则啬⁽¹⁶⁾神之一术也。

【校注】

(1)都契:要义,要领。

(2)殆:通"怠",懒惰。

(3)气争:气失调和。

(4)慑:害怕,畏惧。

(5)惛乱:神志不清,思绪紊乱。

(6)多好则专迷不治:过度沉迷于嗜好而不能治事。

(7)憔煎:憔悴煎熬,此处指烦忧太多。

(8)大计:此处指总结性陈述。

(9)悭(qiān):吝啬,小气。

(10)劬(qú):劳苦,劳累。 吝:吝啬。

(11)营:谋求。

(12)胡昭:字孔明,颍川人,汉魏之际隐居山中,年八十九卒。

(13)刺:《云笈七签》作"辣",句意可通。

(14)居常:平常,平时。

(15)干正来邪:指正气受扰,邪秽乘虚而入。

(16)啬:爱惜。

【按语】

本节论述养神的禁忌。《小有经》言养生关键在于"行此十二少",这与后文《杂诫忌禳灾祈善》中的"众伤之事"一致,强调凡事不可太"过","无多者,几乎真人"。鉴于"常人不得无欲,又复不得无事",胡昭提出"和心少念,静身损虑,先去乱神犯性"的养神方法。明代薛瑄《读书录》也提到"少欲则心静,心静则事简"。可见,人的主观态度可以改变事物对自身的影响。

【原文】

《名医叙病论》曰:世人不终耆寿,咸⁽¹⁾多夭殁者,皆由不自爱惜,忿争尽意,邀名射利,聚毒攻神,内伤骨髓,外贬筋肉,血气将无,经脉便拥,肉理空疏,唯招蛊疾,正气日衰,邪气日盛矣。不异举沧波以注爝火⁽²⁾,颓华岭而断涓流⁽³⁾,语其易也,甚于兹⁽⁴⁾矣。

《仙经》曰:我命在我不在天,但愚人不能知此,道为生命之要。所以致百病风邪者,皆由恣意极情,不知自惜,故虚损生也。譬如枯朽之木,遇风即折;将崩之岸,值⁽⁵⁾水先颓。今若不能服药,但知爱精节情,亦得一二百年寿也。

【校注】

（1）咸：普遍，都。

（2）沧波：沧海之水，形容水量巨大。 爝火：火把。

（3）颓：崩塌，倒塌。 华岭：西岳华山。 涓流：细流。

（4）兹：指示代词，这些。

（5）值：面对，遇到。

【按语】

《周易·系辞下》言："天地之大德曰生。"孕育生命是天地的"德"，而自惜生命是万物的"德"。"天道自然，人道自己"，人之生命长短在于自身，若自己不爱惜生命，"忿争尽意，邀名射利""恣意极情"，则形神两伤，久之"神大用则竭，形大劳则毙"，最终夭亡。贵生是古人生命观的基础，体会生命的可贵性和神圣性，进而爱惜自己、爱惜他人的生命，是生而为人的基本要求。

【原文】

张湛《养生集·叙》曰：养生大要：一曰啬神，二曰爱气，三曰养形，四曰导引，五曰言语，六曰饮食，七曰房室，八曰反俗，九曰医药，十曰禁忌。过此已往，义(1)可略焉。

皇甫隆(2)问青牛道士(3)青牛道士姓封，字君达，其养性法则可施用？大略云：体欲常劳，食欲常少，劳无过极，少无过虚。去肥浓，节咸酸，减思虑，捐(4)喜怒，除驰逐(5)，慎房室。武帝行之有效。

【校注】

（1）义：道理。

（2）皇甫隆：三国时期魏国人，嘉平年间（249—254）任敦煌太守。

（3）青牛道士：封君达，陇西人，西汉方士，因常乘坐青牛，故号"青牛道士"。

（4）捐：舍弃。

（5）驰逐：乘坐车马驰道追逐。

【按语】

本节论述养生之纲要。陶弘景将张湛的"养生十要"和青牛道士的"养性十法"辑录于本书，恰当地总结了养生的各个方面。后世养生各法，大多不离此宗。陶弘景以《食诫》《杂诫忌禳灾祈善》《服气疗病》《导引按摩》《御女损益》各篇阐述养生理论，传授养生方法，正是养生纲领的具体体现。

【原文】

彭祖曰：重衣厚褥，体不劳苦，以致风寒之疾；厚味脯腊，醉饱厌饫(1)，以致聚结(2)之病；美色妖丽(3)，嫔妾盈房，以致虚损之祸；淫声哀音，怡心悦耳，以致荒(4)耽之惑；驰骋游观，弋猎原野，以致发狂之失；谋得战胜，兼弱取乱(5)，以致骄逸之败。盖圣贤或失其理也。然养生之具(6)，譬犹水火，不可失适，反为害耳。

仙人曰：罪莫大于淫，祸莫大于贪，咎(7)莫大于谗。此三者，祸之车，小则危身，大则危家。若欲延年少病者，诚勿施精命夭残，勿大温消骨髓，勿大寒伤肌肉,勿咳唾失肥液,勿卒[8]呼惊魂魄,勿久泣神悲戚,勿恚[9]怒神不乐,勿念内[10]志恍惚,能行此道,可以长生。

【校注】

（1）厌饫（yù）:饱食。

（2）聚结:此处指疝结之病。

（3）儷（lì）:通“俪”,配偶。

（4）荒:放纵,逸乐过度。

（5）兼:兼并。　取:夺取。

（6）养生之具:指代维持生命的基本活动,包括饮食、起居等等。

（7）咎:罪过,过失。

（8）卒:突然。

（9）恚（huì）:恼恨,愤恨。

（10）念内:思念女色。

【按语】

本节第一段从起居、饮食、房室、声乐、游玩、谋虑等各方面举例说明行为失当可能造成的后果,就如水火一般,用之过当,反受其害。第二段提出“淫”“贪”“谗”是载祸之车,小则危害自身,大则危害家庭,而延年少病应当遵循“适度”原则,不可“大温”“大寒”“久泣”等。这与后文《食诫》中的“食不欲过饱”“饮不欲过多”和《杂诫忌禳灾祈善》中的“避众伤之事,而复晓阴阳之术”相对应。

《食诫》节选

【原文】

真人曰:虽常服药物,而不知养性之术,亦难以长生也。养性之道,不欲饱食便卧,及终日久坐,皆损寿也。人欲小劳,但莫至疲及强[1]所不能堪胜耳。人食毕,当行步踌躇[2],有所修为[3]为快也。故流水不腐,户枢不朽蠹[4],以其劳动数故也。故人不要夜食。食毕但当行中庭,如数里可佳。饱食即卧,生百病,不消成积聚也。食欲少而数,不欲顿[5]多,难销[6]。常如饱中饥、饥中饱。故养性者,先饥乃食,先渴而饮。恐觉饥乃食,食必多;盛渴乃饮,饮必过。食毕当行,行毕使人以粉[7]摩腹数百过,大益也。

青牛道士言:食不欲过饱,故道士先饥而食也;饮不欲过多,故道士先渴而饮也。食毕行数百步,中益也。暮食毕,行五里许乃卧,令人除病。凡食,先欲得食热食,次食温暖食,次冷食。食热暖食讫[8],如无冷食者,即吃冷水一两咽,甚妙。若能恒记,即是养性之要法也。凡食,欲得先微吸取气,咽一两咽,乃食,主无病。

【校注】

（1）强:强健,此处指锻炼身体。

（2）踌躇:从容自得的样子。

（3）修为:此处意为修行。

（4）蠹（dù）：蛀蚀，损坏。

（5）顿：进食一次，与"数"相对，指每日进餐频次。

（6）销：通"消"，此处指消化。

（7）粉：米粉。

（8）讫：终了，完毕。

【按语】

本节介绍饮食养生的具体方法。文中提出"养性之道，不欲饱食便卧，及终日久坐，皆损寿也"的观点，遵循劳逸适度的原则，推崇小劳，食毕即须行步，以消谷行气，不生积聚百疾。又强调"先饥乃食，先渴而饮""食不欲过饱""饮不欲过多"，倘若过饥而食，进食量则会增加，极易造成饱食，影响脾胃功能；过渴而饮，饮水量势必增加，加重心肾负担。

《杂诫忌禳灾祈善》节选

【原文】

久视伤血，久卧伤气，久立伤骨，久行伤筋，久坐伤肉。

凡远思强健[1]伤人，忧恚悲哀伤人，喜乐过差伤人，忿怒不解伤人，汲汲[2]所愿伤人，戚戚[3]所患伤人，寒热失节伤人，阴阳不交伤人。凡交，须依导引诸术。若能避众伤之事，而复晓阴阳之术，则是不死之道。

大乐气飞扬，大愁气不通。用精令人气力乏，多视令人目盲，多睡令人心烦，贪美食令人泄痢。俗人但知贪于五味，不知元气可饮。圣人知五味之生病，故不贪，知元气可服，故闭口不言，精气自应也。唾不咽则海[4]不润，海不润则津液乏，是知服元气、饮醴泉，乃延年之本也。

凡大汗忽脱衣，不慎，多患偏风，半身不遂。新沐浴了，不得露头当风，不幸得大风[5]、刺风[6]疾。凡脚汗，勿入水，作骨痹，亦作遁疰[7]。凡食热物汗出，勿荡风，发痓，头痛，令人目涩饶[8]睡。凡热泔洗头，冷水濯，成头风。凡人卧，头边勿安火炉，令人头重、目赤、鼻干。凡新哭泣讫便食，即成气病。夜卧勿覆头。凡人卧，勿开口，久成消渴，并失血色。凡时病新汗解，勿饮冷水，损人心腹，不平复。

春欲得瞑[9]卧早起，夏秋欲得侵夜[10]卧早起，冬欲得早卧晏[11]起，皆有所益。虽云早起，莫在鸡鸣前；晏起，莫在日出后。

新沐浴讫，勿当风湿结[12]，勿以湿头卧，使人患头风、眩闷、发秃、面肿、齿痛、耳聋。湿衣及汗衣皆不可久著，令发疮及患风瘙痒。

发，血之穷；齿，骨之穷；爪，筋之穷。千过梳发发不白，朝夕啄齿齿不龋，爪不数截筋不替。

【校注】

（1）远思强健：指思虑、用力过度。

（2）汲汲：心情急切的样子。

（3）戚戚：忧伤的样子。

（4）海：指气海。

（5）大风：麻风病。

（6）刺风：参考《诸病源候论·风病诸候下·刺风候》："风邪走遍于身，而皮肤淫跃，邪气与正气交争，风邪击搏，如锥刀所刺，故名刺风也。"

（7）遁疰：参考《诸病源候论·注病诸候·遁注候》："注者，住也。言其病连滞停住，死又注易傍人也。由人体虚，受邪毒之气，停遁经络脏腑之间，发则四肢沉重，而腹内刺痛，发作无时，病亦无定。以其停遁不差，故谓之遁注。"

（8）饶：多。

（9）瞑：通"暝"，黄昏。

（10）侵夜：入夜。

（11）晏：迟，晚。

（12）结：原作"语"，王家葵考《云笈七签》《医心方》后改作"结"，为结聱之意。

【按语】

本节介绍生活起居方面的宜忌。《淮南子·泰族训》言："天地之道，极则反，盈则损。"《管子·白心》言："日极则仄，月满则亏。"所以不论生活行为、情志思想，都应该适可而止，不可太过，太过则伤人。这与前文"行此十二少"和"不可失适，反为害耳"相一致。

《服气疗病》节选

【原文】

《元阳经》曰：常以鼻纳气，含而漱满，舌料唇齿，咽之。一日一夜得千咽，甚佳。当少饮食，饮食多则气逆百脉闭，百脉闭则气不行，气不行则生病。

《玄示》曰：志者，气之帅也；气者，体之充也。善者遂其生，恶者丧其形[1]。故行气之法，少食自节，动其形，和其气血。因轻而止之，勿过失，突复而还之，其状若咽。正体端形，心意专一；固守中外，上下俱闭；神周形骸，调畅四溢；修守关元，满而足实。因之而众邪自出。

凡行气，以鼻纳气，以口吐气，微而引之，名曰长息。纳气有一，吐气有六。纳气一者，谓吸也；吐气有六者，谓吹、呼、唏、呵、嘘、呬，皆出气也。凡人之息，一呼一吸，元[2]有此数。欲为长息吐气之法，时寒可吹，时温可呼。委曲[3]治病，吹以去风，呼以去热，唏以去烦，呵以下气，嘘以散滞，呬以解极。凡人极者，则多嘘呬。道家行气，率不欲嘘呬。嘘呬者，长息之心[4]也。

凡病之来，不离于五脏，事须识根[5]，不识者，勿为之耳。心脏病者，体有冷热，呼吹二气出之；肺脏病者，胸背胀满，嘘气出之；脾脏病者，体上游风习习，身痒疼闷，唏气出之。肝脏病者，眼疼，愁忧不乐，呵气出之。肾脏病者，咽喉窒塞，腹满耳聋，呬气出之[6]。

【校注】

（1）善者遂其生，恶者丧其形：此处善恶专指"善充者"与"恶充者"，以是否善于行气划分。

（2）元：此处是抄写讹误，应作"无"。

（3）委曲：此为勉强的意思。

（4）心：丁光迪校注本作"忌"，文意可通。

（5）识根：知晓病因。

（6）肾脏病者，咽喉窒塞，腹满耳聋，呬气出之：原无。前言"凡病之来，不离于五脏"，底本只有"四脏"，故参考王家葵校注本据《诸病源候论》引《养生方导引法》补充。

【按语】

本节介绍六字诀吐纳法。道教养生认为"道者，气也。保气则得道，得道则长存"。人体之气与天地之气相通，故通过呼吸吐纳，可令身体获益，延年益寿。"六字诀"通过吹、呼、唏、呵、嘘、呬六个字的不同发音口型，以及唇齿喉舌的用力差异，以牵动脏腑经络气血运行，达到"吹以去风，呼以去热，唏以去烦，呵以下气，嘘以散滞，呬以解极"的治疗作用。由于时代地域的原因，语言口型皆有所差异，"六字"发音古今应当有别。

《导引按摩》节选

【原文】

谯国华佗善养生，弟子广陵吴普、彭城樊阿受术于佗。佗语普曰：人体欲得劳动，但不当使极耳。人身常摇动，则谷气[(1)]消，血脉流通，病不生，譬犹户枢不朽是也。古之仙者，及汉时有道士君倩，为导引之术，作熊经鸱顾[(2)]，引挽腰体，动诸关节，以求难老也。吾有一术，名曰五禽戏：一曰虎，二曰鹿，三曰熊，四曰猿，五曰鸟，亦以除疾，兼利手足，以常导引。体中不快，因起作一禽之戏，遣[(3)]微汗出即止，以粉涂身，即身体轻便，腹中思食。吴普行之，年九十余岁，耳目聪明，牙齿坚完，吃食如少壮也。

虎戏者，四肢距[(4)]地，前三蹁[(5)]，却[(6)]二蹁，长引腰，侧脚仰天，即返距行，前却各七过也。

鹿戏者，四肢距地，引项反顾，左三右二，伸左右脚，伸缩亦三亦二也。

熊戏者，正仰，以两手抱膝下，举头，左擗[(7)]地七，右亦七，蹲地，以手左右托地。

猿戏者，攀物自悬，伸缩身体，上下一七，以脚拘物自悬，左右七，手钩却立，按头各七。

鸟戏者，双立手，翘一足，伸两臂，扬眉用力，各二七，坐伸脚，手挽足趾各七，缩伸二臂各七也。

夫五禽戏法，任力为之，以汗出为度，有汗以粉涂身，消谷气，益气力，除百病，能存行之者，必得延年。

【校注】

（1）谷气：饮食水谷之气。

（2）熊经：摇动身体。 鸡：古同“鸱”。鸡顾：身不动而回顾。

（3）遣：令，使。

（4）距：至，到达。

（5）踯：蹬踢。

（6）却：退。

（7）擗：拍打。

【按语】

本节介绍五禽戏，包括虎戏、鹿戏、熊戏、猿戏、鸟戏。五禽戏为华佗在《庄子》“熊经鸟伸”的基础上创编而来，其名称和功效可见于《后汉书·方术列传下》，但详细动作却未提及。《养性延命录》是目前现存的具体记载五禽戏动作方法的最早文献，所载五禽戏套路是现代五禽戏的最初蓝本，具有极高的文献学和养生学价值。此外，陶弘景在总结五禽戏的具体操作步骤之外，提出了五禽戏的锻炼原则，即“任力为之，以汗出为度”。五禽戏是古代模仿动物行为所做的仿生导引术式，具有全面锻炼人体头、躯干及四肢功能和强身祛病的作用。五禽戏发展至今，版本众多，2001年国家体育总局健身气功管理中心成立后，委托上海体育学院承担研究任务，由人民体育出版社于2003年出版了《健身气功·五禽戏》。现五禽戏已被列为国家级非物质文化遗产项目。

三、养生思想述评

《养性延命录》全面总结阐发了道教养生思想，是魏晋南北朝时期道教养生的集大成著作。陶弘景作为道教茅山派的代表人物，在医药养生领域有较深的研究和造诣，其系统归纳总结前人养生经验，取其精华，去其糟粕，文中不仅辑录了一些早已散佚的养生学著作，使其精华部分得以留存后世，而且提出了较为完整的养生理论和方法，推动了道教养生理论的发展与进步。

（一）道教养生的理论基础

道教养生理论中的很多观点都借鉴了道家的养生文化。“重人贵生”是道家养生的思想基础，如《老子》所言“道大，天大，地大，王亦大。域中有四大，而王居其一焉”，强调人自身的重要性；“道法自然”是道家养生的根本观点，其强调自然无为的人生态度，即遵循自然规律，逆人欲之所为；“清静无为”是道家静神养生的重要内容，表现为少私寡欲和无为处世，认为“致虚极，守静笃”，强调虚静，又言“无为而无不为”，强调不妄为；在处世方法上，道家主张“守柔曰强”，强调以退为进；对于生死，道家认为“归根曰静，是谓复命”，体现宿命论。道家养生的主要内容，体现在修心、养性上，讲究人与自然的和谐统一，强调养神，而道教养生在修心、养性之外，追求养命和长生，注重养形与养神兼具，尤其在魏晋时期，道教养生思想渐渐系统化，出现了重生贵生、天人合一、我命由我、形神相依、众术合修等一系列观点，为道教养生学的发展奠定了理论基础。

（二）陶弘景的道教养生思想

陶弘景认为养生即是修道。他从“重人贵生”的道家思想出发，强调养生与修道的统一性，即“养生者慎勿失道，为道者慎勿失生”“道与生相守，生与道相保”。陶弘景认同生命的长短取决于自身因素，突出强调了“我命在我不在天”“天道自然，人道

笔记

自己"的观点,反对道家自然无为的生死观和宿命论,强调人自身的主观能动性。陶弘景养生思想的核心是养神、养形、养气,养神当"游心虚静,息虑无为",养形则"饮食有节,起居有度",养气须"服气长息,导引相合"。陶弘景提炼的一整套养生理论,具有养神与炼形并重的特点,对以往道教养生经验和思想作了概括总结,为道教最终形成性命双修、动静结合、众术合修的医学养生模式奠定了理论基石。

（三）陶弘景的道教养生术

陶弘景指出:"百病横夭,多由饮食,饮食之患过于声色。声色可绝之逾年,饮食不可度之一日。为益亦多,为患亦切。"脾胃为后天之本,气血生化之源,而饮食是气血生化的主要来源,一旦饮食失节,脾胃受损,则百病易生,有损寿命。《食诫》提出"劳逸适度"的饮食养生原则,倡导食毕即小劳,"先饥乃食,先渴而饮""食不欲过饱""饮不欲过多"。《食诫》和《杂诫忌禳灾祈善》都强调"养生以不伤为本"的原则。陶弘景认为过用即伤生,当知节度,"避众伤之事",形成日常养生禁忌,涉及生活起居的方方面面。"气者,体之充也。"气机调畅是脏腑功能正常活动的基础条件,故"保气则得道,得道则长存"。《服气疗病》中的吐故纳新调息法,既可用于养生保健,又可以治病祛邪,强调"以意领气",其中以"六字诀"呼吸法最为典型。《导引按摩》首次完整记载华佗五禽戏导引功,介绍了虎戏、鹿戏、熊戏、猿戏、鸟戏五种动物的导引动作,具有消谷气、益气力、除百病的功效,作为最初蓝本,至今仍有借鉴意义。导引按摩既能梳理筋骨,调和营卫,又能宣导气血,扶正祛邪,故时而为之,可以延年。此外,陶弘景对房中术亦有涉猎,主张适度房事有益养生,但要遵循道法自然原则,反对强行禁欲和过度纵欲,指出"道以精为宝,施之则生人,留之则生身",强调"节欲保精"。

（四）陶弘景的医药学贡献

陶弘景深受道教炼丹术的影响,对药物深有研究,认为《神农本草经》自"魏、晋以来,吴普、李当之等,更复损益。或五百九十五,或四百卅一,或三百一十九。或三品混糅。冷热舛错,草石不分,虫兽无辨,且所主治,互有多少。医家不能备见,则识智有浅深",故整理并作注,将《神农本草经》与《名医别录》中的部分药物合编,著成《本草经集注》。全书共7卷,载药730种,按药物自然属性分类法,分为玉石、草木、虫、兽、果、菜、米食、有名无实7类,此为陶弘景首创,是药物分类法的一次进步。此外,陶弘景又创"诸病通用药",即治疗属性分类法,如将秦艽、防风、防己等归为祛风药,此法大大促进了医药行业的发展,为医者提供了便捷有效的治疗参考。

四、拓展阅读

惟天地,万物父母。惟人,万物之灵。(《尚书·周书·泰誓上》)

夫多思则神散,多念则心劳,多笑则脏腑上翻,多言则气海虚脱,多喜则膀胱纳客风,多怒则腠理奔血,多乐则心神邪荡,多愁则头鬓憔枯,多好则志气倾溢,多恶则精爽奔腾,多事则筋脉干急,多机则智虑沉迷。斯乃伐人之生甚于斤斧,损人之命猛于豺狼。(《抱朴子·养生论》)

君曰:食慎勿使多,多则生病;饱慎便卧,卧则心荡,心荡多失性。食多生病,生病则药不行。欲学道者,慎此未服食时也。(《真诰》卷之五)

人不得每夜食,食毕即须行步,令稍畅而坐卧。若食气未消,而伤风或醉卧,当成积聚百疾,或多霍乱,令人暴吐。(《外台秘要方·将息禁忌论一首》)

书云：善养性者，先渴而饮，饮不过多，多则损气，渴则伤血。先饥而食，食不过饱，饱而伤神，饥则伤肾。(《三元延寿参赞书》卷之三)

思一则正气来至，正气来至则口中甘香，口中甘香则津液多生，而鼻息微长，鼻息微长则五脏安，五脏安则气各顺理，如法为长生久寿。行之之法，以鼻微微引气内之，以口吐之，此为长息。(《云笈七签·神仙绝谷食气经》)

六极者，一曰气极，令人内虚，五脏不足，邪气多，正气少，不欲言。二曰血极，令人无颜色，眉发堕落，忽忽喜忘。三曰筋极，令人数转筋，十指爪甲皆痛，苦倦不能久立。四曰骨极，令人酸削，齿苦痛，手足烦疼，不可以立，不欲行动。五曰肌极，令人羸瘦，无润泽，饮食不为肌肤。六曰精极，令人少气嗡嗡然，内虚，五脏气不足，发毛落，悲伤喜忘。(《诸病源候论·虚劳病诸候上·虚劳候》)

复习思考题

《养性延命录》作为道教养生的代表作，对既往养生理论有何发展？与魏晋南北朝时期的其他养生著作有何不同？

第四节 《颜氏家训》选读

一、名著导读

《颜氏家训》是中华民族历史上第一部体系庞大且内容完备的家训著作，被后人誉为"家教规范""家训之祖"。作者颜之推，字介，生于梁中大通三年(531)，卒于隋开皇十年(590)和仁寿元年(601)之间，享年60余岁，是南北朝时期著名教育家、思想家、文学家。其原籍琅邪临沂(今山东临沂)，由于五胡起兵，西晋被推翻，祖辈随东晋渡江，寓居建康(今江苏南京)，家传数代，至湘东王萧绎出任荆州刺史，其父颜勰身为幕僚，定居江陵(今湖北江陵)。颜之推生于江陵，自幼承袭家学，7岁能诵《鲁灵光殿赋》，12岁习老庄之学，因不好虚玄而弃道专儒。他历仕四朝，三为亡国人，先仕于梁，后仕于齐，历经侯景陷郢州(550)、西魏破江陵(554)、北周陷晋阳(577)，先后三次被俘；齐亡入周，任御史上士，隋代周后，被太子杨勇召为学士。颜之推在跌宕起伏的人生经历中，积累并总结其修身治家、处世为学、安身立命的经验，于隋时著成《颜氏家训》，以训诫子孙，维系家族传承。

《颜氏家训》全书7卷，共20篇，内容主要涉及家庭教育、品德修养、人际交往、学问文章、为人处世、保养身体、音辞技艺等，是以教育、训诫为主的一部家传著作。本书第15篇专论"养生"，反映了颜之推以儒家思想为基础的养生观。他创新性地提出"养生先须虑祸"的观点，强调"养形"，丰富了形神观的理论内涵。《颜氏家训》其他篇目虽未明言养生，但《教子》《慕贤》《勉学》教导后人提升个人品德修养，《省事》《止足》明言利害用以避祸，且所论内容中即寓有趋吉避凶、颐情养性之意，这对于养生都是有积极意义的。

《颜氏家训》流传至今，主要刊本有宋淳熙七年台州公库本、明嘉靖甲申傅太平刻本、明万历甲戌颜嗣慎刻本、明程荣《汉魏丛书》本、清康熙五十八年朱轼评点本、清雍正二年黄叔琳刻《颜氏家训》节钞本、清乾隆五十四年卢文弨刻《抱经堂丛书》本、清文津阁《四库全书》本。

二、原文赏析

《教子》节选

【原文】

古者,圣王有胎教之法:怀子三月,出居别宫,目不邪视,耳不妄听,音声滋味,以礼节⁽¹⁾之。

吾见世间,无教而有爱,每不能然⁽²⁾;饮食运为⁽³⁾,恣其所欲,宜诫翻⁽⁴⁾奖,应诃⁽⁵⁾反笑,至有识知⁽⁶⁾,谓法⁽⁷⁾当尔。骄慢已习,方复制之,捶挞至死而无威,忿怒日隆而增怨,逮⁽⁸⁾于成长,终为败德。孔子云"少成若天性,习惯如自然"是也。

【校注】

(1)节:约束,节制。

(2)然:指示代词。这样,那样。

(3)运为:"运"古通"云"。云为,即所为、作为。

(4)翻:副词,反而。

(5)诃:同"呵",怒斥、呵斥。

(6)识知:此处指见识。

(7)法:规则。

(8)逮:及,达到。

【按语】

本节论述"早教"的重要性。颜之推认为良好的品德是为人的基础,提升品德修养当以"胎教"开始,提出"教子务早"的观点。践行"早教",应处理好教育与爱护的关系,合理约束子女的行为,不过分溺爱,树立正确的道德观念,从小教导子女饮食行为、所欲所求方面的道理。躬行养生之道,离不开良好的生活习惯。成人之恶习已成,积重难返;稚童之心性未定,璞玉可雕。

《慕贤》节选

【原文】

人在少年,神情未定,所与款狎⁽¹⁾,熏渍陶染,言笑举动,无心于学,潜移暗化,自然似之;何况操履艺能⁽²⁾、较明易习者也?是以与善人居,如入芝兰之室,久而自芳也;与恶人居,如入鲍鱼之肆,久而自臭也。墨翟悲于染丝⁽³⁾,是之谓矣。君子必慎交游⁽⁴⁾焉。孔子曰:"无友不如己者。"

世人多蔽⁽⁵⁾,贵耳贱目,重遥轻近。少长周旋⁽⁶⁾,如有贤哲,每相狎侮⁽⁷⁾,不加礼敬;他乡异县,微藉⁽⁸⁾风声,延颈企踵⁽⁹⁾,甚于饥渴。校其长短,核其精粗,或彼不能如此矣。所以鲁人谓孔子为东家丘⁽¹⁰⁾,昔虞国宫之奇⁽¹¹⁾,少⁽¹²⁾长于君,君狎⁽¹³⁾之,不纳其谏,以至亡国,不可不留心也。

【校注】

（1）款狎：亲近，亲昵，指交往密切。

（2）操履：操守德行。 艺能：技艺才能。

（3）墨翟悲于染丝：出自《墨子·所染》："子墨子言见染丝者而叹曰：'染于苍则苍，染于黄则黄。所入者变，其色亦变，五入而已则为五色矣。故染不可不慎也。'"

（4）交游：结交朋友。

（5）蔽：蒙蔽。此处引申为不全面的见识，即偏见。

（6）周旋：本指旧时行礼时进退揖让的动作，此处引申为交往。

（7）狎侮：轻慢侮弄。

（8）藉（jiè）：凭借。

（9）延颈企踵：伸长脖子并踮起脚跟，形容急切盼望的样子。

（10）东家丘：孔子，名丘，鲁国人。据《孔子家语》载，孔丘的西邻不知孔丘的才学出众，称之为"东家丘"。此处指对人缺乏认识和了解。

（11）虞国：春秋时期诸侯国，位于山西晋南，国君为姬姓，后被晋献公"假道伐虢"所灭。 宫之奇：春秋时期虞国大夫。晋向虞国借道攻虢，宫之奇以"辅车相依，唇亡齿寒"劝谏，虞君不纳，晋灭虢后，虞亦被灭。

（12）少：稍微。

（13）狎：轻视。

【按语】

颜之推认为人际交往应遵从慕贤近贤的原则，即"近朱者赤，近墨者黑"。所谓入兰室而芬芳，入鱼铺而腥臭，多向优秀的人学习才能提升自身的品德修养，精进自己的学问见识。人在少年，其精神性情未定，在家遵从父母之命，约束言语行为，在外仰慕贤德之人，陶冶操守德行，学习技艺才能，长大后才能有所作为。

颜之推反对"贵耳贱目，重遥轻近"的社会风气。《孟子·离娄上》言："道在迩而求诸远，事在易而求诸难。"世人常一叶障目，舍近求远，重所闻而轻所见，慕远贤而侮近贤。颜之推反对这种社会风气，认为但凡身具贤能德才之人，不论是过去还是现在，远处还是近前，都应该对其抱有尊敬学习之心，即慕贤无远近贵贱。养生之法，众说纷纭，难知真假，亦有道听途说之事，若世人尽信所闻而轻视所见，今日闻一法而行之，明日闻他法又改之，长此以往，反受其害。追求养生也应做到慕贤，近有乡里寿者之生活经验，远有贤才德士之养生著论，两相参照，学习效仿，可有成效。

《勉学》节选

【原文】

父兄不可常依，乡国不可常保，一旦流离，无人庇荫，当自求诸身耳。谚曰："积财千万，不如薄伎(1)在身。"伎之易习而可贵者，无过读书也。

人生小幼，精神专利(2)，长成已后，思虑散逸，固须早教，勿失机也。吾七岁时，诵《鲁灵光殿赋》(3)，至于今日，十年一理(4)，犹不遗忘；二十之外，所诵经书，一月废置，便至荒芜矣。然人有坎壈(5)，失于盛年，犹当晚学，不可自弃。孔子云："五十以学《易》，可以无大过矣。"（略）幼而学者，如日出之光，老而学者，如秉烛夜行，犹贤乎瞑(6)目而无见者也。

【校注】

（1）伎：通"技"，技艺。

（2）专利：专注敏锐。

（3）《鲁灵光殿赋》：东汉文学家王逸之子王延寿游历鲁国时所作。灵光殿，西汉宗室鲁恭王所建。

（4）理：温习，熟习。

（5）坎壈（lǎn）：困顿，不得志。

（6）瞑：闭上眼睛。

【按语】

人生在世当有一技之长，父母长辈不可终身依赖，世事动荡，必须自强自立。祖辈余荫，家族财产，终有用尽之时，个人技能才是立足社会的根本，掌握的生活技艺越多，则安身立命的资本越强。学习技艺，不外乎读书，"书中自有黄金屋，书中自有颜如玉"，即是此理。学习十分重要，幼年当早教，老年犹好学，坚持学习不仅能提高自身的文化素养，对修身养性具有一定帮助，而且能增加自己谋生的手段。学习《易经》，可以知晓进退存亡的道理，懂得福祸相依、吉凶消长的变化，趋利避害，可以不犯大的过错。傍身之技，存身之术，养生之法，皆可以通过学习获得，故学习不分早晚、不分老幼，应贯穿人生始终。

《止足》节选

【原文】

《礼》云："欲不可纵，志不可满。"宇宙可臻⁽¹⁾其极，情性不知其穷，唯在少欲知足，为立涯限⁽²⁾尔。先祖靖侯⁽³⁾戒子侄曰："汝家书生门户，世无富贵；自今仕宦不可过二千石，婚姻勿贪势家。"吾终身服膺⁽⁴⁾，以为名言也。

天地鬼神之道，皆恶满盈。谦虚冲损⁽⁵⁾，可以免害。人生衣趣以覆寒露，食趣以塞饥乏耳。形骸之内，尚不得奢靡；己身之外，而欲穷骄泰⁽⁶⁾邪？周穆王、秦始皇、汉武帝，富有四海，贵为天子，不知纪极⁽⁷⁾，犹自败累，况士庶乎？常以为二十口家，奴婢盛多，不可出二十人，良田十顷，堂室才蔽风雨，车马仅代杖策，蓄财数万，以拟⁽⁸⁾吉凶急速，不啻⁽⁹⁾此者，以义散之；不至此者，勿非道求之。

【校注】

（1）臻：到达。

（2）涯限：界限。

（3）先祖靖侯：颜之推九世祖颜含，字宏都，谥号"靖侯"。

（4）服膺：俯服胸臆，意为记在心中。

（5）冲损：淡泊谦逊。

（6）骄泰：骄满放纵。

（7）纪极：终极，限度。

（8）拟：准备，预料。

（9）不啻（chì）：不但，不止。

【按语】

本节论述少欲知足可以避祸的道理。天地自然之道，尚且憎恶满盈，而人之性情欲望，却没有穷尽。颜之推告诫子孙做人做事要少欲而知足，懂得自立涯限，所谓"日中则移，月满则亏"，提倡谦虚谨慎、少私寡欲和艰苦朴素的处世方式。骄泰奢靡，必招祸害，甚至有丧命之患；谦恭廉洁，艰苦朴素，方可免害延年。

《养生》

【原文】

神仙之事，未可全诬[1]；但性命[2]在天，或难种值[3]。人生居世，触途牵萦[4]：幼小之日，既有供养之勤；成立之年，便增妻孥[5]之累。衣食资须[6]，公私劳役，而望遁迹山林，超然尘滓，千万不遇一尔。加以金玉之费，炉器[7]所须，益非贫士所办。学如牛毛，成如麟角。华山[8]之下，白骨如莽，何有可遂之理？考之内教[9]，纵使得仙，终当有死，不能出世，不愿汝曹[10]专精于此。若其爱养神明，调护气息，慎节起卧，均适寒暄，禁忌食饮，将饵药物，遂其所禀，不为夭折者，吾无间然[11]。诸药饵法，不废世务也。庾肩吾[12]常服槐实，年七十余，目看细字，须发犹黑。邺中朝士，有单服杏仁、枸杞、黄精、术、车前得益者甚多，不能一一说尔。吾尝患齿，摇动欲落，饮食热冷，皆苦疼痛。见《抱朴子》牢齿之法[13]，早朝叩齿三百下为良；行之数日，即便平愈，今恒持之。此辈小术，无损于事，亦可修也。凡欲饵药，陶隐居《太清方》中总录甚备，但须精审，不可轻脱[14]。近有王爱州在邺学服松脂，不得节度，肠塞而死，为药所误者甚多。

【校注】

（1）诬：欺骗。

（2）性命：指万物的天赋和禀受。

（3）种值：即"钟值"，意为遭逢，遇到。

（4）触途：处处，各处。　牵萦（zhí）：牵绊，牵挂。

（5）妻孥：妻子和儿女。

（6）资须：需求，此处指维持衣食的生活必需品。

（7）炉器：指炼丹炉。

（8）华山：仙人居住之地。

（9）内教：指佛教。

（10）曹：辈。

（11）吾无间然：指无可挑剔、无可非议。

（12）庾肩吾：字子慎，南阳新野（今属河南）人，号为"高斋学士"，南朝梁代文学家、书法家。

（13）牢齿之法：见《抱朴子内篇·杂应》："或问坚齿之道。抱朴子曰：'能养以华池，浸以醴液，清晨建齿三百过者，永不摇动。'"

（14）轻脱：轻佻，不郑重。

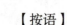

【按语】

魏晋南北朝时期经学思潮衰落,新道家思想兴起,玄学逐渐取代儒术成为统治阶级的政治思想。玄学的兴盛,对养生学的发展产生了一定的影响,自晋代葛洪发展神仙道教理论以来,追求"炼丹修道、服食长生"者与日俱增,尤其贵族阶级对炼丹服食更是趋之若鹜,成为一时之社会风气。颜之推以现实生活为基础,从"超然于物外者少""修道者非贫士""成道者少"三方面反对子孙学习神仙道教,但道教导引之术可以调理护养气息,道教方药之术可以滋补身体,故道教之事,不可全信,亦有可取。

本节所论养生之法,主要涉及精神情志、气息导引、生活起居、饮食禁忌、药物调养、日常保健几个方面,是"内养"的基本内容。"内养"是养形与养神相结合的产物,作用于人自身,强调自我调节,体现人自身的整体性。

【原文】

夫养生者先须虑祸,全身保性,有此生然后养之,勿徒养其无生也。单豹养于内而丧外,张毅养于外而丧内,前贤所戒也。嵇康著养生之论,而以傲物受刑;石崇(1)冀服饵之征,而以贪溺取祸,往世之所迷也。

夫生不可不惜,不可苟惜。涉险畏之途,干祸难之事,贪欲以伤生,谗慝(2)而致死,此君子之所惜哉。行诚孝(3)而见贼(4),履仁义而得罪,丧身以全家,泯躯而济国,君子不咎(5)也。自乱离(6)已来,吾见名臣贤士,临难求生,终为不救,徒取窘辱,令人愤懑。侯景之乱,王公将相,多被戮辱,妃主姬妾,略无全者。唯吴郡太守张嵊,建义不捷,为贼所害,辞色不挠;及鄱阳王世子谢夫人,登屋诟(7)怒,见(8)射而毙。夫人,谢遵女也。何贤智操行若此之难?婢妾引决(9)若此之易?悲夫!

【校注】

(1)石崇:字季伦,小名齐奴,西晋渤海南皮(今河北南皮)人,获封安阳乡侯,金谷二十四友之一。永康元年(300),司马伦党羽孙秀向石崇索要其宠妾绿珠未果后,矫诏诬陷石崇为乱党,崇母兄妻子,无论少长,皆被杀害。

(2)慝(tè):邪恶。

(3)诚孝:即忠孝,因避隋文帝杨坚之父杨忠名讳而改。

(4)贼:祸患。

(5)咎:归罪,责怪。

(6)乱离:指战乱导致流离失所的情况。

(7)诟:辱骂。

(8)见:表示被动,相当于"被"。

(9)引决:自杀,自裁。

【按语】

颜之推身居乱世,闻见因祸丧命者多数,路有饿殍,民有饥色,兵荒马乱,朝不保夕。世人谈及养生,只注重保养身体,而忽视外来祸患,颜之推据此明确提出"虑祸"的养生新理念,认为无"身"则无以养"生",重视避祸保命。单豹善养生,年七十,遭饿虎扑杀;张毅善避祸,年四十,被热病所袭。嵇康著《养生论》,身体力行,然营内而忘外,遭人构陷而遇害;石崇常服延年之药,却奢靡成风,家财独雄,受小人觊觎,因绿珠而取祸。颜之推倡导君子"以德养生",反对"贪欲伤生""谗慝致死"的小人利己行为,推崇"行诚孝""履仁义""泯躯济国"的君子行为,体现舍生取义的儒家思想。"外养"是处理人自身与自然、社会环境的关系,体现人与自然、社会的统一性。

三、养生思想述评

魏晋南北朝末期,玄学兴盛,佛学发展,经学衰落,在社会思潮的变迁下,当时的养生论大多带着虚幻、荒诞的色彩,这迎合了统治阶级追求骄奢淫逸、长生不老的心理需求。身处乱世,三为亡国人的颜之推,经历了人生的起起落落,面对动荡不安的社会现实和士大夫腐朽奢靡的生活作风,他始终保持着清醒的认知,不为虚玄空想的神仙之道所蛊惑,从儒家传统思想出发,独辟蹊径,提出了一套毫无神学色彩的养生观,确立了其在魏晋南北朝养生史上不可撼动的地位。

(一)反对神仙之道,提倡求真务实

魏晋南北朝时期,神仙方术、炼丹服食盛极一时,颇受士大夫追捧。许迈、王羲之"共修服食,采药石不远千里";葛洪醉心于炼制"金丹大药",《抱朴子内篇·极言》提到"不得金丹,但服草木之药及修小术者,可以延年迟死耳,不得仙也";陶弘景长期从事炼丹活动,《南史·列传·隐逸下》提到"弘景既得神符秘诀,以为神丹可成,而苦无药物。帝给黄金、朱砂、曾青、雄黄等。后合飞丹,色如霜雪,服之体轻"。在神仙方术盛行、金丹服食日重的情况下,颜之推不被世俗风气所迫,提出大胆质疑和批判,虽然认为"神仙之事,未可全诬",对道教炼丹求仙之说未全盘否定,但亦明确指出神仙之道"学如牛毛,成如麟角。华山之下,白骨如莽……纵使得仙,终当有死,不能出世",把虚幻缥缈的成仙长生之说重归现实,告诫子女此术劳民伤财,收效甚微。颜之推认为养生应当从实际出发,遵循具有实际效益的养生方法,反对滥服金丹药石,主张通过"爱养神明,调护气息,慎节起卧,均适寒暄,禁忌食饮,将饵药物,遂其所禀"的方法来达到调养身体、延年益寿的目的。

(二)养生先须虑祸,生命不可苟惜

《孝经》言"天地之性,人为贵",肯定了人的价值;又言"身体发肤,受之父母,不敢毁伤,孝之始也",体现了对生命的重视和珍惜。《论语》提到"未知生,焉知死""未能事人,焉能事鬼",强调生命存在的意义与目的。颜之推的养生观以儒家思想为基础,重视生命本体,将避免灾祸、保全生命作为追求养生的前提和基础条件,区别于以"养神"为核心的神仙道教养生观,更侧重于"养形",体现了朴素的唯物主义思想。虽然颜之推重视避祸,珍惜生命,但他并非盲目强调虑祸保命,抑或苟且偷生,而是重视个人品德修养,崇尚君子之道,认为忠孝仁义、家国社稷不可因"苟惜"而背弃,正如《礼记·曲礼上》所言"临财毋苟得,临难毋苟免"。君子"不苟惜"性命正是儒家生死宿命论的体现,是"天人合一"思想下君子顺天命而为的结果,是"修身齐家治国平天下"的人生抱负,是儒家对生命价值"立德""立功""立言"的一生追求。这种宿命论正是颜之推养生观的局限性。他将养生与儒家伦理道德相结合,把忠孝仁义作为养生道路的基石,没有脱离儒家传统思想的束缚,具有浓厚的封建主义色彩。王利器批评颜之推"生不可惜"和"人身难得"的观点,认为他把家族利益放在国家、民族利益之上,一方面教育子女忠君报国,"泯躯而济国",甚至赞颂梁鄱阳王世子谢夫人骂贼而死,另一方面自己又"历仕四朝,三为亡国人",言行不合,有自欺欺人的

现象。

（三）信医不信巫，用药需精审

《颜氏家训》一书，多次提及脉诊、针灸等中医诊法疗法，肯定中医疗效，反对通过巫觋、鬼神、法事来治疗疾病。"安得不用针艾救之哉？""精神伤怛，不能饮食。将以问医，医诊脉云：'肠断矣！'因尔便吐血，数日而亡。""齐孝昭帝侍娄太后疾，容色憔悴，服膳减损。徐之才为灸两穴……后既痊愈……"以上选文可见颜之推对中医的认同。而对于巫觋，则"吾家巫觋祷请，绝于言议；符书章醮亦无祈焉，并汝曹所见也。勿为妖妄之费"。颜之推信医不信巫，肯定中医药的实用价值。他在《杂艺》中告诫子孙："医方之事，取妙极难，不劝汝曹以自命也。微解药性，小小和合，居家得以救急，亦为胜事，皇甫谧、殷仲堪则其人也。"此外，颜之推在《养生》中提到"单服杏仁、枸杞、黄精、术、车前"的养生方法，肯定部分中药增强体质、延年益寿的作用，又推崇陶弘景《太清方》，告诫子孙用药"但须精审，不可轻脱"，避免为药所误。

四、拓展阅读

铭金人云："无多言，多言多败；无多事，多事多患。"至哉斯戒也！能走者夺其翼，善飞者减其指，有角者无上齿，丰后者无前足，盖天道不使物有兼焉也。古人云："多为少善，不如执一；鼫鼠五能，不成伎术。"（《颜氏家训·省事》）

医方之事，取妙极难，不劝汝曹以自命也。微解药性，小小和合，居家得以救急，亦为胜事，皇甫谧、殷仲堪则其人也。（《颜氏家训·杂艺》）

盖少则志一而难忘，长则神放而易失，故修学务早，及其精专，习与性成，不异自然也。（《抱朴子外篇·勖学》）

师旷曰："盲臣安敢戏其君乎？臣闻之，少而好学，如日出之阳；壮而好学，如日中之光；老而好学，如炳烛之明。炳烛之明，孰与昧行乎？"平公曰："善哉！"（《说苑·建本》）

《易》穷理尽性，以至于命。年五十而知天命。以知命之年，读至命之书，故可以无大过也。（何晏《论语集解》）

学《易》，则明乎吉凶消长之理、进退存亡之道，故可以无大过。（朱熹《论语集注》）

孔子之周，观于太庙，右陛之前，有金人焉，三缄其口，而铭其背曰："古之慎言人也，戒之哉！戒之哉！无多言，多言多败；无多事，多事多患。"（《说苑·敬慎》）

善养者如牧羊，视其后者而鞭之。鲁有单豹者，岩居而水饮，不与民共利。行年七十，而犹有婴之色。不幸遇饿虎，饿虎杀而食之。有张毅者，高门县薄，无不走也，行年四十，而有内热之病以死。豹养其内而虎食其外，毅养其外而病攻其内，此二子者，皆不鞭其后者也。（《庄子·达生》）

复习思考题

试析颜之推教育思想、养生观与社会历史现实的关系。

学习小结

魏晋南北朝时期朝代更迭频繁，战乱灾祸不断，流民泛滥，饿殍遍野，天灾人祸激起了人们对生存愿望的强烈渴求,推动了养生文化繁荣和社会思潮的变迁,随着民族融合和文化交融,呈现出儒、释、道、玄并举的社会文化形态。魏晋南北朝的养生文化,继承了先秦两汉时期的养生理论和学术思想,在吸收前人养生成果的基础上,又融合了其他民族和流派的养生内容,是春秋战国"百家争鸣"后的又一高峰。此时期的养生术体现广收并用的特点,为隋唐养生术的"诸术合流"提供了文化基础。

（刘　维　李德杏　肖　桦）

第四章

隋唐五代养生名著

学习目的
通过学习,掌握对当代养生保健、延年益寿仍有指导和借鉴价值的养生理论、养生方法。
学习要点
1. 掌握本章养生名著的养生学基本思想。
2. 熟悉这一时期古人养生防病的具体做法。
3. 了解隋唐时期养生学思想产生的历史文化背景。

第一节 《诸病源候论》选读 视频:导引术

一、名著导读

　　《诸病源候论》又称《诸病源候总论》《巢氏病源》,是我国现存第一部论述各科病证的病因、病机、证候内容的专著。作者巢元方,隋代医家,隋大业年间(605—618)任太医博士、太医令。隋代重视医学教育,建立了中国历史上最早的医学教育机构"太医署"。隋政府还组织海内学者广泛搜集中医药资料,如《四海类聚方》2600卷汇集了历代及民间方剂、验方单方。《诸病源候论》即巢元方等奉诏主持编撰的中国第一部病因证候学专著,成书于大业六年(610)。本书总结了隋以前的医学成就,对临床各科病证进行了搜求、征集、编纂,并予系统分类。全书共50卷,分为67门,1739候。其内容不仅学科门类齐全,而且对病证的病因、病机、病候、病变类型等各个方面,均具有较为详尽的论述。《诸病源候论》的成书对后世中医学的发展产生了巨大而深远的影响。全书未载治疗方药,但在部分病候之后,附以《养生方》《养生方导引法》。本书列养生方120条,分别见于38卷157候之中,内容涉及四时摄生、食治食养、真人起居、保精养生,但是导引养生法占据主要篇幅,包含了导引、行气、按摩、存想等等,充实和发展了《内经》养生学的内容。

二、原文赏析

<h3 style="text-align:center">《诸病源候论·风病诸候上·风偏枯候》节选</h3>

【原文】

风偏枯者,由血气偏虚,则腠理开,受于风湿,风湿客于半身,在分腠之间,使血气凝涩,不能润养,久不瘥,真气去,邪气独留,则成偏枯。其状半身不随,肌肉偏枯,小而痛,言不变,智不乱是也。邪初在分腠之间,宜温卧取汗,益其不足,损其有余,乃可复也。

诊其胃脉沉大,心脉小牢⁽¹⁾急,皆为偏枯。男子则发左,女子则发右。若不喑,舌转者可治,三十日起。其年未满二十者,三岁死。又左手尺中神门以后脉足太阳经虚者,则病恶风偏枯,此由愁思所致,忧虑所为。其汤熨⁽²⁾针石,别有正方,补养宣导,今附于后。

养生方导引法云:正倚壁,不息行气⁽³⁾,从头至足止。愈疽、疝、大风、偏枯、诸风痹。

又云:仰两足指,五息止。引腰背痹、偏枯,令人耳闻声。常行,眼耳诸根,无有挂⁽⁴⁾碍。

又云:以背正倚,展两足及指,暝心⁽⁵⁾,从头上引气,想以达足之十趾及足掌心,可三七引,候掌心似受气止。盖谓上引泥丸⁽⁶⁾,下达涌泉是也。

又云:正住倚壁,不息行气,从口趣⁽⁷⁾令气至头始止。治疽、痹、大风、偏枯。

又云:一足踏地,足不动,一足向侧相,转身欹⁽⁸⁾势,并手尽急回,左右迭互二七。去脊风冷、偏枯不通润。

【校注】

(1)牢:即"坚"。本书中为避杨坚之名讳的改字之一。《素问·大奇论》作"坚",是心脉小坚急之本义。

(2)汤熨:即"烫熨"。热敷法。有疏通腠理、改善循环的作用。"汤"为"烫"的古字。

(3)不息:谓深吸气后,闭住不使呼出。　行气:以意念引导其气。

(4)挂:原作"罣",今改为通用字。挂碍,即牵挂妨碍。佛教用语。

(5)暝心:此为道教入静功夫,谓练功者静处一室,摈除杂念。暝,《说文》:"幽也。"此引申为心中空静无物。

(6)泥丸:道教语。脑神的别名。道教以人体为小天地,各部分皆赋以神名,称脑神为精根,字泥丸。

(7)趣:通"促"。《汉书·成帝纪》"督趣逐捕"颜注:"趣,读曰促。"

(8)欹:歪斜,倾斜。谓身体取侧向姿势。

【按语】

本候论述了风偏枯病证的病因为血气偏虚,感受风湿;病机是风湿客于半身,血气凝涩,不能润养;治疗原则是温处卧而取汗,同时补益不足,损其有余。正文下附有

"养生导引法"，详细列出五种导引功法动作要领，教导后人导引行气之法以调养中风偏枯之病证。五法中侧重于调息行气，在倚墙壁站定或双足站定后，开始引导气息从头上走向足趾，又从足引上头，如此反复；能协助治愈疽、疝、大风、偏枯、腰背痹、诸风痹痛。导引过程中重视调息配合肢体左右侧倾，以助脊柱风冷、中风后脊柱活动不利之证的康复。

 实例分析

　　八段锦、太极拳、易筋经这些从古代流传至今的养生气功就是由古代导引术转变而来的，在历代人们养生保健活动中，占据重要的地位。

三、养生思想述评

　　导引，谓以呼吸吐纳、形体运动及意念等法引导体内的邪气外出，令正气冲和，身体柔韧强健的健身方法。导引术是古代养生家流传下来的养生功法。《庄子·刻意》就有记载："吹呴呼吸，吐故纳新，熊经鸟申，为寿而已矣。此道引之士，养形之人，彭祖寿考者之所好也。"导引常常配以存想、念气或冥想、引气等内视调气之法。导引术历代皆有发展，如唐代《备急千金要方》《外台秘要方》中描述的导引方大多引自《诸病源候论》，并各有一定的发展。近时马王堆汉墓中发现的导引图，其招式与八段锦相比，动作更加丰富，如今国家体育总局已将其编成"马王堆导引术"，体现了汉以前导引术的成就。

　　导引术是我国古人在长期的生活、劳动中，在与疾病、衰老作斗争的实践过程中，逐渐认识和创造的一套自我身心锻炼的方法和理论。根据历代医家对它的解释，其功能主要为：通过姿势调节、呼吸锻炼、身心松弛、意念的集中和运用、有节律的动作、自我按摩等锻练方法以调节和增强人体各部分功能，诱导和调动人体内在的潜力，起到保健强身、延年益寿、防治疾病的作用。

　　导引术重视冥想、意念配合。如本例中引气上达脑中，下达涌泉。"以背正倚，展两足及指，暝心，从头上引气，想以达足之十趾及足掌心，可三七引，候掌心似受气止。盖谓上引泥丸，下达涌泉是也。"这种意念的配合内容包括放松、入静、存视五脏、内视丹田、存念、引气等。现代研究发现，意念的配合可直接作用于中枢神经及自主神经系统，尤其是能使交感神经系统紧张性下降，使大脑皮质某一区域产生兴奋灶，其他区域则处于自我抑制状态，从而打破疾病的兴奋灶，让由于过度兴奋而使机体致病的这部分大脑皮质细胞得以康复。可见，意念对人所能起到的良好作用是不可估量的。

四、拓展阅读

　　头面风者，是体虚，诸阳经脉为风所乘也。诸阳经脉，上走于头面，运动劳役，阳气发泄，腠理开而受风，谓之首风。病状，头面多汗，恶风，病甚则头痛。又，新沐中风，则为首风。又，新沐头未干，不可以卧，使头重身热，反得风则烦闷。

　　诊其脉，寸口阴阳表里互相乘。如风在首，久不瘥，则风入脑，变为头眩。其汤熨针石，别有正方，补养宣导，今附于后。

《养生方》云：饱食仰卧，久成气病头风。

又云：饱食沐发，作头风。

又云：夏不用露面卧，露下堕面上，令面皮厚，喜成癣。一云作面风。

又云：人常须日已没食讫，食讫即更不须饮酒，终天不干呕。诸热食腻物，不饮冷醋浆，喜失声失咽。热食枕手卧，久成头风目涩。

《养生方》导引法云：一手拓颐，向上极势，一手向后长舒急努，四方显手掌，一时俱极势，四七。左右换手皆然。拓颐，手两向共头欹侧，转身二七。去臂髆风、头风，眠睡。

又云：解发，东向坐，握固不息一通，举手左右导引，手掩两耳。以手复将头五，通脉也。治头风，令发不白。

又云：端坐伸腰，左右倾侧，闭目，以鼻内气，自极七息止。除头风。

又云：头痛，以鼻内气，徐吐出气，三十过休。

又云：抱两膝，自弃于地，不息八通。治胸中上至头诸病，耳目鼻喉痛。

又云：欲治头痛，偃卧闭气，令鼻极乃息，汗出乃止。

又云：又两手头后，极势，振摇二七，手掌翻覆安之二七，头欲得向后仰之，一时一势，欲得倚斜四角，急挽之，三七。去头掖髆肘风。（《诸病源候论·风病诸候下·头面风候》）

复习思考题

试述导引术的养生保健作用。

第二节　《备急千金要方》选读

一、名著导读

《备急千金要方》，唐代孙思邈著，成书于唐高宗永徽三年（652）。孙思邈自谓"人命至重，有贵千金，一方济之，德逾于此"，故命名为《备急千金要方》，简称《千金要方》《千金方》。孙思邈约生于隋开皇元年（581），卒于唐永淳元年（682），享年102岁。一说他生于542年，卒于682年，终年141岁。孙思邈自幼聪明过人，勤奋诚笃，年过20岁就善谈老庄、经史佛典、百家之说。他一生博学多闻，对中医学的研究颇为精深，在中医史上享有很高的声誉。他不为名利厚禄所惑，把毕生的精力献给医学事业，留下了千古医学巨著《备急千金要方》《千金翼方》。《备急千金要方》30卷，内容广博丰富，内容包括妇人、少小婴孺、七窍、诸风、伤寒、脏腑诸病、外科、备急、养性、食治、针灸等各科，共计232门，共载方5300余首，有纲有目，分门别类。此书虽为方书，实为一部各科兼备、理法俱备的现存最早的医学百科全书。

孙思邈不仅是一位伟大的临床医药学家，而且又是一位擅长"摄生养性"的养生家。孙思邈列养生专篇如养性、食治等论述养生观点，引经据典推崇历代贤人，诸如黄帝、岐伯之对话和扁鹊、抱朴子、嵇康等人之养生学说，摘其精华及养生长寿之实例，结合自己晚年的养生经验，对于日常起居、饮食药膳、精神调养、调身按摩各方面都作了全面总结。

孙思邈关于延年益寿的思想与实践经验有三个比较显著的特点：一是将老庄"吐故纳新"思想指导下的"静功"与华佗等倡导"流水不腐，户枢不蠹"思想指导下的"动功"结合起来；二是把一般人的养生保健理论技术与中老年常见病的防治结合起来；三是严厉批判了服食石药企图长生的思想，同时强调了应用动植物药组方防病的必然性。这些思想和具体技术方法要求，把我国卫生保健、延年益寿的学说推到了时代的高水平。他能够颐养天年，度百岁乃去，是他"养性"理论成功的明证。

二、原文赏析

《食治·序论》节选

【原文】

仲景曰：人体平和，惟须好将养，勿妄服药。药势偏有所助，令人脏气不平，易受外患。夫含气[1]之类，未有不资食以存生，而不知食之有成败，百姓日用而不知，水火至近而难识。余慨其如此，聊因笔墨之暇，撰五味损益食治篇，以启童稚。庶勤而行之，有如影响耳。河东卫汛记曰：扁鹊云：人之所依者，形也；乱于和气者，病也；理于烦毒者，药也；济命抚危者，医也。安身之本，必资于食；救疾之速[2]，必凭于药。不知食宜者，不足以存生也；不明药忌者，不能以除病也。斯之二事，有灵[3]之所要也，若忽而不学，诚可悲夫。是故食能排邪而安脏腑，悦神爽志，以资血气。若能用食平疴释情遣疾者，可谓良工。长年饵老之奇法，极养生之术也。

夫为医者，当须先洞晓病源，知其所犯，以食治之；食疗不愈，然后命药。药性刚烈，犹若御兵；兵之猛暴，岂容妄发？发用乖宜，损伤处众，药之投疾，殃滥亦然。高平王熙[4]称食不欲杂，杂则或有所犯；有所犯者，或有所伤；或当时虽无灾苦，积久为人作患。又食啖鲑肴，务令简少，鱼肉、果实，取益人者而食之。凡常饮食，每令节俭，若贪味多餐，临盘大饱，食讫，觉腹中彭亨[5]短气，或致暴疾，仍为霍乱。又夏至以后，迄至秋分，必须慎肥腻、饼臛、酥油之属，此物与酒浆瓜果理极相妨。夫在身所以多疾者，皆由春夏取冷太过，饮食不节故也。又鱼鲙诸腥冷之物，多损于人，断之益善。乳酪酥等常食之，令人有筋力，胆干[6]，肌体润泽；卒多食之，亦令人胪胀泄利，渐渐自已[7]。

【校注】

（1）含气：有生命有呼吸的东西，指动物。

（2）速：《医心方》卷一第三引作"要"，义长。

（3）有灵：指具有灵性的人类。

（4）高平王熙：西晋名医王叔和，高平人（今山东金乡县西北），曾任晋太医令。

（5）彭亨：腹胀满貌。

（6）干（gàn）：强悍。

（7）自已：孙真人本作"害己"。

【按语】

《备急千金要方》"食治"一卷是我国最早的营养卫生专篇，包含了重要的饮食养生思想理论。孙思邈饮食养生保健的基本思想是："安身之本，必资于食；救疾之速，必凭于药。不知食宜者，不足以存生也；不明药忌者，不能以除病也。"因此，重视饮食宜忌，提倡食治先于药治是其养生的基本理念。

孙思邈重视牛奶的养生作用，在《千金翼方·养性·养老食疗》中有牛乳专论。"论曰：牛乳性平，补血脉，益心，长肌肉，令人身体康强润泽，面目光悦，志气不衰。故为人子者，须供之以为常食，一日勿缺，常使恣意充足为度也，此物胜肉远矣。"指出供给老年人牛奶以养生的必要性。依据现代研究，牛奶中含有酪蛋白、球蛋白、乳蛋白等优质蛋白质以及人体生长发育所需要的全部氨基酸，而且各种钙、铁等矿物质以及微量元素比例适中，易被人体吸收。

三、养生思想述评

孙思邈对良医提出要求："夫为医者，当须先洞晓病源，知其所犯，以食治之；食疗不愈，然后命药。"饮食能安养脏腑，每一种食物都有其独特的性、味、功效，能够相应调节人体的阴阳虚实。面对病患来求，应先了解疾病的病因、病机，尽量利用食物调养身体，食疗无效方才使用药物治疗。医生应通晓食疗，了解饮食宜忌的重要性，才能防患于未然，体现出"治未病"思想。在饮食宜忌方面要注意以下几个方面：

"食不欲杂。"饮食过杂过多，则机体无法消化吸收，必然损害脏腑功能，尤其是脾胃运化功能。

"食啖鲑肴，务令简少。"对珍稀食物不要刻意追求，而应重视于普通饮食中选择食用。平素饮食，应该提倡节俭饮食观念以保脾胃升降功能正常发挥，否则会导致脾胃负担过重而产生疾病。凡春夏不宜饮冷太过，秋冬不宜过食肥甘厚腻酥油香炸，以免损害脾胃功能。

孙思邈还非常重视良好生活习惯对养生的重要作用。他在《备急千金要方·养性》开篇就指出："夫养性者，欲所习以成性，性自为善，不习无不利也。性既自善，内外百病皆悉不生，祸乱灾害亦无由作，此养性之大经也。善养性者，则治未病之病，是其义也。"说明养成良好的生活习惯对于预防疾病、延年益寿具有重要作用。强调饮食要"先饥而食，先渴而饮"，否则会"饱则伤肺，饥则伤气"，应饮食清淡，五味调和，"少食肉，多食饭"；饮食中应保持愉快情绪，"人之当食，须去烦恼"；饭后"当漱口数过，令人牙齿不败"，还要注意"凡热食汗出，勿当风"，防止"饱食即卧"，乃生百病，还提出了"人不得夜食"的养生观点，这与现代研究是一致的。

四、拓展阅读

言语既慎，仍节饮食。是以善养性者，先饥而食，先渴而饮；食欲数而少，不欲顿而多，则难消也。常欲令如饱中饥，饥中饱耳。盖饱则伤肺，饥则伤气，咸则伤筋，醋则伤骨。故每学淡食，食当熟嚼，使米脂入腹，勿使酒脂入肠。人之当食，须去烦恼数为烦，侵触为恼。如食五味，必不得暴嗔，多令人神惊，夜梦飞扬；每食不用重肉，喜生百病；常须少食肉，多食饭及少菹菜，并勿食生菜、生米、小豆、陈臭物；勿饮浊酒食面，使塞气孔；勿食生肉，伤胃，一切肉惟须煮烂，停冷食之。食毕当漱口数过，令人牙齿不败、口香。热食讫，以冷醋浆漱口者，令人口气常臭，作齿病。又诸热食咸物后，不得饮冷醋浆水，喜失声成尸咽。凡热食汗出，勿当风，发痓头痛，令人目涩多睡。每食讫，以手摩面及腹，令津液通流。食毕，当行步踌躇，计使中数里来。行毕，使人以粉摩腹上数百遍，则食易消，大益人，令人能饮食，无百病，然后有所修为为快也。饱食即卧，乃生百病，不消成积聚；饱食仰卧成气痞，作头风。触寒来者，寒未解食热食，成刺风。人不得夜食。又云：夜勿过醉饱食，勿精思为劳苦事……（《备急千金要方·养性·道林养性》节选）

复习思考题

简述孙思邈关于饮食习惯与养生关系的观点。

第三节　《外台秘要方》选读

一、名著导读

《外台秘要方》是继《备急千金要方》之后的又一部唐代大型综合性医学著作，由王焘编撰于唐天宝十一年（752）。

王焘（690—756），陕西郿县人，据《新唐书·列传·王薛马韦》记载，王焘出身官宦世家，祖父为唐朝宰相王珪，父亲王敬直为南平公主的驸马。王焘年幼时体弱多病，母亲也长期饱受疾病困扰，为尽孝道，对医学产生兴趣，希望通过阅读医书查找治病良方。王焘曾任职于台阁弘文馆。据《旧唐书·职官》记载："馆中有四部书及图籍。"推知弘文馆应为当时国家藏书机构。王焘于弘文馆任职的20余年间接触并阅读了大量医学文献，为编撰《外台秘要方》奠定了基础。

《外台秘要方》为编撰之作，书中引用唐以前医书百种以上，其中包括不少亡佚医籍，比如《范汪方》《小品方》《深师方》《许仁则方》《张文仲方》等。清代医家徐灵胎曾评价："唐以前之方，赖此书以存，其功亦不可泯。"

《外台秘要方》问世后一直以抄本流传，北宋年间儒医高若讷曾对包括《外台秘要方》在内的汉唐医书进行整理，使"世始知有是书"（《宋史·高若讷传》）。后孙兆、林亿等对《外台秘要方》进行了重新校勘整理。至明代，《外台秘要方》世已少见。程衍道访求海内外存本，整理勘误，将《外台秘要方》重新刊布于世。清代陆心源利用所藏宋刊本对程本进行了校补，书成后收藏于陆心源的私家藏书楼皕宋楼。陆心源去世后，其子将包括《外台秘要方》在内的皕宋楼藏书悉数低价售予日本人岩崎弥之助。1981年，日本影印《东洋医学善本丛书》，其中就包括陆心源本《外台秘要方》。1993年，高文铸（高文柱）据陆心源本对《外台秘要方》进行了重新校注、出版；2011年，再次校注出版。

《外台秘要方》问世后影响很大。《新唐书》将《外台秘要方》称做"世宝"，后世有"不观《外台》方，不读《千金》论，则医所见不广，用药不神"之说。国外如日本丹波康赖的《医心方》（984）、朝鲜金礼蒙的《医方类聚》（1443）等对该书也多有引用，而《医心方》体例即仿效《外台秘要方》，足见《外台秘要方》的影响力。

《外台秘要方》内容宏富,涉及医源、医论、内外治法、方药等;全书凡40卷,疾病分1104门,载方6000余首。所载资料按疾病门类编排,如疟病、霍乱及呕吐、咳嗽等。每类下再分小类,如咳嗽下又分新咳、久咳、冷咳、气咳等。王焘处在"主上尊贤重道,养寿祈年"的时代,重视养生保健之法。书中每病先有医源、医论,后言养生导引,再论各家方药,突出养生在疾病防治中的重要地位。另外,书中首次设美容专卷,为唐及以前中医美容学资料的保存与流传作出了贡献。

二、原文赏析

《伤寒劳复食复方二十五首》节选

【原文】

《病源》:伤寒病新差,津液未复,血气尚虚,若劳动早,更复成病,故云复也。若言语思虑则劳神,梳头洗澡则劳力,劳则生热,热气乘虚还入经络,故复病也。其脉沉紧者,宜下之。

又食复,伤寒病新差,及大病之后,脾胃尚虚,谷气未复,若食猪肉、肠血、肥鱼及油腻物,必大下利,医所不能治也,必至于死。若食饼饵、糌[1]黍、饴脯、炙脍、枣栗诸果,牢强[2]难消之物,胃气虚弱,不能消化,必更结热。适以药下之,则胃气虚冷,大利难禁,不下之必死,下之亦危,皆难救也。大病之后,多坐此死,不可不慎护也。夫病新差后,但得食糜粥,宁可少食令饥,慎勿饱,不得佗[3]有所食,虽思之勿与。引日转久,可渐食羊肉糜若羹汁,慎不可食猪、狗等肉。

【校注】

(1)糌:糌粑。

(2)牢强:指滞腻不易消化之品。

(3)佗:同"驮",负担。

【按语】

本段主要讲述了病后养生及相关注意事项。疾病初愈之人,气血尚虚,不可劳神、劳力。大病初愈,脾胃功能尚虚,不可因虚大补,不可食用油腻或难以消化之品,饮食上以易于消化的汤粥为主,宜饥不宜饱,少食多餐,不可因饮食不节加重脾胃负担。

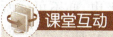课堂互动

你如何理解病后可渐食羊肉羹汤,不可食猪、狗等肉?
提示:羊肉在历代食疗养生中的地位。

《消渴方一十七首》节选

【原文】

《病源》:夫消渴者,渴而不小便是也。由少[1]服五石诸丸散,积久经

年,石势⁽²⁾结于肾中,使人下焦虚热。及至年衰,血气减少,不能制于石。石势独盛,则肾为之燥,故引水而不小便也。其病变者,多发痈疽,此坐热气留于经络,经络不利,血气壅涩,故成痈脓也。

诊者脉,数大者生,细小浮者死。又沉小者生,实牢大者死。

有病口甘者名为何?何以得之?此五气之溢也,名曰脾瘅。夫五味入于口,藏于胃,脾为之行其精气,溢在于脾,令人口甘,此肥美之所发也。此人必数食甘美而多肥,肥⁽³⁾令人内热,甘者令人中满,故其气上溢,为消渴也。

厥阴之为病,消渴,气上冲,心中疼⁽⁴⁾热,饥不欲食,甚者则欲吐,下之不肯止。

《养生法》云:人睡卧,勿张口,久成消渴及失血也。

赤松子⁽⁵⁾云:卧闭目不息十二通,治饮食不消,其汤熨针石,别有正方,补养宣导,今附于后。

法⁽⁶⁾云:解衣惔卧⁽⁷⁾,伸腰,膜少腹,五息止。引肾去消渴,利阴阳。解衣者,使无挂碍;惔卧者,无外想,使气易行;伸腰者,使肾无逼蹙;膜者,大努,使气满少腹者,摄腹牵气,使五息即止之。引肾者,引水来咽喉,润上部,去消渴枯槁病;利阴阳者,饶气力也。

《千金》论曰:夫消渴者,凡积久饮酒,无有不成消渴病者。然则大寒凝海而酒不冻,明其酒性酷热,物无以加。脯炙盐咸,此味酒客多嗜,不离其口,三觞之后,制不由己。饮啖无度,咀嚼鲊⁽⁸⁾酱,不择酸咸,积年长夜,酣兴不懈,遂使三焦猛热,五脏干燥。木石犹且焦枯,在人何能不渴。疗之愈否,属在病者。若能如方节慎,旬月而瘳;不自爱惜,死不旋踵。方书医药,实多有效,其如不慎者何?其所慎者有三:一饮酒,二房室,三咸食及面。能慎此者,虽不服药,而自可无他。不知此者,纵有金丹,亦不可救。深思慎之!深思慎之!

将息禁忌论一首

夫人虽当服饵,而不知养性之术,亦难以长生。养性之道,不欲饱食便卧,亦不宜终日久坐,皆损寿也。人欲小劳,但莫久劳疲极也,亦不可强所不能堪耳。人不得每夜食,食毕即须行步,令稍畅而坐卧。若食气未消,而伤风或醉卧,当成积聚百疾,或多霍乱,令人暴吐。

又,食欲得少而数,不欲顿而多,多即难消也。能善养性者,皆先候腹空,积饥乃食,先渴后饮,不欲触热而饮。饮酒伤多,即速吐之为佳。亦不可当风卧,及得扇之,皆令人病也。才不逮而思之,伤也;悲哀憔悴,伤也;力所不胜而举之,伤也。

凡人冬不欲极温,夏不欲穷凉,亦不欲雾露星月下卧,大寒、大热、大风、皆不用触冒之。

五味入口,不欲偏多,偏多则损人腑脏。故曰酸多即伤脾,苦多即伤肺,辛多即伤肝,咸多即伤心,甘多即伤肾,此是五行自然之理。

又,伤初即不觉,久乃损寿耳。夫吃生肉、鲙,必须日午前即良。二味之中,其鲙尤腥而冷也。午后阴阳交错,人腹中亦顺天时,不成癥积,亦能霍乱矣。

夫人至酉戌时后,不要吃饭,若冬月夜长,性热者须少食,仍须温软。吃讫须摇动,令食消散,即不能成脚气。凡冲热有汗,不用洗手面及漱口,令人五脏干枯少津液。又冬夏月不用枕冷物,石铁尤损人,木枕亦损人。纵不损人,及少年之时,即眼暗也。

叙鱼肉等一十五件

羊肉甚补虚,患风及脚气不用吃,偶[9]食即生姜和煮。又猪肉、兔肉、鹑肉、牛肉、驴马肉、大鲤、鲇鱼、河豚等,并禁,不可食之。鹿肉微冷少吃。獐肉温不可炙吃,令人消渴。久吃炙肉,令人血不行。野鸡春月以后不堪吃。鲫鱼长六七寸以上者并益人,仍不要生吃。生干脯不可吃,不消化,为虫[10]。

叙菜等二十二件

凡冬瓜食之下气,唯脚气相宜,令人寒中,不可多吃,能下积年药力,甚损人。久服令人虚,坏筋骨。

莴苣令人寒中,久食节骨头生冷水,令人发鬓白。兰香、胡荽、芸苔三物,不益人也。甘菊、枸杞菜发丹石,少吃即温,多即冷。紫苏、薄荷、荏叶、水苏温中益人。苜蓿、白蒿、牛蒡、地黄,苗甚益人;长吃苜蓿虽微冷,益人,堪久服。凡菜皆取熟吃,不可生吃,损人。薤虽荤,不同五辛,温中补筋骨,可食。葱调诸候,但少吃无妨,多食令人虚冷。韭从二月以后青稍长,煮吃甚补,至四月上旬止,不可食;从七月二十日后,即渐堪吃;至九月后冷,兼有土气。萝卜消食下痰澼,甚宜人,生熟吃俱善。斜蒿不甚益人,亦无损。蔓菁作齑令黄,堪吃。芥发热动风,伤筋骨。蒜伤血损药,不可食。葵性滑,夏不堪食,冬暴干,熟时煮用萝卜作齑下之,利大小肠。醋、咸并伤筋骨,尤须节之,不可纵性。

叙米豆等九件茶酒附之

白米甚益人。小豆、绿豆、白豆并动气,仍下津液,少吃任意。大豆甚下气益人,久服令人身重。荞麦不可食。小麦面吃之令人动热,不可频餐之。大麦面甚益人,性小冷,发癖气。粳米性寒。南中温茶,不可多吃,热温煮桑代之。酒有热毒,渍地黄、丹参、大豆即得饮之。以上遂是祠部方法,亦一家秘宝也。

【校注】

（1）少：年轻之时。

（2）石势：五石诸丸散的药力。

（3）肥：一本作"肥者"。

（4）疼：一本作"痛"。

（5）赤松子：指"赤松子导引法"。赤松子传为神农时期的雨师，能随风上下，善于养生。

（6）法：指"彭祖导引法"。彭祖传说为先秦时期著名养生家，寿数百岁。

（7）恢（dàn）卧：静卧。恢，恬静。

（8）鲊（zhǎ）：盐和红曲腌的鱼。

（9）偶：同"呕"。

（10）为虫：指虫证，寄生虫病。

【按语】

本段主要记载了消渴及相关病证的原因、治疗及养生知识。本段节选四节内容，第一节《消渴方一十七首》节选的内容主要引自《病源》《养生法》、赤松子、法、《千金》等，在内容编排上，首先指出消渴的病源、病因，其后是导引之术，后述各家方药；分别阐述消渴与服石、饮食不节、酗酒等不良喜好或习惯关系密切。本段引《千金》一段，叙述饮酒与消渴之间的关系，内容十分形象生动，在尚无微观医学研究的社会背景下，通过类比的方法帮助人们认识消渴病因，养成良好的饮食习惯具有积极意义。

《将息禁忌论一首》主要表达了起居有常、顺应四时等养生学思想。《叙鱼肉等一十五件》《叙菜等二十二件》《叙米豆等九件》主要涉及饮食养生，包括食物来源、饮食有洁、饮食有节、饮食禁忌等方面的内容。

 课堂互动

谈谈你对"凡菜皆取熟吃，不可生吃，损人"的看法。

《用药分两煮汤生熟法则一十六首》节选

【原文】

《千金》或曰：古人用药至少，分两亦轻，差病极多。观君处方，非不烦重，分两亦多，而差病不及古人者，何也？答曰：古者日月长远[1]，药在土中自养经久，气味真实，百姓少欲，禀气中和，感病轻微，易为医疗。今时日月短促，药力轻虚，人多巧诈，感病厚重，难以为医。故病轻药味须少，疴重用药即多，此则医之一隅，何足怪也。

又，古之医者，自解采取，阴干、曝干，皆悉如法，用药必依土地，所以疗十得九。今之医者，但知诊脉处方，不知采药时节，至于出处土地、新陈虚实一皆不悉，所以疗十不能得愈五六者，实由于此，处方者常须加意重复用药，药乃有力。若学古人，徒自误耳，将来学者，须详熟之。

【校注】

（1）日月长远：指生活节奏从容。

【按语】

本段节选主要涉及用药轻重、药物炮制对疗效的影响。其中也隐含诸多养生道理。比如"百姓少欲"则"禀气中和"，即使染病也比较轻微，疾病易于治疗，但若人心巧诈，则染病亦重，治疗也难。说明人的心理与生理是相互影响的，人的生长环境及社会环境也对人体健康产生影响。无论是治病还是养生，均需要综合考虑这些因素。

课堂互动

谈谈你对"古者日月长远""今时日月短促"的看法，思考其中所包含的养生学道理。

《澡豆方八首》节选

【原文】

《广济》疗澡豆洗面，去皯𪒠(1)风痒，令光色悦泽方。

白术　白芷　白及　白蔹　茯苓　藁本　葳蕤　薯蓣　土瓜根　天门冬　百部根　辛夷仁　栝楼　藿香　零陵香　鸡舌香各三两　香附子　阿胶各四两,炒　白面三斤　楝子三百枚　荜豆五升　皂荚十挺,去皮子

上二十二味，捣筛，以洗面，令人光泽。若妇人每夜以水和浆涂面，至明，温浆水洗之，甚去面上诸疾。

【校注】

（1）皯（gǎn）𪒠（zèng）：面黑，色差。

【按语】

本段主要介绍了澡豆方的配方及使用方法。澡豆相当于现在的香皂，用于清洁、祛菌、怡人。在配方上，澡豆方多使用芳散甘温之品，配伍少量苦寒药等。

发散、行气类药物不少具有芳香气味，如沉香、藿香、零陵香、鸡舌香、丁香、藁本、白芷等，不仅可以辟秽祛浊，还可以行滞散瘀，且此类药物透皮性强，通过香浴等有利于皮肤的吸收，改善血液循环，对于因积滞或气血运行不畅等导致的肌肤斑疮多有好的效果。

甘味温性药如茯苓、阿胶、白术、白附子等，多含有糖类、皂苷、脂肪、维生素、蛋白质、醇、氨基酸等，不仅可以增强机体抗病能力，还具有杀菌作用。另外，甘温药可以鼓舞阳气，有利于运行气血，使面色红润，从而达到美容美肤的作用。

苦味药如青木香、栝楼、土瓜根等，苦能清热燥湿，泻火解毒，可以清洁肌肤，使皮肤健爽。

课堂互动

课前查一查，比较现代人使用的香皂与唐代澡豆方在组成及功效上的异同，并在课堂上进行分享。

笔记

《论疾手足腹背灸之多少及补泻八木火法》节选

【原文】

《杨操音义》云：凡手足内脉，皆是五脏之气所应也；手足外脉，皆是六腑之气所应也。四肢者，身之支干也。其气系于五脏六腑出入，其灸疾不得过顿多[1]也，宜依经数也。若顿多血脉绝于火下，而火气不得行，随脉远去也。故云三壮、五壮、七壮者，经曰乃更添灸，以差为度，其手足外皆是阳脉也，不得过于二壮。腹中者，水谷之所盛，风寒之所结，灸之务欲多也。脊者身之梁[2]，太阳之所合，阴阳动作，冷气成疾，背又重厚，灸之宜多。经脉出入往来之处，故灸能引火气。凡灸皆有补泻，补者无吹其火，须炷自灭；泻者疾吹其火，传其艾，须其火至灭也。其艾炷根下，广三分、长三分。若减此不覆孔穴，不中经脉，火气不行，亦不能除病也。

凡灸，忌用松、柏、桑、枣、竹、柿、枫、榆八木，以用灸人，害人肌肉、筋脉、骨髓，可用阳燧火珠映日取火。若阴无火，钻槐木以菊茎延火，亦可礌石以艾蒸之取火，用灸，大良。又无此，宜以麻油布缠及艾茎别引取火，则去疾不伤人，筋骨皆欲得触伤，其痛根疮若不坏，则病不除也。《甲乙》丙卷云：灸则不发者，灸故履底令热好熨之，三日即发也，得发则病愈矣。

不宜灸禁穴及老少加减法

《甲乙经》：头维、下关、承光、脑户、气冲、脊中、伏兔、乳中、地五会、风府、泉腋[3]、暗门、天府、经渠、白环输、鸠尾、迎香、石门女子、丝竹空、承泣、耳门、人迎、瘈脉、少商、尺泽、阴市、阳关《甲乙经》、少海、小海、睛明、关冲。

上三十一穴，并禁不宜灸《千金》甄权、杨操同。

凡灸有生熟，候人盛衰及老少也。衰老者少灸，盛壮肥实者多灸。

凡孔穴皆逐人形大小，取手中指头第一节为寸，男左女右。又一云三寸者，尽一中指也。

凡人年三十以上，若不灸三里，令人气上眼暗，所以三里下气也。

黄帝问曰：凡灸，大风、大雨、大阴、大寒，灸否？ 既不得灸，有何损益？岐伯答曰：大风灸者，阴阳交错；大雨灸者，诸经络脉不行；大阴灸者，令人气逆；大寒灸者，血脉蓄滞。此等日灸，乃更动其病，令人短寿。大风者，所谓一复时，不可加火艾。大寒者，所谓盛冬凌辰也。大雨者，但雨日即不得，虽然有卒得，又逢大雨，此止可灸之。大阴者，谓诸云雾总合。

凡人初患卒得，终是难下手。经云：当其盛也，慎勿衰伤，即是初得重病之状候。

【校注】

（1）顿多：灸一回壮数太多。

（2）梁：一本作"梁栋"，亦通。

（3）泉腋：即渊腋，避唐高祖讳改。

【按语】

本节选摘主要涉及灸法及相关禁忌，对灸法的具体方法、穴位禁忌，尤其对灸法使用的对象、部位、时间、环境以及取火材料等进行了分述。从灸法之所不宜反映出《外台秘要方》对灸法养生的认识与看法，也反映出《内经》天人相应、顺应自然的养生观。

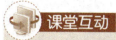 **课堂互动**

课前查阅资料，谈谈"凡灸，忌用松、柏、桑、枣、竹、柿、枫、榆八木"有无科学道理。你如何理解？

三、养生思想述评

《外台秘要方》受《内经》养生思想的影响较大，主张通过顺应四时、养生防病，但养生有道，只有正确的养生方法才可防病治病，如《外台秘要方》卷六有"养生者，宜达其旨趣，庶可免于夭横者矣"。书中收载的养生内容十分丰富，涉及饮食养生、起居养生、美容养生、导引养生、灸法养生等。

（一）失于养生，疾病由生

《外台秘要方》十分重视养生在疾病防治中的重要作用，比如对脑风的认识，唐以前多认为是风邪所致，而《外台秘要方》则认为是失于养生，内因所致。如卷十四《许仁则疗诸风方七首》中记载："此等诸风，形候虽别，寻其源也，俱失于养生。本气既羸，偏有所损，或以男女，或以饮食，或以思虑，或以劳役，既极于事，能无败乎？当量已所归而舍割之，静思息事，兼助以药物，亦有可复之理。"

唐代服石盛行。王焘指出服石之弊，并于卷三十八介绍了服石导致的各种病证的治疗方药。更为重要的是，王焘认为，若只知服石，"不知养性之术，亦难以长生""善养性者，皆先候腹空，积饥乃食""养性之道，不欲饱食便卧，亦不宜终日久坐，皆损寿也。人欲小劳，但莫久劳疲极也，亦不可强所不能堪耳"。这些观点，对人们的饮食起居等均具有指导价值，对倡导健康的生活方式具有积极的现实意义。

（二）饮食养生，突出特色

《外台秘要方》涉及饮食养生的内容十分丰富，主要包括几种类型：①服用药物时的饮食宜忌，当服或不当服，如服用崔氏理中丸时忌海藻、菘菜、桃李、雀肉，服用附子粳米汤时忌羊肉、猪肉、海藻、菘菜等，服用《千金》人参汤时忌猪肉、海藻、菘菜，服用四神丸时忌生葱、野猪肉、芦笋等。②日常饮食宜忌。③对食材卫生安全的认识。如"鸟兽自死，口不开，翼不合者，不可食""凡蝇蜂及蝼蚁集食上而食之致病""凡饮水浆及酒不见影者不可饮""凡物肝脏自不可轻啖""自死者弥勿食之"等，涉及食材选择、食品安全。《外台秘要方》不仅对饮食宜忌有详细的描述，对饮食不洁所产生的后果也提供了相应的治疗方法，实用性强，故为历代所重视。如食自死六畜诸肉中毒可以捣黄檗为末服用。黄檗即黄柏，具有较强的消毒、杀菌作用，是古代常用的解毒、消炎药。

书中还介绍了养生药酒、保健茶等的制备方法及功效,如卷十七的四季补益通用方茯苓散、补养鹿角胶方,以及卷四用于防治疫病的屠苏酒。卷三十一详细记载了以糯米、生地、杏仁等酿制的地黄酒,可以补虚健身,轻身明目,以及代茶新饮方的制备方法,为养生药酒、药茶的配方及制备提供了参考。

(三)美容养生,方法多样

美容有怡情养生之功用。《外台秘要方》共收美容方300多首,其中第三十二卷为美容卷,这也是唐及唐以前第一部设美容专卷的著作,为保存唐及以前中医美容文献作出了突出贡献,为中医美容学的产生与发展奠定了基础。

《外台秘要方》对美容方的重视可能与王焘所处的时代及生活环境有关。唐代,皇家喜用香品,使得士大夫阶层用香亦成为风尚。香料不仅芳香怡人,有些香料本身也有清洁、杀菌的作用。如沉香对人型结核杆菌有完全抑制作用,对伤寒杆菌及福氏杆菌亦有较强的抗菌作用;藿香对金黄色葡萄球菌、白色葡萄球菌、白念珠菌、甲型溶血性链球菌等有抑制作用;檀香对金黄色葡萄球菌、痢疾杆菌有抑制作用,故古代用香有杀菌消毒、防止疾病传播等目的,是预防疾病的一种手段。王焘出身官宦世家,家庭用香应是有的。《外台秘要方》卷三十二记载有"衣柜薰香方",以藿香、零陵香、甘松香、丁香四味细锉微捣,以绢袋盛衣箱。本方注明源自南平公主。据《新唐书·列传·王薛马韦》记载,南平公主为王焘之母,由此可推知本方应源自王焘的家传香方。再加上王焘曾在国家藏书机构工作多年,接触到大量密不示人的珍贵书籍,其中不乏美容文献,这为他能够完成美容专卷提供了条件。

《外台秘要方》美容方剂包括面部美容、美眉发、沐浴、美手以及香口、香体、香衣等,也涉及治疗性方剂,如卷十五记载的"痈疡风方""白癜风方""白驳方",卷二十九的"去黑子方""疣赘疵黑子杂疗方""灭瘢痕方"等。美容方剂有内服,有外用,内服如膏、丸、散、汤、酒,外用如面脂、面膜、口脂、唇脂、洗面药、洗头液、洗手膏、沐药、染发剂等,使用方法有洗、浴、敷、涂、擦、摩、扑、熏、灸等多种,可解决的美容问题包括面上黑斑、雀斑、皱纹、面部皮肤粗糙、面疮、黑痔、口臭、发落、发白、眉脱、体臭、皲裂、润肤增白等,为后世中医美容方药的研究奠定了基础。

(四)灸法养生,内容丰富

《外台秘要方》重灸弃针,其原因卷三十九《明堂序》有记载:"其针法古来以为深奥,令人卒不可解。《经》曰:针能杀生人,不能起死人。若欲录之,恐伤性命。今并不录针经,唯取灸法。"针法需要刺入人体肌肤,技术要求较高,而灸法应用起来相对安全,也更适宜用于日常养生保健,这是王焘取灸弃针的主要原因。

《外台秘要方》所提供的灸法十分丰富。王焘总结了十二经中的宜灸穴和禁灸穴,两者以朱、墨区别,并在书中提出了灸法的补泻原则、风寒的施灸方法及灸疗的因人因时制宜的思想,为后世通过灸法开展自我保健等提供了丰富的资料。《外台秘要方》也为保存大量的唐代灸疗资料作出了贡献。

(五)导引养生,文献珍贵

导引是通过肢体运动、呼吸吐纳等达到养生保健及康复治疗等目的。《外台秘要方》中记载的导引资料十分丰富,多来自唐及以前的其他医学著作。通过导引防治的疾病也有很多,比如风病、齿病、羸瘦、吐逆、腹痛、外感、发热及传播性疾病等。

《外台秘要方》为编撰著作,其中大量内容是对唐及以前文献的引录及保留,但在摘录取舍及内容编排上体现了作者重养生防病、以养生助疾病康复等的养生学思想,为中医养生学的形成与发展提供了丰富的资料,为后人了解唐及以前的养生医学成就作出了贡献。

四、拓展阅读

文仲令人面白似玉色光润方

羊脂　狗脂各一升　白芷半升　乌喙十四枚　大枣十枚　麝香少许　桃仁十四枚　甘草一尺,炙　半夏半两,洗

上九味合煎,以白芷色黄去滓涂面,二十日即变,五十日如玉光润,妙。

又隐居效验面黑令白去黯方

乌贼鱼骨　细辛　栝楼　干姜　蜀椒各三两

上五味,切,以苦酒渍三日,以成炼牛髓二斤煎之,以酒气尽药成。作粉以涂面,丑人亦变鲜妙光华。

近效则天大圣皇后炼益母草留颜方

用此草每朝将以洗手面,如用澡豆法,面上奸䵟及老人皮肤兼皱等,并展落浮皮,皮落著手上如白垢,再洗,再有效。淳用此药已后欲和澡豆洗亦得,以意斟酌用之。初将此药洗面,觉面皮手滑润,颜色光泽,经十日许,特异于女面,经月余生血色,红鲜光泽异于寻常,如经年久用之,朝暮不绝,年四五十妇人如十五女子,俗名郁臭。此方仙人秘之,千金不传,即用药亦一无不效。世人亦有闻说此草者,为之皆不得真法,令录真法如后,可勿传之。

五月五日收取益母草,曝令干,烧作灰,取草时勿令根上有土,有土即无效。烧之时,预以水洒一所地,或泥一炉烧益母草,良久烬无,取斗罗筛此灰。干以水熟搅和溲之令极熟,团之,如鸡子大作丸,于日里曝令极干讫,取黄土作泥,泥作小炉子。于地四边各开一小孔子,生刚炭,上下俱著炭,中央著药丸,多火经一炊久,即微微著火烧之,勿令火气绝,绝即不好。经一复时药熟,切不得猛火,若药熔变为瓷色黄,用之无验,火微即药白色细腻,一复时出之于白瓷器中,以玉捶研,绢筛,又研三日不绝,收取药以干器中盛,深藏。旋旋取洗手面,令白如玉,女项颈上黑,但用此药揩洗,并如玉色,秘之,不可传,如无玉捶,以鹿角捶亦得,神验。(《外台秘要方·令面色白方四首》节选)

复习思考题

1. 如何理解"不观《外台》方,不读《千金》论,则医所见不广,用药不神"?
2. 简述《外台秘要方》的主要养生学思想。
3. 试以消渴病为例,简述饮食养生对疾病的影响。

笔记

第四节 《食疗本草》选读

一、名著导读

《食疗本草》是我国现存最早的食疗专著,总结了唐及以前的食疗成就,既是一部内容丰富的古代营养学和食物疗法专书,也是一部具有较高临床价值的经验方书。本书由唐代孟诜(621—713)撰,经张鼎增补而成。孟诜为汝州(今河南临汝)人,进士及第,曾先后担任过凤阁舍人、台州司马、春官侍郎、侍读、同州刺史加银青光禄大夫等官职,后辞官回乡,从事药疗和食疗研究。孟诜青年时好医药、养生之术,与孙思邈关系甚密,并以师长相待。孙思邈的食疗思想如"夫为医者,当须先洞晓病源,知其所犯,以食治之;食疗不愈,然后命药"(《备急千金要方·食治》)等对孟诜产生影响。长安四年(704),孟诜任同州刺史时撰写成食疗著作《补养方》,收录条目共138条,后经唐开元年间(713—741)道医张鼎增补89条,合为227条后易名为《食疗本草》。

《食疗本草》原书于北宋年间既已散佚,现存本是根据敦煌残卷及其他著作辑佚而成。目前可知主要的整理本有日本学者中尾万三1930年在《上海自然科学研究所汇报》上发表的《食疗本草之考察》专论;1931年大东书局铅印的《敦煌石室古本草》(该本由范风源根据中尾万三辑本删去校注及日文假名旁注钩稽正文而成);1984年人民卫生出版社根据敦煌残卷以及《医心方》《证类本草》等辑佚而成的《食疗本草》,由谢海洲、马继兴、翁维捷、郑金生辑;1992年上海古籍出版社出版郑金生、张同君的《食疗本草》译注本,2007年再出新版,且新版在原译文及注释的基础上补入原文;2003年安徽科学技术出版社出版皖南医学院尚志钧辑校的《食疗本草》考异本等。

《食疗本草》在我国食疗著作发展史上起承前启后的作用,既反映了唐及以前食疗学成就,包括同时代的《备急千金要方·食治》《千金翼方·养性·养老食疗》等,又对之后的《本草拾遗》《嘉祐本草》等产生影响。虽原书早已亡佚,但书成后很快被广泛引用。目前已知引用《食疗本草》原文的有陈藏器的《本草拾遗》、日本丹波康赖的《医心方》、唐慎微的《证类本草》、李时珍的《本草纲目》、朝鲜许浚的《东医宝鉴》等,足见《食疗本草》的深远影响。

根据1984年人民卫生出版社辑佚本,《食疗本草》共3卷,上卷收草木果实,中卷收鸟兽虫鱼,下卷收米谷菜蔬,既有食材,又有药材,食材注重介绍药用价值,药材注重介绍食用价值,体现药食同源、药食两用、药食互补的养生学思想。

二、原文赏析

艾叶

【原文】

干者并煎者,主金疮,崩中,霍乱,止胎漏。春初采,为干饼子,入生姜煎服,止泻痢。三月三日,可采作煎,甚治冷[1]。若患冷气[2],取熟艾面裹作馄饨,可大如弹子许。

艾实:又治百恶气,取其子,和干姜捣作末,蜜丸如梧子大,空心三十丸服,以饭三五匙压之,日再服。其鬼神速走出,颇消一切冷气⁽²⁾。田野之人与此方相宜也。

又,产后泻血不止,取干艾叶半两炙熟,老生姜半两,浓煎汤,一服便止,妙。

【校注】

（1）甚治冷:对冷疾有很好的治疗作用。

（2）冷气:冷疾。

【按语】

艾叶,辛苦、温,可温经止血,散寒止痛,祛湿止痒。艾叶芳香宜人,古代常通过佩戴、燃熏、外敷、内服等方式祛秽逐邪。现代研究表明,艾具有良好的抗菌作用,体外对炭疽杆菌、α-溶血链球菌、β-溶血链球菌、白喉杆菌、假白喉杆菌、肺炎双球菌、金黄色葡萄球菌、柠檬色葡萄球菌、白色葡葡球菌、枯草杆菌等革兰阳性嗜气菌均有效。此外,艾叶还有平喘、利胆、抑制血小板聚集、止血、抗过敏等作用,在临床应用十分广泛。本段的艾叶、艾实内服食治法现代应用不多,值得关注。

 小贴士

艾叶可煮粥服用,温经止痛,对女子虚寒性痛经、月经不调、小腹冷痛等具有较好的疗效。艾蒿粥的具体做法:干艾蒿 10g（鲜品 20g）,粳米 100g,红糖适量。先将艾蒿煎汁去渣,再将粳米、红糖放入药汁中煮粥。可温经止血,祛寒止痛。

冬瓜_寒

【原文】

上主治小腹水鼓胀。又,利小便,止消渴。

又,其子:主益气耐老,除心胸气满,消痰止烦。

又,冬瓜子七升,以绢袋盛之,投三沸汤中,须臾出,曝干,又内汤中,如此三度乃止。曝干。与清苦酒浸之一宿,曝干为末,服之方寸匕,日二服,令人肥悦。

又,明目,延年不老。

案经:压丹石⁽¹⁾,去头面热风。

又,热发者服之良。患冷人勿食之,令人益瘦。

又,煮食之,能炼五脏精细。欲得肥者,勿食之,为下气。欲瘦小轻健者,食之甚健人。

又,冬瓜仁三五升,退去皮壳,捣为丸。空腹及食后各服廿丸,令人面滑静如玉。可入面脂中用。

【校注】

（1）压丹石：可以治疗服石导致的病患。

【按语】

本段主要讲了冬瓜的祛水利湿、治眼疾、减肥以及美容养颜作用，体现了《食疗本草》食物侧重药用价值记载的特点，也反映了当时人们对于日常果蔬美容作用的认识。

冬瓜系葫芦科蔓生肉质藤本植物，因成熟后皮上生有白色霜粉，又被称为白瓜。长圆形冬瓜形似枕头，又叫枕瓜。冬瓜含有人体所需的蛋白质、糖、钙、钾、镁、磷、铁、胡萝卜素、硫胺素、核黄素、烟酸、维生素C以及粗纤维等多种元素，其中以钾、钙、镁含量较高，是十分常见的食材，炖、炒、煎、煮均可，因物美价廉，受到民众喜爱。冬瓜的药用价值很早就被发现，中医学认为，冬瓜味甘淡、性微寒，入肺、脾、心三经，可利尿消肿，清暑止渴，化痰解毒。其皮、肉、瓤、仁、叶均具有药用价值，著名的《金匮要略》大黄牡丹汤中就有冬瓜仁，治疗肠痈时可于脓未成时清肠退热，成脓期又可排脓散结消肿。现代药理研究表明，冬瓜粗提物还可降低晒伤小鼠炎症反应，增强肉芽组织的形成及表皮再生，促进创面愈合，减少愈合天数。

 养生实例

男，50岁，素来饮食不节，体形肥胖，后足大趾关节开始疼痛，查血尿酸高达1200mmol/L，诊断为痛风。因不愿服西药，选择食疗方法调理。每天冬瓜海带汤2剂，同时忌吃海鲜，连续2个月后，血尿酸降至正常，足大趾关节疼痛缓解。

 小贴士

以冬瓜为主的食疗方应用广泛，如冬瓜带皮煎汤代茶饮对肥胖症及慢性肾炎或肾病综合征具有较好的疗效；冬瓜同鲫鱼煎汤可以辅助治疗膜性肾病；冬瓜同茅根代茶饮具有抗炎和利尿作用。冬瓜去皮切片除渣熬膏而成的美容膏，外涂可使皮肤洁净美观，具有光泽，且可以去除黑斑。冬瓜瓤可以"治小腹水胀，利小便，止渴"（《本草纲目》引《名医别录》）。鲜冬瓜瓤捣烂取汁涂擦患处可治酒皶鼻、黄褐斑、雀斑之类的皮肤病；冬瓜叶焙干碾末外敷，可以治疗蜂螫肿毒、多年恶疮。

胡瓜寒

【原文】

不可多食，动风及寒热。又发疰疟[1]，兼积瘀血。

案：多食令人虚热上气，生百病，消人阴，发疮疥，及发痃气，及脚气，损血脉。天行后不可食。

小儿食，发痢，滑中，生疳虫。

又,不可和酪⁽²⁾食之,必再发。

又,捣根傅胡刺毒肿,甚良。

叶:味苦,平,小毒。主小儿闪癖⁽³⁾:一岁服一叶,已上斟酌与之。生挼绞汁服,得吐、下。

根:捣傅胡刺毒肿。

其实:味甘,寒,有毒。不可多食。动寒热,多疟病,积瘀热,发疰气,令人虚热上逆,少气,发百病及疮疥,损阴血脉气,发脚气。天行后不可食。小儿切忌,滑中,生疳虫。不与醋同食。北人亦呼为黄瓜,为石勒讳,因而不改。

【校注】

（1）痁（shān）疟:有热无寒之疟。

（2）酪:《嘉祐本草》新补作"醋"。

（3）闪癖:病名,据下文服药后的效应,可知为饮食积聚所致之症。

【按语】

胡瓜即黄瓜,为葫芦科植物黄瓜的果实,原产印度,张骞出使西域时带回,后成为家庭常见蔬菜。本段讲述了黄瓜内服、外用的功效,以及食忌等方面的内容,体现了饮食有节、因人制宜等的养生学思想。食疗养生是建立在合适的食用对象、恰当的用法和用量基础上的,否则无益反害。

昆布

【原文】

下气,久服瘦人。无此疾者,不可食。海岛之人爱食,为无好菜,只食此物。服久,病亦不生。遂传说其功于北人。北人食之,病皆生,是水土不宜尔。

【按语】

本段体现因地制宜的中医养生学思想。食材的生长环境与人类所处的生长环境相一致时,食材对人类具有良性效应,可以养生保健、防病祛病等,也即俗称"一方水土养一方人",若不遵此规律,他方良药很可能不养反害。

昆布为海带科植物海带或翅藻科植物昆布及裙带菜的叶状物,含有多糖、氨基酸及钙、铁、钠、钾、镁和铝等多种微量元素。中医认为,其味咸,寒,入肝、胃、肾、脾经,具有软坚散结、消痰利水之功,主要治疗瘿瘤、瘰疬、噎膈、脚气水肿、睾丸肿痛。现代研究发现,昆布可以降血压、降血脂、抗肿瘤、抗辐射、调节甲状腺功能、抗病毒、抗菌以及提高人体免疫力等。

课堂互动

开展小调研,了解碘摄入不足和碘摄入过量对人体分别有哪些影响。

梨寒

【原文】

除客热(1),止心烦。不可多食。

又,卒咳嗽,以冻梨一颗刺作五十孔,每孔中内以椒一粒。以面裹于热灰中煨,令极熟,出停冷,去椒食之。

又方,梨去核,内酥蜜,面裹烧令熟。食之大良。

又方,去皮,割梨肉,内于酥中煎之。停冷食之。

又,捣汁一升,酥一两,蜜一两,地黄汁一升,缓火煎,细细含咽。凡治嗽,皆须待冷,喘息定后方食。热食之,反伤矣,令嗽更极不可救。如此者,可作羊肉汤饼,饱食之,便卧少时。

又,胸中痞塞、热结者,可多食好生梨即通。

又云,卒暗风,失音不语者,生捣梨汁一合,顿服之。日再服,止。

金疮及产妇不可食,大忌。

【校注】

(1)客热:中医病证名。指发热,进退不定,如客之往来。

【按语】

本段体现食宜、食忌及饮食有节的养生学思想。梨为蔷薇科植物白梨、沙梨、秋子梨等的果实。梨之功效,历代评价不一。《本草衍义》认为:"梨,多食则动脾,少则不及病……终不能却疾。"《本草纲目》认为,梨之功效应当肯定,治风热、润肺、凉心、消痰、降火、解毒尤佳,但应注意品种,推荐乳梨、鹅梨、消梨,其他种类则无治疗之功。这对本段中介绍的梨之功效也有参考价值。

 小贴士

梨中的可溶性膳食纤维很高,同时还含有黄酮类化合物。生吃可以最多地摄入梨中的叶酸和维生素 C。生吃梨还能清热泻火、解渴润喉。喝生梨汁还有解酒的作用。但梨属寒性,肠胃功能弱、外感风寒咳嗽者不宜生吃。将梨煮后食用可去除寒性,虽破坏部分维生素,但可溶性纤维素和矿物质仍可保留,去燥润肺的功效更好。蒸时留梨皮,去梨核,放入碗中开锅后蒸20分钟即可。

川贝冰糖梨:取梨1个,切下梨盖,去掉内核,倒入3g川贝粉和适量冰糖,再盖上梨盖,放在碗里隔水蒸10分钟后关火,待梨温热时先饮梨蒸出的汤,再吃梨肉。每日1次,有润肺止咳之功,主治风热咳嗽、久咳、燥咳。风寒咳嗽慎用。

藕寒

【原文】

上主补中焦,养神,益气力,除百病。久服轻身耐寒,不饥延年。

生食则主治霍乱后虚渴、烦闷、不能食。长服生肌肉,令人心喜悦。

案经:神仙家重之,功不可说。其子能益气,即神仙之食,不可具说。

凡产后诸忌,生冷物不食。唯藕不同生类也,为能散血之故。但美即而已,可以代粮。

又,蒸食甚补益五脏,实下焦,令肠胃肥厚,益气力。与蜜食相宜,令腹中不生诸虫。

亦可休粮[1]。仙家有贮石莲子及干藕经千年者,食之不饥,轻身能飞,至妙。世人何可得之。凡男子食,须蒸熟服之,生吃损血。

【校注】

(1)休粮:亦称辟谷。神仙家养生法。

【按语】

《食疗本草》之前的著作多数是对食宜的描述,食忌很少涉及。本段体现了《食疗本草》对食忌的认识。藕为睡莲科植物莲的肥大根状茎,原产印度,我国栽培已有3000多年历史。藕含有丰富的碳水化合物、蛋白质、维生素C、维生素B及丰富的矿物质,以及天冬素、焦性儿茶酚等成分。藕生食可以凉血、清热、散瘀,熟用能健脾、开胃、益血、生肌。藕还可止泻、止痢、止血,被古人认为是神仙之食。藕虽为养生佳品,但食用也需注意,产妇宜食生,男子宜熟食,不同人群在食用方法上往往有所区别。

 养生实例

鲜藕食疗治"功能性子宫出血"速效1例。患者,女,已婚。1995年6月7日经前2日,饮用当归土黄酒约半斤。经行时量大如崩,颜色鲜红,心烦口干。经注射止血针后血量稍减,但血未止,量时多时少。6月20日因出血量增多到院治疗,施以止血针安络血、口服妇康片等,并取环,仍不见血止。妇科诊断为"功能性子宫出血",建议立即行"子宫切除术",患者拒绝。证见面色苍白,形体消瘦,但言语急躁有力,口干咽燥,小腹压痛轻微,苔薄质红,脉弦细而数。诊为"血热妄行",急投鲜藕汤配血余炭食疗。具体为:鲜藕1斤熬汤1大碗,送服血余炭(自剪头发一小撮烧灰约15g)。傍晚7时多服下,10时左右即见血量减少,12时左右再依上法服1次,次日清晨血全止。1个月后随访未见再出血。

 课堂互动

藕为睡莲科植物莲的肥大根茎,课前查阅资料,谈一谈莲的其他部位或果实的食疗价值有哪些。

恶食牛蒡

【原文】

根,作脯食之良。

热毒肿,捣根及叶封之。

杖疮、金疮,取叶贴之,永不畏风。

又瘫缓及丹石风毒,石热发毒。明耳目,利腰膝,则取其子末之,投酒中浸经三日,每日饮三两盏,随性多少。

欲散支节筋骨烦热毒,则食前取子三七粒,熟挼吞之,十服后甚良。

细切根如小豆大,拌面作饭煮食,消胀壅尤良。

又,皮毛间习习如虫行,煮根汁浴之。夏浴慎风。却入其子炒过,末之如茶,煎三匕,通利小便。

【按语】

本段首条重点介绍了牛蒡子根的食用价值,体现《食疗本草》注重药材食用价值的特点。现代人很少关注药材的食用价值,这虽然与当代食物来源较古代充足有关,但发掘药材的食用价值在当代仍有积极意义,不仅可以丰富食材种类,也有利于养生价值的提高。

羊

【原文】

角:主惊邪,明目,辟鬼,安心益气。烧角作灰,治鬼气并漏下恶血。

羊肉:温。主风眩瘦病,小儿惊痫,丈夫五劳七伤,脏气虚寒。河西羊最佳,河东羊亦好。纵驱至南方,筋力自劳损,安能补益人?

羊肉:妊娠人勿多食。

患天行及疟人食,令发热困重致死。

头肉:平。主缓中,汗出虚劳,安心止惊。宿有冷病人勿多食。主热风眩,疫疾,小儿痫,兼补胃虚损及丈夫五劳骨热。热病后宜食羊头肉。

肚:主补胃病虚损,小便数,止虚汗。以肥肚作羹食,三五度差。

肝:性冷。治肝风虚热,目赤暗痛,热病后失明者,以青羊肝或子肝薄切,水浸傅之,极效。生子肝吞之尤妙。

主目失明,取羖羊肝一斤,去脂膜薄切,以未著水新瓦盆一口,揩令净,铺肝于盆中,置于炭火上煿,令脂汁尽。候极干,取决明子半升、蓼子一合,炒令香为末,和肝杵之为末。以白蜜浆下方寸匕。食后服之,日三,加至三匕止,不过二剂,目极明。一年服之妙,夜见文字并诸物。

其羖羊,即骨历羊是也。常患眼痛涩,不能视物,及看日光并灯火光不得者,取熟羊头眼睛中白珠子二枚,于细石上和枣汁研之,取如小麻子大,安眼睛上,仰卧。日二夜二,不过三四度差。

羊心:补心肺,从三月至五月,其中有虫如马尾毛,长二三寸已来,须割去之,不去令人痢。

羊毛:醋煮裹脚,治转筋。

又,取皮去毛煮羹,补虚劳。煮作臛食之,去一切风,治脚中虚风。

羊骨:热。主治虚劳,患宿热人勿食。

髓:酒服之,补血。主女人风血虚闷。

头中髓:发风。若和酒服,则迷人心,便成中风也。

羊屎:黑人毛发。主箭镞不出。粪和雁膏傅毛发落,三宿生。

白羊黑头者,勿食之。令人患肠痈。一角羊不可食。六月勿食羊,伤神。

谨按:南方羊都不与盐食之,多在山中吃野草,或食毒草。若北羊,一二年间亦不可食,食必病生尔。为其来南地食毒草故也。若南地人食之,即不忧也。今将北羊于南地养三年之后,犹亦不中食,何况于南羊能堪食乎? 盖土地各然也。

【按语】

本段对羊的角、骨、髓、肉、内脏、皮及毛发等的食疗选材、制作方法、宜忌等进行了分别描述,内服、外治均有,内容十分丰富,体现了饮食清洁、三因治宜、已病防变以及病后调理等方面的学术思想。

 养生实例

马某,女,30岁,回族。胃脘痛反复发作3年,经X线检查确诊为十二指肠球部溃疡,服用甲氰咪呱、三九胃泰无效,后采用食疗法,以羊肚1个、砂仁10g、白胡椒10g、生姜200g组成食疗方服用,服完羊肚3个后,胃痛止,谷纳开,连续服用7个后停服。至今3年,胃溃疡未复发。本方主要用于虚寒型胃脘痛,具体用法如下:将羊肚洗净,装入砂仁、白胡椒、生姜,再将羊肚开口结扎好令勿泄气,置瓦锅内文火煮熟,去砂仁、白胡椒、生姜,搁入适量食盐,根据患者食量,分次空腹连续食用。10个羊肚为1个疗程。

芋平

【原文】

上主宽缓肠胃,去死肌,令脂肉悦泽。

白净者无味,紫色者良,破气。煮汁饮之止渴。十月已后收之,曝干。冬蒸服则不发病,余外不可服。

又,和鲫鱼、鳢鱼煮为羹,甚下气,补中焦。久食令人虚,无气力,此物但先肥[1]而已。

又,煮生芋汁,可洗垢腻衣,能洁白如玉。

又,煮汁浴之,去身上浮气。浴了,慎风半日许。

【校注】

(1)先肥:郑金生注本疑“先肥”为“充肌”之笔误,可参。

【按语】

本段介绍了芋的品种、功效、食材采收准备及食疗方药。芋的采收时间在十月以后,晒干后于冬日蒸熟食用,可补益中焦。本段强调了食材准备及制作的时间,体现了食疗养生中因时制宜的中医养生学思想。

芋又名芋头、芋艿,为天南星科植物芋的块茎,为常见食材,含淀粉、蛋白质、钙、磷、铁以及多种微量元素,其中维生素 B 族含量较多。古人很早就认识到芋的食疗价值,认为其具有益脾胃、调中气之功,如《日华子本草》记载,其"和鱼煮,甚下气,调中补虚"。

课堂互动

芋为南星科植物。你所知道的南星科植物还有哪些?课前查阅资料,说说它们有哪些共同点与不同点。

三、养生思想述评

我国的食疗养生历史悠久,商代伊尹精于烹调,通晓药性,以药理讲说政理,著有《汤液经》,被认为是以食烹法疗疾的专著。先秦时期医分四科,食医为其中之一科。《周礼·天官塚宰·疾医》中有"以五味、五谷、五药养其病"的记载,体现了早期的食疗养生思想。我国最早的食疗专著据称为《神农黄帝食禁》,惜已散佚,部分内容散见于汉唐著作及后世医籍中。《食疗本草》是现存第一部以"食疗"作为书名的专著,集食宜、食忌、食方于一书,亦是唐及以前食疗成就之集大成者,在我国和世界医学的发展中具有深远影响。《食疗本草》既吸收了《内经》的食养思想,又发扬了孙思邈"食治""食疗"精髓,同时又补前人所未有,收前人所未收,如绿豆、白豆、荞麦、菠菜、蕹菜、白苣、胡荽、鲈鱼、鳜鱼、石首鱼等均为《食疗本草》首次记载。其主要的养生思想体现在以下几个方面:

(一)体现"三因治宜"的养生学术思想

如书中对食药采收、食用时间的记载体现了因时制宜的学术思想,对海藻、杨梅等的记载体现了因地制宜的中医养生学思想,对产妇、儿童、男女等的区别对待体现了因人制宜的中医养生学思想。

(二)体现饮食有节的养生学思想

食疗养生不仅包括对食材的选择,也包括食用量的适度,以维持食物量与功效的良性关系。食用量的不足或过量均不能起到养生、保健、治病的目的。如书中对砂糖、石榴、葡萄子、胡瓜、荔枝、干枣、菠菜等的记录。

(三)体现注重饮食清洁的养生学思想

《食疗本草》重视食材来源及安全卫生。食材的补益及治疗作用是建立在来源可靠,质量卫生、安全的基础之上的。书中对食材的不同来源及质量进行了描述,如"犬自死,舌不出者,食之害人""牛自死者,血脉已绝,骨髓已竭,不堪食",这说明唐代人们已经关注食品安全与饮食卫生。

(四)为后世食忌文化的阐释与发展奠定了基础

食忌即饮食禁忌,有些来源于人类的实践活动或宗教文化,也涉及传统中医药理论的阐发,也属于一种文化现象。但唐以前著作对食忌关注很少。《食疗本草》所涉食忌 200 多条,为唐以前食物禁忌之集大成者。

(五)体现中医食养、食治的养生学思想

《食疗本草》中记载的条目多为常见食材,普通家庭随手可得,而对此类食材的保健、养生功效进行总结阐述有利于节约社会医疗成本,使更多的人通过食疗受益,达到防病、祛病的目的,这亦是中医食疗养生的核心思想之一。

(六)促进了中医美容学的研究与发展

追求容貌的美丽常在也是怡情养生的一种,同时也反映出当时社会的政治、经济状况良好,人民安居乐业。《食疗本草》记载食药 227 种,其中具有美容功效的食药有 47 种,如用于面部美容的天门冬、荔枝、樱桃、杏、石榴等,用于美发的大麦、扁豆等。《食疗本草》对美容食药的记载一定程度上反映了唐及以前的美容成就,部分文献来源于《五十二病方》《神农本草经》《备急千金要方》等,后人可以通过《食疗本草》了解我国古代散见于多种文献中的美容方药。由于《食疗本草》所载美容方无论主材还是辅料均为纯天然材料,因此,对当代以人工合成化学品为主的美容制品的制备有一定启发,其实用价值有待进一步开发、利用。

四、拓展阅读

蜜微温

主心腹邪气,诸惊痫,补五脏不足气。益中止痛,解毒。能除众病,和百药,养脾气,除心烦闷,不能饮食。

治心肚痛,血刺腹痛及赤白痢,则生捣地黄汁,和蜜一大匙,服即下。

又,长服之,面如花色,仙方中甚贵此物。若觉热,四肢不和,即服蜜浆一碗,甚良。

又能止肠澼,除口疮,明耳目,久服不饥。

又,点目中热膜,家养白蜜为上,木蜜次之,崖蜜更次。

又,治癫,可取白蜜一斤,生姜三斤捣取汁。先秤铜铛,令知斤两。即下蜜于铛中消之。又秤,知斤两,下姜汁于蜜中,微火煎,令姜汁尽。秤蜜,斤两在即休,药已成矣。患三十年癫者,平旦服枣许大一丸,一日三服,酒饮任下。忌生冷醋滑臭物。功用甚多,活人众矣,不能一一具之。(《食疗本草·蜜》)

羊梅温

上主和脏腑,调腹胃,除烦愦,消恶气,去痰实。

亦不可多食,损人齿及筋也,然甚能断下痢。

又,烧为灰,亦断下痢。其味酸美,小有胜白梅。

又,取干者,常含一枚,咽其液,亦通利五脏,下少气。

若多食,损人筋骨。甚酸之物,是土地使然。若南人北杏亦不食,北人南梅亦不唉。皆是地气郁蒸,令烦愦,好食斯物也。(《食疗本草·羊梅》)

复习思考题

1. 简述《食疗本草》的主要学术成就。

2. 如何理解"用之充饥则谓之食,以其疗病则谓之药"?

3. 从本节"拓展阅读"中选择一段自己最感兴趣的内容,以读书笔记形式分享自己的阅读体会。

第五节 《茶经》选读　视频:《茶经》

一、名著导读

《茶经》是现存最早的茶艺专著,是一部关于茶叶生产的历史、源流、现状、生产技术以及饮茶技艺、茶道原理的综合性论著。它不仅是一部精辟的农学著作,而且是一本阐述茶文化的著作。它将普通茶事升格为一种美妙的文化技艺,推动了中国茶文化的发展。

《茶经》分上、中、下 3 卷 10 章,内容十分丰富。

卷上《一之源》言茶之本源、植物性状、名字称谓、种茶方式及茶饮的俭德之性。《二之具》叙采制茶叶的用具尺寸、质地与方法。《三之造》论采制茶叶的适宜季节、时间、天气状况,以及对原料茶叶的选择、制茶的七道工序、成品茶叶的品质鉴别。

卷中《四之器》记述煮饮茶的全部器具,计 25 组 29 种。全套茶具的组合使用体现着陆羽以"经"名茶的思想,而风炉、鍑、夹、滤水囊、碗等器具的材质使用与形制设计,则具体体现出陆羽五行制化的思想、入世济世的儒家理想及对社会安定和平的渴望。而陆羽在关注世事的同时,又满怀山林之志,典型地体现了中国传统人文情怀。

卷下《五之煮》介绍煮茶程式及注意事项,包括炙茶碾茶、宜火薪炭、宜茶之水、水沸程度、汤花之育、坐客碗数、乘热速饮等方面。《六之饮》强调茶饮的历史意义由来已久,区分除加盐之外不添加任何物料的单纯煮饮法与夹杂许多其他食物淹泡或煮饮的区别,认为真饮茶者只有克服饮茶所有的"九难",才能领略茶饮的真谛。《七之事》详列历史人物的饮茶事、茶用、茶药方、茶诗文以及历史文献对茶事的记载。《八之出》列举当时全国各地的茶产并品第其品质高下,而对于不甚了解地区的茶产,则诚实地谦称"未详"。《九之略》列举在野寺山园、畎泉临涧诸种饮茶环境下种种可以省略不用的制茶、煮饮茶用具,再次体现陆羽的林泉之志。陆羽在本篇的最后强调"但城邑之中,王公之门,二十四器缺一,则茶废矣",说只有完整使用全套茶具,体味其中存在的思想规范,茶道才能存而不废。《十之图》讲要用绢素书写全部《茶经》,张挂在平常可以看得见的地方,使其内容目击而存、烂熟于胸。

陆羽(约733—804),字鸿渐,唐代复州竟陵(今湖北天门)人;居吴兴(在今浙江湖州)号竟陵子,居上饶(在今江西上饶)号东岗子,于南越(今广东)称桑苎翁。陆羽在所写《陆文学自传》中称自己不知所生,3 岁时被遗弃野外,竟陵龙盖寺僧智积在水滨拾得而收养于寺。智积和尚是唐代有名的高僧,嗜茶,因此陆羽自幼便得茶艺之术。智积和尚有意让陆羽学佛,但是陆羽一心向往儒学,终于在其 12 岁时,逃离了寺院。

天宝五年(746),李齐物到竟陵为太守,成为陆羽一生中的重要转折点。在一次宴会中陆羽随伶人作戏,为李齐物所赏识,遂助其离戏班,到竟陵城外火门山从邹氏夫子读书,研习儒学。礼部员外郎崔国辅和李齐物一样十分爱惜人才,与陆羽结为忘年之交,并赠以"白颅乌犁"(白头黑身的大牛)和"文槐书函"。崔国辅擅长于五言小诗,并与杜甫相善。陆羽得名人指点,学问又大增一步。

陆羽 22 岁时离家远游,逢山驻马采茶,遇泉下鞍品水,目不暇接,口不暇访,笔不暇录,锦囊满获。他游历了宏伟壮丽的长江三峡,辗转大巴山,一口气踏访了彭州、绵州、蜀州、邛州、雅州等八州。唐上元初年(760),游览了湘、皖、苏、浙等十数州郡后,于次年到达盛产名茶的湖州,在风景秀丽的苕溪结庐隐居,潜心研究茶事,闭门著述《茶经》。贞元九年(793),在外游历多年的陆羽由岭南返回了江南。贞元二十年(804)冬,陆羽卒于湖州。

现存最早的《茶经》版本是南宋左圭编辑的《百川学海》本。现存最早的《茶经》单行本,是明嘉靖二十一年(1542)柯双华竟陵刻本。随着《茶经》研究的日益深入,《茶经》相继出现了多种译注本,如吴觉农的《茶经述评》(农业出版社),傅树勤、欧阳勋的《陆羽茶经译注》(湖北人民出版社),沈冬梅的《茶经译注》(中华书局),宋一明的《茶经译注》(上海古籍出版社)。本文节选,以中华书局出版的《茶经译注》为底本,并参校了中国书店出版的《茶经》文渊阁四库全书本原文,以及上海古籍出版社《茶经译注》的校注。

二、原文赏析

【原文】

一之源

茶者,南方之嘉木也。一尺、二尺乃至数十尺。其巴山峡川,有两人合抱者,伐而掇之。其树如瓜芦,叶如栀子,花如白蔷薇,实如栟榈,蒂如丁香,根如胡桃。瓜芦木出广州,似茶,至苦涩。栟榈,蒲葵之属,其子似茶。胡桃与茶,根皆下孕,兆至瓦砾,苗木上抽。

其字,或从草,或从木,或草木并。从草,当作"茶",其字出《开元文字音义》;从木,当作"檟",其字出《本草》。草木并,作"荼",其字出《尔雅》。

其名,一曰茶,二曰檟[1],三曰蔎[2],四曰茗,五曰荈[3]。周公云:"檟,苦茶。"扬执戟云:"蜀西南人谓茶曰蔎。"郭弘农云:"早取为茶,晚取为茗,或一曰荈耳。"

【校注】

(1)檟(jiǎ):古书上指楸树或茶树。

(2)蔎(shè):茶的别称。

(3)荈(chuǎn):采摘时间较晚的茶。《玉篇》:"荈:茶叶老者。"

【原文】

其地,上者生烂石,中者生砾壤,下者生黄土。凡艺⁽¹⁾而不实,植而罕茂,法如种瓜,三岁可采。野者上,园者次。阳崖阴林,紫者上,绿者次;笋者上,牙者次;叶卷上,叶舒次。阴山坡谷者,不堪采掇,性凝滞,结瘕疾。

茶之为用,味至寒,为饮,最宜精行俭德之人。若热渴、凝闷、脑疼、目涩、四支烦、百节不舒,聊四五啜,与醍醐、甘露抗衡也。

采不时⁽²⁾,造不精,杂以卉莽⁽³⁾,饮之成疾。茶为累也,亦犹人参。上者生上党,中者生百济、新罗,下者生高丽。有生泽州、易州、幽州、檀州者,为药无效,况非此者? 设服荠苨,使六疾不瘳,知人参为累,则茶累尽矣。

【校注】

（1）艺:栽种茶树的技艺。

（2）不时:不适时,不合时。文中指在不合适的时节采摘茶叶。

（3）卉莽:野草。

【按语】

本章以"茶之本源"为题,全面概述了茶的多方面内容,包括茶的产地、起源和特性,茶树的植物学性状,茶的名称、用字,茶树生长栽培的环境条件、栽培方法,鲜叶品质的高下及鉴别方法,茶的效用,以及采、造茶不合法就会对人造成妨害等内容。陆羽在本章首次将茶性与君子精行俭德之性相提并论,提升了茶的文化内涵。

陆羽在本章中说,茶叶"采不时,造不精"就算不得好茶,喝了还可能会引起不适。这说明,茶叶除了产地以外,采收的时节、制作手法的优劣,都会影响到茶叶的品质。所以,出好茶,要天时、地利、人和全都具备才可以。

三之造

【原文】

凡采茶在二月、三月、四月之间。

茶之笋者,生烂石沃土,长四五寸,若薇蕨始抽,凌露采焉⁽¹⁾。茶之牙者,发于藂⁽²⁾薄之上,有三枝、四枝、五枝者,选其中颖拔者采焉。其日有雨不采,晴有云不采;晴,采之,蒸之,捣之,拍之,焙之,穿之,封之,茶之干矣。

茶有千万状,卤莽而言,如胡人靴者,蹙缩然_{京锥文也};犎牛臆者,廉襜然⁽³⁾;浮云出山者,轮囷然⁽⁴⁾;轻飙拂水者,涵澹然⁽⁵⁾。有如陶家之子,罗膏土以水澄泚⁽⁶⁾_{之谓澄泥也};又如新治地者,遇暴雨流潦之所经。此皆茶之精腴。有如竹箨⁽⁷⁾者,枝干坚实,艰于蒸捣,故其形籭簁然_{上离下师},有如霜荷者,茎叶凋沮,易其状貌,故厥状委悴然。此皆茶之瘠老者也。

自采至于封七经目,自胡靴至于霜荷八等。或以光黑平正言嘉者,斯鉴之下也;以皱黄坳垤⁽⁸⁾言佳者,鉴之次也;若皆言嘉及皆言不嘉者,鉴之上也。何者？出膏者光，含膏者皱；宿制者则黑，日成者则黄；蒸压则平正，纵之则坳垤。此茶与草木叶一也。茶之否臧，存于口诀。

【校注】

（1）凌露采焉：趁着清晨的露水未干时去采茶。

（2）藂（cóng）：古同"丛"。

（3）襜襜（chān）然：像帷幕一样有起伏。

（4）轮困（qūn）然：曲折回旋状。

（5）涵澹然：水因微风而摇荡的样子。

（6）澄泚（cǐ）：沉淀使水清澈鲜明。

（7）箨（tuò）：竹笋皮。

（8）坳垤（ào dié）：坳，低凹地。垤，小土堆。此指茶饼表面凹凸不平。

【按语】

本章概述了采制茶叶的节气时令要求，制茶的工序，以及成品茶的外形特征与品质高下之鉴别方法。《茶经》讲求采制春茶，所谓"春时，所在吃之皆好"。另外，采制茶叶要"凌露采焉"，要带露采茶，保证鲜叶品质。在这种观念的影响下，有了明前茶与雨前茶的区别，有了新茶与陈茶的优劣。明前茶是指清明节前采制的茶叶，特点是茶型好，叶色素偏少，味淡。雨前茶是清明后谷雨前采制的茶叶，茶型略差，叶色素深，味浓。俗语说"饮茶要新，喝酒要陈"，指的就是喝茶要喝新茶，清新鲜美。但是，值得注意的是，加工过的新茶倒不宜现饮，需要放一段时间钝化，饮后才不易上火。广西的六堡茶、湖南的黑茶、武夷的岩茶等更是存放时间越久，香气越馥郁，滋味越醇厚。陈茶要保证贮藏条件的良好，不要发霉。

【原文】

五之煮

凡炙茶，慎勿于风烬间炙，熛焰（1）如钻，使炎凉不均。持以逼火，屡其翻正，候炮出培塿，状虾蟆背，然后去火五寸。卷而舒，则本其始又炙之。若火干者，以气熟止；日干者，以柔止。

其始，若茶之至嫩者，蒸罢热捣，叶烂而芽笋存焉。假以力者，持千钧杵亦不之烂。如漆科珠（2），壮士接之，不能驻其指。及就，则似无穰骨也。炙之，则其节若倪倪（3），如婴儿之臂耳。既而，承热用纸囊贮之，精华之气无所散越（4），候寒末之。末之上者，其屑如细米；末之下者，其屑如菱角。

其火用炭，次用劲薪。谓桑、槐、桐、枥之类也。其炭，曾经燔炙，为膻腻所及，及膏木、败器不用之。膏木为柏、桂、桧也。败器，谓圬废器也。古人有劳薪之味，信哉！

其水，用山水上，江水中，井水下。《荈赋》所谓："水则岷方之注，挹彼清流。"其山水，拣乳泉、石池慢流者上；其瀑涌湍漱，勿食之，久食令人有颈疾。又多别流于山谷者，澄浸不泄，自火天至霜郊以前，或潜龙蓄毒于其间，饮者可决之，以流其恶，使新泉涓涓然，酌之。其江水取去人远者，井取汲多者。

其沸如鱼目,微有声,为一沸。缘边如涌泉连珠,为二沸;腾波鼓浪,为三沸。已上水老,不可食也。初沸,则水合量调之以盐味,谓弃其啜余。啜,尝也,市税反,又市悦反。无乃𩰾𩱛[5]而钟其一味乎!上,古暂反。下,吐滥反。无味也。第二沸,出水一瓢,以竹筴环激汤心,则量末当中心而下。有顷,势若奔涛溅沫,以所出水止之,而育其华也。

凡酌,置诸碗,令沫饽均。《字书》并《本草》:"饽,均茗沫也。"蒲笏反。沫饽,汤之华也。华之薄者曰沫,厚者曰饽,细轻者曰花。如枣花漂漂然于环池之上,又如回潭曲渚青萍之始生,又如晴天爽朗,有浮云鳞然。其沫者,若绿钱浮于水湄,又如菊英堕于鐏俎之中。饽者,以滓煮之,及沸,则重华累沫,皤皤然[6]若积雪耳。《荈赋》所谓"焕如积雪,烨若春蔽",有之。

【校注】

（1）熛（biāo）焰:飞迸的火焰。

（2）漆科珠:有说法认为是漆树的种子。漆树科,属落叶乔木,高达20m,是我国特有的重要经济树种。

（3）倪倪:幼弱。

（4）越:散发,消逝。

（5）𩰾𩱛（gàntàn）:无味。

（6）皤（pó）皤然:原来形容头发花白的样子,此处形容白色的茶末。

【原文】

第一煮水沸,而弃其沫,之上有水膜,如黑云母,饮之则其味不正。其第一者为隽永。徐县、全县二反。至美者曰隽永。隽,味也;永,长也。味长曰隽永。《汉书》蒯通著《隽永》二十篇也。或留熟盂以贮之,以备育华救沸之用。诸第一与第二、第三碗次之,第四、第五碗外,非渴甚莫之饮。凡煮水一升,酌分五碗碗数少至三,多至五;若人多至十,加两炉,乘热连饮之。以重浊凝其下,精英浮其上。如冷,则精英随气而竭,饮啜不消亦然矣。

茶性俭,不宜广,广则其味黯澹。且如一满碗,啜半而味寡,况其广乎!其色缃也,其馨欵[1]也香至美曰欵,欵音使。其味甘,槚也;不甘而苦,荈也;啜苦咽甘,茶也。《本草》云:其味苦而不甘,槚也;甘而不苦,荈也。

【校注】

（1）欵:香美。

【按语】

本章较为系统地介绍了唐代末茶完整的煮饮过程:炙茶→碾茶→炭火→择水→煮水→加盐加茶粉煮茶→育汤花→分茶入碗→趁热饮茶。陆羽《茶经》里提倡的煎茶法,不但合乎茶性茶理,而且具有一定的文化内涵,受到了文人雅士乃至王公朝士们的欢迎,成为中晚唐时期主要的烹茶方法。这种烹茶方法后来传至日本、韩国等地区,在茶艺历史上影响深远。

陆羽《茶经》对炙茶、用火、用水等着墨颇多。他对茶汤表面沫饽的形象描绘，更是"词艺卓异"。"饽，汤之华也。华之薄者曰沫，厚者曰饽，细轻者曰花。如枣花漂漂然于环池之上，又如回潭曲渚青萍之始生，又如晴天爽朗，有浮云鳞然。其沫者，若绿钱浮于水渭，又如菊英堕于鐏俎之中。饽者，以滓煮之，及沸，则重华累沫，皤皤然若积雪耳。"陆羽通过对茶汤精华细致入微的描写，展示了一幅绝美幽静的画面，让人可以隐藏尘世妄念，追寻内心的平静。

【原文】

六之饮

翼而飞，毛而走，呿而言，此三者俱生于天地间，饮啄以活，饮之时义远矣哉！至若救渴，饮之以浆；蠲忧忿，饮之以酒；荡昏寐，饮之以茶。

茶之为饮，发乎神农氏，闻于鲁周公。齐有晏婴，汉有扬雄、司马相如，吴有韦曜，晋有刘琨、张载、远祖纳、谢安、左思之徒，皆饮焉。滂时浸俗，盛于国朝，两都并荆渝间，以为比屋之饮[1]。

饮有粗茶、散茶、末茶、饼茶者，乃斫、乃熬、乃炀、乃舂，贮于瓶缶之中，以汤沃焉，谓之痷茶[2]。或用葱、姜、枣、桔皮、茱萸、薄荷之等，煮之百沸，或扬令滑，或煮去沫，斯沟渠间弃水耳，而习俗不已。

於戏！天育万物，皆有至妙。人之所工，但猎浅易。所庇者屋，屋精极；所著者衣，衣精极；所饱者饮食，食与酒皆精极之。茶有九难：一曰造，二曰别，三曰器，四曰火，五曰水，六曰炙，七曰末，八曰煮，九曰饮。阴采夜焙，非造也；嚼味嗅香，非别也；膻鼎腥瓯，非器也；膏薪庖炭，非火也；飞湍壅潦，非水也；外熟内生，非炙也；碧粉缥尘，非末也；操艰搅遽，非煮也；夏兴冬废，非饮也。

夫珍鲜馥烈者，其碗数三。次之者，碗数五。若坐客数至五，行三碗；至七，行五碗；若六人以下，不约碗数，但阙一人而已，其隽永补所阙人。

【校注】

（1）比屋之饮：家家户户都饮茶。比，相连接。

（2）痷茶：指未经煮沸而仅用热水浸泡的茶。痷，《玉篇》："痷殜，半卧半起病也。"引申为半生不熟。

【按语】

本章陆羽介绍了喝茶的艺术，总结了至他所处时代的各种茶叶形态和饮茶方式，让后人可看到当时就有多种饮茶方式并存的状态。陆羽在《茶经》中提倡清饮茶品，尽穷饮茶之奥妙。本章中又再次论及"茶性俭，不宜广"的茶德。隋唐时期，人们的饮茶习惯逐渐普及，其药用价值也继续被人们运用。史书记载，隋文帝以茶叶治愈重病，时人见有奇效，争相采之饮用。茶叶由此从药用演变成饮品，但多为上层士人饮用。至唐时，茶叶的使用开始普及，从上流社会走向民间。佛家有禅语"吃茶去"，其中意味千古成谜；文人雅士最爱以茶会友，体会茶味清雅。从某种意义上说，茶是中

笔记

国人心间的一股清泉,涤荡性灵。

小贴士

在中国古代,苦茶、凉茶、百草茶等夏天具有解暑功效的"药茶"非常流行。已故旅美中医费子彬所研究的《凉茶廿五药方》中,对凉茶的种类和药效作了详细说明,比如路兜勒(清热毒)、木患根(解热毒)、尖槟榔(消滞)、鬼羽箭(清热)、苦梅根(生津止渴)、六神曲(消食)、白茶饼(清凉去瘴气)、芒果核(去积气、止肺热、止咳)、生苍术(去湿、振脾胃)、土银花(解毒清热)。还有一种简便的凉茶,名曰菊花茶。菊花茶不像苦茶或百草茶那样浓烈,但是菊花可以消暑散热。干菊花可分黄菊、白菊两种,一般认为黄菊较佳,最有名的当用杭州所产的"杭菊"。

三、养生思想述评

古代文人生活可用七字概括:琴棋书画诗酒茶。国人何时饮茶,尚无定论。但是自陆羽著《茶经》,茶道文化已然形成。宋代陈师道为《茶经》作序:"夫茶之著书,自羽始。其用于世,亦自羽始。羽诚有功于茶者也。"宋人梅尧臣评价道:"自从陆羽生人间,人间相学事春茶。"陆羽在当时就为人奉为茶神、茶圣。陆羽在文学、史学、茶文化学与地理、方志等方面都取得很大的成就,时人赞他"词艺卓异,为当时闻人"。他的《茶经》更是流传最广、影响至深。

对于茶道的思想内涵,陆羽在《茶经》中写道:"茶之为用,味至寒,为饮,最宜精行俭德之人。"作者提出了"精行俭德"作为茶道思想内涵。也就是说,通过饮茶活动,陶冶情操,使自己成为具有美好的行为和俭朴、高尚道德的人。与陆羽忘年交的释皎然在题为《饮茶歌诮崔石使君》中写到:"一饮涤昏寐,情思爽朗满天地。再饮清我神,忽如飞雨洒轻尘。三饮便得道,何须苦心破烦恼……孰知茶道全尔真,惟有丹丘得如此。"在一首诗中便两次提到了"茶道"一词。此后,唐御史中丞封演在《封氏见闻录》"饮茶"一章又写道:"有常伯熊者因鸿渐之论,广润色之,于是茶道大行。"从上述文献可知,《茶经》确立了茶道的表现形式与富有哲理的茶道精神。

从茶文化学角度讲,陆羽确实开辟了一个新的文化领域。《茶经》首次把饮茶当做一种艺术过程来看待,创造了烤茶、选水、煮茗、列具、品饮这一套中国茶艺。我们把它称之为"茶艺",不仅指技艺程式,而且因为它贯穿了一种美学意境和营造了一种审美氛围。与此同时,《茶经》首次把"精神"二字贯穿于茶事之中,强调茶人的品格和思想情操,把饮茶看做"精行俭德",是进行自我修养、锻炼志向、陶冶情操的方法。陆羽的《茶经》将儒家的中庸思想、道家的天人合一及佛家的茶禅一味与饮茶过程融为一体,创造了中国的茶道精神。

对于茶能养生,陆羽深信不疑,所以在《茶经》第一篇,他就提到:"茶之为用,味至寒,为饮,最宜精行俭德之人。若热渴、凝闷、脑疼、目涩、四支烦、百节不舒,聊四五啜,与醍醐、甘露抗衡也。"为了进一步阐述茶的养生功效,陆羽还在《七之事》中引经据典,如"茶茗久服,令人有力,悦志""体中愦闷,常仰真茶""苦茶久食,羽化""苦茶轻身换骨""茗有饽,饮之宜人"等等。此外,《茶经》中还引述了大量关于"饮茶成仙"的记载,这就让全书都渗透着一种保身尽年的养生思想。

四、拓展阅读

《神农食经》:茶茗久服,令人有力,悦志。

《广雅》云:荆巴间采叶作饼,叶老者,饼成,以米膏出之。欲煮茗饮,先炙令赤色,捣末,置瓷器中,以汤浇覆之,用葱、姜、橘子芼之。其饮醒酒,令人不眠。

刘琨《与兄子南兖州刺史演书》云:前得安州干姜一斤,桂一斤,黄芩一斤,皆所须也。吾体中愦闷,常仰真茶,汝可置之。

《神异记》:余姚人虞洪入山采茗,遇一道士,牵三青牛,引洪至瀑布山曰:吾,丹丘子也。闻子善具饮,常思见惠。山中有大茗,可以相给,祈子他日有瓯牺之余,乞相遗也。因立奠祀,后常令家人入山,获大茗焉。

弘君举《食檄》:寒温既毕,应下霜华之茗;三爵而终,应下诸蔗、木瓜、元李、杨梅、五味、橄榄、悬豹、葵羹各一杯。

华佗《食论》:苦茶久食,益意思。

壶居士《食忌》:苦茶久食,羽化。与韭同食,令人体重。

《艺术传》:敦煌人单道开,不畏寒暑,常服小石子。所服药有松、桂、蜜之气,所饮茶苏而已。

陶弘景《杂录》:苦茶轻身换骨,昔丹丘子、黄山君服之。

《后魏录》:琅琊王肃仕南朝,好茗饮、莼羹。及还北地,又好羊肉、酪浆。人或问之:茗何如酪?肃曰:茗不堪与酪为奴。

《桐君录》:西阳、武昌、庐江、晋陵好茗,皆东人作清茗。茗有饽,饮之宜人。凡可饮之物,皆多取其叶,天门冬、拔葜取根,皆益人。又巴东别有真茗茶,煎饮令人不眠。俗中多煮檀叶并大皂李作茶,并冷。又南方有瓜芦木,亦似茗,至苦涩,取为屑茶饮,亦可通夜不眠。煮盐人但资此饮,而交、广最重,客来先设,乃加以香芼辈。

《本草·木部》:茗,苦茶。味甘苦,微寒,无毒。主瘘疮,利小便,去痰渴热,令人少睡。秋采之苦,主下气消食。注云:春采之。

《本草·菜部》:苦茶,一名茶,一名选,一名游冬,生益州川谷、山陵道傍,凌冬不死。三月三日采,干。注云:疑此即是今茶,一名荼,令人不眠。《本草》注:按,《诗》云:谁谓荼苦。又云:堇荼如饴。皆苦菜也。陶谓之苦茶,木类,非菜流。茗,春采,谓之苦榰途遐反。

《枕中方》:疗积年瘘,苦茶、蜈蚣并炙,令香熟,等分,捣筛,煮甘草汤洗,以末傅之。

《孺子方》:疗小儿无故惊蹶,以苦茶、葱须煮服之。（《茶经·茶之事》节选）

学习小结 ┈┈┈┈┈┈┈┈┈┈┈┈┈┈┈┈┈┈┈┈┈┈┈┈┈┈┈┈┈

隋唐五代时期是我国封建社会鼎盛的阶段,在儒、佛、道三教并尊的政策,多元文化并存和胡汉民族大融合的特定社会背景下,养生文化可谓源出多头、杂陈百家、兼收并蓄,养生理论与实践得到了空前的发展,在中国古代养生文化发展史上也出现了发挥承前启后作用的重要文献。

　　本章节选《诸病源候论》《外台秘要方》《备急千金要方》《食疗本草》《茶经》等名著中的部分代表性内容。通过学习,掌握本时期中医养生学基本思想、观点和方法,了解中医养生学在这一时期取得的进步和发展。

（李文林　邓月娥　李德杏）

第五章

宋金元养生名著

学习目的

通过原文学习,了解掌握宋金元时期代表医家的养生思想。

学习要点

1. 了解掌握各节原文出处、作者背景、版本流传等内容。

2. 掌握各节中各医家的养生思想。

3. 能够结合实际熟练运用各种养生方法。

第一节 《苏沈良方》选读

一、名著导读

《苏沈良方》又名《苏沈内翰良方》,为北宋沈括、苏轼撰。

沈括(1031—1095),北宋著名科学家,浙江杭州钱塘人。沈括博学多闻,精通天文地理、音乐律法、卜算杂学,其代表作《梦溪笔谈》集前代科学成就之大成,是中国科学史上的里程碑。除此之外,钱塘沈氏有收集药方的传统,沈括受此影响,搜集医方汇集成两本著作——《灵苑方》(已佚)与《良方》。

苏轼(1037—1101),四川眉州眉山人,北宋著名文学家、书法家、画家,为"唐宋八大家之一"。苏轼一生仕途坎坷,多次遭受贬谪,但在书画、文学等方面均取得了巨大的成就。诗词方面苏轼与辛弃疾合称为"苏辛",为豪放派词人代表,书法方面与黄庭坚、米芾、蔡襄合称为"苏黄米蔡"。另外,苏轼在医药、养生事业上也有贡献,在"医理"研究方面颇有心得,撰有《医药杂说》,被后人并入《良方》之中,合编成了现在的《苏沈良方》。

《苏沈良方》全书体裁近似医学随笔,涉及本草、疾病、养生三大方面。在本草方面的记载,对细辛等药物存在的"一物多名""一名多物"和"名物不实"的问题作了订正,对药物采集的时间、不同部位的性味等有着独特的论述。在疾病治疗方面的记载,涉及内、外、妇、儿各科,记载治疗方法简便易行,更有日常生活、饮食起居调理等。在养生保健论述方面,《苏沈良方》颇得精要,强调"安"与"和"的重要性,有"安则

197

物之感我者轻,和则我之应物者顺,外轻内顺而生理备矣""任性逍遥,随缘放旷"等说法。

本书在《宋史·艺文志》中记载为15卷,现已亡佚。现行通行版本有两种:八卷本与十卷本,其中十卷本流传较广。十卷本现存最早的有明代嘉靖刻本,后被清代程永培收录在《六醴斋医书十种》中;八卷本为清乾隆年间编撰《四库全书》时,未知十卷本存在,由四库馆臣从《永乐大典》中辑出,有"武英殿聚珍本"与"文渊阁四库全书本"。八卷本与十卷本在内容排序上有很大的差别,十卷本虽较八卷本完整,但其中不乏谬误;八卷本虽为《四库全书》本,抄写精美,却遗漏内容颇多。

二、原文赏析

服茯苓赋

【原文】

予少而多病,夏则脾不胜食,秋则肺不胜寒,治肺则病脾,治脾则病肺。平居服药,殆不复能愈。年三十有二,官于宛邱。或怜而授之以道士服气法,行之期年,疾良愈。盖自是始有意养生之说。晚读抱朴子书,言服气与草木之药,皆不能致长生。古神仙真人皆服金丹,以为草木之性,埋之则腐,煮之则烂,烧之则焦,不能自生,而况能生人乎?予既汩[1]没世俗,意金丹不可得也,则试求之草本之类。寒暑不能移,岁月不能败,惟松柏为然。古书言松脂流入地下为茯苓,茯苓千岁举则为琥珀,虽非金玉,而能自完也,亦久矣。于是求之名山,屑而治之,去其脉络,而取其精华,庶几可以固形养气,延年而却老者,因为之赋以道之。春而荣,夏而茂,憔悴乎风霜之前,摧折乎冰雪之后。阅寒暑以同化,委粪壤而兼朽。兹固百草之微细,与众木之凡陋,虽或效骨骼于刀几,尽性命于杵臼,解急难于俄顷,破奇邪于邂逅,然皆受命浅狭,与时变迁,朝菌无日,蟪蛄[2]无年,苟自救之不暇,矧他人之足延。乃欲撷根茎之微末,假臭味以登仙,是犹托疲牛于千里,驾鸣鸠以登天,则亦辛勤于涧谷之底,槁死于峰崖之巅,顾桑榆之窃叹,意神仙之不然者矣。若夫南涧之松,拔地千尺,皮厚犀兕,根坚铁石,须发不改,苍然独立,流膏脂于黄泉,乘阴阳而固结。像鸟兽之蹲伏,类龟蛇之闭蛰,外黝黑似鳞皴,中结白而纯密。上霍莽之不犯,下蝼蚁之莫贼,经历千岁化为琥珀,受雨露以弥坚,与日月而终毕,故能安魂魄而定心志,却五味与谷粒,追赤松于上古。以百岁为一息,颜如处子,绿发方目,神止气定,浮游自得。然后乘天地之正,御六气之辨,以游夫无穷,又何求而何食?

【校注】

(1)汩(gǔ)没:沉没,淹没。

(2)蟪蛄:知了。一种蝉科动物。

服茯苓说

【原文】

茯苓自是仙家上药，但其中有赤筋脉，若不能去，服久不利人眼，或使人眼小。当削去皮，切为方寸块，银石器中清水煮，以酥软解散为度，入细布袋中。以冷水揉摆，如作葛粉状，澄取粉，而筋脉留布袋中弃去不用。其粉以蜜和，如湿香状，蒸过食之尤佳。胡麻，但取纯黑脂麻，九蒸九暴，入水烂研，滤取白汁，银石器中熬，如作杏酪汤，更入去皮核研烂枣肉，与茯苓粉一处搜和，食之尤有奇效。

【按语】

茯苓，又名伏兔、伏灵、松腴、不死面，抱根者称茯神。茯苓味甘、性平、无毒。梁代陶弘景认为："茯苓白色者补，赤色者利。俗用甚多，仙方服食亦为至要。云其通神而致灵，和魂而炼魄，利窍而益肌……调营而理卫，上品仙药也，善能断谷不饥。"明代李时珍的《本草纲目》中记载茯苓具有利水渗湿、益脾和胃、宁心安神的功效。由于时代的局限性，古人认为茯苓是松脂流入地下所化，或借松气所长，而松柏自古被认为是长寿的象征，故亦认为茯苓是延年益寿佳品。

《服茯苓赋》与《服茯苓说》两篇分别由沈括与苏轼所作。沈括的《服茯苓赋》中记载其自幼体弱多病，"予少而多病，夏则脾不胜食，秋则肺不胜寒，治肺则病脾，治脾则病肺"，常年服药调理，直到32岁在宛邱任县令后，受到道士的指点开始养生，学习呼吸吐纳的方法。古代道士认为，采用呼吸吐纳的方法或者服用由草木制成的药物，无法达到真正长生，只有服用金石类的丹药才可长存不朽。但沈括却认为，真正的金丹不可得到，选取草木精华之品，可达到益寿延年的目的。茯苓作为药食两用的佳品，苏轼的《服茯苓说》中详细记载了用茯苓制作药膳的方法。其法易于制作，味道上佳，常服可调理脾胃，宁心安神，补肾益气，润五脏，有益寿延年的功效。

服松脂法

【原文】

松脂以真定者为良，细布袋盛，清水百沸汤煮。浮水面者，以新竹罩篱掠取，投新水中，久煮不出者皆弃不用。入生白茯苓末，不制，但削去皮，捣罗细末耳，拌匀。每日早取三钱匕，著口中，用少热水搅漱，仍以指如常法熟揩齿毕，更以热水咽之，仍以漱吐如常法，能牢牙驻颜乌髭也。

【按语】

松脂，又名松肪、松香、松膏、松胶，味苦、甘、性温，无毒，具有燥湿杀虫、拔毒生肌、止痒等功效。梁代陶弘景认为："松、柏皆有脂润，凌冬不凋，理为佳物，服食多用，但人多轻忽之尔。"明代《本草纲目》中又记载松脂可治疗"痈疽恶疮，头疡白秃，疥癣风气"，且"安五脏，除热，久服轻身不老延年"。松脂作为药物，多在外科临床中作为外用药物使用治疗疮疡肿痛。古籍中有记载松脂作为养生延年之物，如《抱朴子》中有服用松脂可辟谷延龄的记载。

此篇在《本草纲目》中据李时珍记述,使用松脂作为固牙驻颜的方法出自苏轼的《仇池笔记》。苏轼在其随笔中记载有饭后用茶水漱口的方法,不仅可以去除食物残渣,也可消食解腻,说明古人很早就认识到保护牙齿的重要性,有自成的洁牙方法。

 小贴士

仙人散(刷牙)

地骨皮酒浸二宿,二两　青盐一两　黍粘子炒,一两半　细辛酒浸,一两

上为细末,入麝香少许,每用一字,临卧擦牙,茶酒漱,良久吐出。

又方:石膏　细辛　柳楂以上各等份

上为末擦之。

(《儒门事亲》卷十五)

问养生

【原文】

余问养生于吴子,得二言焉,曰和,曰安。何谓和?曰:子不见天地之为寒暑乎?寒暑之极,至为折胶流金[1],而物不以为病,其变者微也。寒暑之变,昼与日俱逝,夜与月并驰。俯仰之间,屡变而人不知者,微之至,和之极也。使此二极者相寻而狎至,则人之死久矣。何谓安?曰:吾尝自牢山浮海达于淮,遇大风焉,舟中之人,如附于桔槔[2]而与之上下,如蹈车轮而行,反逆眩乱不可止。而吾饮食起居如他日。吾非有异术也,惟莫与之争,而听其所为。顾凡病我者举非物也,食中有蛆,人之见者必呕也,其不见而食者,未尝呕也。请察其所从生,论八珍者必咽,言粪秽者必唾,二者未尝与我接也,唾与咽何从生哉?果生于我乎?知其生于我也,则虽与之接而不变,安之至也。安则物之感我者轻,和则我之应物者顺,外轻内顺而生理备矣。吴子,古之静者也,其观于物也审矣!是以私识其言而时省观焉。

【校注】

(1)折胶流金:形容天气寒冷到极点与炎热到极点。　折胶,严寒季节。　流金,炎热季节。

(2)桔槔:吊杆。一种汲水的工具。以绳悬横木上,一端系水桶,一端重物,使其交替上下,以节省汲引之力。

【按语】

此篇为苏轼所作,是苏轼从他人那里得到的养生经验总结,以"和""安"二字为主,强调精神情志调摄,反映了《内经》"恬惔虚无"的养生思想。

文中通过举例说明了"和"与"安"的具体做法。"和"的本质在于内在的修养与情志的调控,自然界万物四季轮转变化,如果能做到随着四季更迭慢慢变化,则不病;若情志过极,便会导致疾病的产生,"人之死久矣"。"安"则要求人在面对外物时,要

做到宠辱不惊，不轻易被外物所扰，"论八珍者不咽，言粪秽者不唾"。两者兼备，外物变化则对自身影响轻微，精神和谐则感应顺从事物变化，从而可防止疾病产生，达到延年益寿、尽终天年的目的。

养生说

【原文】

已饥先食，未饱先止。散步逍遥，务令腹空。每腹空时，即便入定。不拘昼夜，坐卧自便。惟在摄身，使如木偶。常自念言：我今此身，若少动摇，如毛发许，便堕地狱。如商君法，如孙武令。事在必行，有死无犯。又用佛语及老君语，视鼻端目[1]，数出入息，绵绵若存，用之不勤。数至数百，此心寂然，此身兀然[2]，与虚空等。不烦禁制，自然不动，数至数千。或不能数，则有一法，其名曰随，与息俱出，复与俱入，随之不已，一息自住，不出不入。或觉此息，从毛窍中，八万四千，云蒸雾散。无始已来，诸病自除，诸障自灭，自然明悟。譬如盲人，忽然有眼，此时何用求人指路。是故老人言尽如此。

【校注】

（1）视鼻端目：两眼垂视自己的鼻端，为道家服气法中集中意念的方法。

（2）兀然：浑然不知的样子。

【按语】

此篇是苏轼有关养生的具体方法之作，记载了养生总原则——"已饥先食，未饱先止。散步逍遥，务令腹空"。

文中强调了养生的重要性，提示要遵守养生原则，持之以恒，才会有良好效果。通过修养与服食，内外兼修，身心健康才可长寿。另外，此篇还讲述了养生中关于摄生吐纳的具体方法，与现代流行的印度瑜伽术中的冥想有着共同点。现代人生活压力颇大，通过练习呼吸吐纳，可调节情志，放松身心，修炼内心。

纵观以上有关苏轼的养生名篇，可以看出苏轼养生思想中对于内在修养的看重。从世界卫生组织（WHO）对健康的定义中可知，健康不仅指一个人身体有没有出现疾病或虚弱现象，还要求其心理上的完好状态。苏轼的养生方法对现代养生仍有启示作用。

三、养生思想述评

在经历了晚唐的分裂后，宋的建立使得分裂的疆土开始统一。两宋时期经济、文化繁荣发展，为中医学发展提供了良好的外部条件。宋代采取偃武修文的国策，提高了文人的社会地位。宋代理学的发展促进了医学的发展，文人参医屡见不鲜。当时流行文人编撰医著、方书，沈括与苏轼的传方合集《苏沈良方》便是在这样的背景下诞生的。纵观《苏沈良方》，其篇幅虽然短小，但内容丰富，对后世影响颇大，在养生方面有着独到见解。

（一）沈括养生思想概述

沈括是北宋时期著名的科学家，从《苏沈良方》中沈括所作的文章中可以看出，其养生思想带有朴素唯物主义色彩。《服茯苓赋》中记述了沈括的具体养生方法和切实的体会,即通过服用茯苓这类药物保健的同时配合呼吸吐纳的方法,可达到延年益寿的目的。

(二)苏轼养生思想概述

苏轼的养生思想主要体现在未病先防与精神调摄两个方面。

"治未病"的思想早在《内经》中已有出现。从苏轼在《苏沈良方》所作关于养生的篇章中,不难看出其对"治未病"的重视。例如在对牙齿的保护方面,苏轼用了两种方法,一是用茶水来漱去食物残渣,既有保护牙齿防止蛀牙的作用,又可去烦解腻,帮助消化;二则是《服松脂法》中使用松脂制成牙粉的方法,这种牙粉不仅可以清洁牙齿,内服更可驻颜乌发。饮食方面,苏轼提倡饮食规律、适量,做到"散步逍遥,务令腹空",以固护脾胃。

另一方面,由于苏轼受儒、道、释三教的影响,重视情志的调摄与内心的修养,讲求"和"与"安"。调摄情志,做到精神内守,修养内心,使得情志尽量平和,不随外物影响起伏,可预防情志病的发生,实现延年益寿、安养天年的愿望。

四、拓展阅读

取赤榖子,熟时绞汁,煎如稠饧,可用和丹砂。如无榖子,榖皮亦得。凡服丹砂,忌一切鱼肉、陈宿、生冷、蒜,尤忌生血物及见血秽。江阴葛侍郎中年病足几废,久治不瘥,得此服,遂愈,而轻健过于少时,年八十岁饮啖视听不衰。宝此方未尝传人。予治平中感足疾,万端求得之,然游宦竟今未曾得为之。有太医孙用和,亦尝得此方,仁宗时表献之。其大概虽相似,然甚粗略,非真方也。

(《苏沈良方·榖子煎法》)

复习思考题

1.《苏沈良方》的作者是谁?主要内容有哪些?

2. 请结合实际,谈谈你对《苏沈良方》中苏轼养生思想的理解。

第二节 《养老奉亲书》选读

一、名著导读

《养老奉亲书》为北宋陈直所作,是我国现存最早的老年养生专著。书中融合了《内经》《备急千金要方》《食医心镜》《食疗本草》《太平圣惠方》等书的内容。全书分为上、下两籍,自《序》到《续添》共31篇。上籍谈老年人杂病的饮食疗法,共16篇;下籍谈老年人的形证脉候、性气好嗜、宴处起居、忌戒保护、四时疾病、备急方药等,阐明了老年病发病的基本规律及日常调护等养生方法。

陈直为北宋官员,曾在元丰年间(1078—1085)任泰州兴化县(今江苏兴化县)县令,生平已不可考。《养老奉亲书》问世后,后世医家、养生家多有关注,如南宋周守忠的《养生类纂》、元代丘处机的《摄生消息论》中皆有引用。至元代时,邹铉对此书推崇备至,其自号"敬直老人",并将《养老奉亲书》加以整理,续增三卷,变为四卷本,

更名为《寿亲养老新书》。邹铉在书中增补了《古今嘉言善行七十二事》《寝兴器物
馔粥饮膳药石》《妇人小儿食治诸方》256条，但全书的基本内容、文章精髓与陈直的
《养老奉亲书》相同。邹铉在《寿亲养老新书》中混杂了许多与养老无关的内容，如祝
寿词、对联，或是临床方面关于妇科、儿科的记载，使文章内容冗杂，导致《养老奉亲
书》失去了本来的面目。

　　因时代更迭，后世流传多为邹铉增续的《寿亲养老新书》，而陈直的《养老奉亲书》
原版几不可考，且《寿亲养老新书》在清代后也少有刊行。根据《中国中医古籍总目》
记载，《养老奉亲书》现存最早版本为明代万历癸巳年（1593）虎林氏文会堂的《寿亲养
老书》，此版刻印清晰，谬误较少，但此版本为节本，删去了原书医药、摄养的内容；民国
初年唐成之家抄本，抄写精美，类似影写本。现代出版的由陈可冀、李春生校订的《养
老奉亲书》，便是以唐成之家抄本为底本，虎林氏文会堂本等为校本校订出版的。

二、原文赏析

饮食调治

【原文】

　　主身者神，养气者精，益精者气，资气者食。食者生民之天，活人之本
也。故饮食进则谷气充，谷气充则气血盛，气血盛则筋力强。故脾胃者，五
脏之宗也。四脏之气，皆禀于脾，故四时皆以胃气为本。《生气通天论》云：
气味，辛甘发散为阳，酸苦涌泄为阴。是以一身之中，阴阳运用，五行相生，
莫不由于饮食也。

　　若少年之人，真元气壮，或失于饥饱，食于生冷，以根本强盛，未易为患。
其高年之人，真气耗竭，五脏衰弱，全仰饮食以资气血。若生冷无节，饥饱
失宜，调停无度，动成疾患。

　　凡人疾病，未有不因八邪而感。所谓八邪者，风、寒、暑、湿、饥、饱、劳、
逸也。为人子者，得不慎之。

　　若有疾患，且先详食医之法。审其疾状，或食疗之。食疗未愈，然后命
药，贵不伤其脏腑也。

　　凡百饮食，必在人子躬亲调治，无纵婢使慢其所食。

　　老人之食，大抵宜其温热熟软，忌其粘硬生冷。每日晨朝，宜以醇酒，先
进平补下元药一服，女人则平补血海药一服，无燥热者良。寻以猪、羊肾粟
米粥一杯压之，五味葱薤鹑臇等粥皆可。至辰时，服人参平胃散一服，然后
次第以顺四时软熟饮食进之。食后，引行一二百步，令运动消散。临卧时，
进化痰利膈人参半夏丸一服。

　　尊年之人，不可顿饱，但频频与食，使脾胃易化，谷气长存。若顿令饱
食，则多伤满，缘衰老人肠胃虚薄，不能消纳，故成疾患。为人子者，深宜体
悉，此养老人之大要也。

日止可进前药三服,不可多饵。如无疾患,亦不须服药,但只调停饮食,自然无恙矣。

【按语】

在《养老奉亲书》上籍中对于老年病的饮食调治已有详细记载,下籍开篇即在此基础上,进一步总结了食治的重要性。

《饮食调治》首先引用经典中的论述阐释了饮食对人体的重要性,着重强调了脾胃的重要性,与《素问》中"胃者,水谷之海,六腑之大源也。五味入口,藏于胃,以养五脏气"相合。

作者系统论述了老年病产生的病因病机,从老年人的生理特点"真气耗竭,五脏衰弱"分析,阐明了老年病产生的基础,是老年病产生的内因。饮食上"生冷无节,饥饱失宜,调停无度"为外因。内外因交加,导致脾胃生化无源,脏腑失养,卫外不固,易受邪侵,终成疾患。

对于老年病的治疗原则,在《养老奉亲书》的序中论述有"先详食医之法""食疗未愈,然后命药"。在食药调配上,陈直将早晨与晚上作为用药时机,配合饮食与运动,有助于老年人延年益寿。在饮食方面,陈直强调老年人应避免食用"粘硬生冷"之物,因为脾主运化,为阴中之至阴,食物须得阳气以化之,老年人本就肾阳已衰,而肾与脾先后天相关,先天肾阳已衰,此时再服生冷,损伤脾胃,生化无源,导致后天损伤,则促人短寿。在药物方面,陈直分时论述,建议老年人晨起后进醇酒,然后服用平补下元的药物,以平补肾气,然后食用平胃散,晚间临卧时服用人参半夏丸。

对于老年人食药的禁忌,陈直认为饮食"不可顿饱",宜少食多餐,使脾胃易于消化,谷气不得壅滞;药"不可多饵",因老年人脾肾虚弱,本虚标实,过多服用药物会影响脾胃的纳运,故老年人服药要慎之又慎。此外,除去饮食与药物,还可配合导引、按摩等,动静结合,减少疾病的发生。

形证脉候

【原文】

《上古天真论》曰:女子之数七,丈夫之数八。女子七七四十九,任脉虚,冲脉衰,天癸竭,地道不通。丈夫八八六十四,五脏皆衰,筋骨解堕,天癸尽,脉弱形枯。女子过六十之期,丈夫逾七十之年,越天常数。上寿之人,若衣食丰备,子孙勤养,承顺慈亲,参行孝礼,能调其饮食,适其寒温,上合神灵,下契人理,此顺天之道也。

高年之人,形羸气弱,理自当然。其有丈夫女子年逾七十,面色红润,形气康强,饮食不退,尚多秘热者,此理何哉?且年老之人,痿瘁为常,今反此者,非真阳血海气壮也。但诊左右手脉,须大紧数,此老人延永之兆也。老人真气已衰,此得虚阳气盛,充于肌体,则两手脉大,饮食倍进,双脸常红,精神康健,此皆虚阳气所助也。须时有烦渴膈热,大腑秘结,但随时以平常汤药,微微消解,三五日间自然平复。常得虚阳气存,自然饮食得进,此天假其寿也。切不得为有小热,频用转泻之药通利,苦冷之药疏解。若虚阳气退,还复真体,则形气尪⁽¹⁾羸,脏腑衰弱,多生冷痰,无由补复。

若是从来无虚阳之气,一向怯乏之人,全在斟量汤剂,常加温补,调停馇粥,以为养治,此养老之先也。

【校注】

(1)尪(wāng):脊背骨骼的弯曲。

【按语】

此篇论述了老年人的形证脉候、生理和病状的处理原则。

《素问》详细论述了人体生长发育与衰老的规律,指出肾气亏损后,肾精衰竭,便会衰老死亡。作者认为,老年人生活上衣食无忧、子孙孝养,人体后天之本健旺、元气充足,可以避免疾病的发生,延年益寿。

老年人长寿的脉形,文中有"但诊左右手脉,须大紧数"。日常生活中,一些老年人虽年老,但形体康强、精神强健、面色红润、饮食不减等,在于老年人身体中的"虚阳"之气,这种阳气区别于"虚阳上越",一方面"虚阳"既有元气的特性,可充实肌体、促进生命活动、抵御外邪、腐熟水谷、化生气血,另一方面又会使人体产生"热结"的反应。在处理"虚阳"造成的热结症状,如烦渴膈热、大便秘结时,由于老年人的生理特点,不能用苦冷转泻的疏解通利的药物,只能用剂轻量薄的药物。若此时用攻伐太过的药物,"虚阳"退去,将造成老年人形体尪羸、脏腑衰弱的状态,此时再用补益的方法已是无用。

性气好嗜

【原文】

眉寿之人,形气虽衰,心亦自壮,但不能随时人事,遂其所欲。虽居处温给,亦常不足,故多咨煎背执⁽¹⁾,等闲喜怒,性气不定,止如小儿。全在承奉颜色,随其所欲,严戒婢使子孙,不令违背。若愤怒一作,血气虚弱,中气不顺,因而饮食,便成疾患,深宜体悉。

常令人随侍左右,不可令孤坐独寝。缘老人孤僻,易于伤感,才觉孤寂,便生郁闷。养老之法,凡人平生为性,各有好嗜之事,见即喜之。有好书画者,有好琴棋者,有好赌扑⁽²⁾者,有好珍奇者,有好药饵者,有好禽鸟者,有好古物者,有好佛事者,有好丹灶⁽³⁾者。人之僻好,不能备举,但以其平生偏嗜之物,时为寻求,择其精纯者布于左右,使其喜爱,玩悦不已。老人衰倦,无所用心,若只令守家孤坐,自成滞闷。今见所好之物,自然用心于物上,日日看承戏玩,自以为乐,虽有劳倦,咨煎性气,自然减可。

【校注】

(1)咨煎背执:咨,嗟叹声;煎,痛苦焦灼;背执,违背,固执倔强。

(2)赌扑:古代赌博游戏。

(3)丹灶:古代道家炼丹的炉灶,泛指喜欢炼丹成仙一类的事情。

【按语】

本篇讨论了老年人性气嗜好改变的原因、后果及应对办法。

老年人"形气虽衰,心亦自壮"。老年人性情脾气改变的原因在于,虽然身体已经衰弱,但因为心理不能适应时代发展和人情事理变化,无法实现自己的愿望,久而久之便会因事情的不顺利造成焦虑,脾气秉性变得像小儿一样善变。老年人气血衰弱,发脾气后,怒极伤肝,肝郁乘脾则又会影响中焦脾胃气机升降,饮食不和,生化无源,更加影响气血生成。

陈直认为防治老年人生病的方法之一就是在生活中孝顺老年人,尽量满足老年人的要求,这既是中华传统美德的体现,也是对老年人健康的爱护。但在满足老年人的生活爱好时,需注意这些爱好是否真正有利于身心,防止老年人玩物丧志。

老年人社会活动减少,容易产生孤独寂寞之感,家人的陪伴与关爱更加重要。曹操《龟虽寿》云:"老骥伏枥,志在千里。烈士暮年,壮心不已。盈缩之期,不但在天。养怡之福,可得永年。"只要老年人身心调养得当,仍可有所作为,并达到延年长寿的目的。

戒忌保护

【原文】

人,万物中一物也,不能逃天地之数。若天癸数[1]穷,则精血耗竭,神气浮弱,返同小儿,全假将护以助衰晚。

若遇水火、兵寇、非横惊怖之事,必先扶持老人,于安稳处避之,不可喧忙惊动。尊年之人,一遭大惊,便致冒昧[2],因生余疾。凡丧葬凶祸,不可令吊。疾病危困,不可令惊。悲哀忧愁,不可令人预报。秽恶臭败,不可令食。粘硬毒物,不可令餐。敝漏卑湿,不可令居。卒风暴寒,不可令冒。烦暑燠热,不可令中。动作行步,不可令劳。暮夜之食,不可令饱。阴雾晦暝,不可令饥。假借鞍马,不可令乘。偏僻药饵,不可令服。废宅敧宇[3],不可令入。坟园荒墓,不可令游。危险之地,不可令行。洞渊之水,不可令渡。暗昧之室,不可令孤。凶祸远报,不可令知。轻薄婢使,不可令亲。家缘冗事,不可令管。

若此事类颇多,不克备举。但人子悉意深虑,过为之防,稍有不便于老人者,皆宜忌之,以保长年。常宜游息精兰,崇尚佛事,使神识趣向,一归善道,此养老之奇术也。

【校注】

(1)天癸数:即女子七七四十九岁,男子八八六十四岁。

(2)冒昧:郁冒蒙昧,指恍惚、视物昏暗不明。

(3)敧(qī)宇:倾斜的房子,指危房。

【按语】

本篇论述了防备避忌,保护老年人的方法,共列举了保护戒忌22项,可分为以下七类。

一是避免精神刺激。老年人体衰,惊则气乱,此时容易造成郁冒昏昧,继而生病。在遭受意外如水灾、火灾等情况下,应先将老年人扶持到安稳处躲避;遭遇变故,有凶祸消息,或忧愁悲哀之事,不能告诉老年人;幽暗处室,不可让老年人独处。

二是讲究饮食卫生。老年人"肠胃皮薄",脾胃运化功能下降,机体抵御外邪能力变差,"秽恶臭败""粘硬毒物""暮夜之食""偏僻药饵"不能食用,"阴雾晦暝,不可令饥"。

三是选择住处,应满足篇中所说,以干燥向阳、空气流通、温度适宜的地方为妙,避免破旧漏水、地势低洼、危房等地,避免着痹、水肿等病。

四是注意气候变化。极寒酷热天气,不可让老年人外出,避免伤寒、中暑。

五是避免过度疲劳。不可步行过多,久行伤筋,不可为世事过于烦劳。

六是要保障行动安全。老年人肾气衰竭,骨节衰老,行动时若不慎跌仆,则容易造成骨折。

七是审慎服用药物。不了解药性时不能轻易服用,乱服性味猛烈的药物或有毒药物,会造成严重的不良反应。

总的来说,对老年人的戒忌保护,应灵活对待,并结合现代社会的特点,对老年人身心均有照顾,才能保障老年人健康长寿。

 小贴士

> 对于上文中"阴雾晦暝,不可令饥",明代吴又可在《温疫论》中这样记载:"昔有三人,冒雾早行,空腹者死,饮酒者病,饱食者不病。"说明饮食的重要性。

三、养生思想述评

孝敬老人自古以来就是中华民族的传统美德。现今我国也迈入了人口老龄化社会,养老成为社会化问题,老年人疾病的防治与护理也是现代医学发展中的重要研究方向。陈直的《养老奉亲书》中所记述的关于老年养生的内容,上承《内经》《备急千金要方》等书,涵盖了关于人体衰老的原因以及老年病的发病、病因、病机、治疗与调护,对于现代研究老年病与养老有着指导意义。

（一）饮食调治为基础

纵观全书,可以归纳出老年人患病的主要原因在于脏腑、情志、饮食、起居、气候、药物、劳作七个方面。其中人体的衰老在于脾胃功能的衰弱导致疾病产生,使老年病病程迁延,故在老年病的防治中,陈直推崇食治,提出了"食疗不愈,然后命药"的学术观点,认为食疗胜于药疗,强调药食同源,建议老年人少食多餐,进温热熟食,忌黏硬生冷,以防损伤脾胃。

《养老奉亲书》中除下籍中对于饮食的建议外,上籍针对不同病症,有不同的食治、食补方法。对于老年养生,食补方子简便易得,书中记载了许多粥羹的制作方法,不仅容易消化,运用得当还可强身健体、延年益寿。例如,其中关于牛乳的记述,有"补虚破气牛乳方",利用牛乳补血脉、益心、长肌肉的功效,经常服用可以使身体强壮、肌肤润泽、面目光悦、神志不衰。

（二）精神调摄是关键

情志致病在《内经》中早有论述。对于老年人来说,虽然身体功能衰退,但仍有

"老骥伏枥,志在千里"之感,心亦自壮,却力不从心。即使生活中饮食起居处处安排得当,也会有不顺心之感。老年人生活中常表现为喜怒不定,性格固执。长此以往,必会影响身体健康。

陈直在老年人精神调摄方面,主张子女要尽量迎合老年人,满足他们的要求,尽量使其开心。尽量避免不良情绪,避免老年人听到不好的消息或受到惊吓;投其所好,培养老年人的业余爱好,做他们感兴趣的事情,增加生活趣味,忘却忧愁。现代物质生活丰富,但生活节奏的加快,使得老年人缺少家人的陪伴,对老年人的关心不应仅是物质上的帮助,更重要的是家人的关怀陪伴与理解,才会使老年人有美好的晚年。

（三）起居养护防伤害

随着年龄的增大,人体的衰老带来许多不便。《养老奉亲书》中详细记述了关于老年人的起居、衣着、劳逸等方面的内容,旨在防止疾病的发生。

关于老年人的起居,小到行住坐卧,大到宴处起居,本书都详细论述了各种规矩制度。结合老年人的生理特点,对于老年人的衣着、卧具等描述也细致入微。老年人正气虚弱,应规避六淫邪气,保养正气;适当劳作,如饭后散步等有助于阳气升发,避免剧烈运动。最后,老年养生也应该顺应自然界阴阳消长的规律,根据四时养生之法,调摄防病。

《养老奉亲书》作为我国现存最早的老年养生专著,后世多有推崇。陈直的《养老奉亲书》承接古代名著中的精华,指导老年人的养生方法与食疗方剂,经过时代检验行之有效,对现代中医老年养生有指导意义。

四、拓展阅读

昔圣人诠置药石疗诸疾病者,以其五脏本于五行,五行有相生胜之理也;荣卫本于阴阳,阴阳有逆顺之理也。故万物皆禀阴阳五行而生,有五色焉,有五味焉,有寒热焉,有良毒焉。圣人取其色味冷热良毒之性,归之五行,处以为药,以治诸疾。顺五行之气者,以相生之物为药以养之;逆五行之气者,以相胜之物为药以攻之。或泻母以利子,或泻子以补母,此用药之奇法也。

《经》曰:天地,万物之盗。人,万物之盗。人,所以盗万物为资养之法。其水陆之物为饮食者不啻千品,其五色、五味、冷热、补泻之性,亦皆禀于阴阳五行,与药无殊。大体用药之法,以冷治热,以热治冷,实则泻之,虚则补之,此用药之大要也。人若能知其食性,调而用之,则倍胜于药也。

缘老人之性,皆厌于药而喜于食,以食治疾,胜于用药。况是老人之疾,慎于吐痢,尤宜用食以治之。凡老人有患,宜先食治,食治未愈,然后命药,此养老人之大法也。是以善治病者,不如善慎疾。善治药者,不如善治食。今以《食医心镜》《食疗本草》《诠食要法》《诸家法馔》,洎是注《太平圣惠方》食治诸法,类成养老食治方。各开门目,用治诸疾,具列于下。为人子者,宜留意焉。

承奉郎前守泰州兴化县令陈直述。(《养老奉亲书·序》)

复习思考题

1.《养老奉亲书》的作者和主要内容是什么?

2.《养老奉亲书》中的主要养生思想是什么？

3. 结合实际,谈谈你是如何看待《养老奉亲书》中关于老年人精神调摄方面的内容的。

第三节　《太平圣惠方》选读

一、名著导读

《太平圣惠方》,简称《圣惠方》,是北宋政府组织编纂的第一部大型方书;由翰林医官院王怀隐等负责编写,在广泛收集民间效方的基础上,大量吸取了宋以前历代医家学术思想、临证经验等医学成就。

王怀隐,北宋著名医学家,宋州睢阳(河南商丘)人。初为道士,精通医药,于太平兴国初(约977年)奉诏还俗,命尚药奉御,后升翰林医官使,遂与其副使王祐、郑奇,医官陈昭遇四人"搜隐微,求妙删繁,探赜要,诠括简编",参对编类而成《太平圣惠方》一书。

《太平圣惠方》全书共100卷,卷一、卷二主要论述诊法和处方用药方法;卷三至卷七分别论述五脏病;卷八至卷十四讲伤寒;卷十五至卷五十九论述内科杂病(包括眼目、口齿、咽喉);卷六十至卷六十八为外科病;卷六十九至卷八十一为妇科病;卷八十二至卷九十三为儿科病;卷九十四至卷九十五讲述服食及丹药;卷九十六至卷九十八介绍食疗及补益;卷九十九作针经十二人形图;卷一百为明堂灸经及小儿灸经。自太平兴国三年(978)至淳化三年(992),历时14年才告完成。全书共分1670门(类),收方16834首,堪称"经方之渊薮"。书中每门均首列巢元方《诸病源候论》有关病因进行阐述,次述方药及各种疗法,内容涉及内科、外科、骨伤科、胎产科、妇科、儿科、金创、丹药、食治、补益、针灸等,是一部理论联系实际,理、法、方、药体系完整的医方著作。

本书是继唐代《备急千金要方》《外台秘要》之后由政府官方颁行的一部大型方书,对医学理论多有论述和阐发,尤其重视病因病机、证候类属与方剂药物的关系,强调为医者务必做到方随证设,药随方施,"依方用药,则无不愈也"。

作为宋以前医方集成之宏著,《太平圣惠方》系统全面地反映了北宋初期医学的发展水平,不仅有重要的历史意义,并具有较大的临床研究参考价值,因而备受历代医家重视,广征博引;还流传到朝鲜和日本,影响颇广。《太平圣惠方》原刊本早年已佚,明清两朝又均未予重刊,因故现今仅存少数残本或抄本,主要包括福建路转运使司刊本及抄本,以及日本永正十一年(1514)抄本。现代有1958年人民卫生出版社出版的校勘本。

二、原文赏析

神仙服百花法

【原文】

神仙饵百花法:

三月三日,五月五日,七月七日,九月九日,采百花阴干,捣细罗为散,每服二钱,以水调下,日二服。百日内身轻,面目光泽。三年通神,忽然与真人同位。如春采百花枝阴干捣末,酒下二钱,以水服之亦得,轻身长寿。一名草精也。

神仙服百花方:

桃花_{三月三日采}　蒺藜花_{七月七日采}　甘菊花_{九月九日采}　枸杞叶_{春采}　枸杞花_{夏采}　枸杞子_{秋采}　枸杞根_{冬采}

上件药并阴干,分两等,捣细罗为散,每服二钱,以水调下,日三服。百日自知其效,二百日力加百倍,久服令人身轻长寿。

【按语】

各类鲜花,因其色彩斑斓而深受人们喜爱,成为观赏佳品。事实上,许多花卉还是益寿延年之佳品。鲜花中最富有营养和药用价值的便是花粉。花粉一般味甘、性平,主入心、脾、肺、肾经,有补气养血、益肾填精、美容抗衰之功效。现代研究表明,鲜花中包含多种维生素、丰富的蛋白质、黄酮类化合物、氨基酸以及锌、碘、硒、铁等矿物质,可增强体质、延年益寿。有些花还有一定的药用价值,如桃花其性走泄下降,能利水通便,能治疗水饮肿满、大小便闭;甘菊补胃开胃,健脑强筋;金银花善宣散风热,清热解毒;玫瑰花理气解郁,活血散瘀,疏肝醒脾;合欢花安神、活血、消肿。在日常使用时需注意,有些花有毒不可食用,如夹竹桃、乌头、芫花、闹羊花等。

神仙灵芝法

【原文】

神仙服灵芝,轻身飞行法:

上取石上灵芝,一寸八九节者,十斤,曝干捣末,蒸一复时,又曝令干,更捣万杵,炼蜜合丸⁽¹⁾如梧⁽²⁾桐子大。每旦及晚以酒下二十丸。十日身轻,二十日一切病止,三十日身如白玉,升度山林,日行千里之外。神秘勿示凡鄙。

【校注】

(1) 丸:原作"圆"。下同。

(2) 梧:原误作"楮"。据《医方类聚》卷二〇三引同名方改。

【按语】

《尔雅》云:"苬,芝。释曰:瑞草名也。一岁三华。一名苬,一名芝。"灵芝色彩斑斓,有赤芝、黄芝、青芝、黑芝、白芝、紫芝等品种,俱主祥瑞,故曰灵芝。

灵芝自古以来就被认为是吉祥、富贵、美好、长寿的象征。《神农本草经》云:"山川云雨,四时五行,阴阳昼夜之精,凝生神芝。"《本草纲目》载:"灵芝性平,味苦,无毒,主胸中结,益心气,补中,增智慧,不忘,久食轻身不老,延年神仙。"灵芝长期以来被视为滋补强壮、固本扶正之珍品,具有很高的药用价值。现代药理学研究表明,灵芝所含多糖、多肽等成分,有明显的延缓衰老功效,能够促进和调整免疫功能,增强抗病能力;所治之疾病涉及神经、呼吸、循环、消化、内分泌及运动等各个系统,涵盖内、外、妇、儿等各科。

神仙服蜂房法

【原文】

神仙服蜂房丸法：

上常以九月十五日平旦时，取蜂窠完者蒸之，阴干百日，捣千杵，细罗，以炼蜜和丸如梧桐子大，每服三丸，以酒下，日三服。老人服之，颜如十五童子也。

【按语】

《太平圣惠方》的食疗养生抗老方中特别重视使用蜂房。蜂房，别名露蜂房，味甘、性平，归胃经，具有祛风杀虫攻毒之功效；临床上对多种皮肤疾患如疮疥、疹癣等均收满意疗效，尤其对于外风所致的瘙痒效果显著。现代有关药理研究证实，蜂房具有抗炎、利尿、促进凝血、扩张血管以及降低血压等功效；与酒合用，老人服之即刻面色红润而颜如少童。需要注意的是，蜂房中的挥发油在动物实验中显现出相当毒性，可引起急性肾炎等损害，因而内服宜慎用。

《神仙耐寒暑法》节选

【原文】

神仙冬不寒方：

泽泻　附子_{炮裂，去皮脐}　川椒_{去目及闭口者，微炒去汗}　雄黄_{细研，以上各二两}

上件药捣细罗为散，都研令匀，每服二钱，以水调服，三服单衣汗出。

神仙耐寒方：

蓼子[1]_{一斤}　紫苏子_{一升}　桂心_{五两}　附子_{二两，炮裂，去皮脐}　川椒_{一升，去目及闭口者，微炒去汗}

上件药捣细罗为散，每服以温水调下二钱，日二服。满一月不知寒，入水不冷。

【校注】

（1）蓼子：即水红花子，又称河蓼子。性温，味甘，无毒。有散寒活血之功，主治麻疹、羊毛疔、跌损后受寒、阴寒及陈寒等。

【按语】

《灵枢》所载"故智者之养生也，必顺四时而适寒暑，和喜怒而安居处，节阴阳而调刚柔。如是则僻邪不至，长生久视"，道出了古人特别重视节气与养生的相互关系。寒冷是冬季气候变化的主要特点。《诸病源候论》卷七载："冬时严寒，万类深藏，君子固密，则不伤于寒。夫触冒之者，乃为伤寒耳。其伤于四时之气，皆能为病，而以伤寒为毒者，以其最为杀厉之气也。"因此，要重视冬季防寒保暖。在本节的耐寒避暑方中，大多用到了附子、川椒、雄黄等辛温助阳之品。《素问》曰："阳气者，若天与日，失其所则折寿而不彰，故天运当以日光明，是故阳因而上，卫外者也。"说明阳气对于人体的重要性，好比天与日，贯穿始终，主宰命运，有阳则生、无阳则死。因而固护一身之阳气，便可永葆生命之活力。

《神仙绝谷法》节选

【原文】

淮南王辟谷登仙秘要方,疗饥,治风明目,变白,治瘦病,益心力,久服令人轻健,日诵万言,日行千里,服之百日,与天地齐毕。

仙菁玄实子<small>五升,即蔓菁子是,以水煮令苦汁尽,捣罗为末</small> 木脂珠<small>二升,即是干枣肉,以水煮令熟,去皮核用</small>

上二味相和熟捣,丸如鸡子黄大,曝干,每服三丸,烂嚼咽之,日三服。百无所忌。

真人绝粒长生方:

汉椒<small>五两,去目及闭口者,微炒去汗</small> 苣蒢子<small>五升</small>

上九蒸九曝苣蒢子讫,去黑皮,捣罗为末,次捣罗椒为末,二味相和令匀,炼蜜和丸如梧桐子大,每服三十丸,以冷水下,日三服。自不饥渴,久服长生。

【按语】

绝谷,又叫辟谷、却谷、断谷、绝粒、却粒、休粮等,意为不吃谷麦饭食。绝古法是古人养生长寿的一种独特保健方法。《宋史·卓行列传·刘庭式传》载:"庭式后监太平观,老于庐山,绝粒不食,目奕奕有紫光,步上下峻坂如飞,以高寿终。"就是辟谷养生的实例。

中国传统医学历来重视饮食对健康的影响。《内经》云:"饮食自倍,肠胃乃伤""食饮居处,为其病本""高粱之变,足生大丁,受如持虚""因而饱食,筋脉横解,肠澼为痔。因而大饮,则气逆"。西医学同样认为经常饱食,会加重胃肠的负担,导致心、脑等重要器官缺血。此外,由于营养过剩造成肥胖,进一步提升高血压、糖尿病及心脑血管病等疾病的发病率。而通过辟谷,适当减少食量,空腹一段时间,可以令肠胃伏息,涤荡食物残渣,增强肠胃道的消化、吸收和排泄功能,仍精力不减,动作步履,一如常人,或尤胜之。

需要注意的是,辟谷与现代意义上的绝食是不同的。辟谷主要是禁食谷麦饭食,而药物果品等是可适量服食的。甚至为了取得最佳的辟谷养生目的,古人还配伍炮制了许多具有益气补血、固精填髓、养肝健脾等功效的"辟谷方""休粮方"。

丹药序

【原文】

夫轻清上腾,重浊下结。乾道有凝明之气,散作星辰。坤灵韬变化之清,流于金石。备诸药品,皆载神功。阴阳既合于运行,水火宜专于信候,遂能去其火毒,全彼至和。实由锻炼之勤,乃著玄微之验。今则仙经究妙,丹灶分功,安期可与于讨论,俞跗未穷其指的,事存按据,理定锱铢,既有功能,可资修养尔。

伏火玄石柜灵砂丹

补益筋骨,驻颜色,治女人夹冷,暖子宫,久服不老延年。

朱砂三两,细研纸裹　　磁石一斤半,捣碎细研,淘去赤汁尽

上以石脑油十二两拌磁石令泣泣相入,先固济一瓷瓶子令干,入磁石一半于瓶子内令实,中心剜作一坑子,可容得朱砂、枣子入柜了止,以余药盖之筑令实,瓶口以瓦子盖,勿固之,以小火逼阴气尽,候瓶子通热,即聚火一秤已来煅之,令上下通赤,任火自销,待冷开取,砂已伏矣,去纸灰,取砂细研如面,以生姜汁稀调之,安于茶碗中,饭上蒸三炊久,晒干研如粉,以枣肉和丸如小豆大。每日空心以温酒下三丸。忌羊血。

神朱丹

暖脏腑,止疼痛甚妙。方:

雄黄一两,研　　古字钱四两

上烧古字钱令净,捣罗为末,于瓶子中布钱末一半,次布雄黄,上以余钱末盖之,固济了候干,文火养三七日满,即开收细研,用枣肉和丸如梧桐子大。每服以温酒下五丸。

【按语】

"丹"作为一种剂型,自宋代后广泛应用于临床实践。宋医方中的丹剂大部分出自于道教,其中多数可在《道藏》中找到对应丹方。从唐宋的诸多医学典籍中足见人们对仙药金丹的追崇以及对长生不老的向往,也侧面反映了当时炼丹术的水平。但是,古代丹方大多由朱砂、黑铅等矿物及重金属炼制而成,其性多燥烈有毒,仅供后世参研考证,不宜服食。

《地黄酒方》节选

【原文】

地黄酒:治虚羸,益气力,轻身明目,令人能食。久久服,去万病,妇人服之更佳。

生地黄肥粗者,切,一石五斗,于净木臼中捣,以生布绞取汁五斗　　大麻子一斗,微炒烂捣

糯米一石,拣择　　细曲十斤,细捣　　杏仁一斗,去皮尖、双仁,炒黄,捣为膏

上先以地黄汁五斗入瓮浸曲候发,炊米二斗作饭,冷暖如人体,取杏仁、麻子末各一升二合拌和,酘[1]曲汁中,待饭销,又炊米一斗,以杏仁、麻子各一升二合拌,一依前法酘之。如此凡八酘讫,待酒沸定,封泥二七日即熟。取清温服一盏,日再服。

地黄酒:大补益,令人不衰,发不白。方:

生地黄一斗,细切　　糯米一斗,淘净

上相和炊熟,摊令绝冷,更和曲末二升,同入于七斗酒中搅令相得,入

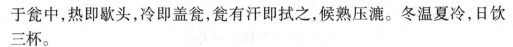

于瓮中,热即歇头,冷即盖瓮,瓮有汗即拭之,候熟压漉。冬温夏冷,日饮三杯。

【校注】

（1）酘（dòu）:酒再酿。

【按语】

药与酒的结合,堪称我国药学发展史上的重要举措。酒素有"百药之长"之称,有促分泌、助代谢、强血运,增进组织代谢、提升细胞活力等作用。古"医"字即从"酉"。药酒方始见于《五十二病方》,其中记载内服外用药酒方30余首,并且记述了药酒的酿制方法。宋代以后药酒在种类以及应用上均有很大发展。《太平圣惠方》中专论药酒方者有六节,尚有散在于其他篇章之中,当中不乏强身壮体的保健药酒。

地黄酒补肾千古推崇,常饮益寿延年。方中生地黄原本乃滋阴凉血、清热生津之品,略蒸与糯米拌合反复酿制成酒,则有行气活血、添精益髓、补益肝肾的功效。《本草纲目》载,地黄主"填骨髓,长肌肉,生精血。补五脏内伤不足,通血脉,利耳目,黑须发"。酒者,谷蘖之精,和养神气;性唯慓悍,功甚变通,能宣利胃肠,善导引药势。地黄借酒蒸熟,更增添了其益气活血之效,凡内伤不足、苦志劳神、忧患伤血、纵欲耗精、调经胎产者皆宜用之,可以常饮。

小贴士

羊肝可治疗因肝血不足所致的近视、老人目昏、夜盲症、视疲劳等疾病。家庭可用羊肝300g切细,大米淘净,将胡萝卜30g切成碎丁,加羊肝、大米煮为稀粥,待熟后调入食盐适量服食。

三、养生思想述评

《太平圣惠方》中涉及的养生方法包括神仙方、耐寒暑、神仙绝谷、丹药丸散、食治养生等方面,主要有散、丸、膏、丹、粥、酒、茶等剂型。

散剂是最古老的中药剂型之一,具有用量少、吸收快、不易变质等优点,《伤寒论》《名医别录》《神农本草经》等医书中均有大量记载。《太平圣惠方》中记载的散剂有"八仙延年不老散""老君益寿散""神仙变白延年十精散""神仙七精散"等多种。

丸剂和膏剂也都是传统医学的常用剂型。在《太平圣惠方》卷九十八中分列56节记载了大量具有补益作用、养生保健的丸剂,包括雄黄丸、真珠丸、黄芪丸、十香丸等等。

膏剂则是集预防、医疗、保健于一体,具有高级营养滋补等综合作用的制药类型,临证中适宜多种慢性虚弱性病症,为慢补的重要措施。自宋代开始,膏方逐渐代替煎剂,用途日趋广泛,沿用至今。并且由于膏方体积小、含量高、携带方便、个体化强、效果显著等优点,深受现代人喜爱。

丹剂在宋代以前鲜为人知,自宋之后如雨后春笋般大量涌现,足见人们对仙药金丹的追崇以及对长生不老的向往。但是由于丹方多由水银、朱砂、黑铅等物炼制而成,其性多燥烈有毒,对人体的危害程度也逐渐被认识,其作用机制也有待探讨。

《太平圣惠方》中专辟"食治论"两卷,是研究宋以前食养疗法的重要参考资料。此书为食疗养生成为中医学独立分科的重要标志。书中首先继承和发扬了前人确立的"先食后药"的食治原则,即"安人之本,必资于食;救疾之道,乃凭于药。故摄生者,先须洞晓病源,知其所犯,以食治之。食疗不愈,然后命药",认为"食能排邪而安脏腑,清神爽志,以资血气。若能用食平疴,适情遣病者,可谓上工"。

粥,是人们日常生活中再熟悉不过的饮食之一。食粥的历史大概可以追溯到周代,而宋代为粥文化形成的重要时期。粥不但本身就富有营养,更能成为其他药食的绝佳载体。寓药于粥,通过食补,有祛病不伤正的特点,因此备受历代养生家的喜爱和推崇,常见的如枸杞粥、酸枣仁粥等。

"酒"乃"百药之长"。中国古代劳动人民很早就开始使用谷物酿酒了。《太平圣惠方·药酒序》载:"酒者,谷蘖之精,和养神气。性唯慓悍,功甚变通,能宣利胃肠,善导引药势。"《素问》中专设《汤液醪醴论》篇,其中"汤液"即汤剂煎剂,"醪醴"指酒或药酒。可见在春秋战国时代人们对药酒的医疗保健作用已经有了深刻的认识。宋元时期,人们不仅重视酒及药酒的临床实践,也开始逐渐形成理论基础。医药与酒的结合,可谓我国医药发展史上的重要创举。药物中的多种有效成分如生物碱、有机酸、叶黄素、糖类等都易溶于酒;此外,酒可增进药性的稳定及提高药物防腐性能。

茶疗,是中医与茶文化结合的产物。自汉代开始至今,药茶的使用已有两千多年的历史了,并逐渐成为我国防治疾病、食疗养生的独特分支。《太平圣惠方》"药茶诸方"中载药茶方八首:葱豉茶、石膏茶、薄荷茶、硫黄茶、槐芽茶、萝摩茶、皂荚芽茶、石南芽茶。药茶的种类主要划分为三种:一是单味茶(茶疗单方),如绿茶、红茶、乌龙茶、花茶等;二是茶加药(茶疗复方),如川芎茶调散、菊花茶调散等;再是代茶(非茶之茶),其中较常用于代茶的中药如胖大海、枸杞子、菊花、绿豆等等。在现代,通过不断的实践研究,药茶方不断推出,药茶的种类和作用也得到不断的丰富和完善。

综上所述,《太平圣惠方》吸取了宋以前历代医家学术思想、临证经验、用药特点,内容涉及内科、外科、骨伤科、胎产科、妇科、儿科、金创、丹药、食治、补益、针灸等,是一部理论联系实际,理、法、方、药体系完整的医方著作。其中不乏古人养生方法及养生具体实践,内容涉及神仙方药、耐寒避暑、神仙绝谷、丹药丸散、食治养生等诸多方面,对后世养生保健具有较高的参考价值,产生了深远的影响。

四、拓展阅读

玄英散

祛风热,利三焦,耐寒暑,驻容颜,久服去万病。

川朴消五斤,瓦瓶烧令通赤,细研如粉　　淡竹沥一升

上将竹沥拌消令匀湿,用大竹筒一枚,先以牡蛎粉半斤筑入筒中,次下消了,又以牡蛎粉半斤筑之,以蜡纸三重封之,勿令通气,安在甑中,四面以黑豆埋之,令没筒口,蒸一复时,待冷去豆开筒,去牡蛎粉,取消细研如粉。每日食后水调一钱服之。服至三二斤,渐耐寒暑,少汗。服至五七斤,驻颜色,去万病,一生无汗,夏月可以衣裘,冒炎毒,履冰雪无惧矣。

《菊花酒方》节选

菊花酒：壮筋骨，补髓，延年益寿耐老。方：

菊花五斤　生地黄五斤　枸杞根五斤

上三味都捣碎，以水一石煮取汁五斗，炊糯米五斗，细曲碎，同拌令匀，入瓮密封，候熟澄清。每温饮一盏，日三杯。

髓煎方

髓煎方：填骨髓，治百病，补虚劳，换白发。方：

生地黄五十斤，捣绞取汁，以慢火煎减半　牛髓五斤，炼成者　羊脂五斤，炼成者　白蜜三升　牛酥三升　生姜汁一升

以上都入银锅中，以微火煎如稀饧，内瓷器中。每服以温酒调如鸡子黄大，日二服。羹粥中食之，益精美发，白者摘去之，下有黑者再生，若未白者更不白。

《药茶诸方》节选

治伤寒，鼻塞头痛，烦躁，薄荷茶方：

薄荷三十叶　生姜一分　人参半两，去芦头　石膏一两，捣碎　麻黄半两，去根节

上件药锉，先以水一大盏，煎至六分，去滓，分二服，点茶热服之。

治风及气，补暖，萝摩茶方：

上萝摩叶夏采蒸熟，如造茶法，火焙干，每旋取碾为末，一依煎茶法，不计时候服。

复习思考题

1. 何谓辟谷？试述辟谷与轻身的区别。
2. 《太平圣惠方》中的食治养生思想及特点如何？

第四节　《圣济总录》选读

一、名著导读

《圣济总录》，又名《政和圣济总录》，乃北宋徽宗赵佶（1082—1135）诏集曹孝忠等八位医官在《太平圣惠方》的基础上，广泛采辑历代医籍、医家秘方以及民间验方，历时七年（1111—1117）编撰而成。

宋徽宗对医学颇为关注，北宋后期"大道之郁滞，流俗之积习，斯民之沉痼，庸医之妄作，学非精博，识非悟解。五行之数，六气之化，莫索其隐。曰寒曰热，曰寒热之相搏，差之毫厘，失之千里。而有余者益之，不足者损之。率意用法，草石杂进，夭枉者半"，故诏令医家编撰《圣济总录》一书，旨在强调医学理论对于临床实践的指导作用。

《圣济总录》全书共200卷，收载医方2万首，分13科66门。较以前《太平圣惠方》分列1000余门，《圣济总录》的条目更加清晰明了，许多疾病的分门别属更趋合理，丸、散、膏、丹、酒剂等数量也明显增加，充分反映了宋代重视成药的特点。由于成

书之际正值宋徽宗推行"天运政治",故书中大量论述了当时盛行的运气学说,且"运气"之下还有"叙例""治法"等篇,相当于全书的总论部分;而后自"诸风"至"神仙服饵"各门,相当于全书的各论部分,凡病因病机、方药、炮制、服法、禁忌等均有说明。《圣济总录》内容极为丰富,堪称宋代医学全书,是临证各科的重要参考书。

《圣济总录》成书后不久,即遭靖康之变,镂版虽成而未及颁行。金兵南侵后将镂版掳至金国。所以当时此书仅在北方地区流传,至南宋时各家所著医书引用甚少。金元时期,《圣济总录》曾有两次重刊:一为金世宗大定年间(1161—1189)再刻刊行;二为元大德四年(1300)重校再刻,均为当时政府主持,作为官定本颁行。现存古本中有元大德四年(1300)江浙等处行中书省刻本(此本为残本),清乾隆五十四年(1789)震泽汪氏燕远堂刻本,近代民国时期1919年上海文瑞楼石印本。

二、原文赏析

《食治门》节选

【原文】

食治统论

论曰:天产动物,地产植物,阴阳禀贷,气味浑全,饮和食德,节适而无过,则入于口,达于脾胃,入于鼻,藏于心肺,气味相成,神乃自生,平居暇日,赖以安平者,兼足于此。一有疾疢,资以治疗者,十去其九,全生永年,岂不有余裕哉。是以别五肉、五果、五菜,必先之五谷,以夫生生不穷,莫如五谷为种之美也。辨为益、为助、为充,必先之为养,以夫五物所养,皆欲其充实之美也。非特如此,精顺五气以为灵,若食气相恶,则为伤精;形受五味以成体,若食味不调,则为损形。阴胜阳病,阳胜阴病,阴阳和调,人乃平康。故曰:安身之本,必资于食。不知食宜,不足以存生。又曰:食有成败,百姓日用而不知。苟明此道,则安腑脏,资血气,悦颜爽志,平疴去疾,夫岂浅浅耶!孙思邈谓医者先晓病源,知其所犯,以食治之,食疗不愈,然后命药。又以药性刚烈,犹兵之猛暴。信斯言也。今对病药剂,悉已条具,兹复别叙食治,盖先食后药,食为民天之谓也。

【按语】

《素问》首倡食疗养生,提出"五谷为养,五果为助,五畜为益,五菜为充,气味合而服之,以补精益气"。唐代孙思邈《备急千金要方》卷二十六中有"人之所依者,形也;乱于和气者,病也;治于烦毒者,药也;活命扶危者,医也。安人之本,必资于食;救疾之道,乃凭于药。故摄生者,先须洞晓病源,知其所犯,以食治之,食疗不愈,然后命药。夫食能排邪而安脏腑,清神爽志,以资血气。若能用食平疴,适情遣病者,可谓上工矣。"

《圣济总录》遵循古人"气血为本、先食后药"的养生思想,专列"食治门"三节记载29种病症的食治养生方,涉及内、外、妇、儿、五官等各科,是研究宋代及以前饮食疗法的重要参考资料,为后世食疗药膳学的发展奠定了基础。

《神仙导引》节选

【原文】

鼓腹淘气

淘气诀[1]:闭目,仰面,举腰脊。鼓气海中气,使内外转,吐而去之,不使耳闻,一九二九止。若五脏三焦壅,即以六气治之,所谓嘘、呵、呼、呬、吹、嘻是也。嘘属肝,呵属心,呼属脾,呬属肺,吹属肾,嘻属三焦。导引家不经师授,大月从嘘为顺行,小月从嘻为逆行,以理推之,不应如是。大抵六字泻而不补,但觉壅即行,本脏疾已即止,岂可逐日行之。古人有言:六气出不可过,过则伤正气。

【校注】

(1)淘气诀:淘,淘洗、淘汰之意。淘气诀,即吐故纳新,除脏腑浊气的诀窍。

【按语】

此段文字介绍的内容,属于我国古代以呼吸吐纳为主的养生功法。文中叙述了呼吸吐纳的具体作法,并介绍了"六字诀养生法"的注意事项。凡行气,以鼻纳气,以口吐气,微而行之,名曰长息。纳气有一,吐气有六。纳气一者谓吸气也,吐气有六者谓嘘、呵、呼、呬、吹、嘻六种发音,通过这六种发音分别与人体"肝、心、脾、肺、肾、三焦"相对应,从而起到调理脏腑经络的平衡并进而防治脏腑疾病的作用。在进行六字诀健身功法时,需注意"大抵六字泻而不补",不能久习,若六气出太过,则伤正气。

【原文】

导引按跷

踊身令起,平身正坐,两手叉项后,仰视举首,左右招摇,使项与手争。次以手拔脚梢,闭气,取太冲之气_{太冲穴在大指本节后二寸骨罅间陷者是},左挽如引弓状,右挽亦如之。《左洞真经》按摩篇云:叉两手,乃度以掩项后,仰面视上,举首使项与手争,为之三四。令人精和血通,风气不入,久能行之无病。毕,又屈动身体,伸手四极,反张侧掣,宣摇百关,为之各三。《华佗别传》云:人身欲得劳动,但不当自极尔。体常动摇,谷气得消,血脉流通。户枢不蠹,流水不腐,形体亦然,真人按跷,盖取诸此。《元道经》云:元气难积而易散,关节易闭而难开。

【按语】

此段文字主要介绍了导引按跷的具体方法。"导"指"导气",导气令和;"引"指"引体",引体令柔。"按跷"泛指按摩推拿的各种手法。文中叙述人体各部(如项、首、身体、四极等)导引活动的操作方法,与西医学"生命在于运动"的观点不谋而合。正所谓"户枢不蠹,流水不腐",形体亦然。人之五脏六腑,百骸九窍,皆一气之所通。气流则形和,气鳌则形病。导引之法,所以行血气,利关节,辟除外邪,使不能入也。

【原文】

捏目四眦

《太上三关经》云：常欲以手按目近鼻之两眦，闭气为之，气通即止，终而复始，常行之，眼能洞见。又云：导引毕，以手按目四眦，三九遍捏，令见光明，是检眼神之道，久为之，得见灵也。

摩手熨目

捏目四眦毕，即用两手侧立摩掌如火，开目熨睛数遍。

【按语】

"捏目四眦"和"摩手熨目"主要描述了眼部自我保健按摩的方法。

《灵枢》云："五脏六腑之精气，皆上注于目而为之精""目者，宗脉之所聚也""十二经脉，三百六十五络，其血气皆上于面而走空窍，其精阳气上走于目而为睛"。由此可见，眼与人体脏腑经络密切相关，甚至通过眼神可以帮助判断精气神的状态。

捏目四眦，即挤按左右目内眦的睛明穴以及目外眦的瞳子髎穴。睛明穴为手足太阳经、足阳明经以及阴阳跷脉的交会穴；瞳子髎穴为手足少阳经的交会穴。捏目四眦既可以增强眼周局部血运，也有助于疏通眼部经络气血，可以有效缓解视疲劳，提高视力。摩手熨目则具有温通阳气，明目提神之功效。

【原文】

击探天鼓

天鼓者，耳中声也。举两手心紧掩耳门，以指击其脑户，常欲其声壮盛，相续不散，一日三探，有益下丹田。或声散不续无壮盛者，即元气不集也，宜整之。

【按语】

天鼓，就是耳中的响声。击天鼓，又名鸣天鼓，是古代著名的导引功法之一。《道枢·太白还丹篇》言："以左右掌掩其耳，用其指击顶后，左三右四，是为击天鼓。"《十二度按摩图》载"鸣天鼓治头晕目眩"，可"醒神益脑""清心明目"。从脏腑经络角度来分析，"肾气通于耳，肾和则耳能闻五音矣"（《内经》）。肾者，主骨生髓；脑者，髓之海也。击探天鼓，是两手掌将耳翼向前压伏贴住耳孔，十指相对放在枕后部，以中指和食指敲击风府、哑门两穴。风府、哑门均为督脉穴，督脉的循行"上至风府，入属于脑"。所以经常弹叩此处，可以聪耳醒神，增益脑髓，补肾强腰，有益下丹田。此法简便易行，深受古今养生之士的喜爱。

【原文】

上朝三元

《真诰》云：顺手摩发，如理栉之状，使发不白。以手乘额上，谓之手朝三元，固脑坚发之道也。头四面，以手乘顺就结，唯令多也，于是头血流散，风湿不凝。《黄庭经》云：一面之神宗泥丸，泥丸九真皆有房，方圆一寸在其中。

栉发

《谷神诀》：凡梳头勿向北，梳欲得多，多则去风，多过一千，少不下数百，仍令人数。《太极经》云：理发欲向王地栉之，取多而不使痛，亦可令侍者栉也。于是血液不滞，发根常坚。《太素经》云：栉头理发，欲得多过，通流血气，散行风湿也。数易栉，更番用之，亦可以梳就结，不须解发也。

【按语】

此两段记载可视为现代"梳五经""拿五经""干梳头"等头部保健按摩方法的渊源。中医认为"头为诸阳之会"，人体中所有属阳的经脉都上达头面：督脉为"阳脉之海"，主要分布于头部正中线上；手之三阳从手走头，足之三阳从头走足，同名的阳经在头面部发生经脉的交接。此外，足厥阴肝经也"上出额，与督脉会于巅"。

上朝三元，即是以中指沿头部正中线，其余四指张开，按照从额部至巅顶再至枕后的顺序做梳头的动作。此法可充分刺激头部中间的督脉以及两侧的足太阳膀胱经和足少阳胆经，有显著的调和气血、疏通经脉、提神醒脑、舒郁解压之功效。

三、养生思想述评

《圣济总录》的养生方法及其主要学术价值主要集中于补益丹药、食治养生及气功导引等方面。

书中卷第一百八十五至卷第一百八十七，专列"补益门"，主张根据受损脏腑及其虚损程度的不同，采取相应的补益方法。书中引用了《难经》的论述作为总则："一损损于皮毛，皮聚而毛落；二损损于血脉，血脉虚少，不能荣于五脏六腑；三损损于肌肉，肌肉消瘦，饮食不为肌肤；四损损于筋，筋缓不能自收持；五损损于骨，骨痿不能起于床，此损之为病也……损其肺者益其气，损其心者调其荣卫，损其脾者调其饮食、适其寒温，损其肝者缓其中，损其肾者益其精，此补益之大法也。夫人之血气，与天地同流，不能无盈虚也。有盈虚矣，不能无损益也。治疗之宜，损者益之，不足者补之，随其缓急而已。是故有平补，有峻补，或益其气，或益其精，或益其血脉，或壮其筋骨。以至益髭发，驻颜色，其治不一。要之随宜适可，无过不及之患，斯为善矣。"随后分别论述了"平补""峻补""补益气血""补虚固精""补壮元阳""补虚益髭发""补虚助颜色"以及相关病症的具体保健方药上百首，并详细记载了每具处方的方药组成、剂量剂型、炮制及服用方法等内容。从制剂上看，多为丸散膏丹，如地黄煎丸、枸杞子丸、六神丸、附子天门冬散、神效散、太一金锁丹等，足见宋代对成药的重视，极大地丰富了祖国医药宝库。

书中卷第一百八十八至卷第一百九十，为"食治门"。总括云："天产动物，地产植物，阴阳禀贷，气味浑全，饮和食德，节适而无过，则入于口，达于脾胃，入于鼻，藏于心肺，气味相成，神乃自生，平居暇日，赖以安平者，兼足于此。一有疾疢，资以治疗者，十去其九，全生永年，岂不有余裕哉。是以别五肉、五果、五菜，必先之五谷，以夫生生不穷，莫如五谷为种之美也。辨为益、为助、为充，必先之为养，以夫五物所养，皆欲其充实之美也。非特如此，精顺五气以为灵，若食气相恶，则为伤精；形受五味以成体，若食味不调，则为损形。阴胜阳病，阳胜阴病，阴阳和调，人乃平康。"开篇指出"民以食为天"，随后详细记录了29种病症的食治养生方，涉及内、外、妇、儿、五官等各科，遵循了古人"先食后药"的养生思想,认为"安身之本,必资于食。不知食宜,不足以存生","食有成败,百姓日用不知。苟明此道,则安腑脏,资血气,悦颜爽志,平疴去疾,夫岂浅浅耶""医者先晓病源,知其所犯,以食治之,食疗不愈,然后命药",对后世食疗药膳的发展产生了深远影响。

书中卷第一百九十八至卷第二百,为"神仙服饵门",着重论述了神仙辟谷、导引、服气及炼丹等法,多属道家气功修炼的内容,因"飞丹炼石,导引按蹻,与夫服气辟谷,皆神仙之术"(《神仙服饵门·神仙统论》),故以"神仙"名之。本部分内容在一定程度上反映了北宋医学气功的成就。书中"神仙导引"上、下专论导引。导引即"导气令和,引体令柔",是一种古老的健身方法,源于上古的舞蹈动作,是通过对肢体、筋骨、关节的锻炼,同时配合呼吸吐纳,来引导人体气机平和,肢体柔软,最终使人"骨正筋柔,气血以流"的养生方式,非常符合古人"闲心""劳形"的养生原则。此部分内容记载了"转胁舒足""鼓腹淘气""导引按蹻""捏目四眦""摩手熨目""对修常居""俯按山源""营治城郭""击探天鼓""试摩神庭""上朝三元""下摩生门""栉发""运动水土"等多种导引方法。"神仙服气"上、中、下则主要介绍了一些静功服气的具体练法。导引和服气均着眼于对人体气机的调摄作用,体现了古人对于血气运行的重视,即"人之五脏六腑,百骸九窍,皆一气之所通,气流则形和,气鷙则形病。导引之法,所以行血气,利关节,辟除外邪,使不能入也""故修真之士,以导引为先"。

此外,书中还记载了运气、祝由、渍浴、熨引、针灸等传统医疗保健方法。

综上所述,《圣济总录》堪称宋代的一部医学全书,对宋代之前重要的医学文献和医方验方进行了全面梳理,对中医学及养生学的丰富和发展起到了积极的促进作用。

四、拓展阅读

补益

形不足者,温之以气。气为阳,天之所以食人者也。精不足者,补之以味。味为阴,地之所以食人者也。人受天地之中以生,阴阳不可偏胜。有偏胜斯有不足,于是有补养之法。然必适平而止,不可太过。过则复为有余,亦非中道也。常人之情,知补养为益,而不知阴阳欲其平均。故言补者,必专以金石灸焫为务。名曰补之,适以燥之也。是岂知补虚扶羸之道哉!夫男子肾虚,水不足也。凡补虚多以燥药,是不知肾恶燥也。女子阴虚,血不足也。凡补虚多以阳剂,是不知阳胜而阴愈亏也。况补上欲其缓,补下欲其急。五脏之虚羸,其补必于其母。运气之主客,其补各有其味。非通乎天地阴阳消息盈虚之道者,未易语此。

渍浴

渍浴法,所以宣通形表,散发邪气。盖邪之伤人,初在肌表,当以汗解。若人肌肉坚厚,腠理致密,有难取汗者,则服药不能外发。须藉汤浴,疏其汗空,宣导外邪,乃可以汗。《内经》所谓其有邪者,渍形以为汗,是也。有因大饮中酒,恐毒气内攻于脏者;有服五石发动,气攻于阳者;若此之类,皆以浴法治之,凡欲使邪毒外泄故也。

《熨引》节选

因药之性,资火之神,由皮肤而行血脉,使郁者散,屈者伸,则熨引为力多矣。引取纾伸之义,以熨能然。《血气形志论》曰:病生于筋,治以熨引。《玉机真脏论》曰:痹不仁肿痛,可汤熨及火灸刺之。盖病生于筋,则拘急挛缩,痹而不仁,则经血凝泣。二者皆由外有所感,熨能温之,血性得温则宣流,能引凝泣也。

复习思考题

1. "五脏三焦壅,即以六气治之。"何谓"六气"? 与五脏三焦的对应关系如何?
2. 何谓"天鼓"? "击探天鼓"的作用及操作如何?

第五节 《养生月览》选读

一、名著导读

《养生月览》系南宋养生家周守忠编纂的养生著作。

周守忠,一作守中,号案庵(一作榕庵),生平事迹不详,主要活动时期为南宋宁宗嘉定年间(1208—1224)前后。周守忠博览群书,对医药及养生事多所留心,除《养生月览》外,还曾集前代医家医事,编为韵语 200 句,载医史人物 202 人,撰成《历代名医蒙求》2 卷(1220 年),是研究古代医史的重要资料。此外,周守忠还撰有《姬侍类偶》《类纂诸家养生至宝》(《养生类纂》)等。

《养生月览》成书时间为嘉定十五年(1222)。周守忠在《养生月览序》中自言:"予尝讲求养生之说,编次成集,谓之《月览》。"在《养生月览》之后,周守忠又进一步扩充内容,"复为《杂纂》",同样是一部有较高价值的养生著作。《养生月览》分为上下两卷,按照从正月到十二月的月令顺序予以排列,每月自朔及晦,叙述各种养生方法以及日常生活中与养生相关的宜忌事项,包括了饮食调养、起居卫生、养心修性、服食方药、环境卫生、防病免疫、卫生习俗等,文字简明扼要,条理清楚,而内容又很丰富,面面俱到,可以供养生者按月查览,所以取名"月览"。

《养生月览》的养生之道基本上以《内经》调摄养生之旨为宗,汇录古今养生之道,征引文献颇为丰富,堪称旁征博引,所引养生文献包括《四时纂要》《月令图经》《琐碎录》《云笈七签》《千金月令》《梅师方》《四时养生录》等各类著作近 80 种,共计 507 条,充分反映了宋以前的养生思想,具有较高的养生保健价值。

当然,由于时代条件和客观认识的局限,《养生月览》中也不可避免地夹杂一些带有迷信色彩或者尚无法科学解释的内容,对此,应当本着实事求是的精神,正确对待,认真研究,从中吸取精华,以推动中医养生思想的进一步发展。

《养生月览》流传版本主要有三种,包括明成化十年(1474)樵阳谢颍刻本、明万历二十年(1592)《寿养丛书》本,以及万历三十一年(1603)《格致丛书》本。现代有薛凤奎《养生月览》校点本(人民卫生出版社)等。

二、原文赏析

《正月》节选

【原文】

元日⁽¹⁾子后丑前，吞赤小豆七粒，椒酒一合，吉。(《月令图经》)

正月旦鸡鸣时，把火遍照五果及桑树上下，则无虫。时年有桑果灾生虫者，凡三照者，必免灾。(《四时纂要》)

元日寅时，饮屠苏酒⁽²⁾，自幼及长。(《杂五行书》)

正月旦及正月半，以麻子、赤豆七颗，置井中，辟瘟病甚效。(《杂五行书》)

元日平旦，吞盐豉七粒，终岁不于食中误吃蝇子。(《吕公岁时杂记》)

正月一日，烧术及饮术汤。(《吕公岁时杂记》)

元日，服桃汤。桃者，五行之精，厌伏邪气，制百鬼。(《荆楚岁时记》)

元日，缕悬苇炭、桃棒门户上，却疫疠也。(《荆楚岁时记》)

元日，日未出时，朱书百病符，悬户上。(《荆楚岁时记》)

正月一日未明，小儿不长者，以手攀东墙。或云于狗窦中使人牵拽。(《琐碎录》)

【校注】

(1) 元日：即正月初一。

(2) 屠苏酒：又名岁酒，多含有屠苏、山椒、白术、桔梗、防风、肉桂等药，系古代春节饮用的酒品，相传有避邪、除瘟疫的功效。

【按语】

本节选自《养生月览》首篇，主要收录的是农历正月的养生保健注意事项及卫生习俗。元月作为全年的第一个月，万象更新，更是养生保健活动的开端，在民间自古便流传着种种流传颇久的相关民俗与习惯，而各类庆祝的仪式及节日也非常普遍。此节所选内容，既有饮用椒酒、饮术汤、"饮屠苏酒，自幼及长"等这样众人皆知的医药习俗，也有"小儿不长者，以手攀东墙"这样的体育保健活动，还有"把火遍照五果及桑树上下，则无虫"这样充满了祈福色彩的习俗……充分体现了民间正月养生活动的丰富多彩。通过这些内容丰富、形式多样的养生活动，可以看出古人在长期的生活实践中所积累出的养生防病智慧。

《三月》节选

【原文】

三月三日，采艾为人，挂户，以备一岁之灸用。凡灸避人神之所在。(《千金月令》)

三月三日，取桃花末收之，至七月七日取乌鸡血，和涂面及身，三二日后，光白如素。太平公主秘法。(《四时纂要》)

三月三日，收桃叶，晒干，捣筛，井花水服一钱，治心痛。（《四时纂要》）

三月三日乃上巳[1]日，可以采艾叶及蔓菁花疗黄病。（《月令图经》）

三月之节，宜饮松花酒。其法取糯米淘百遍，以神曲和。凡米一斗，用神曲五两。春月取松花精，长五六寸者至一尺余鼠尾者，各三两枚，细锉一升蒸之，绢袋盛之，以酒一升浸取，五日堪服。一服三合，日三服，久服神仙。（《千金月令》）

季春月，阳炽阴伏，勿发泄大汗，以养脏气；勿食马肉，令人神魂不安；勿食麋鹿肉等，损气损志。（《云笈七签》）

季春月，肝脏气伏，心当向王，宜益肝补肾。是月火相水死，勿犯西北风；勿久处湿地，必招邪毒；勿大汗当风；勿露体星宿下，以招不祥之事。（《云笈七签》）

【校注】

（1）上巳：俗称三月三，是我国民间洗濯污垢，祭祀祖先的古代传统节日。古代以"干支"纪日，农历的三月上旬的第一个巳日，谓之"上巳"。

【按语】

此节所选为《养生月览》三月养生之法。三月为季春之月。众所周知，春为一年四季之首，乃万象更新之始，是阳气生发的季节，天气由寒转暖，各种生物萌发生育，一派欣欣向荣的景象。而到了季春，则春已经渐近尾声，即将迎来炎热的夏天，所以三月的特点是"生气方盛，阳气发泄，生者毕出，萌者尽达，不可以内"（《吕氏春秋·季春纪》）。因此，季春时节的养生要旨是生发、舒展，但又不宜太过。三月的各类相关习俗颇多，特别是三月三日的上巳节，更是古代一个非常重要的节日，围绕着上巳节前后，形成了丰富多彩的习俗与形式多样的庆祝活动，其中诸多习俗都是各种形式的卫生保健活动的体现，如沐浴、采艾叶、收桃花叶等皆是非常普遍的具有养生意味的行为。

《五月》节选

【原文】

五月一日，取枸杞菜[1]煮作汤沐浴，令人光泽，不病不老。（《云笈七签》）

五月五日，采索五色桃印，为门户饰，以止恶气。（《续汉书·礼仪志》）

五月五日，蓄采众药，以蠲除毒气。（《太平御览》）

五月五日，荆楚人将艾以为人，悬门户上，以禳毒气。（《荆楚岁时记》）

五月五日，午时采艾，治百病。（《四时纂要》）

五月五日，午时采百药心，相合捣，凿桑树心作孔，内药于其中，以泥封之。满百日开取暴干，捣作末，以傅金疮。（《千金月令》）

五月五日，以兰汤沐浴。（《大戴礼》）

五月，勿食肥浓，勿食煮饼，伏阴在内。可食温暖之味。（《月令图经》）

【校注】

（1）枸杞菜：又名枸杞头、枸芽子、甜菜头，即枸杞的嫩梢、嫩叶。

【按语】

本节所选为五月的养生习俗。旧时民俗认为农历五月为"毒月"，特别是端午之日五月五则被称为毒日之首，故此民间流传着形形色色的所谓"五月忌"，指的是在农历五月不适宜做的各种事情。客观上来看，这种民俗的形成有一定的合理性，因为从时间上来看，五月时值仲夏，往往多阴雨天，衣物等都容易霉烂，而稻田亦易遭虫害。再从健康角度来看，对人体也多所不利。所以人们自古以来从实践中总结了这一"特殊时期"的许多养生保健经验，故端午节又堪称是古代的卫生节，而五月也可算是"卫生月"。诸多流传已久的传统习俗，像插艾叶、喝雄黄酒、洒雄黄水、打扫庭院、上山采药等等，无不着眼于除病杀菌、卫生防疫等，对人的健康和环境卫生都具有积极的意义。

《七月》节选

【原文】

七月十一日，去枸杞菜煮作汤沐浴，令人光泽，不病不老。（《云笈七签》）

七月十五日，收赤浮萍，用筲箕(1)盛，放桶盛水晒干为末，过冬雪寒水调三钱服。又用汉椒末抹浮萍擦身上，则热不畏寒。诗云："不傍江津不傍岸，用时须用七月半。冷水裹面下三钱，假饶铁人也出汗。"（《琐碎录》）

当以七月十六日，去手足爪，烧作灰服之，即自灭消九虫(2)，下三尸(3)。（《云笈七签》）

七月食薤损目。（《白云先生杂记》）

七月之节，宜出衣服、图书以暴之。（《千金月令》）

七月食生蜜，令人暴下发霍乱。（《千金方》）

立秋日，人未动时，汲井花水，长幼皆呷之。（《吕公岁时杂记》）

立秋日，以秋水下赤小豆，云止赤白痢。（《吕公岁时杂记》）

【校注】

（1）筲箕（shāojī）：淘米洗菜等用的竹器，形状像簸箕。

（2）九虫：道教理论认为人身中有"三尸虫"，包括上尸三虫、中尸三虫、下尸三虫，合称"三尸九虫"，而修道者要走上成仙之路，必须通过各种修炼方法来铲除和消灭"三尸之根"。

（3）三尸：指三尸神。尸者，神主之意。道教认为人体有上中下三个丹田，各有一神驻跸其内，统称"三尸"，也叫三虫、三彭、三尸神、三毒等，一般认为上尸好华饰，中尸好滋味，下尸好淫欲。

【按语】

本节所选是农历七月的养生保健内容。七月是秋季的首月，即所谓孟秋之月。立秋以后带来的首先是天气变化，暑热天气逐渐减弱，一天比一天清凉，万事万物随时间推移而现各种变化,人的养生活动也应相应进行调整,整体原则是宜收不宜散。此时期应该格外注意不食辛辣之物,不食不洁之物,不食生冷之物,以免出现各种胃肠疾病。从《养生月览》中的选文也可以看出,对于饮食方面的宜忌内容记载较多。此外,秋天燥邪为盛,最易伤人肺阴,此时可以通过各种食疗达到生津润肺、补益肺气之功。

《十月》节选

【原文】

十月上亥日,采枸杞子二升,采时面东摘。生地黄汁三升,以好酒二升,于瓷瓶内浸二十一日,取出研,令地黄汁同浸,搅之。却以三重封其头了更浸,候至立春前三日开。已过,逐日空心饮一杯。至立春后,髭须变黑,补益精气,服之耐老,轻身无比。(《经验后方》)

十月上巳日,采槐子服之。槐者,虚星之精,去百病,长生通神。(《太清草木方》)

十月之节,始服寒服。(《千金月令》)

十月宜进枣汤。其枣汤法,取大枣除去皮核,中破之,于文武火上翻覆炙令香,然后煮作汤。(《千金月令》)

十月勿食被霜菜,令人面上无光泽,眼目涩痛。(《千金方》)

冬夜卧,衣被盖覆太暖,睡觉张目,出其毒气,则永无眼疾。(《金匮要略方》)

凡卧,冬欲得头向西,有所利益。(《云笈七签》)

冬日宜温足冻脑。(《云笈七签》)

【按语】

本节主要介绍十月的养生活动。十月开始进入冬季,而人体的阴阳消长代谢也处于相对缓慢的水平,因此,冬季养生之道,应着眼于一个"藏"字。十月虽然只是刚开始入冬,但防寒保暖已经不可轻忽,衣着过少过薄,室温过低,则既耗阳气,又易感冒。故此每年农历十月初一被称为"寒衣节",因为这一天标志着严冬的到来,提醒人们要及时添加御寒衣物,采取各种防寒措施。此外,在饮食起居等的调养方面也应该相应调整。

《十二月》节选

【原文】

冬季月末一十八日,省甘增咸,以养胃气。(《千金方》)

季冬去冻就温,勿泄皮肤大汗,以助胃气,勿甚温暖,勿犯大雪。是月肺脏气微,肾脏方王,可减咸增苦,以养其神。宜小宣,不欲全补。是月众阳俱息,水气独行,慎邪风,勿伤筋骨,勿妄针刺,以其血涩津液不行。(《云笈七签》)

十二月晦日日中，悬屠苏沉井中，令至泥。正月朔日平晓出药，置酒中煎数沸，于东向户中饮之。屠苏之饮，先从小起，多少自在。一人饮，一家无疫。一家饮，一里无疫。饮药酒得三朝，还滓置井中。当家内外有井，皆悉着药，辟瘟气也。其方用大黄十六铢，白术十八铢，桔梗十五铢（去芦头），蜀椒十五铢（去目），桂心十八铢（去皮），乌头六铢（炮，去皮脐），菝葜十二铢。上七味㕮咀，绛袋盛之。（出《和剂局方》）

【按语】

本节是介绍十二月的养生活动。冬三月是一年中气候最寒冷的季节，而十二月作为一年的最后一个月，正值阳气潜藏，阴气盛极，草木凋零，蛰虫伏藏之际，人的养生活动也应以闭藏为主，早睡早起，尽量减少运动，避寒就温，以便顺应自然界的变化。正如《素问·四气调神大论》所言："使志若伏若匿，若有私意，若已有得。"从饮食而言，冬季重于养"藏"，此时是最好的进补时机，宜食谷类、羊肉、鳖、龟、木耳等食品，宜食热饮食，用以呵护阳气。而民俗中一些养生习俗也已经在此时着眼于为来年进行准备，如开始酿造屠苏酒准备来年正月饮用等。

 小贴士

藕，性寒，味甘，无毒，入心、脾、胃三经，具有清热凉血、散瘀止泻、健脾生肌、开胃消食、益血止血等功效，可组配成方治疗吐血、咳血、产后恶露不绝、痛经、腹痛、痢疾、咳嗽等。

三、养生思想述评

按照时令节气的阴阳变化规律，运用相应的养生手段，这种"天人相应，顺应自然"的养生方法，是中医养生学的一大特色。《养生月览》一书，正是这种养生理念的直观展现；它以月为单位，按照从正月到十二月的时间顺序，形象地展示了古人以"四时"为天地之大法，顺四时正气以趋利避害、休养生息的生活方式与作息规律，涉及环境、情志、防疫、祛病、卫生、服食、避讳、纳福、消灾等广泛意义上的养生内容，具有积极的意义。

虽然《养生月览》所收录的内容来源于宋以前不同时代的各类文献资料，较为驳杂，但整体来看，其养生思想主要体现出如下特点：

（一）天人合一，顺应四时阴阳变化

《养生月览》虽然内容驳杂，但是全书一年 12 个月的内容都贯穿了"天人合一"的理念，这也是中医养生思想的重要法则。正如《素问·宝命全形论》所云："人以天地之气生，四时之法成。"人与天地相参，与日月相应，而四时为阴阳大法，阴阳为天地大理，顺应四时之正气以合于阴阳变化、脏腑盛衰，根据四时阴阳变化特点而因势利导、趋利避害，当然应该成为养生的重要指导思想。《养生月览》辑录的各种养生方法多以此为依据，且四时正气指导养生而各有侧重，按照"春夏养阳，秋冬养阴"的原则来呵护人体的各个方面。值得注意的是，《养生月览》中的内容大部分并非来自《内

笔记

经》《金匮要略》《备急千金要方》等医药典籍,而是取材于各类文史典籍中的对民俗的相关记载,这也体现出了传统养生思想扎根于民间,是古人长期生活实践经验的总结,有着深厚的群众基础。

(二)饮食合乎时气

《养生月览》中所收录的内容之中,与饮食有关的内容相当丰富,既有各类食物的加工制作方法,也有食材的采摘,还有不同食材的搭配,更有大量的饮食宜忌……但如果结合《养生月览》的体例来看,最重要的特色之一便是"合乎时气"。所谓合乎时气,是指顺应自然界四时岁令之变化,选择合适的当令饮食物,随四时气候的变化而调节饮食,这是饮食养生的原则之一,对于保证机体健康有很好的作用。合乎时气还体现在运用阴阳消长之理,当令之盛或本气业已充沛时,避免选择补充本脏之气的食物,或选择有助于本脏气所克伐之脏的食物,以减少克伐太过造成不良影响,并当尽量避免进食虚虚、实实之品,从而调和脏腑,有益于身心健康。

(三)注重环境卫生

人与自然的关系,是有机的统一整体。人们很早就认识到居住环境对健康的重要意义,且适宜的居处环境,可保证生活的正常进行,促进人类的健康长寿。反之,如果环境不佳,不仅损害人类健康,还会产生远期潜在危害。在长期的生活实践中,人们总结了诸多与环境卫生有关的生活经验,这在《养生月览》中所收录的种种相关的民俗中体现得格外明显。从正月开始,一直到腊月,几乎每个月都有相关的洒扫居处环境的相关习俗,如正月旦鸡鸣时,把火遍照五果及桑树上下,五月以雄黄酒洒扫房屋,以艾人、桃印等悬挂屋外等,均有助于防病除灾,对于改善居处环境卫生,提高生活质量有很大的益处,特别是对于疫病的防治具有积极的效果。

当然,古人限于当时的认识,对于部分自然现象无法解释或者认识不当,如对于一些现象以鬼邪作祟等解释,或者迷信一些祈福的方式来寻求健康平安,对于这种现象要客观认识,区别对待,应该理解这些"荒诞"行为背后所折射的养生的积极意义。如果结合现代知识来理解,不妨理解为:改善居处小环境,抑制病源生长,减少病源接触;增强机体抗病力,适时服用对应药食,遏制病情发展。

综上所述,《养生月览》遵循着天人相应的理念,以四时为阴阳大法,依时调摄,虽然属于依"月"辑录的文人之作,但在大量生活习俗中蕴含有顺应四时阴阳为养的医学、卫生思想,是古人养生实践的宝贵经验总结,值得认识学习、研究,对于今天的养生也不无裨益。

四、拓展阅读

三月三日,士民并出江渚池沼间,为流杯曲水之饮。按:《续齐谐记》:"晋武帝问尚书挚虞曰:'三曰曲水,其义何指?'答曰:'汉帝时,平原徐肇以三月初生三女,而三日俱亡。一村以为怪,乃相携之水滨盥洗,遂因流水以滥觞,曲水起于此。'帝曰:'若此谈,便非嘉事。'尚书郎束晰曰:'挚虞小生,不足以知此。臣请说其始:昔周公卜成洛邑,因流水以泛酒。故逸诗云:羽觞随波流。又,秦昭王三月上巳置酒河曲,有金人自东而出,奉水心剑,曰:令君制有西夏。及秦霸诸侯,乃因其处立为曲水祠。二汉相沿,皆成盛集。'帝曰:'善!'赐金十五斤,左迁挚虞为阳城令。"按:《韩诗》云:"唯溱与洧,方洹洹兮。唯士与女,方秉蕳兮。"注谓:"今三月桃花水下,以招魂续魄,袚除岁秽。"《周礼》:"女巫岁时袚除衅浴。"郑注云:"今三月上巳水上之类。"司马彪《礼仪志》:"三月三日官民并禊饮于东流水上。"弥验此日。《南岳记》云:"其山西曲水坛,水从石上行,士女临河坛。三月三日所逍遥处。"周处、吴徽注《吴地记》,则又引郭虞三女,并以元巳日死,故临水以消灾。所未详也。张景阳《洛禊赋》,则洛水之游;傅长虞《神泉》文,乃园池之宴。孔子云:"暮春浴乎沂。"则水滨禊除,由来远矣。(《荆楚岁时记》)

复习思考题

1.《养生月览》的作者和主要内容是什么?

2.《养生月览》的养生内容有哪些特点?

3. 如何客观看待《养生月览》收录的各种养生民俗活动?

第六节　《摄生消息论》选读

一、名著导读

《摄生消息论》是金元时期著名道士丘处机撰写的养生学著作。丘处机(1148—1227),字通密,道号长春子,世称"长春真人",登州栖霞(今属山东省)人。19岁在宁海昆仑山(今山东牟平东南)出家,拜王重阳为师。后入磻溪穴居,历时6年,行携蓑笠,人称"蓑笠先生"。后又赴饶州龙门山(今陕西宝鸡)隐居潜修7年,成为全真龙门派创始人之一。

丘处机是道教史上的重要人物,全真道第五任掌教、全真道龙门派的开创者,掌教时间长达20余年。在这一时期,全真道乃至整个道教的发展都进入了兴盛时期。丘处机善于洞察时机,充分发挥自己的影响力,南宋、金的统治者都曾对其进行征召而不往。后应成吉思汗之请,前往西域与成吉思汗会面,以劝成吉思汗"止杀"而闻名于世。丘处机不仅精通道教经典,而且对儒佛二家经典也多有研究。他吸纳儒家和佛家思想,将其与道教思想融合,倡导三教合一,促进了传统道教的变革,是道教史上一次重要的革新。此外,丘处机也有较高的文学造诣,长于诗词,具有自己的特色。丘处机的传世著作有《磻溪集》《鸣道集》《大丹直指》《摄生消息论》等;其弟子李志常编撰有《长春真人西游记》,记录丘处机西行之事。

丘处机通晓医药,是历史上有名的养生家,在养生实践与理论上颇有所成,影响很大,成吉思汗称其为"神仙"。其养生领域代表性作品为《摄生消息论》与《大丹直指》。《大丹直指》主要介绍全真教内丹修炼方法,而《摄生消息论》则是其根据《内经》养生要旨,系统阐述常规养生思想的著作。《摄生消息论》中所谓"摄生"是养生之意,而"消息"一词,则指随着时间的变化而消长。《摄生消息论》全书分为春夏秋冬四部分,分别为春季摄生消息、夏季摄生消息、秋季摄生消息、冬季摄生消息,意在强调养生要随着外界春、夏、秋、冬的变化而进行相应的调节。每一部分又分为三节,

笔记

有针对性地介绍每一个季节的防病调摄原则与方法,特别是对于老年人的养生之道阐述尤详。

《摄生消息论》问世后,流传较广,除丘处机文集之外,也被收录于各种养生典籍,如清代叶志诜《颐身集》等,亦被多种丛书收录,如《学海类编》《丛书集成》等。

二、原文赏析

《春季摄生消息》节选

【原文】

春三月,此谓发陈[1],天地俱生,万物以荣。夜卧早起,广步于庭,被发[2]缓行,以使志生。生而勿杀,与而勿夺,赏而勿罚,此养气之应,养生之道也。逆之则伤肝。肝木味酸,木能胜土,土属脾主甘。当春之时,食味宜减酸益甘,以养脾气。春阳初升,万物发萌。正、二月间,乍寒乍热。高年之人,多有宿疾,春气所攻,则精神昏倦,宿病发动。又兼冬时拥炉薰衣,啖炙炊煿[3]成积,至春发泄,体热头昏,壅隔涎嗽,四肢倦怠,腰脚无力,皆冬所蓄之疾,常当体候。若稍觉发动,不可便行疏利之药,恐伤脏腑,别生余疾。惟用消风和气、凉膈化痰之剂,或选食治方中性稍凉,利饮食,调停以治,自然通畅。若无疾状,不必服药。春日融和,当眺园林亭阁虚敞之处,用摅[4]滞怀,以畅生气。不可兀坐[5],以生抑郁。饭酒不可过多,米面团饼不可多食,致伤脾胃,难以消化。老人切不可以饥腹多食,以快一时之口,致生不测。天气寒暄[6]不一,不可顿去绵衣。老人气弱,骨疏体怯,风冷易伤腠里,时备夹衣,遇暖易之一重,渐减一重,不可暴去。

刘处士[7]云:春来之病,多自冬至后夜半一阳生。阳无吐,阴无纳,心膈宿热与阳气相冲,两虎相逢,狭道必斗矣。至于春夏之交,遂致伤寒虚热时行之患,良由冬月焙火食炙,心膈宿痰流入四肢之故也。当服祛痰之药以导之,使不为疾。不可令背寒,寒即伤肺,令鼻寒咳嗽。身觉热甚,少去上衣。稍冷莫强忍,即便加服。肺俞,五脏之表;胃俞,经络之长,二处不可失寒热之节。谚云:"避风如避箭,避色如避乱。加减逐时衣,少餐申[8]后饭。"是也。

【校注】

（1）发陈:推陈出新之意。发,放散,散开;陈,指陈久,与新生相对。发陈就是指利用春阳发泄之机,退除冬蓄之故旧。

（2）被发:披散开头发。被,通"披"。

（3）煿（bó）:烘烤。

（4）摅（shū）:抒发。

（5）兀坐:端坐。

（6）寒暄：寒温。暄，温暖。

（7）刘处士：指刘词（891—955），字好谦，晚年自号茅山处士，唐五代人。有养生著作《混俗颐生录》传世。

（8）申：指申时。

【按语】

本段介绍了春季的养生之道。作者先引用《素问·四气调神大论》中的内容，对春季养生之道进行总括性的介绍，然后再就饮食起居、情志调养等具体方面进行细论，并引用前代养生家之言以及民谚等进一步说明。总体来看，春为一年四季之首，春回大地，天气由寒转暖，阳气生发，所以春季养生在起居、情志、饮食、运动锻炼等方面都应该顺应春天阳气生发、万物萌生的特点，着眼于"生"字，以保持人体与环境的相对平衡。特别是老年人体弱，在乍暖还寒时，不但饮食要注意，而且保暖依然很有必要。民间常说的"春捂秋冻"也正是这个道理。结尾的民谚"避风如避箭，避色如避乱。加减逐时衣，少餐申后饭"，虽然看似很简单，却扼要地概括了此时期的养生要点，值得借鉴与吸收。

《夏季摄生消息》节选

【原文】

心属南方火，为赤帝，神形如朱雀，象如倒悬莲蕊。心者，纤也，所纳纤微，无不贯注，变水为血也。重十二两，居肺下肝上，对尾鸠下一寸注曰：胞中心口掩下尾鸠也，色如缟映绛，中有七孔三毛(1)。上智之人，心孔通明；中智之人五孔，心穴通气；下智无孔，气明不通，无智狡诈。心为肝子，为脾母。舌为之宫，阙窍通耳，左耳为丙，右耳为丁。液为汗，肾邪入心，则汗溢。其味苦。小肠为心之腑，与心合。《黄庭经》曰："心部之宅莲含花，下有童子丹元家。主适寒热荣卫和，丹锦绯囊披玉罗。"其声徵，其嗅焦，故人有不畅事，心即焦燥。心气通则知五味，心病则舌焦，卷而短，不知五味也。其性礼，其情乐。人年六十，心气衰弱，言多错忘。心脉出于中冲，生之本、神之处也，主明运用。心合于脉，其色荣也，血脉虚少不能荣脏腑者，心先死也。心合辰之巳午，外应南岳，上通荧惑之精。故心风者，舌缩不能言也；血壅者，心惊也；舌无味者，心虚也；善忘者，心神离也；重语者，心乱也；多悲者，心伤也；好食苦者，心不足也；面青黑者，心气冷也；容色鲜好，红活有光，心无病也。肺邪入心则多言。心通微，心有疾当用呵。呵者，出心之邪气也。故夏三月，欲安其神者，则含忠履孝，辅义安仁，安息火炽，澄和心神，外绝声色，内薄滋味，可以居高朗，远眺望。早卧早起，无厌于日，顺于正阳，以消暑气。逆之则肾心相争，火水相克，火病由此而作矣。

【校注】

（1）七孔三毛：指心思，心机。《难经·四十二难》曰："心重十二两，中有七孔三毛，盛精汁三合，主藏神。"

【按语】

按照传统中医养生理论,五脏生理功能和相互之间的平衡协调至关重要,而脏器各有所主,在相应的季节容易受到病邪的侵袭而发病。本节所选为"心脏夏旺"。众所周知,"心为君主之官""五脏六腑之大主也",其在人体中的重要性不言自明。《摄生消息论》不但介绍了心的形态、功能,而且强调心与夏气相应,心火夏旺,从五行的角度对与心对应的内容进行了详细的分析,并针对相关的疾病列举了病因以及治疗方法。此外,由于心主神明,虽然情志主司分属五脏,但总体统于心,故心主神志之保健至关重要,所以文中特别强调夏日应安宁心神,而欲安其神,则需要从饮食、起居、情志等方面皆有所调适,要"含忠履孝,辅义安仁,安息火炽,澄和心神,外绝声色,内薄滋味"等,不但强调个人情志的平和,还涉及良好的人际关系、生活环境对健康的作用。

《秋季摄生消息》节选

【原文】

秋三月,主肃杀,肺气旺,味属辛。金能克木,木属肝,肝主酸。当秋之时,饮食之味,宜减辛增酸,以养肝气。肺盛则用咽以泄之。立秋以后,稍宜和平将摄。但春秋之际,故疾发动之时,切须安养,量其自性将养。秋间不宜吐并发汗,令人消烁,以致脏腑不安。惟宜针灸下利,进汤散以助阳气。又若患积劳、五痔、消渴等病,不宜吃干饭炙煿,并自死牛肉、生鲙鸡猪、浊酒、陈臭咸醋、黏滑难消之物,及生菜、瓜果、鲊酱之类。若风气、冷病、疟癖之人,亦不宜食。若夏月好食冷物过多,至秋患赤白痢疾兼疟疾者,宜以童子小便二升,并大腹槟榔五个细锉,同便煎取八合,下生姜汁一合,和收起腊雪水一钟。早朝空心,分为二服。泻出三两行夏月所食冷物,或胸膈有宿水冷脓,悉为此药祛逐,不能为患。此汤名承气,虽老人亦可服之,不损元气,况秋痢又当其时。此药又理脚气,悉可取效。丈夫泻后两三日,以薤白煮粥,加羊肾同煮,空心服之,殊胜补药。又当清晨,睡觉闭目叩齿二十一下,咽津,以两手搓热,熨眼数次,多于秋三月行此,极能明目。

又曰:季秋谓之容平,天气以急,地气以明,早卧早起,与鸡俱兴,使志安宁,以缓秋刑,收敛神形,使秋气平,无外其志,使肺气清。此秋气之应,养收之道也。逆之则伤肺,冬为飧泄,奉藏者少。秋气燥,宜食麻以润其燥,禁寒饮并穿寒湿内衣。《千金方》曰:"三秋服黄芪等丸一二剂,则百病不生。"

【按语】

本节所选为秋季摄生之道。秋三月包括了立秋、处暑、白露、秋分、寒露、霜降六个节气,气候由热转寒,阳气渐收,阴气渐长,是由阳盛转变为阴盛的关键时期,人体阴阳的代谢也开始阳消阴长。因此,秋三月以"容平"为特征,立秋之后的养生也应

"和平将摄"，凡精神情志、饮食起居、运动锻炼，皆以养收为原则。文中涉及的养生内容颇为具体，包括了秋季的五行属性、秋季饮食宜忌、情志的调养、疾病的呵护、当季食疗等，还特别提到了具有明目效果的"闭目叩齿"之法，这也是一种流传很广的养生方法。总之，秋季的摄生应与"肃杀"的基调相合，以收敛为主，收敛神形，无外其志。

《冬季摄生消息》节选

【原文】

　　冬三月，天地闭藏，水冰地坼$^{(1)}$，无扰乎阳。早卧晚起，以待日光。去寒就温，毋泄皮肤，逆之肾伤。春为痿厥，奉生者少。斯时伏阳在内，有疾宜吐。心膈多热，所忌发汗，恐泄阳气故也。宜服酒浸药，或山药酒一二杯，以迎阳气。寝卧之时，稍宜虚歇，寒极方加绵衣，以渐加厚，不得一顿便多。惟无寒即已，不得频用大火烘炙，尤甚损人。手足应心，不可以火炙手，引火入心，使人烦躁。不可就火烘炙食物，冷药不治热极，热药不治冷极，水就湿，火就燥耳。饮食之味，宜减酸增苦，以养心气。冬月肾水味咸，恐水克火，心受病耳，故宜养心。宜居处密室，温暖衣衾，调其饮食，适其寒温，不可冒触寒风，老人尤甚，恐寒邪感冒，为嗽逆、麻痹、昏眩等疾。冬月阳气在内，阴气在外，老人多有上热下冷之患，不宜沐浴。阳气内蕴之时，若加汤火所逼，必出大汗。高年骨肉疏薄，易于感动，多生外疾，不可早出，以犯霜威。早起服醇酒一杯以御寒，晚服消痰凉膈之药以平和心气，不令热气上涌。切忌房事。不可多食炙煿、肉面、馄饨之类。

【校注】

（1）坼：裂开，分裂。

【按语】

　　本节所选为《冬季摄生消息》。文中先介绍冬季天地万物闭藏，顺应这种自然界情况，人也应以"藏"为主，尽量少扰动阳气。具体而言，饮食上不可多食炙煿、肉面、馄饨之类，但可以适当进补，如酒浸补药，或者饮山药酒一二杯，"以迎阳气"；起居上"早卧晚起，以待日光。去寒就温，毋泄皮肤"，日常要注意防寒，应该"居处密室，温暖衣衾，调其饮食，适其寒温，不可冒触寒风"；尤其是高年之人，由于骨肉疏薄等生理特性，更须预防感冒"为嗽逆、麻痹、昏眩等疾"，但在取暖之时，也要注意不要"频用大火烘炙，尤甚损人"，也不可"以火炙手"，以防止"引火入心，使人烦躁"……总体而言，应遵循"秋冬养阴""无扰乎阳"的基本原则进行。

小贴士

　　黄瓜富含蛋白质、烟酸、精氨酸、丙醇二酸、维生素 B_2、维生素 C、维生素 E、胡萝卜素、钙、磷、铁等营养成分。鲜黄瓜内含有的丙醇二酸可以抑制糖类物质转化为脂肪。因而高脂血症、高血压、冠心病患者可以常食黄瓜。黄瓜多糖可清除自由基,具有较好的抗氧化作用。黄瓜中富含水溶性维生素,具有皮肤美容作用。黄瓜中的纤维素对促进肠蠕动、加快排泄和降低胆固醇有一定作用。黄瓜的热量很低,是肥胖症患者的理想食材。即使是常被丢弃的黄瓜头也有较好的食疗价值,其中含有葫芦素C,具有排毒养颜、抗肿瘤等作用。黄瓜性凉,脾胃虚寒者或小儿宜少食。

三、养生思想述评

丘处机所作《摄生消息论》,系在广泛吸收诸多前代道家、医家等典籍中养生理念的基础上,结合个人养生实践心得,针对春、夏、秋、冬四时养生分别进行简要的论述。

(一)注重医学养生理论的阐发

本书广泛吸纳了古代中医学的理论,尤其对《素问·四气调神大论》养生理念阐发尤多,并结合中医学藏象理论与五行生克的原理,将人体脏腑的变化与四时、五行等相联系,对四时精神调养、起居饮食、疾病防治、保健方法等进行了具体阐述,充分展现了一年四季生、长、化、收、藏的养生要点,深符天人合一的养生原则。本书内容简明扼要、操作性强,适合一般人养生之用,因此问世后流传颇广。

(二)重视脏器的养生

《摄生消息论》结合五行学说对四时对应脏器的情况进行了详细的介绍,包括肝脏春旺、心脏夏旺、肺脏秋旺、肾脏冬旺。在各部分中,都对脏器的形态、位置等进行描述,并论述当季脏器特性及疾病的防治,其中尤其强调通过饮食上的五行生克来进行调养。脏器各有所主,在相应的季节容易受到病邪的侵袭而发病。针对这一特点,丘处机也将各脏病的诊断与治疗进行了有针对性的描述。除了饮食调节之外,丘处机还介绍了相应的药方,如肝病服"升麻散"等。

(三)介绍了多种保健方法

《摄生消息论》中还收录了部分保健方法,大多简便易行,具有较好的保健效果。如叩齿法是一种传统的保健方法,具体的施行方法多样。丘处机强调要于夜卧与平旦之时,叩齿三十六通,同时要根据季节的不同,口呼不同的文字,如春季时,可口呼肝神之名,能使神清气爽,而在秋季,则"呼肺神及七魄名,以安五脏"。又如服食,丘处机主张要慎重,"若无疾状,不必服药"。如果服食的话,则务必要结合具体情况来有选择地服食。

总之,《摄生消息论》广泛吸取了《内经》《备急千金要方》《混俗颐生录》等前代养生典籍的养生智慧,并结合历代养生家的养生实践,将其融会贯通,使传统养生学的精义尽在其中。正如明代学者屠本畯所评价的那样:"四时调摄养生治病大旨,尽乎此矣!他如《灵》《素》诸编,皆绪论耳。"

复习思考题

1.《摄生消息论》的作者是谁?其主要身份和贡献是什么?

2.《摄生消息论》主要的养生思想与中医养生理论是否有关系?具体体现在哪里?

3.《摄生消息论》养生思想的主要特点是什么?

第七节　《饮膳正要》选读

一、名著导读

《饮膳正要》由元代皇宫饮膳太医忽思慧编撰,是我国最早的饮食卫生及营养学专著。

忽思慧,一译和斯辉,生卒年月不详,蒙古族(一说元代回回人)。元仁宗延佑二年(1315),忽思慧被选为饮膳太医,在宫廷担任饮膳太医期间,以《内经》各家本草为理论依据,博采中外医家、烹饪家、民间在养生防病、饮食疗法、药物功用、食物利弊等方面的论述或处方,荟萃历代饮膳养生精华,结合自己为皇家监制饮膳的经验——选宫廷日常所用奇珍异馔、汤膏煎造及谷肉果菜中性味补益者,撰写成《饮膳正要》一书。

《饮膳正要》共分3卷。卷一载养生避忌、妊娠食忌、乳母食忌、饮酒避忌,收录聚珍异馔、各种珍奇食品的食谱94则。卷二记载各种医疗、保健饮食,包括诸般汤煎56种、神仙服食24条、食疗方61则。其次还有四时所宜、五味偏走、服药食忌、食物利害、食物相反、食物中毒、禽兽变异等内容。卷三为食物本草部分,尤其注重选用"无毒无相反"的本草,共232种。书中总结吸取元代及元代以前的传统养生保健方法,并在此基础上提出"保养之道,莫若守中"的"守中"观,指出"不适其性而强"的疾病观,是对先前的养生保健思想的高度凝练,同时对后世的养生思想具有启迪作用。此书所载方和药具有鲜明的中、蒙医学特色,从蒙古族的角度研究饮食烹饪,大量吸收汉族人历代宫廷医食同源的经验,结合蒙古人的饮食习惯,以大量篇幅叙论诸饮食菜点、主副食及点心的配膳和烹制方法,着重饮食美味,寓治疗价值于饮膳之中,对食材的功效进行了详细的记载与论述,对药膳的配方与制作总结提出"食忌""食物利害""食物相反""食物中毒"与"禽兽变异"等观点,在药膳所主疾病及养生功效方面展开论述,开创了一个"辨证施膳"的药膳新时代,在国内饮食保健学史上占有重要的地位。

《饮膳正要》成书于元天历三年(1330),后明清两代多次翻刻。现可见古本有元刻残本、明初刻本、明景泰七年(1456)刻本、明成化刻本等。

二、原文赏析

《养生避忌》节选

【原文】

夫安乐之道,在乎保养,保养之道,莫若守中,守中则无过与不及之病。春秋冬夏,四时阴阳,生病起于过与,盖不适其性而强。故养生者,既无过耗之弊,又能保守真元,何患乎外邪所中也。故善服药者,不若善保养;不善保养,不若善服药。世有不善保养,又不能善服药,仓卒病生,而归咎于神天乎!

【按语】

此段是忽思慧在《内经》的基础上,对其养生思想的高度总结。首先提出了"保养之道,莫若守中"的"守中"思想。忽思慧认为养生的关键在于"守中",能做到"守中",就不会出现因为"过"与"不及"而导致的疾病。其次提出了疾病产生的原因"生病起于过与,盖不适其性而强",最后给出养生的两种方式——保养与服药。

【原文】

若食饱,不得便卧,即生百病。

夜不可多食,卧不可有邪风。

凡人坐,必要端坐,使正其心;凡人立,必要正立,使直其身。

避色如避箭,避风如避仇,莫吃空心茶,少食申后粥。

凡清旦,以热水洗目,平日无眼疾。凡清旦刷牙,不如夜刷牙,齿疾不生。凡清旦盐刷牙,平日无齿疾。

【按语】

此处从细节上论述养生的具体措施。饱食之后不可立即卧床休息,夜间不可过度饮食,睡觉时要避免邪风,不空腹饮茶,温水洗脸,勤刷牙等。这些措施时至今日,仍具有科学性与指导意义。如晚上进食过饱或饱食即卧,可使食物停留胃肠过久,不仅损伤脾胃,影响睡眠,而且因为睡眠时新陈代谢缓慢,所吸收的营养因消耗降低,会转化为脂肪积累体内或沉积血管壁,容易诱发肥胖或动脉粥硬化性冠心病等。他的这一论述符合现代医学原理,诚属可贵。

《乳母食忌》节选

【原文】

凡生子择于诸母,必求其年壮,无疾病,慈善,性质宽裕,温良详雅,寡言者,使为乳母。子在于母资乳以养,亦大人之饮食也。善恶相习,况乳食不遂母性。若子有病无病,亦在乳母之慎口。如饮食不知避忌,倘不慎行,贪爽口而忘身适性致疾,使子受患,是母令子生病矣。

母勿太饱乳之,母勿太饥乳之,母勿太寒乳之,母勿太热乳之。

【按语】

元代宫廷内置有乳母,名义上仅负责以乳汁哺育幼小的太子、世子,但实际上由于乳母与幼儿朝夕相伴,无形中其自身的道德、知识等素养,会对幼小的太子、世子们产生影响,故对乳母的选择也应非常慎重。此处,忽思慧指出元代乳母的选择标准"年壮,无疾病,慈善,性质宽裕,温良详雅,寡言"。其次指出乳母或母亲可以通过乳汁来对孩子的健康产生影响,故而要求在对孩子哺乳期间,乳母或母亲要进行饮食忌口。现代研究表明,乳母膳食调节能更好地改善乳母的营养状态,提高母乳的质和量。

《饮酒避忌》节选

【原文】

酒,味苦甘辛,大热,有毒。主行药势,杀百邪,去恶气,通血脉,厚肠胃,润肌肤,消忧愁。少饮尤佳,多饮伤神损寿,易人本性,其毒甚也。醉饮过度,丧生之源。

饮酒不欲使多,知其过多,速吐之为佳,不尔成痰疾。

【按语】

中国是酒的故乡,而酒在中医学临床实践中的应用也具有悠久的历史。《内经》中设专篇对酒进行论述,其后各代医家进行继承与发挥。元代作为一个少数民族领导的朝代,在其独特的饮食文化中,酒文化是其不可替代的一部分。忽思慧在前人的基础上提出酒具有"通血脉,厚肠胃,润肌肤,消忧愁"的功效,并认识到"少饮尤佳,多饮伤神损寿"的特点,对后世具有极其深远的影响。

《五味偏走》节选

【原文】

酸涩以收,多食则膀胱不利,为癃闭[1]。苦燥以坚,多食则三焦闭塞,为呕吐。辛味熏蒸,多食则上走于肺,荣卫不时而心洞[2]。咸味涌泄,多食则外注于脉,胃竭,咽燥而病渴。甘味弱劣,多食则胃柔缓而虫过,故中满而心闷。

五谷为食,五果为助,五肉为益,五菜为充,气味合和而食之,则补精益气。虽然五味调和,食饮口嗜,皆不可多也。多者生疾,少者为益。百味珍馔,日有慎节,是为上矣。

【校注】

(1)癃闭:是由于肾和膀胱气化失司而导致小便量少,点滴而出,甚则小便闭塞不通为主症的一种病症。以小便不利,点滴而短少,病势较缓者为"癃";小便闭塞,点滴全无,病势较急者为"闭"。

(2)心洞:心气洞泄。

【按语】

忽思慧在先贤五味学说的基础上结合自己的饮膳经验,总结五味对脏腑的影响,强调五味不可偏嗜,否则将引起脏腑经络功能改变,从而导致疾病;同时提出在注重五味调和的基础上,还应注重"食、助、益、充",即膳食结构的平衡。这一观点表明,当时的医学已认识到,在五谷、五果、五肉、五菜的配合下,主副食互为补充,才能获得全面而均衡的营养。

【原文】

阿剌吉酒[1]:味甘辣,大热,有大毒。主消冷坚积,去寒气。用好酒蒸熬,取露成阿剌吉。

羊肉:味甘,大热,无毒。主暖中,头风,大风,汗出,虚劳,寒冷,补中益气。

平波[2]:味甘,无毒。止渴生津。置衣服箧笥中,香气可爱。

【校注】

(1)阿剌吉酒:属蒸馏酒,元代宫廷宴会的主要用酒。

(2)平波:即苹果。

【按语】

忽思慧记载的阿剌吉酒为我国现有关于蒸馏酒及其技术的最早记载。同时,忽思慧对本草内容进行补充,对我国营养学和药物学的发展起到了促进作用。

小贴士

葡萄酒:驻颜,暖腰肾。

方:干葡萄末一斤　细曲末五斤　糯米五斗

上炊糯米令熟,候稍冷,入曲并葡萄末搅令匀,入瓮盖覆候熟,实时饮一盏。

(《太平圣惠方》卷九十五)

三、养生思想述评

忽思慧《饮膳正要》一书,汇集累朝奇珍异馔、汤膏煎造、诸家本草、名医方术,并日所必用谷肉果菜,取其性味补益者,编纂而成。本书不仅吸收借鉴了元代以前中原地区的养生思想,同时也吸取了各个少数民族的养生智慧,并在与外来饮食文化的交流碰撞中不断完善,可谓是集当时世界的养生智慧之大成。书中对于养生提出"守中"的原则,是全书的中心观点,并指出生病的原因在于"不适其性而强"。

作者认为养生者要想不为"外邪所中"必须做到"无过耗之弊"与"保守真元",而"无过耗之弊"与"保守真元"即是"守中";提出两种具体的方式"保养"与"服药"。而在对待"保养"与"服药"的关系上,又进一步指出"善服药者,不若善保养;不善保养,不若善服药",认为"保养之法"优先于"服药之法",如果不能遵循"保养之法",就要遵循"服药之法"。

(一)保养之法

1. 情志调摄　忽思慧认为情绪的过激可以导致人体出现疾病。这与《内经》中的"是故怵惕思虑者则伤神,神伤则恐惧流淫而不止……恐惧者,神荡惮而不收"的观点是相一致的,故而提出善于养生的人要"薄滋味,省思虑,节嗜欲,戒喜怒,惜元气,简言语,轻得失,破忧阻,除妄想,远好恶,收视听,勤内固,不劳神,不劳形",达到精神与形体的统一,形神俱安,精神内守,方可祛病延年。另外,"常默,少思,不怒,不恼,乐不可极,欲不可纵",对于现代心身疾病的预防与治疗是有指导意义的。

2. 起居调养　《饮膳正要》对生活起居的细节进行了相关的总结。如"有汗勿风""卧不可有邪风"的记载反映了古人对疾病预防的认识。其对口腔卫生的要求,如"凡食讫温水漱口,令人无齿疾、口臭""凡清旦刷牙,不如夜刷牙,齿疾不生。凡清旦盐刷牙,平日无齿疾",与现代口腔护理是相一致的;对行视做卧的具体要求,如要求人们"端坐""正立""不久立,久坐,久行,久卧",对于预防脊柱疾病如脊柱侧弯、颈椎病等的防治有指导意义。而"视不可久,视伤神""凡日光射,勿凝视,损人目。勿望远,极目观,损眼力"要求人们注意用眼卫生,"凡夜卧,两手摩令热,揉眼,永无眼疾"的记载可能就是古人的"眼保健操",这与现今社会对眼科疾病的防护是相符的。另外,对于"房事""睡眠""沐浴""梳头"等做了具体的要求。

3. 饮食养生 饮食是养生的一大部分。忽思慧认为饮食也必须符合"守中"原则。"先饥而食,食勿令饱;先渴而饮,饮勿令过""食欲数而少,不欲顿而多""若食饱,不得便卧,即生百病""夜不可多食""莫吃空心茶,少食申后粥""朝不可虚,暮不可实""凡早皆忌空腹"等,要求人们饮食要有节律。

4. 四时养生 养生须遵循四时阴阳之变化。忽思慧结合《素问·四气调神大论》中对四时阴阳的记载及上古四时养生之法,提出"春气温,宜食麦""夏气热,宜食菽""秋气燥,宜食麻""冬气寒,宜食黍"的四时养生观,指出养生之法应随外界环境的改变,而作出相应的改变,从而使人体阴阳之气调和,脏腑功能健运,而达到养生的目的。

5. 优生优育 忽思慧对胎儿及幼儿的健康成长十分重视。他在"妊娠食忌"中引述"上古胎教之法"及对孩子多智、美丽、雄壮的期望,以及为使孩子避免先天畸形而使孕妇在妊娠期进行避忌的行为中,可以看出元代对胎教的认识,以及孕妇饮食精神状态对胎儿发生的影响。同时,在对乳母的选择及婴幼儿的喂养上提出相应的规范。"子在于母资乳以养,亦大人之饮食也。善恶相习,况乳食不遂母性。若子有病无病,亦在乳母之慎口",认为婴幼儿的营养来自于母乳,乳母性情及营养状况对婴幼儿的健康成长具有影响,同时指出乳母喂养时应有正确的喂养方式,并提出"母勿太饱乳之,母勿太饥乳之,母勿太寒乳之,母勿太热乳之"的"四勿"原则,对现今婴幼儿的喂养仍有指导意义。最后对新生儿胎毒、斑疹、疮疹的预防在一定程度上提高了新生儿的存活率。

(二)服药之法

服药之法是对保养之法的补充,即通过服药可以在一定程度上补充真元的耗损及不足。服药之法包括以下三方面。

1. 药食选材 忽思慧作为饮膳太医,十分重视药材及食材的选择。他认为"珍味奇品,咸萃内府,或风土有所未宜,或燥湿不能相济,倘司庖厨者,不能察其性味而概于进献,则食之恐不免于致疾";要求在选材上必须选择"无毒、无相反,可久食,补益药味,与饮食相宜"的药材加入药膳之中;并在前人的基础上,对"服药食忌""食物利害""食物相反""食物中毒"及"禽兽变异"进行总结与发挥。

2. 饮酒之法 元代蒙古人性喜饮酒,常常以饮酒为乐。忽思慧针对这一现象总结提出"饮酒避忌",认为"酒,味苦甘辛,大热,有毒。主行药势,杀百邪,去恶气,通血脉,厚肠胃,润肌肤,消忧愁。少饮尤佳,多饮伤神损寿,易人本性,其毒甚也。醉饮过度,丧生之源"。这一观点与现今"适量饮酒"的观点是一致的。

3. 辨证施膳 忽思慧的膳食之方不只是传统养生膳食,而是在蒙汉养生思想为主的基础上融合各民族养生思想为指导,收集中原及异域养生膳食方药,选取其精华而形成的。其选方不仅仅品类繁多,色香味俱全,而且营养丰富,无毒副作用。在食疗之时,忽思慧主张因人而异,因病而异,辨证施膳。他认为每一种食物和药物都具有不同的性味,组成的膳食具有不同的功效,故而在服用之时应根据人体的体质和疾病的性质,用食材之偏性来调节人体气血阴阳平衡。

四、拓展阅读

善摄生者,薄滋味,省思虑,节嗜欲,戒喜怒,惜元气,简言语,轻得失,破忧阻,除妄想,远好恶,收视听,勤内固,不劳神,不劳形,神形既安,病患何由而致也。故善养性者,先饥而食,食勿令饱;先渴而饮,饮勿令过。食欲数而少,不欲顿而多。盖饱中饥,饥中饱,饱则伤肺,饥则伤气。若食饱,不得便卧,即生百病。(《饮膳正要·养生避忌》)

上古圣人有胎教之法,古者妇人妊子,寝不侧,坐不边,立不跸。不食邪味,割不正不食,席不正不坐,目不视邪色,耳不听淫声,夜则令瞽诵诗,道正事,如此则生子形容端正,才过人矣。(《饮膳正要·妊娠食忌》)

禽兽形类,依本体生者,犹分其性质有毒无毒者,况异像变生,岂无毒乎。倘不慎口,致生疾病,是不察矣。(《饮膳正要·禽兽变异》)

石榴:味甘酸,无毒。主咽渴,不可多食,损人肺,止漏精。(《饮膳正要·果品》)

复习思考题

1.《饮膳正要》中的养生思想有哪些?

2. 忽思慧认为"酒"的功效是什么?

第八节 《格致余论》选读

一、名著导读

《格致余论》,元代朱震亨撰。朱震亨(1281—1358),字彦修,世号丹溪老人,婺州义乌(今浙江义乌市)赤岸人,元代著名医学家,"金元四大家"之一,被后世医家尊为"滋阴派"创始人。据文献记载,与朱丹溪有关的著述有20多种,但部分已亡佚。其中本人著有的医学著作有《格致余论》《本草衍义补遗》《局方发挥》等,经门人或后人整理的著作有《丹溪心法》《丹溪手镜》《丹溪医案》《金匮钩玄》《脉因证治》等,书目中有记载但现已亡佚的著作有《伤寒论辨》《外科精要发挥》等。

朱丹溪为儒学出身,36岁时拜许谦为师,研习理学。后由儒转医,并于44岁时师从刘完素再传弟子罗知悌(师从罗知悌之前已自学医学)。因受理学思想影响,朱丹溪提出"阳常有余,阴常不足"和"相火论",倡导辨证论治,偏重滋阴降火,开辟了中医临床辨证的新思路。朱丹溪作为"金元四大家"中最晚的一位,其医学理论受到刘完素、李东垣、张从正影响,后世逐渐形成"丹溪学派",对明清乃至近代中医学术发展产生了深远的影响,历经300余年不衰。

《格致余论》成书于1347年,因朱丹溪认为"古人以医为吾儒格物致知一事",故以此命名。全书1卷,共收医论43篇,涉及内容广泛,包括医学理论、临床各科、摄生养老等,篇次排列没有规律,有随笔杂记之韵味。每篇虽短小,但论述详细,附有验案,论案结合,极具特色。朱丹溪的核心学术思想"阳常有余,阴常不足"与"相火论",在此书中贯穿始终,对后世滋阴学派的发展与温病学派的产生影响重大。书中论养生者,有《饮食色欲箴序》《养老论》《慈幼论》等篇,其核心为"养阴抑阳,去欲主静",倡导节饮食、戒色欲、正心收心的养生办法,颇具指导意义。

《格致余论》流传广泛,在元明清均有刊行,明代王肯堂的《古今医统正脉全书》、清代《四库全书》等丛书中也有收录,现代出版版本众多。《格致余论》篇幅虽短小,阅读时却不失趣味性,简单易懂,是了解学习滋阴派思想的入门佳作。

二、原文赏析

饮食色欲箴序

【原文】

传曰:饮食男女,人之大欲存焉。予每思之,男女之欲,所关甚大;饮食之欲,于身尤切。世之沦胥[(1)]陷溺于其中者,盖不少矣! 苟志于道,必先于此究心焉。因作饮食、色欲二箴,以示弟侄,并告诸同志云!

饮食箴

人身之贵,父母遗体。为口伤身,滔滔皆是。人有此身,饥渴洊[(2)]兴,乃作饮食,以遂其生。眷彼昧者,因纵口味,五味之过,疾病蜂起。病之生也,其机甚微,馋涎所牵,忽而不思。病之成也,饮食俱废,忧贻父母,医祷百计。山野贫贱,淡薄是谙,动作不衰,此身亦安。均气同体,我独多病,悔悟一萌,尘开镜净,日节饮食。《易》之象辞,养小失大。孟子所讥,口能致病,亦败尔德。守口如瓶,服之无斁[(3)]。

色欲箴

惟人之生,与天地参,坤道成女,乾道成男。配为夫妇,生育攸寄,血气方刚,惟其时矣。成之以礼,接之以时,父子之亲,其要在兹。眷彼昧者,徇情纵欲,惟恐不及,济以燥毒。气阳血阴,人身之神,阴平阳秘,我体长春。血气几何? 而不自惜! 我之所生,翻为我贼。女之耽兮,其欲实多。闺房之肃,门庭之和。士之耽兮,其家自废,既丧厥德,此身亦瘁。远彼帷薄[(4)],放心乃收,饮食甘美,身安病瘳。

【校注】

(1) 沦胥:相率,互相牵连。

(2) 洊(jiàn):一次又一次,一再。

(3) 斁(yì):终止。

(4) 帷薄:指代房事。

【按语】

《饮食色欲箴序》为《格致余论》开篇,论述了朱丹溪养生思想中的茹淡饮食、节欲养静的思想。饮食男女是人的本性,但世人多贪图欲望享乐,导致疾病的产生,故朱丹溪作此篇来告诫世人。

朱丹溪主张茹淡饮食,来源于长期的生活观察。他发现生活条件优渥的人因"五味之过",导致疾病的产生,而"山野贫贱"之人,因饮食清淡,时常劳作,反而身体康健,动作不衰。《内经》中有"五味所入:酸入肝,辛入肺,苦入心,咸入肾,甘入脾",饮食的偏嗜导致疾病的产生。《内经》又有:"多食咸,则脉凝泣而变色;多食苦,则皮槁而毛拔;多食辛,则筋急而爪枯;多食酸,则肉胝䐜而唇揭;多食甘,则骨痛而发落。"朱丹溪亦指出过食五味导致疾病的发生,如"口能致病,亦败尔德",教导世人"守口如瓶,服之无斁"。另一方面,关于男女之欲,朱丹溪认为男女应在"血气方刚"即身体盛壮之时,配为夫妇,房事应有节制,如果"徇情纵欲""济以燥毒",耗伤阴精,将会打破人体的阴阳平衡,长此以往不知节制,使肾精枯竭,提早衰老。

> **小贴士**
>
> 　　毒药攻邪,五谷为养,五果为助,五畜为益,五菜为充,气味合而服之,以补精益气。此五者,有辛酸甘苦咸,各有所利,或散或收,或缓或急,或坚或急,四时五脏,病随五味所宜也。(《黄帝内经》)

《养老论》节选

【原文】

　　人生至六十、七十以后,精血俱耗,平居无事,已有热证。何者?头昏目眵,肌痒溺数,鼻涕牙落,涎多寐少,足弱耳聩,健忘眩运,肠燥面垢,发脱眼花,久坐兀睡,未风先寒,食则易饥,笑则有泪,但是老境,无不有此。或曰:《局方》乌附丹剂,多与老人为宜,岂非以其年老气弱不虚,理宜温补,今子皆以为热,乌附丹剂将不可施之老人耶?余晓之曰:奚止[1]乌附丹剂不可妄用,至于好酒腻肉,湿面油汁,烧炙煨炒,辛辣甜滑,皆在所忌。或曰:子何愚之甚耶?甘旨养老,经训具在。为子为妇,甘旨不及,孝道便亏。而吾子之言若是,其将有说以通之乎?愿闻其略。予愀然[2]应之曰:正所谓道并行而不悖者,请详言之。古者井田之法行,乡闾之教兴,人知礼让,比屋可封[3]。肉食不及幼壮,五十才方食肉。强壮恣饕,比及五十,疾已蜂起。气耗血竭,筋柔骨痿,肠胃壅瘀,涎沫充溢,而况人身之阴难成易亏。六七十后阴不足以配阳,孤阳几欲飞越,因天生胃气尚尔留连,又藉水谷之阴,故羁縻而定耳。所陈前证,皆是血少。《内经》曰:肾恶燥。乌附丹剂,非燥而何?夫血少之人,若防风、半夏、苍术、香附,但是燥剂且不敢多,况乌附丹剂乎?或者又曰:一部《局方》,悉是温热养阳,吾子之言无乃缪妄乎?予曰:《局方》用燥剂,为劫湿病也。湿得燥则豁然而收。《局方》用暖剂,为劫虚病也。补肾不如补脾,脾得温则易化而食味进,下虽暂虚,亦可少回。《内经》治法,亦许用劫,正是此意。盖为质厚而病浅者设。此亦儒者用权之意。若以为经常之法,岂不大误!彼老年之人,质虽厚,此时亦近乎薄;病虽浅,其本亦易以拔,而可以劫药取速效乎? 若夫形肥者血少,形瘦者气实,间或可用劫药者,设或失手,何以取救? 吾宁稍迟,计出万全,岂不美乎。乌附丹剂,其不可轻饵也明矣。至于饮食,尤当谨节。夫老人内虚脾弱,阴亏性急。内虚胃热则易饥而思食,脾弱难化则食已而再饱,阴虚难降则气郁而成痰。至于视听言动,皆成废懒。百不如意,怒火易炽。虽有孝子顺孙,亦是动辄扼腕,况未必孝顺乎! 所以物性之热者,炭火制作者,气之香辣者,味之甘腻者,其不可食也明矣。虽然肠胃坚厚,福气深壮者,世俗观之,何妨奉养。纵口固快一时,积久必为灾害。由是观之,多不如少,少不如绝,爽口作疾,厚味措⁽⁴⁾毒,前哲格言,犹在人耳,可不慎欤! ……

【校注】

(1)奚止:岂止,何止。

(2)愀然:严肃貌。

(3)比屋可封:出自《新语·无为》"尧舜之民,比屋可封"。意思是家家都有可以受封爵位的德行。

(4)措:通"错",夹杂。

【按语】

此篇仍延续了朱丹溪"阳常有余,阴常不足"的理论思想,论述了有关老年养生的内容。

篇首论述了人年老后的一些表现,如"头昏目眵……笑则有泪",这是因为老年人精血耗费,逐渐形成阴虚阳热之证。当时盛行宋代《太平惠民和剂局方》(简称《局方》),书中提倡老年人应服用乌附丹剂。对此,朱丹溪提出了不同见解。朱丹溪指出,《局方》用药,多香燥药,具有明显的局限性;庸医好用其成方而不加辨别,往往导致很多失治误治;并在《格致余论·序》中记载了自己的父亲、伯父、叔叔、小弟、妻子皆因庸医误治而去世。朱丹溪认为,乌附丹剂等温燥补剂是为了"劫湿病",但老年人若已成阴虚阳热之证,此时再用温燥药则极为不当,且《内经》中已有"肾恶燥"之说。这段论述,表达了朱丹溪针对《局方》方药的滥用、尤其香燥药的滥用之现象,所秉持的批判态度。

关于老年人的药物食饵,朱丹溪提倡补胃、补血之药,盖因此时虽阴已虚,但脾胃生化功能正常,水谷之阴得到补充,老年人才不会因此滋生疾病。此外,关于老年人的饮食调护也十分重要,饮食应清淡,"好酒腻肉,湿面油汁,烧炙煨炒,辛辣甜滑,皆在所忌"。

朱丹溪结合了自己的学术思想与临床经验,立足于"阳常有余,阴常不足"的主张,在《养老论》中对老年人养生之法进行了阐述,为临证与养生提供了很好的思路与方法。

《慈幼论》节选

【原文】

人生十六岁以前,血气俱盛,如日方升,如月将圆。惟阴长不足,肠胃尚脆而窄，养之之道不可不慎。童子不衣裘帛，前哲格言，具在人耳。裳，下体之服；帛，温软甚于布也。盖下体主阴，得寒凉则阴易长，得温暖则阴暗消。是以下体不与帛绢夹厚温暖之服，恐妨阴气，实为确论。血气俱盛，食物易消，故食无时。然肠胃尚脆而窄，若稠粘干硬，酸咸甜辣，一切鱼肉、木果、湿面、烧炙、煨炒，但是发热难化之物，皆宜禁绝。只与干柿、熟菜、白粥，非惟无病，且不纵口，可以养德。此外生栗味咸，干柿性凉，可为养阴之助。然栗大补，柿大涩，俱为难化，亦宜少与。妇人无知，惟务姑息，畏其啼哭，无所不与。积成痼疾，虽悔何及！所以富贵骄养，有子多病，迨至成人，筋骨柔弱，有疾则不能忌口以自养，居丧则不能食素以尽礼，小节不谨，大义亦亏。可不慎欤！至于乳子之母，尤宜谨节。饮食下咽，乳汁便通。情欲动中，乳脉便应。病气到乳，汁必凝滞。儿得此乳，疾病立至。不吐则泻，不疮则热。或为口糜，或为惊搐，或为夜啼，或为腹痛。病之初来，其溺必甚少，便须询问，随证调治。母安亦安，可消患于未形也。夫饮食之择，犹是小可。乳母禀受之厚薄，情性之缓急，骨相之坚脆，德行之善恶，儿能速肖，尤为关系。或曰：可以已矣！曰：未也。古之胎教，具在方册，愚不必赘。若夫胎孕致病，事起茫昧，人多玩忽，医所不知。儿之在胎，与母同体，得热则俱热，得寒则俱寒，病则俱病，安则俱安。母之饮食起居，尤当慎密。

东阳张进士次子二岁，满头有疮，一日疮忽自平，遂患痰喘。予视之曰：此胎毒也。慎勿与解利药。众皆愕然。予又曰：乃母孕时所喜何物？张曰：辛辣热物是其所喜。因口授一方，用人参、连翘、芎、连、生甘草、陈皮、芍药、木通浓煎。沸汤入竹沥与之，数日而安。或曰：何以知之？曰：见其精神昏倦，病受得深，决无外感，非胎毒而何？……

【按语】

此篇主要论述了小儿生理与病理特点，以及因先天因素和后天喂养不当导致的小儿疾病的产生。

对于小儿的生理病理，朱丹溪也秉承了"阳常有余，阴常不足"的学术思想，认为人出生到少年时期，血气处于不断的生长过程，小儿阴气"如月将圆"，在生理上呈现出不足的状态。因此，在《慈幼论》中，朱丹溪对于小儿的抚育提出了"童子不衣裘帛"的主张，认为小儿穿衣，下身不应穿太厚，因为下体主阴，若衣着太厚过于温暖，阴气会暗自流失。小儿喂养饮食中应有忌口，避免热性、味道过重的食物，另外一些虽然有益于身体但难以消化的食物如柿子、板栗等物，也不能多吃。

文中指出，处于哺乳期的母婴，母亲的身体状况，会通过母乳间接地影响到孩子的健康状况。朱丹溪在文中还提出先天因素对小儿的影响，即母体身体健康状态对胎儿产生影响，认为胎儿与母亲一体时，荣枯一体，母亲起居不顾避忌，会影响新生儿的健康状况。文末附医案，皆因病起胎中，胎儿出生后发病。

优生优育是我国人口生育基本政策。优生保障了每个家庭有健康孩子的出生；优育则要求家庭抚育可以保障孩子的身体健康、受到良好教育等。现代生活水平的提高，许多家长在抚育小儿时，陷入了文中所述的误区，或是"惟务姑息，畏其啼哭，无所不与"，或是"富贵骄养，有子多病，迨至成人，筋骨柔弱"，溺爱式抚养，不仅不利于孩子的身体健康，更加妨碍了孩子的心理发展。

三、养生思想述评

阴阳属于中国古代哲学范畴，也是中医基础理论中的重要内容。《素问》云："阴阳者，天地之道也，万物之纲纪，变化之父母，生杀之本始，神明之府也，治病必求于本。""金元四大家"之一的朱丹溪，作为滋阴派创始人，其核心学术思想是"阳常有余，阴常不足"，贯穿代表作《格致余论》之中，其中关于养生的篇章均是由此为中心阐述，根据《内经》中关于人体生长衰老的规律，条理性论述了人体不同阶段的养生方法。

（一）幼儿养生结合小儿体质

古今医家经过长期观察实践，总结小儿的生理特点为"脏腑娇嫩，形气未充"。朱丹溪遵循中医天人相应的思想，用天地间阴阳的盛衰来比喻人体阴阳的盛衰，认为小儿先天在生长发育过程中脏腑娇嫩，阳有余而阴不足，阴气生理性不足。对于幼儿来说，因肠胃脆窄，故饮食忌辛辣刺激，宜清淡营养以护胃养阴。小儿"稚阴未长"，邪气客犯又易伤阴津，易见阴虚阳亢之虚热与邪热炽盛之实热，患病以热性病为多，故朱丹溪认为幼儿平素需以甘淡饮食来滋养阴液。

现代小儿多娇养，父母溺爱，在物质上一味满足小儿的要求，不良生活饮食习惯造成痰湿型体质的小儿越来越多，损害身体健康。朱丹溪《慈幼论》中对小儿养护的建议提醒家长对于小儿体质的调养重在平时日常调护。

（二）壮年养生注意饮食保精

人在壮年之时，气血俱盛，阴阳俱盛，但相火的亢盛会消耗阴精，导致疾病的产生。朱丹溪提倡茹淡饮食与节欲养精，旨在日常生活中保养阴精。

随着现代社会压力的增大，许多在城市中工作的人不注重饮食，长期食用肥甘厚味之物。《饮食箴》与《茹淡论》中论述了饮食养生的方法，饮食偏嗜会导致疾病的产生，故朱丹溪提倡清淡饮食，还原食物的本味，多食用五蔬、五果、豆制品等，以养胃阴。而对于相火妄动伤阴，朱丹溪在《色欲箴》《房中补益论》等篇章中提出应从晚婚、节色欲、收心三方面来养心养精。

（三）老年养生注意顾护肝肾

老年人脏腑功能衰退，精血亏损。朱丹溪认为老年人精血俱亏、阳有余而阴不足，阴阳俱损，但阴相对来说更加不足，故老年人常出现阴虚热证。老年人肾中所藏之阴精渐渐亏损，水不涵木，常常肝肾阴虚，若妄用性味燥热之药，如乌头、附子之类，会更加煎熬津液，造成阴精的损耗，使得肝肾之阴更加亏损。此外，老年人脾胃虚弱，应茹淡饮食，避免食用肥甘厚味、辛甘煎炸的食物。

四、拓展阅读

经曰：肠胃为市。以其无物不有，而谷为最多，故谓之仓，若积谷之室也。倒者，倾去积旧而涤濯,使之洁净也。胃居中属土,喜容受而不能自运者也。人之饮食,遇适口之物,宁无过量而伤积乎。七情之偏,五味之厚,宁无伤于冲和之德乎。糟粕之余,停痰瘀血,互相纠缠,日积月深,郁结成聚,甚者如核桃之穰,诸般奇形之虫,中宫不清矣,土德不和也。诚于中形于外,发为瘫痪,为劳瘵,为蛊胀,为癫疾,为无名奇病。先哲制为万病丸、温白丸等剂,攻补兼施,寒热并用,期中病情,非不工巧,然不若倒仓之为便捷也。以黄牡牛,择肥者买一二十斤,长流水煮糜烂,融入汤中为液,以布滤出渣滓,取净汁,再入锅中,文火熬成琥珀色,则成矣。每饮一钟,少时又饮,如此者积数十钟。寒月则重汤温而饮之。病在上者,欲其吐多;病在下者,欲其利多;病在中者,欲其吐下俱多。全在活法,而为之缓急多寡也。须先置一室,明快而不通者,以安病患。视所出之物,可尽病根则止。吐利后,或渴不得与汤,其小便必长,取以饮病者,名曰轮回酒。与一二碗,非惟可以止渴,抑且可以涤濯余垢。睡一二日,觉饥甚,乃与粥淡食之。待三日后,始与少菜羹自养,半月觉精神焕发,形体轻健,沉疴悉安矣。其后须五年忌牛肉。(《格致余论·倒仓论》节选)

复习思考题

1.《格致余论》的作者是谁? 请简单谈谈其学术思想。
2.《格致余论》中的主要养生思想是什么?
3. 请结合实际,谈谈《格致余论》中关于养生方法的应用。

学习小结

宋金元时期上承汉唐、下启明清,是我国中医发展历史上的重要阶段。这一时期,中医学理论不断丰富,医学整体水平明显提高,随后以"金元四大家"为首的各医学流派,又展开了学术争鸣,提出了创新性见解。这一时期的中医养生学说,也获得了快速发展,并出现了许多综合性与专门性中医养生名著。

《太平圣惠方》与《圣济总录》作为北宋著名的官修方书,对宋以前的医学验方进行了总结,养生内容丰富。其养生方涉及散、膏、丹等多种剂型;食养方与烹饪法相结合,有粥、饼、酒、茶、肴等;食疗方有散、汁、酒、饮、煎、面;养生法有导引、服气、熨引、针灸,在中医养生学的发展上具有重要意义。

《苏沈良方》以近似随笔的体裁,广泛论述医学各个方面的问题。在养生方面强调"安"与"和"的重要性,其中沈括的养生观包含着朴素唯物主义思想,而苏轼的养生观则融合了儒、释、道三家的思想。

《养生月览》对宋代以前典籍中涉及养生的条目按照时间顺序进行了编撰,指导日常生活,文字简明扼要,条理清楚,在防治疫病、服食养生、起居养心方面有着指导意义,是中医顺时养生理论发展成熟的重要标志。

《养老奉亲书》作为我国现存最早的老年养生学专著,对老年人的生理、心理特点进行了剖析,描述了长寿老人的特点,在老年人的养生保健方法上,重视食疗与四季养生,并结合起居、戒忌保护,制订了全面详细的老年养生保健方案,为后世老年养生学说发展奠定了基础。

《饮膳正要》是我国现存最早的饮食卫生及营养学专著,所论述的饮食调养、养生避忌、饮食卫生等方法,开创了食疗养生理论的新局面。

　　此外,"金元四大家"对中医养生学说的发展也各有贡献。"寒凉派"创始人刘完素著有《素问病机气宜保命集》《摄生论》,在养生上注重气、形、神的调养;"祛邪派"创始人张子和著有《儒门事亲》,养生强调去邪扶正,提出"养生当用食补,祛邪当用药攻"的主张;"补土派"创始人李东垣著有《脾胃论》《兰室秘藏》,认为"养生当实元气",主张以调理脾胃,颐养身心;"滋阴派"创始人朱丹溪,著有《格致余论》《丹溪心法》,提出了"阳常有余,阴常不足",主张"养阴抑阳,去欲主静",倡导节饮食、戒色欲、正心收心。他们的养生思想与方法,大大丰富了中医养生学的内容。

(杨继红　章　原　苏　妆　刘　丹)

第六章

明清养生名著

学习目的

通过原文学习,了解掌握明清时期代表医家养生思想方法的特点。

学习要点

1. 掌握作者背景、学术影响、原文内容。
2. 掌握各节中医家的养生思想。
3. 了解常见各种养生方法的适用范围。

第一节 《修龄要指》选读

一、名著导读

《修龄要指》是一部明代导引养生著作。作者冷谦,字启敬,道号龙阳子,明代洪武初期人,是一位多才的道士。他擅长音律,曾任太常协律郎,精于养生之道,著有《修龄要指》一书,书中重视气候与健康长寿的关系,对导引很有研究,长于用按摩结合导引的方法防病治病。本书主要阐述了中医养生修炼的入门理论和吐纳导引的具体方法,也是自己在养生修炼中的经验总结。内容包括《四时调摄》《起居调摄》《延年六字诀》《四季却病歌》《长生一十六字诀》《十六段锦》《八段锦导引法》《导引却病歌诀》《却病八则》9个篇章。书中有许多道家炼丹的名词术语,涉及中医学、气功学、道学、养生学等多门学科。作者的另一个著名观点为"淡食多能补"。他说"五味之于五脏,各有所宜。若食之不节,必至亏损,孰若食淡谨节之为愈也",并口诀"厚味伤人无所知,能甘淡薄是吾师。三千功行从兹始,天鉴行藏信有之"。

二、原文赏析

《长生一十六字诀》节选

【原文】

一吸便提,气气归脐。一提便咽,水火相见。上十六字,仙家名曰

248

十六锭金,乃至简至易之妙诀也。无分于在官不妨政事,在俗不妨家务,在士商不妨本业,只于二六时中,略得空闲,及行住坐卧,意一到处,便可行之。

如是一咽一提,或三五口,或七九、或十二、或二十四口。要行即行,要止即止,只要不妄作为,正事不使间断,方为精进。

【按语】

道家十六字锭金产生于宋元时期,其内容主要是:第一,胎息功夫;第二,咽津功用。在本文中指出此诀"乃至简至易之妙诀也",点明了道家十六字妙诀的真谛,强调了道家养生法中以咽津养生的重要性,深入浅出地说明了"水火相见"的真实意义。"是言一吸一呼,通任督二脉而归于脐也",讲究任督脉通,水火交脐,每一呼吸,周身灌输,病何以生。这一说法得到了后世养生家们的认可。

延年六字诀 用此六字以导六气,加以行势方能引经,行时须口吐鼻息,耳不闻声乃得

【原文】

肝若嘘时目瞪睛,肺知呬气手双擎。心呵顶上连叉手,肾吹抱取膝头平。脾病呼时须撮口,三焦客热卧嘻宁。

【按语】

延年六字诀是以呼吸吐纳为主,根据五脏与五音相互之间的对应关系,通过6种独特的吐音方法呼气时发出"嘘、呵、呼、呬、吹、嘻"以排出脏腑的浊气,采纳天地间的清气,吐故纳新,同时辅以简捷的肢体动作和意念,来调整肝、心、脾、肺、肾、三焦等脏腑及全身的气机,起到内调脏腑、外壮筋骨、强身健体、养生康复和祛病延年的作用。

《四时调摄》节选

【原文】

正月,肾气受病,肺脏气微。减咸酸,增辛辣,助肾补肺,安养胃气。衣宜下厚而上薄,勿骤脱衣,勿令犯风,防夏餐雪。二月,肾气微,肝正旺。戒酸增辛,助肾补肝。衣宜暖,令得微汗,以散去冬伏邪。三月,肾气已息,心气渐临,木气正旺。减甘增辛,补精益气。勿处湿地,勿露体三光下。

四月,肝脏已病,心脏渐壮,增酸减苦,补肾助肝,调养胃气。为纯阳之月,忌入房。五月,肝气休,心正旺,减酸增苦,益肝补肾,固密精气,早卧早起,名为毒月,君子斋戒,薄滋味,节嗜欲,霉雨淫蒸,宜烘燥衣。时焚苍术,常擦涌泉穴,以袜护足。六月,肝弱脾旺。节约饮食,远避声色。阴气内伏,暑毒外蒸。勿濯冷,勿当风,夜勿纳凉,卧勿摇扇,腹护单衾,食必温暖。

(脾)旺于四季末,各十八日。呼吸橐籥,调和水火。会合三家,发生万

笔记

物,全赖脾土,脾健则身无疾。

七月,肝心少气,肺脏独旺。增咸减辛,助气补筋,以养脾胃。安静性情,毋冒极热。须要爽气,足与脑宜微凉。八月,心脏气微,肺金用事。减苦增辛,助筋补血,以养心肝脾胃。勿食姜,勿沾秋露。九月,阳气已衰,阴气太盛。减苦增甘,补肝益肾助脾胃。勿冒暴风、恣醉饱。

十月,心肺气弱,肾气强盛。减辛苦,以养肾气。为纯阴之月,一岁发育之功,实胚胎于此,大忌入房。十一月,肾脏正旺,心肺衰微。增苦减咸,补理肺胃。一阳方生,远帷幕,省言语。十二月,土旺,水气不行。减甘增苦,补心助肺,调理肾气。勿冒霜雪,禁疲劳,防汗出。

【按语】

养生法则须从外在环境与个人本体方面着手,其中外在环境的养护以顺时调养为功,因为人与周围环境、天地四时是密切相关的。一年之中,气候变化与万物的荣枯衰旺,皆由于阴阳二气互相消长进退所致。《素问》指出:"故智者之养生也,必顺四时而适寒暑,和喜怒而安居处,节阴阳而调刚柔,如是则邪僻不至,长生久视。"因此,四时调摄中重视"时"之义,阴阳寒暑,妙在节宜。特意强调脾气旺于四季末,各十八日。呼吸运动、体内阴阳之气的调和和机体生长发育,全依赖脾土的运化,脾气健运则身体健康。养生者顺应自然,法则阴阳,按四时的周期变化,以气功导引、呼吸吐纳及饮食起居宜忌来进行适宜且全方位的保养调摄。

《起居调摄》节选

【原文】

平明睡觉,先醒心,后醒眼,两手搓热,熨眼数十遍,以睛左旋右转各九遍,闭住少顷,忽大睁开,却除风火。披衣起坐,叩齿集神,次鸣天鼓,依呵、呼、呬、吹、嘘、嘻六字诀,吐浊吸清,按五行相生循序而行一周,散夜来蕴积邪气。随便导引,或进功夫,徐徐栉沐,饮食调和。面宜多擦,发宜多梳,目宜常运,耳宜常凝,齿宜常叩,口宜常闭,津宜常咽,气宜常提[1],心宜常静,神宜常存,背宜常暖,腹宜常摩,胸宜常护,囊宜常裹,言语宜常简默,皮肤宜常干沐。食饱徐行,摩脐擦背,使食下舒,方可就坐。饱食发痔,食后曲身而坐,必病中满。怒后勿食,食后勿怒。身体常欲小劳,流水不腐,户枢不朽,运动故也。勿得久劳,久行伤筋,久立伤骨,久坐伤肉,久卧伤气,久视伤神,久听伤精。忍小便辄令成淋,忍大便乃成气痔,著湿衣汗衣令人生疮。夜膳勿饱,饮酒勿醉,醉后勿饮冷,饱余勿便卧。头勿向北卧,头边勿安火炉。切忌子后行房,阳方生而顿灭之,一度伤于百度。大怒交合成痈疽,疲劳入房,虚损少子。触犯阴阳禁忌,不惟父母受伤,生子亦不仁不孝。临睡时,调息咽津,叩齿鸣天鼓,先睡眼,后睡心,侧曲而卧,觉直而伸,昼夜起居,乐在其中矣。

【校注】

（1）气宜常提：宜吸气收腹提肛。

【按语】

养生贯穿于人的日常生活中。饮食和睡眠是维持生命活动的基本条件。苏醒时,先醒心,后醒眼,要熨眼、转睛再睁眼,而后穿上衣服坐起来,叩齿,鸣天鼓。以"延年六字诀"吐出浊气,吸入清气。入睡时,先调整呼吸平稳后,将口中津液咽下,叩齿,鸣天鼓。先睡眼,再睡心。宜侧卧蜷身入睡,醒来时自然伸直。饮食上提出："怒后勿食,食后勿怒""食饱徐行""夜膳勿饱""饱余勿便卧"。睡眠方面主张："头勿向北卧,头边勿安火炉""先睡眼,后睡心""侧曲而卧,觉直而伸"。房事注意："切忌子后行房""大怒交合成痈疽""疲劳入房"。常宜做:养生十六宜、常摩腹和适当运动。不宜:二便不能久憋,穿湿衣。与现代养生观念一致。"养生十六宜"有多种版本,但大同小异。

《十六段锦》节选

【原文】

先闭目握固,冥心端坐,叩齿三十六通,即以两手抱项,左右宛转二十四。以去两胁积聚风邪。复以两手相叉,虚空托天,复按项二十四。以除胸膈间邪气。复以两手掩两耳,以第二指压第三指,弹击脑后二十四。以除风池邪气。复以两手相捉,按左膝左捩身,按右膝右捩身二十四。以去肝家风邪。复以两手一向前一向后,如挽五石弓状二十四。以去臂腋积邪。复大坐,展两手扭项,左右反顾,肩膊随转二十四,以去脾家积邪。复两手握固,并拄两肋,摆撼两肩二十四。以去腰肋间风邪。复以两手交捶臂膊及腰股,各二十四。以去四肢胸臆之邪。复大坐,斜身偏倚,两手齐向上,如排天状二十四。以去肺间积聚之邪。复大坐伸脚,两手向前,低头扳脚十二,却钩所伸脚,屈在膝上,按摩二十四。以去心胞络邪气。复以两手据地,缩身曲脊,向上十三举。以去心肝中积邪。复起立据床,扳身向背后视,左右各二十四。以去肾间风邪。复起立齐行,两手握固,左足前踏,左手摆向前,右手摆向后;右足前踏,右手摆向前,左手摆向后,二十四。以去两肩之邪。复以手向背上相捉,低身徐徐宛转,二十四。以去两胁之邪。复以足相扭而行前数十步,复高坐伸腿,将两足扭向内,复扭向外,各二十四。以上两节可去两腿及两足间风邪。复端坐闭目,握固冥心,以舌抵上腭,搅取津液满口,漱三十六次,作汩汩声咽下,复闭息想丹田火,自下而上,遍烧身体内外,热蒸乃止。

【按语】

十六段锦是作者集历代导引功法之精华,以坐八段锦为基础,又参合十二段锦等前人的若干导引方法之所长发展而来,姿势有坐有立,并结合自我按摩,整套动作协调连贯,兼顾了身体各个部位,作用较为广泛全面。"凡行导引,常以夜半及平旦将起之时。此时气清腹虚,行之益人。""冥心端坐",可见调时间和心态因素对于导引的重要性。此导引方法简单便于掌握,但行导引功夫并非一蹴而就短期即可见效的,若能经久练习,持之以恒,才可百病皆除,走及奔马,不感疲乏。

三、养生思想述评

《修龄要指》是研究我国养生学功法的重要资料。全书遵循《内经》"人以天地之气生,四时之法成"的天人相应理论,结合人体脏腑功能特点,对春夏秋冬四季以及全年12个月的养生调摄和生活起居等均作了深入的探讨和研究。因气生于精,精的化生有赖于气,气的产生表现了神,故其养生观主张形、气、神三者俱养,并且把神的调养置于首要位置,在调形、调气、调神的协调发展中,着重利用一些意念活动来锻炼和调控人体的神志功能,以利于人体整体功能的优化。形为气之舍,气为形之充;形为神之宅,神乃形之主;神为气之主,气为神之充。"夫形者,生之舍也;气者,生之充也;神者,生之制也。一失位,则三者伤矣"。《修龄要指》的养生思想与理论体系展现了中华民族对我国古代养生观的发展及其对现代养生理论的指导意义。由于现代人更加注重身体的保养,而忽略了内在神与气的调养,故难以真正达到强身健体、益寿延年之目的。本书中总结了传统的吐纳、导引法,以歌诀的形式记录简便易行的健身方式,包括《八段锦导引法》《长生一十六字诀》《导引却病歌诀》等内容,其法在民间广泛流传。作者的另一个著名观点为"淡食多能补"。他说"五味之于五脏,各有所宜。若食之不节,必至亏损,孰若食淡谨节之为愈也",并口诀"厚味伤人无所知,能甘淡薄是吾师"。正如"修养之士,不可不美其饮食以调之。所谓致者,非水陆必具、异品珍馐之谓也,要在乎生冷勿食、粗硬勿食、勿强食、勿强饮……"这代表了当时重视"淡"和"鲜"之味的养生思想。

四、拓展阅读

长生一十六字诀

口中先须漱津三五次,舌搅上下腭,仍以舌抵上腭,满口津生,连津咽下,汩然有声。随于鼻中吸清气一口,以意念及心目,寂地直送至腹脐下一寸三分丹田元海之中,略存一存,谓之一吸。随用下部,轻轻如忍便状,以意力提起,使归脐,连及夹脊双关肾门,一路提上,直至后顶玉枕关,透入泥丸顶内,其升而上之,亦不觉气之上出,谓之一呼。一呼一吸,谓之一息。气即上升,随又似前,汩然有声,咽下,鼻吸清气,送至丹田,稍存一存。又自下部如前轻轻提上,与脐相接,所谓气气归脐,寿与天齐矣。凡咽下,口中有液愈妙,无液亦要汩然有声咽之。如是一咽一提,或三五口,或七九、或十二、或二十四口,要行即行,要止即止,只要不忘,作为正事,不使间断,方为精进。如有风疾,见效尤速。久久行之,却病延年,形体不变,百疾不作。自然不饥不渴,安健胜常。行之一年,永绝感冒、痞积、逆滞不和、痈疽疮毒等疾,耳目聪明,心力强记,宿疾俱瘳,长生可望。如亲房事,欲泄未泄之时,亦能以此提呼咽吸,运而使之归于元海,把牢春汛,不放龙飞,甚有益处。所谓造化吾手,宇宙吾心,妙莫能述。(《修龄要指》)

导引却病歌诀

津液频生在舌端，寻常数咽下丹田。于中畅美无凝滞，百日功灵可驻颜。（水潮除后患）

阳火须知自下生，阴符上降落黄庭。周流不息精神固，此是真人大炼形。（起火得长安）

精滑神疲欲火攻，梦中遗失致伤生。搓摩有诀君须记，绝欲除贪最上乘。（梦失封金匮）

却老扶衰别有方，不须身外觅阴阳。玉关谨守常渊默，气足神全寿更康。（形衰守玉关）

气滞脾虚食不消，胸中鼓闷最难调。徐徐呵鼓潜通泰，疾退身安莫久劳。（鼓呵消积聚）

跏趺端坐向蒲团，手握阴囊意要专。运气叩头三五遍，顿令寒疾立时安。（兜礼治伤寒）

热极风生齿不宁，侵晨叩漱自惺惺。若教运用常无隔，还许他年老复丁。（叩齿牙无疾）

神气冲和精自全，存无守有养胎仙。心中念虑皆消灭，要学神仙也不难。（升观鬓不斑）

喜怒伤神目不明，垂帘塞兑养元精。精生气化神来复，五内阴魔自失惊。（运睛除眼翳）

视听无闻意在心，神从髓海逐邪氛。更兼精气无虚耗，可学蓬莱境上人。（掩耳去头旋）

精气冲和五脏安，四肢完固骨强坚。虽然不得刀圭饵，且住人间作地仙。（托踏应轻骨）

寡欲心虚气血盈，自然五脏得和平。衰颜仗此增光泽，不羡人间五等荣。（搓涂自美颜）

荣卫流行不暂休，一才凝滞便堪忧。谁知闭息能通畅，此外何须别计求？（闭摩通滞气）

丹田完固气归根，气聚神凝道合真。久视定须从此始，莫教虚度好光阴。（凝抱固丹田）

厚味伤人无所知，能甘淡薄是吾师。三千功行从兹始，天鉴行藏信有之。（淡食能多补）

有作有为云至要，无声无臭语方奇。中秋午夜通消息，明月当空造化基。（无心得大还）（《修龄要指》）

复习思考题

试述导引养生术的发展源流。

第二节 《遵生八笺》选读

一、名著导读

  《遵生八笺》是明代著名养生学著作。作者高濂,字深甫,号瑞南道人、湖上桃花渔,钱塘人,生卒年不详,活动约在明嘉靖、万历年间,著名的藏书家、文学家和养生家。书凡19卷,目1卷,按内容分为8类,每类一笺,故名八笺。有《清修妙论笺》(卷一、卷二),皆养身格言;《四时调摄笺》(卷三至卷六),皆按时修养之诀;《起居安乐笺》(卷七、卷八),皆宝物器用可资颐养者;《延年却病笺》(卷九、卷十),皆服气导引诸术;《饮馔服食笺》(卷十一至卷十三),皆食品名目,附以服饵诸物;《燕闲清赏笺》(卷十四至卷十六),皆论赏鉴清玩之事;《灵秘丹药笺》(卷十七、卷十八),皆经验方药;《尘外遐举笺》(卷十九),列举历代隐逸百人事迹。对养生延年的论述,从身心修养,起居饮食,吐纳导引,灵方妙药,到琴棋书画,花草鱼鸟,无所不及,切于实用。他所提出的"修德养神,恬寂清虚""顺应自然,与时消息""尚简求适,起居安乐""心有所寄,庶不外驰""养气保精,运体却病""服食养生,务尚淡薄""灵药填精,祛病延年""隐居求志,去危图安"等观点,在我国养生学发展中具有深远的影响。本书是我国古代第一部,也是唯一一部集明以前养生学大成的代表著作。

二、原文赏析

屠隆纬序

【原文】

  夫人生实难,有生必灭,亭毒虔刘,递相推霣[1]。何昼弗晦?何流弗东?朝市喧嚣,舟车杂踏,转盼之间,悉为飞尘。若朝花之谢夕英,后波之推前浪。无问韶娥[2]丑姿,王侯厮养,同掩一丘,大期既临,无一得免者。智士作达,委而任之[3],顺自然之运,听必至之期,靡贪靡怖,时到即行。或纵娱乐,取快目前;或宝荣名,不朽身后,命曰旷达,亦庶几贤于火宅煎忧,土灰泯殁者矣。然若曹必无可奈何,而姑为此托寄,语虽近似,理则未然。不知命有可延之期,生有可尊之理,人患昧理而不能研讨,知其理矣,又或修持而不能精坚,卒之命先朝露,骨委黄垆,良可邑邑[4]。

【校注】

  (1)亭毒虔刘,递相推霣:意指从成熟到死亡,是不变规律。 亭毒:养育,化育。 虔刘:劫掠,杀戮。 霣:通"殒",死亡。

  (2)韶娥:韶,古乐名,美。 娥,漂亮、美好。 统指美好的人们。

  (3)任之:听任生死。

  (4)邑邑。忧郁不乐貌。

【原文】

  知夫藏宝于箧[1]者,挥掷则易空,吝啬则难尽,此人所共知也。人禀有限之气神,受无穷之薄蚀,精耗于嗜欲,身疲于过劳,心烦于营求,智昏于思虑。身坐几席而神驰八荒,数在刹那而计营万祀,揽其所必不可任,觊⁽²⁾其所必不可得。第动一念,则神耗于一念;第着一物,则精漏于一物。终日营营扰扰,翕翕熠熠,块然方寸,迄无刻宁。即双睫甫交,魂梦驰走,四大稍定,丹府驿骚⁽³⁾。形骸尚在,精华已离,犹然不省,方将为身外无益之图,劳扰未已也。譬之迅飙之振槁箨⁽⁴⁾,冲波之泐⁽⁵⁾颓沙,烈火之燎鸿毛,初阳之晞薤露,性命安得不伤,年龄安得不促乎!

　　至人知滔淫之荡精,故绝嗜寡欲以处清净;知沉思之耗气,故戒思少虑以宅恬愉;知疲劳之损形,故节慎起居以宁四大;知贪求之败德,故抑远外物以甘萧寥。畏侵耗如利刃,避伤损如寇仇,护元和如婴儿,宝灵明如拱璧,防漏败如航海,严出入如围城。而观窍妙,明有无,媾阴阳,炼神气,成圣结丹,抱元守一,以至混沌如绵,虚空粉碎而后已,如是乃谓之尊生。自轩后柱下以来,维三光而后天地者,代有其人,宁可尽目之为诞谩不经乎?

【校注】

（1）箧（qiè）:小箱子,藏物之具。

（2）觊（jì）:希望得到。

（3）四大稍定,丹府驿骚:四大,道教称身体为四大。　丹府,丹田。　驿骚,驿通"绎",扰动。

（4）箨（tuò）:笋壳。

（5）泐（lè）:裂开,冲开。

【原文】

　　虎林高深父,博学宏通,鉴裁玄朗。少婴羸疾,有忧生之嗟,交游湖海,咨访道术,多综霞编云笈,秘典禁方。家世藏书资其淹博,虽中郎至赏,束晳通微,殆无以过。乃念幻泡之无常,伤蜉蝣之短晷,悟摄生之有道,知人命之可长,剖晰玄机,提拈要诀,著为《遵生八笺》。恬寂清虚,道乃来舍,故有清修妙论;阴阳寒暑,妙在节宣,故有四时调摄;养形以无劳为本,故有起居安乐;学道以治病为先,故有延年却病;消烦去闷,丹境怡愉,故有燕闲清赏;戒杀除膻,脏腑澄澈,故有饮馔服食;补髓还精,非服药不效,故有灵秘丹药;调神去壳,非脱尘不超,故有尘外遐举。继之修身炼性,养气怡神,以了道还元,长生度世,洵人外之奇书,玄中之宝录也。

　　或谓大道以虚无为宗,有身以染着为累,今观高子所叙,居室运用,游具品物,宝玩古器,书画香草花木之类,颇极烦冗。研而讨之,驰扰神思;聚而蓄之,障阂身心,其于本来虚空,了无一法之旨,亦甚戾矣,何遵生之为?余曰不然,人心之体,本来虚空,奈何物能纷拏,汩没已久,一旦欲扫而空之,无所栖泊。及至驰骤飘荡而不知止,一切药物补元,器玩娱志,心有所寄,庶不外驰,亦清净之本也。及至豁然悬解,跃然超脱,生平寄寓之物,并划⁽¹⁾一空,名为舍筏,名为甩手,嗟乎,此惟知道者可与语此耳。抱朴子、陶都水得道至人,咸究心古今名物,阴阳术数,医卜方药,一事不知,以为深耻,不闻障心而累道,何疑于深甫乎!

昔蔡邕秘王充《论衡》以为至宝,今观《论衡》,间有名言,未关至理,颇事搜猎,终属冗猥。令中郎得见深甫《八笺》,当何以云。余恐宝《论衡》者,虽得《八笺》,未必知宝也。

【校注】

（1）划（chǎn）:同"铲",铲平,削去。

【按语】

屠隆为《遵生八笺》作序,序中说高濂幼时身体羸弱,从而对人生之苦有深刻的感悟和慈悲,于是博览群书、寻医访道,最后将一生感悟辑成一书,是为《遵生八笺》。屠隆在序中还讲到一个养生修心的道理:人心原有如虚空般的清净之本,只因声色犬马纷拏,所以淹没已久,不能觉悟。如今要溯源复本,却茫然无所依从,而高濂著《遵生八笺》,正是给人们搭建修心悟道的桥梁,并不是要人们汲汲然拘泥于物象。屠隆所说的正如禅宗的一个譬喻:人们之所以需要修道上的种种有为,恰如一个人手上扎刺,因此需要用另一根刺挑出,待到手上的刺挑出以后,则两根刺都不需要了。

原序

【原文】

自天地有生之始,以至我生,其机灵自我而不灭。吾人演生生之机,俾继我后,亦灵自我而长存。是运天地不息之神灵,造化无疆之窍,二人生我之功,吾人自任之重,义亦大矣。故尊生者,尊天地父母生我自古,后世继我自今,匪徒自尊,直尊此道耳。不知生所当尊,是轻生矣。轻生者,是天地父母罪人乎!何以生为哉!然天地生物,钧⁽¹⁾穷通寿夭于无心,俾⁽²⁾万物各得其禀。君子俟命,听富贵贫贱于赋畀⁽³⁾,顺所适以安其生。彼生于富贵者,宜享荣茂之尊矣,而贫贱者,可忘闲寂之尊哉?故余《八笺》之作,无问穷通,贵在自得,所重知足,以生自尊。博采三明⁽⁴⁾妙论,律尊生之清修;备集四时怡养,规尊生之调摄。起居宜慎,节以安乐之条;却病有方,导以延年之术。虞⁽⁵⁾燕闲之溺邪僻,叙清赏,端其身心;防饮馔之困膏腴,修服食,苦其口腹。永年⁽⁶⁾以丹药为宝,得灵秘⁽⁷⁾者乃神,故集奇方于二藏;隐德以尘外为尊,惟遐举⁽⁸⁾者称最,乃录师表于百人。八者出入玄筌⁽⁹⁾,探索隐秘,且每事证古,似非妄作。大都始则规以嘉言,继则享以安逸,终则成以善行。吾人明哲保身,息心养性之道,孰过于此?谓非住世安生要径哉?是诚出世长生之渐门也。果能心悟躬行,始终一念,深造道妙,得意忘言,俾妙论合得,调摄合序,所居常安,无病可却。谢清赏玩好,俾视空幻花;辟饮馔腥膻,而味餐法喜。丹药怀以济人,遐举逸⁽¹⁰⁾吾高尚。向之藉窥尊生门户者,至则登其径奥矣。到此则心朗太虚,眼空天界,物吾无碍,身世两忘。坐致冈陵永年,鲐庞住相[11]。逍遥象外[12],游息人间,所谓出尘罗汉,住世真仙,是即《八笺》,他日证果。谚云:得鱼忘筌。文字其土苴[13]哉?笺帙当为覆瓿[14]矣。故知尊生之妙者,毋于此过求,亦毋以此为卑近也,乃可与谈道。

湖上桃花渔高濂深甫瑞南道人撰

【校注】

(1)钧:敬辞。

(2)俾:使、把。

(3)赋畀:给予。特指天赋的权利。

(4)三明:道教以日、月、星为天之三明,耳、目、口为人之三明,文、章、华为地之三明。

(5)虞:古同"娱",安乐。

(6)永年:长久。

(7)灵秘:神奇莫测的奥秘。

(8)遐举:高飞、得道升仙。

(9)玄筌:有规律的无穷变化。筌,通"铨",序次。

(10)逸:超越。

(11)鲐:鱼名。此处代称老年人。　庞:面庞。　住相:不老的意思。长寿之人慈德的相貌。

(12)象外:尘世之外。

(13)苴:本意为鞋底的草垫,此指粗劣之物。

(14)覆瓿(bù):喻论著不受人重视,亦用以表示自谦。　瓿,古代器名。

【按语】

　　人的生老病死是自然规律,不可逆转,但长寿是可以通过养生而达到的。无论贫贱与富贵之人,都不重视生命的保养,听命于自然,富贵者尽情享受,而贫贱者更不知延年的方法。作者由于自幼多病,便遍览群书,收集明代以前的养生案例、养生著作、医学著作和道家的养生文献,并根据自己的经验从8个方面总结记录而成本书。但本书中也有一些炼丹术和封建迷信,应明辨取舍。

《清修妙论笺》节选

【原文】

　　高子曰:摄生尚玄,非崇异也。三教法门[1],总是教人修身、正心、立身、行己、无所欠缺。为圣为贤,成仙成佛,皆由一念做去。吾人禀二五之精,成四大之体,富贵者,昧[2]养生之理,不问卫生[3]有方;贫穷者,急养身之策,何知保身有道?指神仙之术为虚诬,视禅林[4]之说为怪诞也。六欲七情,哀乐销烁[5],日就形枯发槁,疾痛病苦,始索草根树皮,以活精神命脉。悲哉,愚亦甚矣!保养之道,可以长年,载之简编,历历可指,即《易》有《颐卦》,《书》有《无逸》,黄帝有《内经》,《论语》有《乡党》,君子心悟躬行,则养德养生,兼得之矣,岂皆外道荒唐说也。余阅典籍,随笔条记成编,笺曰《清修妙论》。

【校注】

(1)三教法门:儒、佛、道三家修行入道的门径。

(2)昧:糊涂,不明白。

(3)卫生:保护健康,防止疾病。

(4)禅林:佛教寺院的别称。

(5)销烁:同"销铄"。因久病消瘦。

【按语】

《清修妙论笺》属于养生总论。本笺中摘抄历代玄经秘典、圣贤教诫、省心律己警句格言300余条。养生的关键在于养命和养性两方面。养命是指注意气候环境、饮食生活起居方面的保养,勿使身体受到损害,也就是养生首先要去害,去害才能"尽终其天年"。而去害又先要培养德行,以保持心境的安宁,恬寂清虚,使"形神合同,故能长久"。前者如引用《要记》云:"一日之忌,暮无饱食;一月之忌,暮无大醉;终身之忌,暮常护气。久视伤血,久卧伤气……春秋脑足俱冻。"后者如引《道林摄生论》云:"勿令心生不足,好恶常令欢喜……常当少思、少念、少欲、少事、少语、少笑、少愁、少乐、少喜、少怒、少好、少恶。此十二少,养性之都契也。"

《四时调摄笺》节选

【原文】

高子曰:时之义大矣,天下之事未有外时以成者也,故圣人与四时合其序,而《月令》(1)一书尤养生家之不可少者。余录四时阴阳运用之机,而配以五脏寒温顺逆之义,因时系以方药导引之功,该日载以合宜合忌之事。不务(2)博而信,怪诞不经之条,若服商陆见地藏之宝,掘富家土而禳(3),贫者得富,此类悉删去而不存。不尚简而弃御灾防患之术,如玉经八方、祛瘟符录、坐功图像,类此并增入而不置(4)。随时(5)叙以逸事幽赏之条,和其性灵,悦其心志。人能顺时调摄,神药频餐。勤以导引之功,慎以宜忌之要,无竞无营,与时消息,则疾病可远,寿命可延,诚日用不可去身,岂曰小补云耳?录成笺曰《四时调摄》。

【校注】

(1)《月令》:古代天文历法著作,按月记述朝廷的祭祀礼仪、职务、法令、禁令。

(2)务:追求。

(3)禳:指祈祷消除灾殃。

(4)不置:不舍。

(5)随时:根据时令。

【按语】

人不是孤立地生活在世间的,而是与周围的环境、与天地四时密切相关。一年之中,春温、夏热、秋凉、冬寒的气候变化,生物春生、夏长、秋收、冬藏的荣枯衰旺,是由于阴阳二气相互消长进退而致。人生活在自然状况下,阳气的出表入里,脏腑的寒热虚实,也都会出现相应的周期性变化。养生者必须顺应自然,法则阴阳,按四时的周期变化,采用相应的保养之法。本笺广泛辑录丘处机《四时摄生消息论》、陈元靓《岁时广记》、瞿佑《四时宜忌》和《玉经八方》等大量资料中的有关论述,分列于春夏秋冬各季,构成了包括气功导引、呼吸吐纳、药物服食,乃至饮食起居宜忌、四时赏心乐事等在内的全面的四时摄养的基本格局。

《延年却病笺》节选

【原文】

高子曰:生身以养寿为先,养身以却病为急。《经》曰:"我命在我,不在于天,昧用者夭,善用者延。"故人之所生,神依于形,形依于气,气存则荣,气败则灭,形气相须,全在摄养。设使形无所依,神无所主,致殂谢[1]为命尽,岂知命者哉?夫胎息为大道根源,导引乃宣畅要术。人能养气以保神,气清则神爽;运体以却病,体活则病离。规三元养寿之方,绝三尸九虫之害,内究中黄妙旨,外契大道玄言,则阴阳运用,皆在人之掌握,岂特遐龄可保?即玄元上乘,罔不由兹始矣。噫,故人之精进如何。余录出自秘经,初非道听迁说,读者当具天眼目之,毋云泛泛然也。

【校注】

(1)殂谢:死亡。

【按语】

人的生命是由可见的形和不可见的神,相互依存,共同作用的结果。如果形神相离,神气皆去,形骸独居,则生命终结。养形是长寿的基础,因此,重视精神修养时必须重视形体的保养,使形神相亲才能长寿。《灵枢·天年》指出:"五脏坚固,血脉和调,肌肉解利,皮肤致密,营卫之行,不失其常,呼吸微徐,气以度行,六腑化谷,津液布扬,各如其常,始能长久。"而养形则须从固护体内精气,祛除疾病两方面着手。《延年却病笺》正是在这两个方面,辑录服气、胎息、吐纳、导引诸法,摘取天地英华,以补助体内精气,宣畅经络,流通气血,祛除疾病。

《饮馔服食笺》节选

【原文】

高子曰:饮食,活人之本也。是以一身之中,阴阳运用,五行相生,莫不由于饮食。故饮食进则谷气充,谷气充则血气盛,血气盛则筋力强。脾胃者,五脏之宗,四脏之气皆禀于脾,四时以胃气为本。由饮食以资气,生气以益精,生精以养气,气足以生神,神足以全身,相须以为用者也。人于日用养生,务尚淡薄,勿令生我者害我,俾五味得为五内贼,是得养生之道矣。余集首茶水,次粥糜、蔬菜,薄叙脯馔、醇醴、面粉、糕饼、果实之类,惟取实用,无事异常。若彼烹炙生灵,椒馨珍味,自有大官之厨,为天人之供,非我山人所宜,悉屏不录。其他仙经服饵,利益世人,历有成验诸方,制而用之有法,神而明之在人,择其可饵,录之以为却病延年之助。惟人量己阴脏阳脏之殊,乃进或寒或热之药,务令气性和平,嗜欲简默,则服食之力,种种奏功。设若六欲方炽,五官失调,虽饵仙方,终落鬼籍,服之果何益哉?识者当自商榷。编成笺曰《饮馔服食》。

山药粥:用羊肉四两捣烂,入山药末一合,加盐少许,粳米三合,煮粥食之。治虚劳骨蒸。(粥糜类)

三妙汤:地黄、枸杞实,各取汁一升,蜜半升,银器中同煎,如稀饧。每服一大匙,汤调、酒调皆可。实气养血,久服益人。(汤品类)

栗子粉:取山栗切片,晒干,磨成细粉。(果实粉面类)

酥骨鱼:大鲫鱼治净,用酱水酒少许,紫苏叶大撮,甘草些少,煮半日,候熟供食。(脯鲊类)

黄豆芽:用寒豆淘净,将蒲包趁湿包裹,春冬置炕旁边火处,夏秋不必,日以水喷之,芽出,去壳洗净,汤焯,入茶供。芽长作菜食。(野蔌类)

茯苓粉:取苓切片,以水浸去赤汁,又换水浸一日,如上法取粉,拌水煮粥,补益最佳。(果实粉面类)

腊酒:用糯米二石,水与醅二百斤足称,白曲四十斤足称,酸饭二斗,或用米二斗起酵,其味浓而辣。正腊中造煮时,大眼篮二个,轮置酒瓶在汤内,与汤齐滚,取出。(酝造类)

服桑椹法:桑椹利五脏关节,通气血,久服不饥。多收晒干,捣末,蜜和为丸。每日服六十丸,变白不老。取黑椹一升,和蝌蚪一升,瓶盛封闭悬屋东头,尽化为泥,染白如漆。又取二七枚,和胡桃二枚,研如泥,拔去白发,填孔中,即生黑发。(服食方类)

【按语】

饮食是生存的根本,滋养形体的主要手段,而由于饮食不节又常常是造成疾病的重要原因。加之食物都有寒热温凉,升降浮沉,酸苦辛甘咸的不同气味属性,服食不当,则会生病。因此,饮食的目的不在于追求口腹之乐,而在于通过饮食或药饵的调养,来补益人体的精气神明,调整人体内部阴阳关系,使人体内脏腑功能协调,以达到健康长寿的目的。主张"日用养生,务尚淡薄""脾能母养余脏""当候已饥而进食""无待饥甚而食,食勿过饱""时觉渴甚而饮"。鉴于此,广泛收集茶泉、汤品、熟水、粥糜、果实粉面、脯鲊、家蔬、野蔌、酝造、曲、甜食、法制药品、服食方,共13大类,计550余种食品饮料的配伍备制,"惟人量己阴脏阳脏之殊",选择服食。可谓集古代服食品类之大成。

《起居安乐笺》节选

【原文】

高子曰:吾生起居,祸患安乐之机也。人能安所遇而遵所生,不以得失役吾心，不以荣辱萦吾形，浮沉自如，乐天知命，休休焉无日而不自得也，是非安乐之机哉？若彼偃仰[1]时尚，奔走要途，逸梦想于燕韩，驰神魂于吴楚，遂使当食忘味，当卧忘寝，不知养生有方，日用有忌，毒形蛊心，枕戈蹈刃[2]，祸患之机乘之矣，可不知所戒哉？余故曰："知恬逸自足者，为得安乐本；审居室安处者，为得安乐窝；保晨昏怡养者，为得安乐法；闲溪山逸游者，为得安乐欢；识三才避忌者，为得安乐戒；严宾朋交接者，为得安乐助。加之内养得术，丹药效灵，耄耋期颐[3]，坐跻[4]上寿，又何难哉？"录古成说，间附已意为编，笺曰《起居安乐》。

【校注】

（1）偃仰：比喻随世俗沉浮或进退。

（2）蹈刃：踏刀锋。喻不顾危险。

（3）期颐：百岁之寿。人生以百年为极，故曰期；百岁之人生活起居须人养护，故曰颐。

（4）跻：达到。

【原文】

高子曰：恬养一日之法：鸡鸣后睡醒，即以两手呵气一二口，以出夜间积毒。合掌承之，搓热，擦摩两鼻旁，及拂熨两目五七遍。更将两耳揉捏扯拽，卷向前后五七遍。以两手抱脑后，用中食二指弹击脑后各二十四。左右耸身舒臂，作开弓势，递互五七遍后，以两股伸缩五七遍。

【按语】

衣食住行是人们日常生活中的基本要素。本笺主要阐述了日常生活起居养生的要义和方法，指出养生者首先要保持闲适的心态，再努力营造舒适惬意的生活环境。作者强调起居要随遇而安，乐天知命。"吾生起居，祸患安乐之机也。"在日常起居中，"不当求其奢，而当尚其简；不求荣华显达，唯取适性安逸"。故取日用生活中的居室布置、日用器具、生活用具的制备、衣冠服饰、花草盆景、旅游和旅行用具等，叙其规模，录其备制，以及日常生活的避忌、如何交友等等。

《燕闲清赏笺》节选

【原文】

高子曰：心无驰猎之劳，身无牵臂之役，避俗逃名，顺时安处，世称曰闲。而闲者匪徒尸居肉食，无所事事之谓。俾闲而博弈樗蒲[1]，又岂君子之所贵哉？孰知闲可以养性，可以悦心，可以怡生安寿，斯[2]得其闲矣。余嗜闲，雅好古，稽古之学，唐虞[3]之训；好古敏求，宣尼[4]之教也。好之，稽之，敏以求之，若曲阜之舄[5]，歧阳[6]之鼓，藏剑仑鼎[7]，兑戈和弓，制度法象，先王之精义存焉者也，岂直剔异搜奇，为耳目玩好寄哉？故余自闲日，遍考钟鼎卣[8]彝，书画法帖，窑玉古玩，文房器具，纤细[9]究心。更校古今鉴藻[10]，是非辩正，悉为取裁。若耳目所及，真知确见，另事参订补遗，似得慧眼观法。他如焚香鼓琴，栽花种竹，靡不受正方家，考成老圃，备注条列，用

笔记

助清欢。时乎坐陈钟鼎,几列琴书,帖拓松窗之下,图展兰室之中,帘栊香霭,栏槛花研,虽咽水餐云,亦足以忘饥永日,冰玉吾斋,一洗人间氛垢矣。清心乐志,孰过于此?编成笺曰《燕闲清赏》

【校注】

(1)俾(bǐ):使,把。 樗(chū)蒲:古代一种游戏,似后代的掷骰子。

(2)斯:乃,就。

(3)唐虞:唐尧与虞舜。

(4)宣尼:孔子。

(5)曲阜:古为鲁国国都,孔子故里。 舄(xì):重木底鞋。古时最尊贵的鞋,多为帝王大臣穿。

(6)歧阳:即今陕西凤翔县。

(7)仑:次序、条理。 鼎:我国青铜文化时期的代表。鼎在古代被视为立国重器,是国家和权力的象征。

(8)卣(yǒu):古代一种盛酒的器具,口小腹大,有盖和提梁。

(9)纤细:细微详尽。

(10)鉴藻:品评鉴别。

【按语】

静以养生是大多数养生家的基本观点。因为人的神气属阳易动,而神气的躁动则产生精气漏泄。所谓动则损耗,静则增益,因此"致虚极,守静笃"一直作为养性安神的最高境界。闲静,并非是那种心如死灰,形同槁木样的绝对闲静,是指没有对名利的追逐、对权势的企求。在此之外,对一些清心乐志之事,好之稽之,敏以求之,使心有所寄,庶不外驰。这样的闲静可以养性,可以悦心,可以怡心安寿。据此,作者对钟鼎、书画法帖、窑玉古玩、文房器具的鉴赏把玩、文学作品的欣赏,以及焚香鼓琴、栽花种竹的经验悉数记载。

《灵秘丹药笺》节选

【原文】

高子曰:食药者,可以长年,仙经论之矣。故羲皇嚅[1]药制医,治人百疾,自华扁诸家,复遗方书,以利天下后世,好生之德,何无量哉!今人天真散失,幻体空虚,不思补髓填精,斡旋[2]造化,长年将无日矣。悲欤!余幼病羸,复苦瞆[3]眼,癖喜谈医。自家居客游,路逢方士,靡不稽首倾囊,以索奇方秘药,计今篇篇焉盈卷帙矣。即余自治,羸疾顿壮,朦疾顿明,用以治人,应手奏效。神哉。药之方欤!余宝有年,计所征验,不可枚举。兹不自秘,并刻以助遵生一力。他若条分疾病,次备方药,当执之专科,无问是编。所冀智者原[4]病合方,心运妙用,宝以护命,兼以活人,则方寸即为寿域,岂不胜彼宝金玉而甘心泉壤者哉?录成笺曰《灵秘丹药》。

【校注】

(1)嚅(rú):细语。引申为尝。

(2)斡旋:调节。

（3）瞆（guì）:《类篇》:"目无精也。"

（4）原:推究。

【按语】

在古代,养生家往往就是医学家,医家又多兼明养生之理。虽然二者在目的上有所不同,医家以治病救人为目的,养生家则更多地追求延年益寿。疾病本身会危害人体,夭人寿命,因此在疾病的恢复上是一致的。高濂由于自幼多病体羸,因此特别留心医药,将经验所得,汇成《灵秘丹药笺》。首丹药,用以填精补髓,强壮筋骨,治诸虚百损,五劳七伤;次列痰证、眼目、风证、痨证、噎膈、泻痢、痔漏、痈疖疮疡,以及乌须发、口齿、时疮诸方;再次谈经验奇方,并解毒诸法,四方珍异药品。内容十分丰富,是极有研究价值和实用价值的医药数据。

《尘外遐举笺》节选

【原文】

高子曰:《易》云:"不事王侯,高尚其事。"《诗》云:"皎皎白驹,在彼空谷。"此指遁世无闷而独善其身者也。士君子不得志于兼济⁽¹⁾,当坚贞以全吾形,保其余年,而林皋⁽²⁾自足,迈德⁽³⁾弘道,而不受尘鞅,以乐其志。外是则硁硁以类沽名,嚣嚣焉心将安所用哉? 故余生平景仰峻德高风,神交心与,而梦寐不置者,上录人外高隐,凡百人焉。意取或隐居以求其志,或去危以图其安,或曲避以守其道,或庇物以全其清。或垢俗避喧,或审时敛迹,大或轻天下而细万物,小或安苦节而甘贱贫,扇箕山之风,鼓洪崖之志⁽⁴⁾,侃侃高论,风教后人者,咸录以尚友千古。俾后之隐草莽者,当知甘心畎亩⁽⁵⁾,而道不可以斯须去身;憔悴江潭,而行不可使靡焉同俗。杖履山水,歌咏琴书,放浪形骸,狎玩鱼鸟。出虽局于一时,而处则蹈彼千仞。如是则心无所营,而神清气朗,物无容扰,而志逸身闲,养寿怡生,道岂外是? 余录是编,而笺曰《尘外遐举》。

【校注】

（1）士君子不得志于兼济:高尚的人不可以把兼济天下作为志向。

（2）林皋:指林野和水岸之地,泛指山野。

（3）迈德:勤勉树德。

（4）扇箕山之风,鼓洪崖之志:带动隐居避世的风气,激发成仙的志向。

（5）畎（quǎn）亩:田间,田地。

【按语】

达则兼济天下,穷则独善其身,这是儒家做人的准则。在不得志之时,怎样才能"坚贞以全吾形,保其余年",故取"或隐居以求其志,或去危以图其安,或曲避以守其道,或庇物以全其清"者,共100人,据皇甫谧《高士传》加以增损,撰成《尘外遐举笺》。在此作者表明了自己退闲隐居生活中,心无所营,而神气清朗;物无容扰,而志闲身逸,养寿怡年的心志。

论痰治法

经曰:"百病皆生于痰。痰之本,水也,原于肾。痰之动,湿也,主于脾。脾主湿,每恶湿。湿生痰,寒又生湿。"故古人用二陈汤,为治痰通药。其中半夏味辛燥湿,以齐地者良。若不制以为曲,恐其太燥;若制曲无法,亦鲜奏功。凡治痰病,必须制曲,具法于后。

半夏曲法:每用齐半夏,选极大者一斤,水浸二三日,以透心去灰为度。用生姜自然汁一茶盏,同煅白矾四两煎化,将半夏为粗末,拌匀,晒干听用。

 养生实例

颜回,字子渊,鲁人也,孔子弟子。贫而乐道,退居陋巷,曲肱而寝。孔子曰:"回,来!家贫居卑,胡不仕乎?"回对曰:"不愿仕。回有郭外之田五十亩,足以给馆粥;郭内之圃十亩,足以为丝麻;鼓宫商之音,足以自娱;习所闻于夫子,足以自乐,回何仕焉?"孔子愀然变容,曰:"善哉!回之意也。"(《尘外遐举笺》)

 课堂互动

关于养生的思想,在各家经典书籍中均有出现,请试述?

道家:宠辱若惊,贵大患若身。何谓宠辱若惊?宠为上,辱为下,得之若惊,失之若惊,是谓宠辱若惊。何谓贵大患若身?吾所以有大患者,为吾有身,及吾无身,吾有何患?故贵。以身为天下,若可寄天下;爱,以身为天下,若可托天下。(《老子·第十三章》)

儒家:齐必变食,居必迁坐。食不厌精,脍不厌细。食饐而餲,鱼馁而肉败,不食。色恶,不食。臭恶,不食。失饪,不食。不时,不食。割不正,不食。不得其酱,不食。肉虽多,不使胜食气。惟酒无量,不及乱。沽酒市脯,不食。不撤姜食。不多食。(《论语》)

三、养生思想述评

《遵生八笺》为我国古代养生学文献中综合性、系统性和实用性兼优的养生学专著,且书中之"八笺"几乎概括了传统养生的所有领域,具有集大成性质。书名为"遵生",其真意不只局限于个人躯体生命的养护,更深一层的含义是对于生命与自然界"生生不息"的道理所发出的尊敬、珍爱、珍惜和遵从。养生对于每个人而言都是至关重要的,讲究养生之道又必须顺应自然,遵循生命规律。《遵生八笺》是最具有代表性的养生文献之一,以"遵生"为核心从八个角度介绍养生的理论和实践。《清修妙论笺》为养生总论,作者认为养生的关键在于养命和养性两个方面,养命是指注意气候变化、调整饮食使身体勿受伤害;养性则是通过摘抄历代玄经秘典、省心戒律300余条提高养生者的自身修养。《四时调摄笺》以自然四时为脉络,分述合于当季之形养方式,在继承古代医籍的基础上遵循天人相应的观点和五行理论,指导人们根据时令的变化采用相应的导养、食养、药养和每月的事宜与事忌。《延年却病笺》《饮馔服食笺》《灵秘丹药笺》可视为四时调摄笺之横向扩展补充,其中《延年却病笺》介绍了各种导引方法,以道家的练气法为主;《饮馔服食笺》分类介绍了日常膳食和饮食中应注意的各种问题;《灵秘丹药笺》收录了130首经高濂亲手整理并验证有效的中药方剂。《起居安乐笺》则以居住空间为脉络,介绍养生首先要保持闲时心态,再营造舒适惬意的生活环境。《燕闲清赏笺》更进一步以"闲情"为前提,呈现出日常生活中的寄情于清赏活动,通过陶冶情操而达到清新乐志的目的。《尘外遐举笺》列举100名隐居之人"遵生"的理想人物和实践典范。书中所提出的养生不是简单、孤立的生活行为,而是需要理论指导的一种漫长的自我调养过程。本书以"八笺"为题,实为对养生之道的精神概括和归纳,不仅具有历史意义,在社会节奏加快的今天更具有重大的现实意义。重视生命的可贵,生命需要尊重和爱护,养生延续的不单是自己的生命,而是对父母的感恩,也是对社会的贡献。成书动机,其实是基于面对生命无常而感发的"忧生之嗟"。有鉴于此,高濂专门分析古人典籍当中摄生、延命之理,作为日常生活的参考依据。其养生理论对现代养生误区具有新的启示,在偏主饮食、偏主形体锻炼、偏主药饵服食等方面具有纠正作用。更值得一提的是,从阴阳好合的性生活、入房有术的性技巧、勿作妄想的性心理、勤服药物的性保健、处色莫贪的性道德等方面,具体地阐述了节欲观,丰富了中国性学研究的内容。

四、拓展阅读

真人曰:"脾能母养余脏,养生家谓之黄婆。司马子微教人存黄气,入泥丸,能致长生。"食饮以时,饥饱得中,水谷变化,冲气融合,精血以生,荣卫以行,脏腑调平,神智安宁。正气充实于内,元真通会于外,内外邪沴,莫之能干,一切疾患,无从而作也。饮食之宜,当候已饥而进食,食不厌细嚼;乃候焦渴而引饮,饮不厌细呷。无待饥甚而食,食勿过饱。时觉渴甚而饮,饮勿太频。食不厌精细,饮不厌温热。(《遵生八笺》)

六气治肝法:

治肝脏用嘘法,以鼻渐渐引长气,以口嘘之。肝病用大嘘三十遍,以目睁起,以出肝邪气,去肝家邪热,亦去四肢壮热、眼昏翳肉、赤红风痒等症。数嘘之,绵绵相次不绝为妙。疾平即止,不可过多为之,则损肝气。病止又恐肝虚,当以嘘字作吸气之声以补之,使肝不虚,而他脏之邪不得以入也。大凡六字之诀不可太重,恐损真气。

六气治心法:

治心脏用呵,以鼻渐长引气,以口呵之,皆调气如上,勿令自耳闻之。若心有病,大呵三遍。呵时,以手交叉,乘起顶上为之。去心家劳热,一切烦闷。疾愈即止,过度即损,亦须以呼字吸旺气以补之。

六气治脾法:

治脾脏吐纳用呼法,以鼻渐引长气以呼之。病脾大呼三十遍,细呼十遍。呼时须撮口出之,不可开口。能去冷气、壮热、霍乱,宿食不化,偏风麻痹,腹内结块。数数呼之,相次勿绝,疾退即止,过度则损。损则吸以补之,法具前。

六气治肺法：

吐纳用呬，以鼻微长引气，以口呬之，勿使耳闻。皆先须调气令和，然后呬之。肺病甚，大呬三十遍，细呬三十遍，去肺家劳热，气壅咳嗽，皮肤燥痒，疥癣恶疮，四肢劳烦，鼻塞，胸背疼痛。依法呬之，病去即止，过度则损。呬时用双手擎天为之，以导肺经。

六气治肾法：

治肾脏吐纳用吹法，以鼻渐长引气，以口吹之。肾病，用大吹三十遍，细吹十遍，能除肾家一切冷气、腰疼、膝冷沉重，久立不得，阳道衰弱，耳内虫鸣及口内生疮。更有烦热，悉能去之。数数吹去，相继勿绝，疾瘥则止，过多则损。（《遵生八笺》）

复习思考题

试述八笺的含义，及其对现代养生的指导价值。

第三节　《万寿仙书气功图谱》选读

一、名著导读

《万寿仙书气功图谱》（简称《万寿仙书》）是一部气功养生著作。按其原序，是明代罗洪先（字达夫）秘传的气功著作（作者认为乃伪托之法），后由清代曹无极增辑。现存古本有清代延古斋刻本（藏于天津医学高等专科学校）和道光本（藏于中国中医科学院）。罗达夫于明嘉靖八年（1529）举进士第一，后致力学习王阳明之学，考校古图（文），细观史学，并深习《易》书。他上至天文地理、礼乐典章、战阵攻守，下及阴阳算术，无不精通。其一生著作多为阐述养生之法，修身之妙。留存至今的作品除本书外，还有《卫生真诀》两卷。本书（《万寿仙书》）共分为四卷，卷一主要收辑诸如孙思邈、白玉蟾等历代名人的养生理论及功法要点，如"孙真人枕上记""白玉蟾真人秘诀"等，同时也收录了有关饮食起居、时令调护的养生要点，整卷是《万寿仙书》的开篇之卷，提纲挈领，是有关气功、养生的概述内容，乃总论部分；卷二主要收辑著名的导引功法及其操练方法，如六字诀、八段锦坐功、四时坐功却病图诀等，整卷内容简明扼要，图文并茂，详细介绍了所记功法的功效和操练方法，是有关气功引导的各论之一；卷三为诸仙导引图，按病证列出导引操练方法、图谱及中药处方，并附有方药组成，是导引却病的功法辑录，乃各论之一；卷四为延年总论，是结合之前三卷的内容，并辑前人的养生观点而成，似为曹无极所增，是对全书的扩展。全书（《万寿仙书》）图文并茂，方法具备，涵盖范围广，内容详尽，是部颇具价值的气功养生著作。然此书作为明清时期的气功养生著作，书中仍存在有"修道成仙"之论，可在书中看到诸多与道教仙家相关的术语名词（如鼓河车等）。对于这些内容，我们在学习操练的过程中要加以区分辨别，领会其中的医学思想与科学内涵，做到"取其精华，弃其糟粕"。所谓"上工不治已病治未病"，作者认为导引术能却病于未然，按摩驱病于已至，遂集书中神农、庄子、孙思邈等养生论述，精选介绍八段锦坐功图诀、诸仙导引法及五禽图等导引按摩方法。本节以董沛文所编《福寿丹书·万寿仙书气功图谱》为主要参考书目，多方考校，谨慎推敲，终于遴选部分原文选读。虽为经典原文，但《万寿仙书》

内容繁多,范围广泛,所选原文实则九牛一毛,不能尽书《万寿仙书》之奥妙。感兴趣的同学若学有余力,可课外通读《万寿仙书》全书,以更全面地了解中医学气功养生之法。

二、原文赏析

【原文】

盖人身一小天地也。天地之气化,循环而不息,故品物以生。人身之气血,运旋而无间,故肢体以安然。运旋必有说焉。夫气犹风也,血犹水也,血随气行,犹水随风动也。风驶则水清而常流,气吐则血盈而常转。气虚血滞,寸肤节理,有一不至,则风寒暑湿之邪,乘之而入;譬如沟渎,然一草一沫停泊于曲涧回洑[1]之处,停泊多则臭秽生焉。人身气血一丝一络壅阏于转筋运脉之处,壅阏久则疾病形焉。是凡病所由来,非气虚血弱而表受邪,即血凝气滞而里成疾。常将一气搬运,鼓河车[2]于九宫之上,运橐籥[3]于曲江之下,则泥丸风生,谷海波澄矣。何三尸不绝迹,万魔不敛形哉。说者曰:少壮老固能如是。若夫婴儿襁褓,口尚不能言,奚能行如是法,而保其外邪不入,内病不生哉?是昔焉即按摩一书,正所以通导引之穷也。婴儿无七情六欲以戕本真,不过惊风痰食积而成病。是按摩法能疏通毛窍,能运旋荣卫。痰之聚者,能使之散;食之积者,能使之消。导引却病于未萌,按摩驱病于已至。乃按摩其即导引之法,导引其即按摩之法也乎。因集二条,各为一书,久久后编。俾有心者,按谱而求,了如辄欲。

【校注】

（1）洑(fú):水流回旋的样子。漩涡。

（2）河车:为金丹学术语。《钟吕传道集》:"河车者,起于北方正水之中,肾藏真气,真气之所生之正气,乃曰河车。"

（3）橐籥(tuóyuè):古代冶炼时用以鼓风吹火的装置。犹今之风箱。

【按语】

《万寿仙书气功图谱》序主要论述人本身就是一个小天地,只有气血皆运行通畅,人才不会生病。凡病由来,皆因气虚血弱而表受邪、血凝气滞而里成疾。气血调畅则机体可安然如常,老幼皆为如此。气血瘀滞不畅而不能滋养的肌肤腠理,风寒暑湿就会趁虚而入,瘀积成疾病;幼儿虽无七情六欲的损伤,但仍有惊风痰食的影响。导引更强调未病先防,而按摩更侧重治已病。

八段锦导引坐功图诀 钟离八段锦

【原文】

闭目冥心坐（冥心盘趺而坐）,握固静思神[1]。叩齿三十六,两手抱昆仑（叉两手向项后,数九息,勿令耳闻。自此以后,出入息皆不可使耳闻）。左右鸣天鼓,二十四度闻（移两手心掩两耳,先以第二指压中指,弹击脑后,左右各二十四)。微摆撼天柱[2](摇头左右顾,肩膊随动二十四,先须握固),赤龙搅水浑(赤龙者,舌也,以舌搅口齿并左右颊,待津液生而咽)。漱津三十六(一云鼓漱),神水满口匀。一口分三咽(漱津液,分作三口,作汩汩声而咽),龙行虎自奔(液为龙,气为虎),闭气搓手热(以鼻引清气闭之,少顷,搓手热极,鼻中徐徐乃放气出),背摩后精门(精门者,腰后外肾也。合手心摩毕收手握固)。尽此一口气(再闭气也),想火烧脐轮(闭口鼻之气,想心火下烧丹田,觉热极即用后法)。左右辘轳转(俯首摆撼两肩三十六,想火自丹田透双关,入脑户,鼻引清气,闭少顷间),两脚放舒伸(放直两脚)。叉手双虚托(叉手相交,向上托空三次或九次),低头攀足频(以两手向前,攀脚心十二次,乃收足端坐),以候逆水上(候口中津液,如未生,再用急搅取水),再漱再吞津。如此三度毕,神水九次吞(再漱三十六,如前一口分三咽,乃为九也)。咽下汩汩声,百脉自调匀。河车搬运讫(摆肩并身二十四次,再转辘轳二十四次),发火遍烧身(想丹田火自下而上,遍烧身体,想时口及鼻皆闭气少顷)。邪魔不敢近,梦寐不能昏。寒暑不能入,灾病不能迍[3]。子后午前作,造化合乾坤。循环次第转,八卦是良因。

【校注】

(1)闭目冥心坐,握固静思神:专心致志养生修炼。

(2)天柱:耳的别名。

(3)迍(zhūn):困顿,艰难。

【按语】

《八段锦导引坐功图诀》主要描述很多我国传统的导引方法,简单易学,具有医疗保健的显著功效,包括闭目冥想、叩齿、鸣天鼓、搓肾利腰、足趾抓地、收缩肛门、利用唾液的吞咽、结合意念呼吸的方法等等。导引术就是通过自身的锻炼,使机体气机流畅,骨正筋柔;可以很好地激发自身调理能力,起到未病先防、顾护正气、调和阴阳、邪气不侵、增强体质、祛病强身、延年益寿的作用。导引恬静,舒缓,适用于各种年龄、体质的人群。

孙真人枕上记

【原文】

侵晨[1]一碗粥,夜食莫教足。撞动景阳钟,叩齿三十六。大寒与大热,且莫贪色欲。醉饱莫行房,五脏皆翻覆。艾火慢烧身[2],争如独自宿。坐卧莫当风,频于暖处浴。食饱行百步,常以手摩腹。莫食无鳞鱼,诸般禽兽肉。自死兽与禽,食之多命促。土木为形象[3],求之有恩福。父精母血生,那忍分南北。惜命惜身人,久白光如玉。

【校注】

(1)侵晨:黎明;天快亮的时候。

(2)艾火慢烧身:形容长时间服药。比喻禁欲养生。

（3）土木为形象：形体像土木一样自然。比喻人的本来面目,不加修饰,即顺应自然。

【按语】

孙思邈的《枕上记》主要讲述养生要尊重生命、饮食有节、顺应自然、饮食禁忌及食后保养（寒热规避、食物禁忌、叩齿养生、饭后运动）

 小贴士

春：银耳百合粳米粥、红枣山药粥。

夏：芡实莲子银耳粥、绿豆薏米百合粥。

秋：菊花粥、栗子粥、红枣桂圆粥。

冬：胡萝卜羊肉粥、猪肝粥、板栗鸡丝粥。

三、养生思想述评

《万寿仙书气功图谱》是罗洪先集前人名家养生思想而成,总结了历代医家、名人的养生要点,辑录了中国传统医疗保健的气功导引之法。本书内容简明扼要,图文并茂,便于读者理解和操作,实用价值高。总论部分（卷一）同时阐述了养生概述,具有较高的养生理论价值。

气功引导之法,是强身健体的传统练习方法。从整体观的观点来看,人的精神与形体是一个统一的整体。强身健体的同时,心性的养成也在同时进行。《万寿仙书》开篇则言"夫学之大,莫大于性命"（《万寿仙书·性命说》）。生命是一切的根本,常说"性命"二字,是祖先对于生命修养的概括。古人常以单字成意,故"性"与"命"乃两个词义。"但以其在天则谓之命,在人则谓之性。"（《万寿仙书·性命说》）《中庸》言："天命谓之性。"可见性与命虽为两种词义,实则指同一含义。"谓性者,神之始,神本于性,而性则未始神,神所由以灵。命者,气之始,气本于命,而命则未始气。"（《万寿仙书·性命说》）性与形是相辅相成的。所谓养生,实则养性,性足则精神充沛,形体健壮。"形为性之宅",说的就是这个道理。《万寿仙书》所收录的气功方法、导引之术,旨在以功法"养性",进而"充形",达到益寿延年的养生目的。"形依神,形不坏;神依性,神不灭"（《万寿仙书·性命说》）,说的就是这个道理。

在有关"性命"的概述后,卷一还收录了有关饮食起居、四时节气的养生要点。有治五脏法、"太上玉轴六字气诀""寡欲保训""饮食宝训"等。其中以"四季逐月起居宜忌"最为繁杂,内容详细,近乎占卷一总篇幅的一半,是有关起居养生的详尽参考。

卷二、卷三所记载的气功导引方法,是了解中国传统气功养生的重要参考。两卷以图文结合的形式,非常详细地阐述了多种气功功法和导引术的操练方法,也明确记载了各种功法的功效、所治疾病,并附录有方药。

统揽全书,可谓养生之妙法尽在其中,不胜枚举。但如章太炎所说："中国医药,来自实验,信而有征,皆合乎科学,中间历受劫难,一为阴阳家言,掺入五行之说,是为一劫;次为道教,掺入仙方丹药,又一劫;又受佛教及积年神鬼迷信影响,又受理学家玄空推论,深文周内,离疾病愈远,学说愈空,皆中国医学之劫难。"《万寿仙书》作为明清时期的气功养生著作,书中存在有"修道成仙"之论,我们应当理解书中养生方法的医学思想和科学内涵。

四、拓展阅读

心静则息自调,静久则息自定。闲心以养气,息机以养神。久视伤心损血,久坐伤脾损肉,久立伤肾损骨,久卧伤肺损气。心有所爱,不可深爱;心有所憎,不可深憎。春夏宜早起,秋冬宜晏眠。晏忌日出后,早忌鸡鸣前。

凡欲养体,先须养胃;凡欲养胃,先须养心;凡欲养心,先须养神;凡欲养神,先须养气;凡欲养气,先须养精;凡欲养精,先须养性;凡欲养性,先须养智;凡欲养智,先须惜命。

欲得延年先伏心,休贪利禄恣荒淫;只将泰定调神气,千日无亏满弼金。(《万寿仙书》)

养生铭

怒甚偏伤气,思虑太伤神。神疲心易役,气弱病相萦。
勿被悲欢极,常令饮食均。再三防夜境,第一戒晨嗔。
亥寝鸣天鼓,寅兴嗽玉津。妖邪难犯己,精气自全身。
若要无诸病,常当节五辛。安神宜悦乐,惜气保和纯。
寿夭休论命,修身本在人。若能遵此理,平地可朝真。(《万寿仙书》)

唐子西古砚铭

砚与笔墨,盖器类也,出处相近,任用宠遇相近也,独寿夭不相近也。笔之寿以日计,墨之寿以年计,砚之寿以世计,其故何也? 其为体也,笔最锐,墨次之,砚钝者也。岂非钝者寿而锐者夭乎? 其为用也,笔最动,墨次之,砚静以养生。(《万寿仙书》)

站式八段锦

双手托天理三焦,左右开弓似射雕。
调理脾胃须单举,五劳七伤往后瞧。
摇头摆尾去心火,两手攀足固肾腰。
攒拳怒目增力气,背后七颠百病消。

复习思考题

试述动功与静功在养生方面的异同?

第四节　《闲情偶寄》选读

一、名著导读

《闲情偶寄》是清初文人李渔撰写的一部包含词曲、演习、声容、居室、器玩、饮馔、种植、颐养等内容的"寓庄论于闲情"的随笔。它提供了中国古代较早较有系统的戏剧理论格局,标志着中国古代对戏剧特性的新的、甚至是归结性的认识。自问世以来,即以其生动活泼的小品形式、轻松愉快的笔调而广受读者喜爱。

李渔(1611—1680),号笠翁,浙江兰溪人,别号湖上笠翁。他是一位兼剧作家、演员、导演、戏班主人的全能戏剧活动家。他一生著述甚丰,主要有《笠翁一家言全集》(包括文集、诗集、词集、史论、《闲情偶寄》等),传奇《笠翁十种曲》,评话小说《十二楼》《无声戏》;有人认为,长篇小说《回文传》《肉蒲团》也可能是他的手笔。而他自己则把《闲情偶寄》视为得意之作。《闲情偶寄》的撰写大约始于康熙六年(1667)而历时数载,分几次刊印,最后成全本,于康熙十年(1671)由翼圣堂刻为十六卷单行本发行;后又收入康熙翼圣堂本《笠翁一家言全集》。雍正八年(1730),芥子园主人重新编辑出版《笠翁一家言全集》,将《闲情偶寄》十六卷并为六卷,标为《笠翁偶集》。

此书自康熙十年付梓,300多年来,一直受到人们的注目。在清代,凡是谈到李渔的,一般都会提到他的《闲情偶寄》,并加以称道。直到现代,《闲情偶寄》也不断被鲁迅、林语堂、梁实秋、周作人等大作家,以及孙楷第、胡梦华、顾敦柔、朱东润等学者们提起。

本书以"儒家之理"作为养生的指导思想,提倡"顺性怡情"的养生观点,其中《颐养部》细述了日常养生的方法,包括调节情绪、顺应四时、防止忧虑、饮食合度、节制色欲等几方面。其中,对于心理调摄和饮食调理的论述最具特色,认为心理疏导是防病治病的重要方法,是一本怡养性情的佳作,可供今日人们作自我心理调摄的参考借鉴。

二、原文赏析

《居室部·零星小石》节选

【原文】

贫士之家,有好石之心而无其力者,不必定作假山。一卷特立,安置有情,时时坐卧其旁,即可慰泉石膏肓之癖。若谓如拳之石亦须钱买,则此物亦能效用于人,岂徒为观瞻而设?使其平而可坐,则与椅榻同功;使其斜而可倚,则与栏杆并力;使其肩背稍平,可置香炉茗具,则又可代几案。花前月下,有此待人,又不妨于露处,则省他物运动之劳,使得久而不坏,名虽石也,而实则器矣。且捣衣之砧,同一石也,需之不惜其费;石虽无用,独不可作捣衣之砧乎?王子猷劝人种竹,予复劝人立石;有此君不可无此丈。同一不急之务,而好为是谆谆者,以人之一生,他病可有,俗不可有;得此二物,便可当医,与施药饵济人,同一婆心之自发也。

【按语】

此篇虽讲人的喜好,但指出应根据家庭、环境等因素选择适合自身之物,不宜过分追求不切实际的事物。我们养生亦因人、因时、因地制宜,选择合适的养生之法。

《器玩部·椅杌》

【原文】

器之坐者有三:曰椅、曰杌、曰凳。三者之制,以时论之,今胜于古,以地论之,北不如南;维扬之木器,姑苏之竹器,可谓甲于古今,冠乎天下矣,予何能赘一词哉?但有二法未备,予特创而补之,一曰暖椅,一曰凉杌。予冬月著书,身则畏寒,砚则苦冻,欲多设盆炭,使满室俱温,非止所费不资,且几案易于生尘,不终日而成灰烬世界。若止设大小二炉以温手足,则厚于四肢而薄于诸体,是一身而自分冬夏,并耳目心思,亦可自号孤臣孽子矣。计万全而筹尽适,此暖椅之制所由来也。制法列图于后。一物而充数物之用,所利于人者,不止御寒而已也。盛暑之月,流胶铄金,以手按之,无物不同汤火,况木能生此者乎?凉杌亦同他杌,但杌面必空其中,有如方匣,四围及底,俱以油灰嵌之,上覆方瓦一片。此瓦须向窑内定烧,江西福建为最,宜兴次之,各就地之远近,约同志数人,敛出其资,倩人携带,为费亦无多也。先汲凉水贮杌内,以瓦盖之,务使下面着水,其冷如冰,热复换水,水止数瓢,为力亦无多也。其不为椅而杌者,夏月少近一物,少受一物之暑气,四面无障,取其透风;为椅则上段之料势必用木,两胁及背又有物以障之,是止顾一臀而周身皆不问矣。此制易晓,图说皆可不备。

【按语】

　　此篇讲述生活用具应随时节的变化而变化,根据天气的寒热适当进行调整,而个人的养生观念及方式亦应随季节寒热进行调整,选择合适的养生方法。

《蔬食》节选

【原文】

蕈

　　求至鲜至美之物于笋之外,其惟蕈乎!蕈之为物也,无根无蒂,忽然而生,盖山川草木之气,结而成形者也,然有形而无体。凡物有体者必有渣滓,既无渣滓,是无体也。无体之物,犹未离乎气也。食此物者,犹吸山川草木之气,未有无益于人者也。其有毒而能杀人者,《本草》云以蛇虫行之故。予曰:不然。蕈大几何,蛇虫能行其上?况又极弱极脆而不能载乎?盖地之下有蛇虫,蕈生其上,适为毒气所钟,故能害人。毒气所钟者能害人,则为清虚之气所钟者,其能益人可知矣。世人辨之原有法,苟非有毒,食之最宜。此物素食固佳,伴以少许荤食尤佳,盖蕈之清香有限,而汁之鲜味无穷。

【按语】

　　此篇论述对食物应讲究原汁原味,清蒸菜肴已取代部分油煎菜肴。馔之美,在于清淡,清则近醇,淡则存真。味浓则真味常为他物所夺,失其本性了。五味清淡,可使人神爽、气清、少病。这充分体现了他追求的"渐近自然"的饮食之道。李渔的这一饮食主张,完全符合现代烹调之理。口味过重,容易患心脑血管疾病,这已被临床所证实。

　　李渔已经把他的人生哲学观渗透进了饮食文化之中。饮食在李渔身上,不再只是一种单纯物质享受,已经上升到精神层面上,是一种人生哲学的对话与交流,体现了其"清心寡欲"的处世之态。

《谷食》节选

【原文】

　　食之养人,全赖五谷。使天止生五谷而不产他物,则人身之肥而寿也,较此必有过焉,保无疾病相煎,寿夭不齐之患矣。试观鸟之啄粟,鱼之饮水,皆止靠一物为生,未闻于一物之外,又有为之肴馔酒浆、诸饮杂食者也。乃禽鱼之死,皆死于人,未闻有疾病而死,及天年自尽而死者,是止食一物,乃长生久视之道也。人则不幸而为精腆所误,多食一物,多受一物之损伤,少静一时,少安一时之淡泊。其疾病之生,死亡之速,皆饮食太繁,嗜欲过度之所致也。此非人之自误,天误之耳。天地生物之初,亦不料其如是,原欲利人口腹,孰意利之反以害之哉!然则人欲自爱其生者,即不能止食一物,亦当稍存其意,而以一物为君。使酒肉虽多,不胜食气,即使为害,当亦不甚烈耳。

饭粥

　　粥饭二物,为家常日用之需,其中机彀,无人不晓,焉用越俎者强为致词?然有吃紧二语,巧妇知之而不能言者,不妨代为喝破,使姑传之媳,母传之女,以两言代千百言,亦简便利人之事也。先就粗者言之。饭之大病,在内生外熟,非烂即焦;粥之大病,在上清下淀,如糊如膏。此火候不均之故,惟最拙最笨者有之,稍能炊爨者,必无是事。然亦有刚柔合道,燥湿得宜,而令人咀之嚼之,有粥饭之美形,无饮食之至味者。其病何在?曰:挹水无度,增减不常之为害也。其吃紧二语,则曰:"粥水忌增,饭水忌减。"米用几何,则水用几何,宜有一定之度数。如医人用药,水一钟或钟半,煎至七分或八分,皆有定数。若以意为增减,则非药味不出,即药性不存,而服之无效矣。不善执爨者,用水不均,煮粥常患其少,煮饭常苦其多。多则逼而去之,少则增而入之,不知米之精液全在于水,逼去饭汤者,非去饭汤,去饭之精液也。精液去则饭为渣滓,食之尚有味乎?粥之既熟,水米成交,犹米之酿而为酒矣。虑其太厚而入之以水,非入水于粥,犹入水于酒也。水入而酒成糟粕,其味尚可咀乎?故善主中馈者,挹水时必限以数,使其勺不能增,滴无可减,再加以火候调匀,则其为粥为饭,不求异而异乎人矣。

面

　　南人饭米,北人饭面,常也。《本草》云:"米能养脾,麦能补心。"各有所裨于人者也。然使竟日穷年止食一物,亦何其胶柱口腹,而不肯兼爱心脾乎？予南人而北相,性之刚直似之,食之强横亦似之。一日三餐,二米一面,是酌南北之中,而善处心脾之道也。但其食面之法,小异于北,而且大异于南。北人食面多作饼,予喜条分而缕析之,南人之所谓"切面"是也。南人食切面,其油盐酱醋等作料,皆下于面汤之中,汤有味而面无味,是人之所重者不在面而在汤,与未尝食面等也。予则不然,以调和诸物,尽归于面,面具五味而汤独清,如此方是食面,非饮汤也。

【按语】

李渔认为,米养脾、麦补心,应兼食补充,各取所长;为使饮馔得益,饮食不可过多、过速;为使食物达到最佳利用度,在烧煮食物时要注意火候;饮食时要注意情绪心境,大悲大怒时不可食。求食益的观点,与现代营养学的观点无不合拍。

《肉食》节选

【原文】

羊

物之折耗最重者,羊肉是也。谚有之曰:"羊几贯,账难算,生折对半熟对半,百斤止剩廿余斤,缩到后来只一段。"大率羊肉百斤,宰而割之,止得五十斤,迨烹而熟之,又止得二十五斤,此一定不易之数也。但生羊易消,人则知之;熟羊易长,人则未之知也。羊肉之为物,最能饱人,初食不饱,食后渐觉其饱,此易长之验也。凡行远路及出门作事,卒急不能得食者,啖此最宜。秦之西鄙,产羊极繁,土人日食止一餐,其能不枵腹者,羊之力也。《本草》载羊肉,比人参、黄芪。参芪补气,羊肉补形。予谓补人者羊,害人者亦羊。凡食羊肉者,当留腹中余地,以俟其长。倘初食不节而果其腹,饭后必有胀而欲裂之形,伤脾坏腹,皆由于此,葆生者不可不知。

鸭

禽属之善养生者,雄鸭是也。何以知之?知之于人之好尚。诸禽尚雌,而鸭独尚雄;诸禽贵幼,而鸭独贵长。故养生家有言:"烂蒸老雄鸭,功效比参芪。"使物不善养生,则精气必为雌者所夺,诸禽尚雌者,以为精气之所聚也。使物不善养生,则情窍一开,日长而日瘠矣。诸禽贵幼者,以其泄少而存多也。雄鸭能愈长愈肥,皮肉至老不变,且食之与参芪比功,则雄鸭之善于养生,不待考核而知之矣。然必俟考核,则前此未之闻也。

【按语】

上述内容体现了李渔对于肉食是说不上喜爱,甚至是鄙薄的。一方面,他认为肉食无益处,甚至有害。因为肉中的肥腻之精液会结而为脂,同时也体现的是不忍杀生的思想。少食油腻与现代养生观点是一致的。

《种植部》节选

【原文】

合欢

"合欢蠲忿""萱草忘忧",皆益人情性之物,无地不宜种之。然睹萱草而忘忧,吾闻其语矣,未见其人也。对合欢而蠲忿,则不必讯之他人,凡见此花者,无不解愠成欢,破涕为笑。是萱草可以不树,而合欢则不可不栽。栽之之法,《花谱》不详,非不详也,以作谱之人,非真能合欢之人也。渔人谈稼事,农父著樵经,有约略其词而已。凡植此树,不宜出之庭外,深闺曲房是其所也。此树朝开暮合,每至昏黄,枝叶互相交结,是名"合欢"。植之闺房者,合欢之花宜置合欢之地,如椿萱宜在承欢之所,荆棣宜在友于之场,欲其称也。此树栽于内室,则人开而树亦开,树合而人亦合。人既为之增愉,树亦因而加茂,所谓人地相宜者也。使居寂寞之境,不亦虚负此花哉?灌勿太肥,常以男女同浴之水,隔一宿而浇其根,则花之芳妍,较常加倍。此予既验之法,以无心偶试而得之。如其不信,请同觅二本,一植庭外,一植闺中,一浇肥水,一浇浴汤,验其孰盛孰衰,即知予言谬不谬矣。

玫瑰

花之有利于人,而无一不为我用者,芰荷是也;花之有利于人,而我无一不为所奉者,玫瑰是也。芰荷利人之说,见于本传。玫瑰之利,同于芰荷,而令人可亲可溺,不忍暂离,则又过之。群花止能娱目,此则口眼鼻舌,以至肌体毛发,无一不在所奉之中。可囊可食,可嗅可观,可插可戴,是能忠臣其身,而又能媚子其术者也。花之能事,毕于此矣。

草本

草本之花,经霜必死;其能死而不死,交春复发者,根在故也。常闻有花不待时,先期使开之法,或用沸水浇根,或以硫磺代土,开则开矣,花一败而树随之,根亡故也。然则人之荣枯显晦,成败利钝,皆不足据,但询其根之无恙否耳。根在,则虽处厄运,犹如霜后之花,其复发也,可坐而待也。如其根之或亡,则虽处荣膴显耀之境,犹之奇葩烂目,总非自开之花,其复发也,恐不能坐而待矣。予谈草木,辄以人喻。岂好为是哓哓者哉?世间万物,皆为人设。观感一理,备人观者,即备人感。天之生此,岂仅供耳目之玩、情性之适而已哉?

【按语】

此篇论述植物对人体的作用。合欢使人开心,玫瑰可疏肝理气,每种植物对人体都有不同的养生作用,应根据自身喜好专长来选择适宜自身的植物种类;同时指出,我们做人应该像木本植物一样扎根深处,踏踏实实做人做事,不应像草本一样浮躁,宜静心求本,不能浮夸,这样才有利于自身健康。

《颐养部》节选

【原文】

睡

有专言法术之人，遍授养生之诀，欲予北面事之。予讯益寿之功，何物称最？颐生之生，谁处居多？如其不谋而合，则奉为师，不则友之可耳。其人曰："益寿之方，全凭导引；安生之计，惟赖坐功。"予曰："若是，则汝法最苦，惟修苦行者能之。予懒而好动，且事事求乐，未可以语此也。"其人曰："然则汝意云何？试言之，不妨互为印政。"予曰："天地生人以时，动之者半，息之者半。动则旦，而息则暮也。苟劳之以日，而不息之以夜，则旦旦而伐之，其死也，可立而待矣。吾人养生亦以时，扰之以半，静之以半，扰则行起坐立，而静则睡也。如其劳我以经营，而不逸我以寝处，则岌岌乎殆哉！其年也，不堪指屈矣。若是，则养生之诀，当以善睡居先。睡能还精，睡能养气，睡能健脾益胃，睡能坚骨壮筋。如其不信，试以无疾之人与有疾之人，合而验之。人本无疾，而劳之以夜，使累夕不得安眠，则眼眶渐落而精气日颓，虽未即病，而病之情形出矣。患疾之人，久而不寐，则病势日增；偶一沉酣，则其醒也，必有油然勃然之势。是睡，非睡也，药也；非疗一疾之药，及治百病，救万民，无试不验之神药也。兹欲从事导引，并力坐功，势必先遣睡魔，使无倦态而后可。予忍弃生平最效之药，而试未必果验之方哉？"其人艴然[1]而去，以予不足教也。

予诚不足教哉！但自陈所得，实为有见而然，与强辩饰非者稍别。前人睡诗云："花竹幽窗午梦长，此中与世暂相忘。华山处士如容见，不觅仙方觅睡方。"近人睡诀云："先睡心，后睡眼。"此皆书本唾余，请置弗道，道其未经发明者而已。

睡有睡之时，睡有睡之地，睡又有可睡可不睡之人，请条晰言之。由戌至卯，睡之时也。未戌而睡，谓之先时，先时者不详，谓与疾作思卧者无异也；过卯而睡，谓之后时，后时者犯忌，谓与长夜不醒者无异也。且人生百年，夜居其半，穷日行乐，犹苦不多，况以睡梦之有余，而损宴游之不足乎？有一名士善睡，起必过午，先时而访，未有能晤之者。予每过其居，必俟良久而后见。一日闷坐无聊，笔墨具在，乃取旧诗一首，更易数字而嘲之曰："吾在此静睡，起来常过午；便活七十年，止当三十五。"同人见之，无不绝倒。此虽谑浪，颇关至理。是当睡之时，止有黑夜，舍此皆非其候矣。然而午睡之乐，倍于黄昏，三时皆所不宜，而独宜于长夏。非私之也，长夏之一日，可抵残冬之二日；长夏之一夜，不敌残冬之半夜，使止息于夜，而不息于昼，是以一分之逸，敌四分之劳，精力几何，其能堪此？况暑气铄金，当之未有不倦者。倦极而眠，犹饥之得食，渴之得饮，养生之计，未有善于此者。午餐之后，略逾寸晷，俟所食既消，而后徘徊近榻。又勿有心觅睡，觅睡得睡，其为睡也不甜。必先处于有事，事未毕而忽倦，睡乡之民，自来招我。桃源、天台诸妙境，原非有意造之，皆莫知其然而然者。予最爱旧诗中有"手倦抛书午梦长"一句。手书而眠，意不在睡；抛书而寝，则又意不在书，所谓莫知其然而然也。睡中三昧，惟此得之。此论睡之时也。

睡又必先择地。地之善者有二：曰静，曰凉。不静之地，止能睡目，不能睡耳。耳目两歧，岂安身之善策乎？不凉之地，止能睡魂，不能睡身，身魂不附，乃养生之至忌也。至于可睡可不睡之人，则分别于"忙闲"二字。就常理而论之，则忙人宜睡，闲人可以不必睡。然使忙人假寐，止能睡眼，不能睡心，心不睡而眼睡，犹之未尝睡也。其最不受用者，在将觉未觉之一时，忽然想起某事未行，某人未见，皆万万不可已者，睡此一觉，未免失事妨时，想到此处，便觉魂趋梦绕，胆怯心惊，较之未睡之前，更加烦躁，此忙人之不宜睡也。闲则眼未阖而心先阖，心已开而眼未开；已睡较未睡为乐，已醒较未醒更乐，此闲人之宜睡也。然天地之间，能有几个闲人？必欲闲而始睡，是无可睡之时矣。有暂逸其心以妥梦魂之法：凡一日之中，急切当行之事，俱当于上半日告竣，有未竣者，则分遣家人代之，使事事皆有着落，然后寻床觅枕以赴黑甜，则与闲人无别矣。此言可睡之人也。而尤有吃紧一关未经道破者，则在莫行歹事。"半夜敲门不吃惊"，始可于日间睡觉，不则一闻剥啄，即是逻倅到门矣。

【校注】
（1）觞然：生气的样子
【按语】
本节强调睡眠的重要性，提出"养生之诀，当以善睡居先"。睡眠对于养生无疑是十分重要的。养生应该动静相合，四时养生，遵循的是"春夏养阳，秋冬养阴"的原则，因此春夏两季睡眠时间较短，秋季较长，冬季最长。这讲的是睡眠心理状态的调适，关键在于不刻意，尽量放松心情，这样才能自然入睡。睡眠能消除疲劳，恢复体能和精力，健益脏腑筋骨。正常人若经常不睡眠就会生病，而患者善于睡眠则可早日恢复健康。睡眠乃医治百病之良药。
【原文】

爱食者多食

生平爱食之物，即可养身，不必再查《本草》。春秋之时，并无《本草》，孔子性嗜姜，即不撤姜食，性嗜酱，即不得其酱不食，皆随性之所好，非有考据而然。孔子于姜、酱二物，每食不离，未闻以多致疾。可见性好之物，多食不为祟也。但亦有调剂君臣之法，不可不知。"肉虽多，不使胜食气。"此即调剂君臣之法。肉与食较,则食为君而肉为臣;姜、酱与肉较,则又肉为君而姜、酱为臣矣。虽有好不好之分,然君臣之位不可乱也。他物类是。

【按语】

作者在本篇中指出,《食物本草》之类虽是养生家必读的书,但仅可供参考而已。喜欢吃的膳食,一般来说是对养生最有助益的。因此,饮食养生要调和食物种类,使爱食之物不绝于口,再加上其他食物相互调和,才能达到饮食养生的最好结果。

【原文】

病未至而防之

病未至而防之者,病虽未作,而有可病之机与必病之势,先以药物投之,使其欲发不得,犹敌欲攻我,而我兵先之,预发制人者也。如偶以衣薄而致寒,略为食多而伤饱,寒起畏风之渐,饱生悔食之心,此即病之机与势也。急饮散风之物而使之汗,随投化积之剂而速之消。在病之自视如人事,机才动而势未成,原在可行可止之界,人或止之,则竟止矣。较之戈矛已发,而兵行在途者,其势不大相径庭哉?

病将至而止之

病将至而止之者,病形将见而未见,病态欲支而难支,与久疾乍愈之人同一意况。此时所患者,切忌猜疑。猜疑者,问其是病与否也。一作两歧之念,则治之不力,转盼而疾成矣。即使非疾,我以是疾处之,寝食戒严,务作深沟高垒之计;刀圭毕备,时为出奇制胜之谋。以全副精神,料理奸谋未遂之贼,使不得揭竿而起者,岂难行不得之数哉?

病已至而退之

病已至而退之,其法维何? 曰:止在一字之静。敌已至矣,恐怖何益? "剪灭此而后朝食",谁不欲为? 无如不可猝得。宽则或可渐除,急则疾上又生疾矣。此际主持之力,不在卢医扁鹊,而全在病人。何也? 召疾使来者,我也,非医也。我由寒得,则当使之并力去寒;我自欲来,则当使之一心治欲。最不解者,病人延医,不肯自述病源,而只使医人按脉。药性易识,脉理难精,善用药者时有,能悉脉理而所言必中者,今世能有几人哉? 徒使按脉定方,是以性命试医,而观其中用否也。所谓主持之力不在卢医、扁鹊,而全在病人者,病人之心专一,则医人之心亦专一,病者二三其词,则医人什佰其径,径愈宽则药愈杂,药愈杂则病愈繁矣。昔许胤宗谓人曰:"古之上医,病与脉值,惟用一物攻之。今人不谙脉理,以情度病,多其药物以幸有功,譬之猎人,不知兔之所在,广络原野以冀其获,术亦昧矣。"此言多药无功,而未及其害。以予论之,药味多者不能愈疾,而反能害之。如一方十药,治风者有之,治食者有之,治痨伤虚损者亦有之。此合则彼离,彼顺则此逆,合者顺者即使相投,而离者逆者又复于中为祟矣。利害相攻,利卒不能胜害,况其多离少合,有逆无顺者哉? 故延医服药,危道也。不自为政,而听命于人,又危道中之危道也。慎而又慎,其庶几乎!

【按语】

李渔指出,身体贵在调和,但重在调和内心。内心和谐则整个身心和谐,内心不宁,则其他都谈不上。李渔又提出"病未至而防之""病已至而退之"的观点。他认为,应将防病和治病放在同等位置来看待。平时要多注意身体,讲究养生之道,以最大的努力来防病,尽量不得或少得病。如果真的得病即冷静地分析思考,准确地找出病因,毫无保留地告诉医生,遵从医嘱服药,与医生密切合作,这样才能获得及时而有效的医治。与现代的医学预防学相一致。

三、养生思想述评

本书的主要养生理念是及时行乐、顺情从欲,这与明末声色娱乐十分盛行、注重张扬个性的社会文化风气密切相关,表明本书的主要养生目标是精神的愉悦,而非健康与长寿。保持快乐的心情对于身心健康有很大的帮助,而中医养生学深受道家思想影响,主要思想主张还是恬淡虚无、清心寡欲,并不强调"快乐"。本书主张行乐为养生之先,止忧应务实,饮食养生应不离性情,却病的根本在和心,疗病应注重"事理之变",并介绍了诸多愉悦心情的办法,可以作为中医养生学的一种有益的补充。另外,本书"顺情从欲"的养生思想,包含了顺适自然之意,在对欲望过分压抑、禁忌过严的情况下可适度提倡,能取到补偏救弊的作用。但本书对及时行乐、顺情从欲过分推崇,也容易产生放荡纵欲、逃避世事的流弊,我们要注意辨证分析,取利避害。本书提示我们可以"快乐养生";同时,养生应注重主观感受。

四、拓展阅读

追忆明朝失政以后,大清革命之先,予绝意浮名,不干寸禄,山居避乱,反以无事为荣。夏不谒客,亦无客至,匪止头巾不设,并衫履而废之。或裸处乱荷之中,妻孥觅之不得;或偃卧长松之下,猿鹤过而不知。洗砚石于飞泉,试茗奴以积雪;欲食瓜而瓜生户外,思啖果而果落树头,可谓极人世之奇闻,擅有生之至乐者矣。后此则徙居城市,酬应日纷,虽无利欲熏人,亦觉浮名致累。计我一生,得享列仙之福者,仅有三年。今欲续之,求为闰余而不可得矣。伤哉!人非铁石,奚堪磨杵作针;寿岂泥沙,不禁委尘入土。予以劝人行乐,而深悔自役其形。噫,天何惜于一闲,以补富贵荣臕之不足哉!(《闲情偶寄》)

复习思考题

简述李渔的防病治病理念。

第五节　《老老恒言》选读

一、名著导读

《老老恒言》又名《养生随笔》,是一部汇集了从古代到清代老年养生思想和方法的老年养生专著。本书为清代著名养生学家、文学家曹庭栋所撰写。全书共5卷,前二卷详起居动定之宜,后二卷列居处备用之要,末附粥谱说一卷,皆为调养治疾之需。

曹庭栋(1699—1785),一作廷栋,小名辛曾,字楷人,号六圃(又作六吉),清代著名养生学家、文学家,清初嘉善(今属浙江省)人,一说江苏华亭人;于乾隆三十八年(1773),75岁高龄之际,以"孟子言,老吾老,及人之老"为己任,将"随事、随物留心观察,闲披往籍,凡有涉养生者,摘取以参得失",旁征博引,参考历代文献,并结合自己的切身体验,写成《老老恒言》一书。

此书自问世至今,先后有7个版本流传。清乾隆三十八年自刻本是本书最早版本,错误较少。本文以2002年6月内蒙古科学技术出版社出版的为底本。

《老老恒言》是历代养生思想及经验的总结,内容广博,经史子集无所不涉,如《周易》《论语》《老子》《庄子》《孟子》等中国古典名著以及《内经》《遵生八笺》《寿亲养老新书》等中医养生著作。作者结合自身养生经验,按饮食、起居、导引、防疾等需要,分类汇编为5卷,前四卷主要论述老年人饮食起居等日常生活中的养生之道,卷五为《粥谱说》,列有煮粥方百余首,既可调养,又能疗疾,颇切实用。本书继承和发扬了老子"道法自然"的观点,发展了《内经》"法于阴阳,和于术数",以及"智者之养生也,必顺四时而适寒暑"的思想,主张老年人养生应顺应四时、起居有常、静养与导引相结合,重视脾胃,注意饮食调节、五味调和、以清淡为补;重视修心养性,认为养性以安命为要,应注意清心寡欲、淡泊名利,陶冶情操;重视睡眠养生,认为睡眠以操纵为妙,应注意饱食勿卧、寝不仰卧、昼卧勿免,认为环境以舒适为要;重视未病先防,认为防疾、治病以食养为佳,推崇食粥养生防病,认为"粥能益人,老人尤宜"。本书详细记述了从古代到清代的老年养生思想和方法,从理论到方法、全面而系统地论述了老年人日常生活中所需要注意的各个方面,对于指导老年人养生具有重要意义。在众多的养生文献中,《老老恒言》是一部学术水平和实用价值都比较高的老年养生学专著,值得我们好好研究和利用。

二、原文赏析

《安寝》节选

【原文】

少寐乃老年大患。《内经》谓:"卫气不得入于阴,常留于阳,则阴气虚,故目不瞑。"载有方药,罕闻奏效。邵子曰:"寤则神栖于目,寐则神栖于心。"又曰:"神统于心。"大抵以清心为要,然心实最难把捉,必先平居静养,入寝时,将一切营为计虑,举念即除,渐除渐少,渐少渐无,自然可得安眠。若终日扰扰,七情火动,辗转牵怀,欲其一时消释得乎!

愚谓寐有"操纵"二法:操者,如贯想头顶,默数鼻息,返观丹田之类,使心有所着,乃不纷驰,庶可获寐;纵者,任其心游思于杳渺无朕之区,亦可渐入朦胧之境。最忌者,心欲求寐,则寐愈难,盖醒与寐交界关头,断非意想所及,惟忘乎寐,则心之或操或纵,皆通睡乡之路。

《礼记·玉藻》曰："寝恒东首。"谓顺生气之方而卧也。《保生心鉴》曰："凡卧,春夏首宜向东,秋冬首向西。"……则凡东西设床者,卧以南首为当……

胃方纳食,脾未及化,或即倦而欲卧,须强耐之。觉须手足伸舒,睡则不嫌屈缩……

就寝即灭灯,则目不外眩,神守其舍也。《云笈七签》曰："夜寝燃灯,令人心神不安。"《真西山卫生歌》曰："默寝暗眠神晏如。"亦有灭灯不成寐者,锡制灯龛,半边开小窦以通光,背帐置之,便不照耀及目。

头为诸阳之首。《摄生要论》曰："冬宜冻脑。"又曰："卧不覆首。"有作睡帽者,放空其顶,即冻脑之意。终嫌太热,用轻纱包额,如妇人包头式,或狭或宽,可趁天时,亦惟意所适。

腹为五脏之总,故腹本喜暖。老年人下元虚弱,更宜加意暖之,办兜肚:将蕲艾捶软铺匀,蒙以丝绵,细针密行,勿令散乱成块。夜卧必需,居常不可轻脱。又有姜、桂及麝诸药装入,可治腹作冷痛……兜肚外再加肚束。腹不嫌过暖也,《古今注》谓之腰彩,有似妇人抹胸,宽约七八寸,带系之,前护腹,旁护腰,后护命门,取益良多,不特卧时需之,亦有以温暖药装入者。

【按语】

《安寝》是一篇讲述睡眠养生思想和观点的养生思想理论文献。文中提出了睡前以清心为切要,且有操纵二法可资应用;要注意饱食勿卧、卧勿发声;卧以南首为当,脑宜冻而腹宜暖;要注意寝不仰卧、寝勿燃灯;老年人宜适当昼卧以养阳,夜坐以养静;另外,还要做到随事预防、及时省悟等养生观点。

《晨兴》节选

【原文】

老年人,往往天未明而枕上已醒。凡脏腑有不安处,骨节有酸痛处,必于此生气时觉之。先以卧功,次第行数遍,反侧至再,俟日色到窗,方可徐徐而起。乍起慎勿即出户外,即开窗牖。

春宜夜卧早起,逆之则伤肝;夏同于春,逆之则伤心;秋宜早卧早起,逆之则伤肺;冬宜早卧晏起,逆之则伤肾。说见《内经》,养生家每引以为据。愚谓倦欲卧而勿卧,醒欲起而勿起,勉强转多不适,况乎日出而作,日入而息。昼动夜静,乃阴阳一定之理,似不得以四时分别。

【按语】

老年人早上起床时宜慢慢起床,可在床上活动一下,待关节伸缩顺畅后,慢慢坐起,不能马上出门,宜先打开窗户,待适应外面环境后再出门;宜天人相应,太阳升起再劳作,太阳下山则回家休息,白天劳作,晚上休息,应遵循阴阳平衡之理。

笔记

《食物》节选

【原文】

《本草》谓煮饭必陈廪米为补益。秋谷初成，老年食之，动气发病，愚意胃弱难化则有之。滋润香甘，莫如新粒，不妨酌宜而食，微炒则松而易化，兼开胃。有香稻米，炒则香气减，可竟煮食，煮必过熟，乃佳。煮粥用新米，香甘快胃。乐天诗云："粥美尝新米，香稻弥佳。"按《本草》煮粥之方甚多，大抵以米和莲肉为第一，其次茨实、薏苡仁俱佳。此外或因微疾，借以调养，虽各有取益，要非常供。

茶能解渴，亦能致渴，荡涤精液故耳。卢仝七碗，乃愈饮愈渴，非茶量佳也。《内经》谓少饮不病喘渴。《华佗食论》曰："苦茶久食益意思。"恐不足据，多饮面黄，亦少睡。魏仲先《谢友人惠茶诗》云："不敢频尝无别意，只愁睡少梦君稀。"惟饭后饮之，可解肥浓。若清晨饮茶，苏东坡谓直入肾经，乃引贼入门也。茶品非一，近地可觅者，武夷六安为尚。

【原文】

酒固老年所适，但少时伤于酒，老必戒。即素不病酒，黄昏后亦不宜饮，惟宜午后饮之，借以宣导血脉。米酒为佳，曲酒次之，俱取陈窖多年者。烧酒纯阳，消耗真阴，当戒。

【按语】

此篇详细记述了老年人所食用的米、茶、酒等物品的选择，应当自身去体验，根据各自的禀性、气质去择食，选择合适自己身体的食物。

《散步》节选

【原文】

坐久则络脉滞。居常无所事，即于室内，时时缓步，盘旋数十匝，使筋骸活动，络脉乃得流通。习之既久，步可渐至千百，兼增足力。步主筋，步则筋舒而四肢健；懒步则筋挛，筋挛日益加懒。偶展数武，便苦气乏，难免久坐伤肉之弊。

欲步先起立，振衣定息，以立功诸法，徐徐行一度，然后从容展步，则精神足力，倍加爽健。荀子曰：安燕而气血不惰。此之谓也。饭后食物停胃，必缓行数百步，散其气以输于脾，则磨胃而易腐化……

偶尔步欲少远，须自揣足力，毋勉强，更命小舟相随，步出可以舟回。或舟出而步回，随其意之所便。既回，即就便榻眠少倾，并进汤饮以和其气。

【按语】

老年人散步应根据自身能力量力而行，安步缓行，适意为度，可随意休息及时更换交通工具，不可使有明显疲劳感。

《燕居》节选

【原文】

养静为摄生首务。五官之司,俱属阳火,精髓血脉,则阴精也,阴足乃克济阳。《内经》曰:阴精所奉其人寿,阳精所降其人夭。降者降伏之降,阴不足而受阳制,立见枯竭矣。养静所以养阴,正为动时挥运之用。

心者神之舍,目者神之牖,目之所至,心亦至焉。《阴符经》曰:机在于目。《道德经》曰:不见可欲,使心不乱。平居无事时,一室默坐,常以目视鼻,以鼻对脐,调匀呼吸,毋间断,毋矜持,降心火入于气海,自觉遍体和畅。《定观经》曰:勿以涉事无厌,故求多事;勿以处喧无恶,强来就喧。盖无厌无恶,事不累心也。若多事就喧,心即为事累矣。《冲虚经》曰:务外游,不如务内观。

心不可无所用,非必如槁木,如死灰,方为养生之道。静时固戒动,动而不妄动,亦静也,道家所谓不怕念起,惟怕觉迟,至于用时戒杂,杂则分,分则劳,惟专则虽用不劳,志定神凝固也。

人藉气以充其身,故平时在乎善养,所忌最是怒,怒心一发,则气逆而不顺,窒而不舒。伤我气,即足以伤我身,老年人虽事值可怒,当思事与身孰重,一转念间,可以涣然冰释。

寒暖饥饱,起居之常。惟常也,往往易于疏纵。自当随时审量,衣可加即加,勿以薄寒而少耐;食可置即置,勿以悦口而少贪。

【按语】

此篇论述了老年人的养生应顺四时、调寒暑,并根据四时气候特点,提出了相应的起居宜忌,强调了生活养生的重要性。

《防疾》节选

【原文】

久视伤血,久卧伤气,久坐伤肉,久立伤骨,久行伤筋,此《内经》五劳所伤之说也。老年惟久坐久卧不能免,须以导引诸法,随其坐卧行之,使血脉流通,庶无此患。

五脏俞穴,皆会于背,夏热时,有命童仆扇风者,风必及之,则风且入脏,贻患非细,有汗时尤甚。纵不免挥扇,手自挥动,仅及于面,犹之御风而行,俱为可受。静坐则微有风来,便觉难胜。动阳而静阴,面阳而背阴故也。

时疫流行,乃天地不正之气,其感人也,大抵由口鼻而入。吴又可论曰:"呼吸之间,外邪因而乘之,入于膜原是也。"彼此传染,皆气感召。原其始,莫不因风而来,《内经》所谓风者善行而数变。居常出入,少觉有风,即以衣袖掩口鼻,亦堪避疫矣。

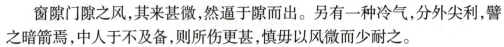

窗隙门隙之风，其来甚微，然逼于隙而出。另有一种冷气，分外尖利，譬之暗箭焉，中人于不及备，则所伤更甚，慎毋以风微而少耐之。

【按语】

此篇指出随着年龄的增长，其卫外功能有所下降，故尤宜注意防范风邪的侵袭，并建议老年人在防治疾病方面，应当避免劳累，谨护阳气，避风防疾。

小贴士

老年人在节制饮食、调理脾胃的基础上，要注意调和五味、清淡饮食，要先饥而食、少食多餐，要注意冷热适宜、食贵烂煮，要做到食勿急行、饥勿呼叫，最重要的是选取食物时，当以身体察，各随禀气所宜而食之。

三、养生思想述评

此书以作者自身养生经验，集清以前老年养生学之大成，所引书目遍及经、史、子、集等；萃取了古代至清代的养生思想精华，将其分类汇编而成。全书所述各种养生方法，简单而易行，具有重要的现实指导意义。

作者以"道贵自然"的养生思想为核心，认为"养生之道，惟贵自然，不可纤毫着意，知此思过半矣"。无论是"顺四时，调寒暑""食取称意，衣取适体"，还是"清心寡欲，修心养性"，以及"我醉欲眠卿且去"的豪爽与清逸，都值得今人借鉴。作者在论述饮食养生方法时，认为老年人宜"先饥而食，少食多餐""食勿急行，饥勿呼叫""食粥养生，火以桑柴为佳"等，并在《食物》篇末，写出其饮食养生思想之点睛之笔，即"水、陆、飞、走诸食物"，由于"人之禀气不同"，故"当以身体察，各随禀气所宜而食之"。因此现代人养生，应该学习作者"实事求是、灵活多变"的科学养生的态度和思维。在论述"清心寡欲，修心养性"时，认为应采用"顺四时调寒暑、定心安神、淡泊名利、最忌发怒、听琴观弈、植花养鱼"等养生方法。老年人养性安命，一定要淡泊财、利、名、欲，要有"食取称意，衣取适体"的理念，要有"人世境遇，退一步想，自有余乐"的风雅，要有轻松待客之"我醉欲眠卿且去"的清爽和飘逸，要有"虽事值可怒，当思事与身孰重，一转念间，可以涣然冰释"的豁达和风度，以及散步、出游、拂尘涤砚生活实践，正所谓"流水不腐，户枢不蠹"。因此，老年人应该学习作者清心寡欲、修心养性的各种方法，培养自己豁达、淡泊的性格。作者认为须根据自身规律而灵活处之以"养静为摄生首务"，但须结合导引诸法，才能达到"养生摄命"之目的。

《素问·上古天真论》记载："上古之人，其知道者，法于阴阳，和于术数，食饮有节，起居有常，不妄作劳，故能形与神俱，而尽终其天年，度百岁乃去。"夫阴阳者，天地之常道术数者，保生之大论也。"天地之常道"，亦即天地变化的自然规律。因此，我们现代人养生也要把"道贵自然"的思想贯穿始终。随事预防，节制养生。作者所论"大凡快意处，即是受病处，老年人随事预防，当于快意处发猛省"的观点，也是我们特别要注意的一点。现代人养生应该借鉴"饮食有节制，五味要调和""少饮茶、酒、戒除烟瘾""淡食其粥，但使咸味沾唇，少解其淡即可"，减少或杜绝"夜坐纳凉"以及"风和日丽，搘筇里许，安步当车，杜绝乘兴纵步，相忘疲困"等思想和方法，实事求是，灵活多变,科学养生,以更适宜老年人生活、养生。呼吁全社会的人都来关注老年人,尊敬老年人,多方面、全方位地为老年人着想,为他们营造一个更适合、更顺心的社会、家庭环境是重要而且必须的。

《老老恒言》集清代以前老年养生学之大成,所述浅近易行,切于实用,是一部水平较高的老年养生学专著,被周作人推崇为老年养生宝典,后世更是尊奉为"健康之宝"。本书自问世以来,对于指导老年人养生发挥了重要的作用,对现代社会具有非常重要的指导意义。随着我国人口结构迅速老龄化的进程,提高老年病的防治水平,改善老年人的生活质量、延长寿命,是我们所面临的重大课题。因此,对此书进行深入的研究,具有十分重要的理论和现实指导意义。

四、拓展阅读

故智者之养生也,必顺四时而适寒暑,和喜怒而安居处,节阴阳而调刚柔,如是则僻邪不至,长生久视。(《灵枢·本神》)

人卧血归于肝。肝受血而能视,足受血而能步,掌受血而能握,指受血而能摄。(《素问·五脏生成》)

复习思考题

读《老老恒言·粥谱说》,试述食粥的四大要素。

第六节　《寿世青编》选读

一、名著导读

尤乘,清代医学家,字生洲,号无求学者,清代江苏吴门(今江苏苏州)人,生卒年代不详;自幼习儒,喜欢涉猎医书,弱冠时拜李中梓为师学医,得其亲授。曾出任太医院御前侍直3年。尤乘著有《寿世青编》《勿药须知》《脏腑性鉴》《喉科秘书》《食治秘方》等医学书籍,其中《寿世青编》专论养生。

《寿世青编》是一部综合性类编养生专著,分上、下两卷。上卷开篇《勿药须知》论摄生防病之法,辑录了数十则医、儒、释、道四家的众多养生保健理论及方法,还收载《疗心法言》《养肝说》《养脾说》《养肺说》《养肾说》《斋说》《食忌说》《居室安处论》《睡诀》《孙真人卫生歌》《真西山卫生歌》《养神气铭》《孙真人养生铭》《谨疾箴》《导引却病法》《固精法》《十二段动功》《四时摄生篇》《十二时无病法》《静功六字却病法》《调息》《清心说》《修养余言》等养生专论,共计35篇;从精神调摄、脏腑保养、饮食居处、导引调息等多方面系统全面地论述了防病养生。下卷开篇《服药须知》论治病服药之策,指出"病之所由来,因放逸其心,逆于生乐""苟能慎之,服药自效",还收载《煎药有法》《服药忌食》《饮食禁忌节要》《病有十失》《病有八不治》《却病十要》《病有七失不可治》《老人病不同治法》《妄庸议病》《古方无妄用》《草药不可妄用》《真菊野菊》《服饵忌羊血》《论妇人病有不同治法》《用药例丸散汤膏各有所宜》《药品制度法》等医药专论,共计18篇,其中有150余种药物炮制方法。卷末又附《病后调理服食法》一卷,列食治秘方117首,按风、寒、暑、湿、燥、火调理脾胃气、血、痰以及阴虚、阳虚、诸虚十三门分类论述,系统总结了病后的食疗方、饮食宜忌。

本书最早见于清康熙六年(1667)刊刻的《士材三书》附录,现存较早的附录版本是清康熙四十七年(1708)《士材三书》刻本,主要流行版本有康熙四十七年萃秀堂刻本、康熙四十七年东溪堂刻本以及清光绪十三年(1887)上海江左林刻本。

二、原文赏析

养心说

【原文】

夫心者,万法之宗,一身之主,生死之本,善恶之源,与天地而可通,为神明之主宰,而病否⁽¹⁾之所由系也。盖一念萌动于中,六识⁽²⁾流转于外,不趋乎善,则五内⁽³⁾颠倒,大疾缠身。若夫达士⁽⁴⁾则不然,一真澄湛,万祸消除。老子曰:夫人神好清而人扰之,人心好静而欲牵之。常能遣其欲而心自静,澄其心而神自清,自然六欲不生,三毒消灭。孟子曰:养心莫善于寡欲。所以妄想一病,神仙莫医;正心之人,鬼神亦惮⁽⁵⁾,养与不养故也。目无妄视,耳无妄听,口无妄言,心无妄动。贪嗔痴爱,是非人我,一切放下。未事不可先迎,遇事不宜过扰,既事不可留住,听其自来,应以自然,任其自去,忿懥⁽⁶⁾恐惧,好乐忧患,皆得其正,此养之法也。

【校注】

(1)否(pǐ):不通,壅塞。

(2)六识:依据"六根"对于六境生起见、闻、嗅、味、触、思虑等作用的眼识、耳识、鼻识、舌识、身识、意识。

(3)五内:五脏。

(4)达士:明智之士。

(5)惮(dàn):害怕、畏惧。

(6)懥(zhì):愤怒。

【按语】

心主藏神,为五脏六腑之大主。五脏各有五志,但均由心主。《内经》曰:"恬惔虚无,真气从之,精神内守,病安从来?"养心之法,首在清净,即清其心源,不为外事所扰,性定而神明。《千金翼方·养性·养性禁忌》曰:"淡然无为,神气自满,以此为不死之药。"对待世间纷扰,要澄心、正心,做到目无妄视,耳无妄听,口无妄言,心无妄动,淡然处之。

养肝说

【原文】

夫肝者,魂之处也,其窍在目,其位在震,通于春气,主春升发动之令也。然木能动风,故《经》曰:诸风掉眩⁽¹⁾,皆属于肝。又曰:阳气者,烦劳则张,精绝,辟积⁽²⁾于夏,使人煎厥⁽³⁾。设气方升,而烦劳太过,则气张于外,精绝于内。春令邪辟之气,积久不散,至夏未瘥,则火旺而真阴如煎,火炎而虚气逆上,故曰煎厥。

按《脉解论》曰:肝气失治,善怒者,名曰煎厥。戒怒养阳,使生生之气相生于无穷。又曰:大怒则形气绝,而血菀⁽⁴⁾于上,使人薄厥⁽⁵⁾。菀,结也。怒气伤肝,肝为血海,怒则气上,气厥则绝,所以血菀上焦,相迫曰薄,气逆曰厥,气血俱乱,故曰薄厥。积于上者,势必厥而吐也。薄厥者,气血之多而盛者也。所以肝藏血,血和则体泽,血衰则枯槁,故养肝之要,在乎戒忿,是摄生之第一法也。

【校注】

(1)掉眩:中医证名,指头摇、肢体震颤、头晕目眩之证。

(2)辟积(pìjī):指病邪积聚。一说"辟"读作bì,即"襞积",指衣裙之褶,引申为多次重复累积,仍为积聚义。

(3)煎厥:中医证名,多由烦劳损伤、虚阳亢盛,使肝肾阴精亏损所致,如遇炎夏季节,人体阳气愈张,故五心烦热、煎熬津液,呈孤阳外浮、真阴内夺,最终气逆而厥,属内热耗伤阴液,使人逐渐虚羸的虚损病证。

(4)菀(yù):郁结,积滞。

(5)薄厥:中医证名,指突然发生眩晕、头痛、烦躁不安、偏身麻木,甚则神志不清、汗出、息促等的危急重病,多因大怒而气血上冲,使血液郁积于头部,脏腑经脉之气阻绝不通,导致猝然昏厥,属实证。

【按语】

肝藏血,主疏泄,调畅气机、调畅情志,在五行属木,通于春气,性喜条达而恶抑郁,在志为怒。《内经》指出:"怒伤肝。"《素问·生气通天论》曰:"大怒则形气绝,而血菀于上,使人薄厥。"肝藏血,怒则气机上逆,气血逆乱,而发薄厥。因此,养肝首宜戒嗔怒,调节精神情志。如尤乘所说:"养肝之要,在乎戒忿,是摄生之第一法也。"

养脾说

【原文】

脾者,后天之本,人身之仓廪⁽¹⁾也。脾应中宫之土,土为万物之母。如婴儿初生,一日不再食则饥,七日不食则肠胃涸绝而死。《经》曰:安谷则昌,绝谷则亡。盖谷气入胃,洒陈六腑而气至和,调五脏而血生,而人资以为生者也。然土恶湿而喜燥,饮不可过,过则湿而不健;食不可过,过则壅滞而难化,病由是生矣。

故饮食所以养生,而贪嚼无厌,亦能害生。于晋杨泉《物理论》⁽²⁾曰:谷气胜元气,其人肥而不寿。养性之术,常令谷气少则病不生。谷气且然,矧⁽³⁾五味餍饫⁽⁴⁾为五内害乎!甚而广搜珍错⁽⁵⁾,争尚新奇,恐其性味良毒,与人脏腑宜忌,尤未可晓。故西方圣人使我戒杀茹素⁽⁶⁾,本无异道。人能戒杀则性慈而善念举,茹素则心清而肠胃厚。无嗔无贪,罔不由此。外考⁽⁷⁾禽兽肉食,谷者宜人,不可不慎。

【校注】

(1)仓廪:指贮藏米谷的仓库。中医喻指脾胃受纳运化饮食物之功能。

(2)《物理论》:魏晋时期杨泉所著,是关于天文地理、人生、医药、农业等方面的研究著作。

(3)矧(shěn):文言连词,况且。

(4)餍饫(yànyù):指吃得很饱,非常满足。 餍,吃饱。 饫,饱食。

(5)珍错:"山珍海错"的省称,泛指珍异食品。

(6)茹素:指不沾油荤、吃素的行为。

(7)外:此外。 考:省察。

【按语】

脾胃为后天之本,气血生化之源。人体生命活动全赖脾胃化生之水谷精微。饮食可以养生,也可以害生。五味和调,气血生化充足,脏腑功能活动正常,机体健康而无病;五味失调,脏腑功能失衡,病即而生。调摄饮食物,则可以却病延年。脾喜燥而恶湿,饮不可过,过则湿滞而不健;食勿过饱,过则壅滞而难化,病因而生。食宜清淡而少荤腥。现代健康饮食养生主张食欲少而频;粗细搭配;荤素搭配,素食为主。

养肺说

【原文】

肺者,脏之长也,心之华盖也,其藏魄,其主气,统领一身之气者也。《经》曰:有所失亡,所求不得,则发肺鸣,鸣则肺热叶焦。充之则耐寒暑,伤之则百邪易侵,随事痿⁽¹⁾矣。故怒则气上,喜则气缓,悲则气消,恐则气下,惊则气乱,劳则气耗,思则气结。七情之害,皆气主之也。直养无害,而后得其所以浩然者,天地可塞,人之气与天地之气可一也。道气可配,人之气与天地之气可通也。先王以至日⁽²⁾闭关⁽³⁾,养其微也。慎言语,节饮食,防其耗也。

【校注】

(1)痿(wěi):是指以四肢筋脉弛缓、软弱无力,日久不用,渐至肌肉萎缩,不能随意运动为主要表现的疾病。

(2)至日:冬至或夏至,是自然界阴阳之气交替转换的时节。

(3)闭关:佛教用语,指僧人独居一处,静修佛法,断绝一切事务与人事交往,满一定期限才外出。此处指不与外界往来,闭门养生。

【按语】

肺为华盖之脏,位置最高,不耐寒热,凡外感六淫之邪最易犯肺,致肺的宣发、肃降功能失职。肺统领一身之气,人体之气的升降出入正常,则生命活动正常。《素问·痿论》曰:"有所失亡,所求不得,则发肺鸣,鸣则肺热叶焦。"充之则耐寒暑,伤之则百邪易侵,随事痿矣。因此,养肺重在养气,具体做到慎起居、外避六淫之邪;内节饮食、畅情志,使呼吸之气及一身之气和调畅达。

养肾说

【原文】

肾者,先天之本,藏精与志之宅也。《仙经》曰:借问如何是玄牝[1],婴儿初生先两肾。又曰:玄牝之门,是为天地根。是故人未有此身,先生两肾,盖婴儿未成,先结胞胎,其象中空,一茎透起,形如莲蕊。一茎即脐带,连蕊即两肾也,为五脏六腑之本,十二脉之根,呼吸之主,三焦之原。人资以为始,岂非天地之根乎,而命寓焉者。故又曰命门。天一生水[2],故曰坎水[3]。

夫人欲念一起,炽若炎火,水火相克,则水热火寒,而灵台之焰,藉此以灭矣。使水先枯涸,而木无所养,则肝病。火炎则土燥而脾败,脾败则肺金无资,咳嗽之症成矣。所谓五行受伤,大本已去,欲求长生,岂可得乎!

《庄子》曰:人之大可畏者,衽席[4]之间不知戒者故也。养肾之要,首先寡欲。嗟乎!元气有限,情欲无穷。《内经》曰:以酒为浆,以妄为常,醉以入房,以竭其精。此当戒也。然人之有欲,如树之有蠹[5],蠹甚则木折,欲炽则身亡。《仙经》曰:无劳尔形,无摇尔精,无使尔思虑营营,可以长生。智者鉴之。

【校注】

(1)玄牝:玄,幽远微妙;牝,母性,雌性生殖功能的代名词。此处指天地。

(2)天一生水:古时相传为《河图》之数,单数指天,偶数指地。各方位的"生数"为北方一、南方二、东方三、西方四、中央五。其五行分配是水、火、木、金、土。故称"天一生水",或"北一水"。中医学相应五脏为肾。《丹台玉案》卷之一曰:"如《河图》之土五数焉,天一生水,地六成之,一得五而成六。"

(3)坎水:《周易》八卦之一。人的肾脏对应八卦中的坎卦,五行属水,故称为坎水。

(4)衽(rèn)席:睡觉时用的席子,代指男女色欲之事。

(5)蠹(dù):指蛀蚀器物的虫子,常引申为祸害之义。

【按语】

肾为先天之本,天地之根,性命之始,主骨,藏精,位居下焦,为寒水之脏。肾藏精,主生长、发育、生殖。人的一生,生命活动均离不开肾精。保养肾精,有所节制,而不无故流失,则可延年益寿。彭祖强调:"上士别床,中士异被。服药百裹,不如独卧。"因此,本文也指出:"养肾之要,首先寡欲。"

食饮以宜

【原文】

饮食之宜,当候已饥而进食,食不厌[1]细嚼。仍候焦渴而引饮,饮不厌细呷[2]。毋[3]待饥甚而食,食勿过饱;时觉渴甚而饮,饮勿过多。

食不厌精细,饮不厌温热。五味毋令胜[4]谷味,肉味毋令胜食气。食必先食热,后食冷。

【校注】

（1）厌（yàn）:满足。

（2）呷（xiā）:喝。

（3）毋:表示禁止或劝阻。

（4）胜:超过。

【按语】

"民以食为天",健康的饮食是维持人体生命活动的根本保证。本文从正面论述饮食、喝水的正确方法,为人类的日常饮食养生提供有益指导;告诫人们若不注意这些小问题,往往会使"病从口入"。

寝室宜忌说

【原文】

凡人卧床常令高,则地气不及,鬼吹不干⁽¹⁾。鬼气侵人,常因地气上逆耳。人卧室宇,当令洁净,净则受灵气⁽²⁾。不洁则受故气。故气⁽³⁾之乱人室宇,所为不成,所依不立,即一身亦尔,当常令沐浴洁净。

【校注】

（1）鬼吹:指阴邪淫湿之气。　干:指冒犯。

（2）灵气:超脱凡俗、灵异神奇的自然原气。

（3）故气:原来的、旧有的陈气。

【按语】

本文言简意赅,论述了人的卧室应该注意的两个问题:①人睡卧的床铺要垫高,以防阴寒之地气的侵袭;②人之卧室要保持洁净,常开窗保持空气流通,使人神清气爽,不生杂病。这与当代的卫生原则相符,善养生者均须知晓执行。

谨疾箴

【原文】

凡人富贵名利,勿强求之。而况此身父母之所遗,才情意气,勿竞争之。而况此身妻子之所仰,身之柔脆,非木与石,伤之七情,报以百疾。疾之既来,有术奚⁽¹⁾施? 疾之未来,有术不知。

我明告子⁽²⁾,子尚听之。色之悦目,惟男女之欲,思所以远之,如脱桎梏⁽³⁾;味之爽口,惟饮食之欲,思所以禁之,如畏鸩⁽⁴⁾毒。多言则伤气,欲养气者言不费;多思则损血,欲养血者思不越。忧不可积,乐不可纵。形不可太劳,神不可太用。凡此数言,终身宜诵。

【校注】

（1）奚:疑问代词,何。

（2）子:古代指"你"。

（3）桎梏（zhìgù）:指脚镣和手铐,比喻束缚人或事物的东西。

（4）鸩（zhèn）:传说中的一种毒鸟。把它的羽毛放在酒里,可以毒杀人。

【按语】

本篇告诫世人,富贵名利莫去强求,人的身体才是根本。同时,不要贪色、贪味,不可多言、多思,不可积忧、纵乐、劳形、用神,否则,七情损伤太过,会招致多种疾病。

《病后调理服食法》节选

【原文】

凡一切病后将愈,表里气血耗于外,脏腑精神损于内,形体虚弱,倦怠少力,乃其常也。宜安心静养,调和脾胃为要。防风寒,慎起居,戒恼怒,节饮食,忌房劳,除妄想,是其切要。若或犯之,即良医亦难奏功矣。勿以身命等蜉蝣(1),如灯蛾之扑焰,自损其躯哉。戒之,戒之,例次如下。

初愈务宜衣被适寒温,如太热发渴、心烦,助虚热;如寒,则又令外邪仍入内。

伤寒时疫,身凉脉缓,宜进青菜汤,疏通余邪。如觉腹中宽爽,再进陈仓米清汤,以开胃中谷气。一二日后,可进糜粥盏许,日三四次,或四五六次,慎勿太过,或用陈豆豉,或清爽之物过口,或清水煮白鲞(2)。醋点极妙,再渐进活鲫鱼调理百日,方无食复劳复等症。

食后复发热,宜断谷即愈,服调脾胃之剂,切勿用骤补热药,须从缓处治,能收全功。

一切痛,忌食猪脂、湿面、鸡、羊、腻滞、煎炒等物,犯之复发难治。

中风后,忌服辛散香燥等药,及猪、羊、鹅、鸡、鱼腥、荞面、芋、蛋滞气发病等物。

病后切忌房劳,犯之舌出数寸,死。

劳嗽发热、水肿喘急,宜淡食,忌盐物。

疟痢后,忌饱食,及香甜、滑利、诸血之物,生冷、梨、瓜之物。

痈疽(3)发背,忌同伤寒。

虚损喘咳骨蒸,忌用大热温补等药,宜服补阴药,培养真元(4),庶几可也。

产后切禁寒凉等物,虽在酷暑之日,亦所不宜。世多误用,以致伤生,特为拈出。

痘疹后,不善调摄,多致危殆,因其忽略保护故也。

凡病后,如水浸泥墙,已干之后,最怕重复冲激,再犯不救。

【校注】

(1)蜉蝣(fúyóu):一种昆虫,寿命很短,常在水面飞行。

(2)鲞(xiǎng):剖开晾干的鱼。

(3)痈疽(yōngjū):中医病证名,一种毒疮。痈多指生长于皮肉之间的急性化脓性疾病。疽多指发生于皮肉筋骨的感染性疾病。

笔记

（4）真元：指元精、元气。

【按语】

人病初愈，气血阴阳均不足，此时须加强调理和护养，以防旧病复发。本文针对不同疾病的不同病因提出了不同的病后护理及饮食调养方案，对后世病后调养具有重要的指导意义。

三、养生思想述评

尤乘《寿世青编》作为一门养生巨著，分为上卷和下卷，其中上卷主要体现了未病先防的养生思想，下卷为已病养生的内容。尤乘在书中博采前贤的养生方法，同时以评注等方式表达着他的养生思想。书中内容非常全面，养生箴言既深刻又实用，其中以五脏养生为核心，同时涵盖了饮食养生、起居养生、四时养生、环境养生、导引养生、病后调理服食等方法。

（一）五脏养生，顺从其性

人体是以五脏为中心的有机整体，脏腑功能活动正常，气血津液生成、运行、输布正常，生命活动正常。尤乘首重五脏养生，根据五脏各自的生理特点，提出相应的养生方法。心为五脏六腑之大主，神明之主宰。尤乘指出："夫心者，万法之宗，一身之主，生死之本，善恶之源……病否之所由系也。"疗人先疗心，养生先养心，而养心莫善于寡欲。强调须清心寡欲，不为世俗所扰。指出养生先除六害："一曰薄名位，二曰廉货财，三曰少色欲，四曰减滋味，五曰屏虚妄，六曰除嫉妒。"即要做到清心寡欲，淡泊名利。肝藏血，主疏泄，调畅气机、调畅情志，在志为怒，而怒极易伤肝。《素问·生气通天论》曰："大怒则形气绝，而血菀于上，使人薄厥。"怒则气上，血随气逆，而致气机逆乱。因此，养肝之要在乎戒忿，使情志平和，气机畅达。脾为后天之本、仓廪之官，运化水谷，化生精微，布散于五脏六腑，维持机体的生命活动。脾喜燥而恶湿，饮不可过，过则湿滞而不健；食勿过饱，过则壅滞而难化，病因生。故"饮食所以养生，而贪嚼无厌，亦能害生"。《物理论》曰："谷气胜元气，其人肥而不寿。养性之术，常令谷气少则病不生。"另外，尤乘指出人能戒杀则性慈而善念举，茹素则心清而肠胃厚。肺为华盖之脏，不耐寒热，凡外感之邪最易犯肺，致肺的宣发、肃降功能失职。肺统领一身之气，人体之气的升降出入正常，则生命活动正常。《素问·痿论》曰："有所失亡，所求不得，则发肺鸣，鸣则肺热叶焦。"充之则耐寒暑，伤之则百邪易侵，随事痿矣。因此，养肺重在养气，具体做到慎起居、外避六淫之邪；内节饮食、畅情志，使呼吸之气及一身之气和调畅达。肾为先天之本，是精与志之宅，呼吸之主，三焦之原，性命之根，养肾在于寡欲。如庄子言："人之大可畏者，衽席之间不知戒者故也。"养肾之要，首先寡欲。即要做到清心寡欲，不要过劳形神，也不可过耗其精，方可长生。

（二）饮食调养，保护脾胃

饮食方面，尤乘强调当饥而食、渴而饮，忌饱食。如他指出："所谓致者，非水陆必具、异品珍羞之谓也。要在乎生冷勿食，硬勿食，勿强食，勿强饮，先饥而食，食不过饱，先渴而饮，饮不过多。"他主张素食，认为茹素则心清而肠胃厚。另外，还要做到食不厌精细，饮不厌温热；先食热，后食冷等。病后饮食调理，持孙思邈之"先以食治，食疗不愈，然后议药"的观点。如他指出"食后复发热，宜断谷即愈，服调脾胃之剂，切勿用骤补热药,须从缓处治,能收全功""中风后,忌服辛散香燥等药,及猪、羊、鹅、鸡、鱼腥,荞面、芋、蛋滞气发病等物"等。

（三）居室安处,注重宜忌

居处方面,尤乘强调应阴阳适中,明暗相半,高低适中。居住房屋应"令其四面周密,勿令小有细隙",否则,虚邪贼风,其伤人最重。居室光线方面指出:"居无高,高则阳甚而明多;屋无卑,卑则阴盛而暗多。"书房寝室方面,则"洁一室,穴南牖,八窗透明,勿多陈列玩器,引乱心目。设广榻长几各一,笔砚楚楚,旁设小几一,挂字画一幅频换,几上置得意书一二部,古帖一本,香炉一,茶具全,心目间常要一尘不染",以追求内以安其心,外以安其目。

（四）导引却病,调气为要

尤乘注重导引祛病,在书中援引"内养下手诀""定神法""运气法""固精法""十二段锦""六字诀"等方法,并详细记述了"十二段锦"和"六字诀"的练习方法和功用。尤乘创功法,如十二段动功,详细阐述了各段功法的具体操作,如叩齿、咽津、浴面、鸣天鼓等,但其要在于运用导引按摩之法,使气机运行,以却病延年。

（五）四时养生,各从顺逆

顺时养生包括四时养生和十二时无病法。尤乘在结合《内经》思想的基础上对每一个季节如何饮食起居都进行了阐述。最后尤乘强调:"务宜自爱,寒热适中,此为至要,乃摄生之大法也。"十二时养生中,尤乘对"子丑寅卯辰巳午未申酉戌亥"不同时辰的养生方法进行了阐述,并将六字诀与每日和四时养生结合起来,介绍如何进行因时养生,但总的方法还是讲求心神之安定,这样才可以延年益寿。

（六）服药却病,遵守禁忌

尤乘在下卷当中主要是阐述既病调养,分别有服药的方法和禁忌,治疗病人的情况,并且从六淫门、脾胃门以及内生的血门、气门、痰门、阴虚门、阳虚门和诸虚门治疗中给予药膳的干预,且辨证论治记载的药膳全面而丰富。

在《服药须知》当中,尤乘再次强调了养心的重要性,提出病之由来乃放逸其心也,不能恬淡虚无,欲望太多,饮食无度,温凉失度,久坐寒地,强力涉远,不加以节制其内心和行为所致。因此,必定要慎于起居,戒暴怒,简言语,清心寡欲,轻得失,收视听,节饮食。在煎药的用水方面,尤乘记载了丰富的用水方式,不同的水在治疗不同的疾病时有着不同的妙用,不同的火候在治疗煎药的时候也很有讲究。在各门当中,尤乘记载了详尽的药膳,其中核心是调理脾胃,因脾胃为后天之本,留得一分胃气,留得一分生机。

总之,本书以养心调神为核心,从五脏、饮食起居、四时和功法各个方面总结和阐述了详细的养生思想和方法,且在下卷所载既病养生中收录了丰富的养生药膳。尤乘疗身不如疗心和书中博大精深的养生思想和方法,值得深入学习和研究。

四、拓展阅读

心者,君主之官也,神明出焉……主明则下安,以此养生则寿,殁世不殆,以为天下则大昌。主不明则十二官危,使道闭塞而不通,形乃大伤,以此养生则殃,以为天下

者,其宗大危,戒之戒之!(《素问·灵兰秘典论》)

复习思考题

1. 试述养肝之要在乎戒怒。
2. 试述养肾之要首在寡欲。

第七节　《老老余编》选读

一、名著导读

徐春甫(1520—1596),字汝元,号东皋,又字思敏、思鹤,祁门东皋人。徐春甫少时饱读诗书,后因多病而改学医,在祁门名医汪宦的指导下,广泛涉猎《内经》《难经》等多种医学经典书籍,加之勤于实践,融会贯通,医术颇高。中年寓居京师,设"保元堂"业医,因医技高超,被授予太医院吏目。明隆庆二年(1568),在京集名医 46 人成立了我国历史上第一个民间学术团体"一体堂宅仁医会",立会款、设会规 22 项,提出为医者应具备的职业道德修养。徐春甫著作丰富,有《古今医统》(又称《古今医统大全》)100 卷、《医学入门捷径六书》4 卷、《医学未然金鉴》等,现均有存。《古今医统大全》为我国十大医学全书之一,包括《历代圣贤名医姓氏》《内经要旨》《翼医通考》《内经脉候》《经穴发明》《针灸指直》《妇科心镜》《螽斯广育》《老老余编》《幼幼汇集》《痘疹泄密》《养生余录》等,内容及《内经》旨义、历代名医传略、各家医论、脉学运气、针灸经络、养生、本草、临床各科、医案、验方等,在汇集历代精华的基础上有诸多阐发。此书于明嘉靖三十五年(1556)问世,次年古吴陈长卿即为之梓行。隆庆四年(1570)太师朱成国再次刻板刊行,一时在医界广为流传,影响极大,其后又多次刊刻。1657 年日本国也翻刻了金陵唐氏本全套,并在此后的许多医籍中引用了该书的部分内容。1995 年《新安医籍丛刊》重新校点出版。《古今医统大全》中有关养生的内容散在于《老老余编》《养生余录》等篇中。

《老老余编》来自《古今医统大全》之第 86、87 卷,分上、下两卷论。上卷论养生,载《保养论》《服药例》等内容;下卷根据老年人生理、病理特点,专列养生膳食方。全书论述了老年人的日常养生和疾病防护,详细阐述了老年人在饮食、生活起居及精神情志等方面的养护。作者认为,晚辈首先应该做到尊老敬老,而从老年人的生理特征出发,应顺时养生、慎避外邪,宴处起居要立规矩、有讲究,同时老年人更要注重顾护脾胃、食养为先。

二、原文赏析

《论衰老》节选

【原文】

少壮既往,岁不我与。孔子曰:及其老也,血气既衰,戒之在得。盖因马念车,因车念盖。未得之,虑得之;既得之,虑失之。赵趄嗫嚅[1]而未决,瘝寐惊悸[2]而不安。夫二五之精,妙合而凝[3],两肾中间,白膜之内,一点动气[4],大如箸头,鼓舞变化,开阖周身,熏蒸三焦,消化水谷,外御六淫,内当万虑,昼夜无停,八面受攻。由是神随物化,气逐神消,荣卫告衰,七窍反常,啼号无泪,笑如雨流,鼻不嚏而出涕,耳无声而蝉鸣。吃食口干,寐则涎溢。溲[5]不利而自遗,便不通而或泄。由是真阴[6]妄行,脉络疏涩。昼则对人瞌睡,夜则独卧惺惺。故使之导引按摩以通彻滞固,漱津咽液以灌溉焦枯。若扣齿集神而不能敛念,一曝十寒,而徒延岁月。虽云老者非肉不饱,肥则生风;非帛不暖,暖则多淫。侥幸补药者,如油尽剔灯,焰高而速灭。老子云:以其厚生,所以伤生也。况有明修礼貌,暗伏奸雄,萌蘖腐其肠胃,脂粉惑其清真,孤阳独盛,水谷易消。

【校注】

（1）赵趄嗫嚅（zī jū'nièrú）:欲进又退,欲言又止。形容奴颜婢膝,畏缩不前的样子。

（2）惊悸:指无故自惊而悸动不宁之证,或因惊而悸之证。

（3）二:指阴阳。 五:指五行。 凝:指生命之孕育。

（4）动气:又称生气之原。指两肾之间所藏的真气,是命门之火的体现。

（5）溲（sōu）:特指小便。

（6）真阴:即肾阴。与真阳相对而言。

【按语】

衰老之人,心力倦怠,精神耗短,气血筋力不足。当此之时,则如孔子所言:"养老之要,戒之在得。"因此,养老之要,须耳无妄听,口无妄言,身无妄动,心无妄念。年老之人,须常念善,无念恶;常念生,无念杀;常念信,无念欺。无作博戏,强用气力,无举重,无疾行,无喜怒;无极视,无极听;无大用意,无大思虑;无呼嗟,无叫唤;无歌啸,无啼泣;无悲愁,无哀恸;无庆吊,无接对宾客。依此养生则寿。

【原文】

盖年老养生之道,不贵求其充,当以前贤破幻之诗洗涤胸中忧结,而名利不苟求,喜怒不妄发,声色不因循,滋味不耽嗜,神虑不邪思。无益之书莫读,不急之务莫劳。三纲五常现成规模,贫富安危且据见定。邵康节云:美酒饮教微醉后,好花须看半开时。又云:爽口物多终作疾,快心事过必为殃。与其病后求良药,孰若病前能自防。又诗云:虑少梦自少,言稀过亦稀。帘垂知日永,柳静觉风微。但看花开谢,不言人是非。何须寻洞府[1],度世也应迟。庞居士云:但愿空诸所有,慎勿实诸所无。余亦有诗云:世人用尽机关,只为贪生怕死。我有安乐法门,直须颠倒于此。

【校注】

（1）洞府:语出南朝沈约《善馆碑》:"或藏形洞府,或栖志灵岳。"指神话中神仙居住的地方。

【按语】

老年人脏腑虚衰、气血不足,日常饮食起居、情志劳逸均须节制。如人年五十始衰,脾胃虚薄,食饮不多,易饥易饱,不得日限三餐;七十以后,血气虚惫,全赖饮食扶持,更须注意饮食有节。起居上,老年人火衰必自多寒,又不胜衣,当以熟绢软布为之,所套花绵,年换新。养老之要,耳无妄听,口无妄言,身无妄动,心无妄念,此皆有益于老年人。

【原文】

晋有祁孔宾夜间读书,忽闻窗外云:祁孔宾,隐去来。修饰人间事,甚苦不堪偕。所得未毫铢(1),所丧如山崖。晁文元公《法藏碎金》云:众所好者,虚名客气,见利羡财。予所好者,天机道眼,法要度门。又云:观身无物,从幻化缘生;观心无物,从颠倒想生……又云:人有疾苦,或多偶尔。非固所作,无如之何。历观幻化之躯,而有甚于此者,能推此理,足以自觉。又云:仕宦之间,暗触祸机。衽席之上,密涉畏途……古人云:心死形方活,心强身即亡。《金刚经》云:何降伏其心川。《老子颂》云:你喜我不喜,雁飞思塞北,莺忆旧窠归,秋月春花无限意,个中只许自家知。虚净天师云:灵台皎洁似冰壶,只许元神里面居。若向此中留一物,平生便是不清虚。老子云:虚其心,实其腹。是皆融智能,黜聪明,而宅天和,以却百邪者也。岂比夫三千六百傍门小法,加之于万境煎熬之心,而头上安头,又以金石草木刚烈之剂,饵之于丧津枯涸之体,而求补益哉?历观前人以不仁成家,以仁而保家者有之矣。如以不仁而得,复以不仁而守者,祸不旋踵(2)也。《晋书传》云:石季龙僭称(3)帝号,发近郡男女十六万,车十万乘运土筑华林园。扬州送黄鹄雏五,颈长一丈,声闻十余里,泛舟于玄武池。命子石宣祈于山川,因而游猎,乘大辂(4),羽葆华盖(5),建天子旌旗,十有六军戎卒十八万,出自金明门。季龙从其后官升凌霄观望之,叹曰:我家父子如是,自非天崩地陷,当复何愁?但抱子弄孙日为乐耳。宣所过三州十五郡,资储靡有孑遗(6)。季龙复命子石韬亦如之。出自并州,游于秦晋。宣素恶韬宠,是行也,嫉之弥甚。于是相图之计起矣。俄而,宣使刺客杀于佛舍,又欲谋不轨。事发,季龙杀之。季龙既死,其后歼焉。呜呼!季龙之富贵而不足恃,而今之碌碌者十百之帑(7),又奚足以作威福而造业因(8)哉?余虽枯槁幽栖,而衣冠出处未尝用馂馅故事(9),以孔子之性与天道不可得而闻也,故托佛以言性耳……余少年滑稽之时,未尝不在笑谈之下。一日在外,因病困极,恍惚所见,与吾家骨肉所梦同日境界因缘无有少异,遂绝口不敢戏谑……

夫业障(10)之心,以酒为浆,以妄为常,念念迁谢。昼夜呼吸一万三千五百息,一息脉行三寸,元气周身,脉行八百一十丈,寒来暑往之诱,物迷神明流之远矣。养生之士以此为主,则是认贼为子,岂不谬哉?故岐伯曰:出入废则神机(11)化灭,升降息则气立孤危。《易》曰:精气为物,游魂为变是也。

【校注】

（1）毫铢（háozhū）：指极轻微的分量。毫、铢均是微小的重量单位。

（2）祸不旋踵：旋转脚跟，比喻时间极短。祸害不久就将到来。

（3）僭称（jiànchēng）：犹言妄称。

（4）大辂（dàlù）：古时天子所乘之车。

（5）羽葆华盖：帝王仪仗中以鸟羽连缀为饰的华盖，作为天子的代称。

（6）靡有孑遗（mǐyǒujiéyí）：没有剩余。出于《诗·大雅·云汉》："周余黎民，靡有孑遗。"靡：无，没有。孑遗，遗留，剩余。

（7）帑（tǎng）：古代指收藏钱财的府库或钱财。

（8）业因：佛教语，谓造成善恶果报的原因。

（9）馂馅故事：此指世俗的生活。馂馅，本指包馅的面食，此喻俗食。另，馂馅故事或称馂馅气，此指佛教僧徒的蔬食特色。

（10）业障（yèzhàng）：佛教语，谓妨碍修行正果的罪，比喻人的罪孽。

（11）神机：谓心神，中医指生命活动的主宰。

【按语】

以"夜呼祁孔宾"寓言告诫人们，虚名客气、见利羡财均为身外物，是损身害命的毒物，要注重养生养性，顺应自然规律，不过多为外物所扰，而身外琐事，均宜淡然处之。

【原文】

昔有二人就余以辩生死事大者。一曰：人之有生也，赋性于天，养命于地，百年之身，仁义而已。及其终也，清魂归天，浊魄归地，夫复何疑？一曰：人之生也，以生为我，以得为强，以妄为常；虫秽之仓，愁虑之囊；或为之让，或为之攘（1），均为之孳孳（2）。一名残忍，一名忠良。拘之则心目外寇，纵之则血气内戕。欲持其要，莫知所长。业识（3）茫茫，一息不来，乌知其何往？余各以一诗遗之，其一曰：原始要终理不讹，四非（4）庄敬（5）怕蹉跎。平生不践中庸地，一曲阳关没奈何。其二曰：超凡一句绝商量，说破教君笑断肠。一切顺为生死事，莫令厌恋作心王。有人能如此，便见养生主也。大抵桑榆之景（6），劳逸不同，盖劳心者甚于劳力者耳。善为心主者，劳亦如是，逸亦如是，如鱼饮水，冷暖自知也。人生五十者精力将衰，大法当二十日一次施泄。六十者当闭固勿泄也，如不能持者，一月一次施泄。过此皆常情也，不足为法。凡肥盛强厚者，自壮至老，衣食与药，并用疏爽。肉虽多，不使胜食气。果宜枣柿藕，菜宜韭与萝菔（7）。饮食饥时先进热物，然后并宜温凉及时，勿恣食黏滑烧炙煎爆辛辣燥热之味，防有内郁风痰，外发痈疽之证。虽清瘦而素禀强实兼有痰证者，与此同法。清癯（8）虚弱者，自壮至老，衣服与药皆宜温厚。性寒伤胃，腥膻鲙炙生冷油腻并宜少食。如肥而素禀滑泄虚寒易感者，与此同法。其余扶衰润槁之方各类于后。

【校注】

（1）攘（rǎng）：抢夺；侵犯。

（2）孳孳：勤勉之貌。

（3）业识（yèshí）：佛教语，谓十二因缘中的行缘识。

（4）四非：指非礼勿视、非礼勿言、非礼勿听、非礼勿动。

（5）庄敬：指庄严恭敬。语出《礼记·乐记》："致礼以治躬则庄敬，庄敬则严威。"

（6）桑榆之景：指晚年时光

（7）萝菔（luófú）：萝卜。

（8）清癯（qú）：指清瘦。癯，瘦。

【按语】

以两人对待人生态度、辩论生死为切入点，概述长寿须养生，多行仁义事。如孔子言："仁者寿。"老年人气血衰弱，戒之在得，劳力、劳心，均戕害身体，因此应量力而为，尤其要保护肾精，五十者当二十日一次施泄，而六十以上当固守而勿再施泄。老年人在饮食上，宜荤素搭配，但以素食为主，不可过食荤腥以防滞脾碍胃，水果宜食枣、柿、藕，蔬菜宜食韭与萝菔。饥饿时先热食，后温凉自调，忌恣食黏滑烧炙煎爆辛辣燥热之品，而腥膻炙生冷油腻者均应少食。

《饮食编》节选

【原文】

凡老人有患，宜先以食治，食治未愈，然后命药。此养老人大要之法也。新登五谷(1)，老人不宜多食，动一切宿疾。

夫善养老者，非其书勿读，非其声勿听，非其务勿行，非其食勿食。非其食者，所谓猪豚鸡鱼、蒜鲙、生菜、生肉、白酒、大酢大咸也，常学淡食。至于黄米、小豆，此等非老者所宜食，常宜轻清甜淡之物，大小麦面等为佳。又忌强用力咬啮坚硬脯肉，反至折齿破龈之弊。常不饥不饱，不寒不热，善行住坐卧言谈语笑寝食，造次之间能行不妄失者，则可延年益寿矣。

【校注】

（1）五谷：五种谷物，多指麻、黍、稷、麦、豆。

【按语】

"药食同源"，食物具有四气五味。老年人正气衰弱，抗御外邪力量减弱，易致病邪侵犯，病后不宜峻药猛攻，应先以食治，食治不愈，才考虑用药。老年人气血日衰，脏腑功能衰退，日常饮食尤易谨慎，以清淡熟软为主，温凉适宜，忌强力咬啮，忌生菜、生肉、白酒、大酢大咸等物，行住坐卧、言谈语笑皆应有节，则可延年益寿。

三、养生思想述评

徐春甫在《老老余编》中论述了老年人的日常养生和疾病防护，详细阐述了老年人在饮食、生活起居及精神情志等方面的养护措施。他认为，作为晚辈首先应该做到尊老敬老；而从老年人的生理特征出发，老年人应顺时养生、慎避外邪，宴处起居要立规矩、有讲究，同时老年人更要注重顾护脾胃、食养为先。

（一）奉亲养老，以孝为先

本书首篇即以孟子的"老吾老，以及人之老"，及孔子答孟武伯问孝所言的"孝父母惟其疾之忧"开宗明义，阐述为人子者应以纯孝之心，竭力事亲。老年人天癸数穷，精血耗竭，神气浮弱，全凭子女护持将养。若遇水火、兵寇非横惊怖等意外之事，一定要首先安抚老人，于安慰处避之；丧葬凶祸尽量阻止老人亲自凭吊，以免触景伤怀；遇到疾病危困、悲哀忧愁之事尽可能不惊扰老年人；饮食上，不在富奢，亦不必日用三牲，即使奉呈一只橘子也能尽其孝心，至于秽恶臭败及黏硬毒食应远避老人，更要注意夜食不可过饱，以免损伤脾胃。老年人居所应清雅干燥，避免陈旧破漏及阴暗潮湿。年老之人身体日渐衰弱，平日少言寡语、不善交际，性格孤僻，常触景生情，情感上易产生孤独感，需要更多的关怀陪伴，为子女者常须伴左右，以克服孤寂、伤感等负面情绪。

《贫富祸福》指出："奉亲之道，亦不在日用三牲，但能承顺父母颜色，尽其孝心，随其所有，此顺天之理也。""但以其平生偏嗜之物，时为寻求，择其精绝者布于左右，使其喜爱玩悦不已。"因此，为人子女者从饮食、起居、情感等方面，尽心诚意呵护，使老人老有所依。

（二）四时调摄，慎避外邪

作者认为，人处天地之间，六合之内，应顺应自然气候的变化调适起居。老年人脏腑虚衰、气血不足，易受外邪侵袭而发病。如《保养论》指出："春、夏、秋、冬，四时阴阳，生病起于过用。"老年人阴阳气血均不足，卫外功能减弱，起居更应顺时调护，防止外邪侵入。如书中强调："老人常避大风、大雨、大寒、大暑、大雾、霜、霰、雪、旋风、恶气，能不触冒者，是大吉祥也。"

"老人所居之室，必须大周密，无致风隙也。"根据四时气候的变化，及时调节衣食起居。如书中指出："为人子者，深宜察其寒温，审其药，根据四时摄养之方，顺五行休王之气，恭恪奉亲，慎无懈怠。""高年之人多有宿疾……至春成积，多所发泄，致体热头昏，膈壅涎漱……常宜体候……俱只用消积和气、凉膈化痰之药消解而已。""夏月老人尤宜保扶……宜居虚堂静室，水次木阴洁净之处，自有清凉。""冬月最宜养老密室。温净衾服，调其饮食，适其寒温。大寒之日，山药酒肉时进一杯，以扶衰弱，以御寒气。不可远出，触冒严寒。"

（三）宴处起居，巧立规矩

当今，随着老龄化社会的到来，"老有所养""老有所依"正成为越来越迫切的社会问题。敬老爱老是中华民族的传统美德。徐春甫的《老老余编》从衣食住行、精神情志、膳食调护等方面详细论述了养老的重要意义，提示为人子女者，当以"孝"为先，要尊敬老人、善待老人，做到事无巨细，使老人能健康长寿，真正做到安度晚年。如作者在"宴处起居"中指出凡人衰晚之年，心力倦怠，精神耗短，百事懒于施为。盖气血筋力之使然也，全藉子孙孝养，竭力将护，以免非横之虞。凡行住坐卧，宴处起居，皆须巧立制度，以助娱乐。老人栖息之室须常雅洁，夏则虚敞，冬则温密。老人的床榻不须高广，比常之制三分减一，低则易于升降，狭则不容漫风；老人之床褥皆须软平；老人之枕宜用夹熟色帛，内充菊花；老人所坐之椅，宜作矮卑床样，坐可垂足履地，易于兴居；老人衣服不须宽长，长则多有蹶绊，宽则衣不着身。

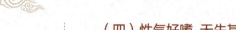

（四）性气好嗜，无失其节

凡人平生为性各有好嗜之事，老年人也如此，如有好书画者、有好琴棋者、有好博弈者、有好珍奇者、有好药饵者、有好禽马者、有好古物者、有好佛事者、有好丹灶者等等。老年人有所喜好，可以畅情逸致，但却不可沉迷不悟，损形耗神。而为子女者，则应体察老人平生偏嗜之物，时为寻求，择其精绝者布于左右，使其喜爱玩悦不已，以防其守家孤坐，自成滞闷。另外，老人常孤僻，易于伤感，才觉孤寂，便生郁闷。为子女者，则须令人常随侍左右，不可令老人孤坐独寝。老人形气虽衰，心亦自壮，但不能随时人事，遂其所欲，常常咨煎饶舌，性气不定，为人子者，则常须巧言令色，不可随意违逆。

（五）饮食调养，脾胃为主

老年人气血日衰，脏腑功能不足，日常饮食养护尤为重要。徐春甫指出："养老之道，食必忌杂，杂则五味相挠，食之作患，是以食取鲜之，务令简少。"老年人脾胃虚弱，多食则不化，至膨胀短气甚至霍乱，尤其新登五谷，老人不宜多食，有引动一切宿疾之风险。老人常须清淡饮食，凡是猪豚鸡鱼、蒜姜、生菜、生肉、白酒、大酢大咸等则不宜。老人吃食须十分软烂，易得消化，醇酒每进数杯，助其血气，但不得过多。至于生冷硬物、酸老之酒切不可食用。老人一年四季均须温食。忌讳强力咬啮坚硬脯肉，以防折齿破龈。在饮食的量上，老人常须不饥不饱，可日食多餐，依次养护，则可长寿。

（六）膳食药饵，未病先防

徐春甫注重膳食调养，指出："凡老人有患，宜先以食治，食治未愈，然后命药。此养老人大要之法也。"根据老年人的生理病理特点，收录多款养生膳食。

如姜橘汤治老人噎病，胸满塞闷，饮食不下。针对老人冷气塞壅，虚弱食不下，配以土苏二两、白面半两，以生姜汁二合调之。空心常服，有润脏腑和中之效。老年人脾虚食不消化，泻痢不止者，予神曲、青粱米制成曲米粥，常空心服用，效果极佳。老年水气肿满，肢体疼痛，用麻子粥（冬麻子、鲤鱼肉），配以五味葱、椒，空心服用即可。雁脂酒用来治疗老人风痪，偏枯不利；葵菜羹可以治老人大便秘涩，小便淋沥，烦躁痛楚，四肢寒栗之证。总之，徐春甫根据老年人常见病理表现，选录各种养生药膳，针对性地解决老年人的疾苦，从而得到健康长寿的目的。

四、拓展阅读

平旦点心讫，即自以热手摩腹，出门庭行五六步消息之中，食后还以热手摩腹行一二百步，缓缓行勿令气急，行讫还床仆卧，颗苏煎枣啜半升以下人参、茯苓、甘草等饮，量性将理，食饱不宜急行，不宜大语、嗔喜，睡觉食散后，随其所业，不宜劳心力。腹空即须索食，不宜忍饥。生硬粘滑等物多致霍乱。秋冬间暖裹腹上，中微似不安，即服厚朴、生姜等饮。如此将息，必无横疾。（《老老余编·食后将息法》）

复习思考题

1. 请简要叙述衰老"戒之在得"。
2. 试述老年人的饮食宜忌。

笔记

第八节　《养生余录》选读

一、名著导读

《养生余录》出自《古今医统大全》的第99、100卷,分上下两卷。上卷分列《总论养生篇》《养生主论》《天元之寿精气不耗者得之》《地元之寿起居有常者得之》等。在上卷开篇《总论养生篇》中引用张湛《养生集叙》中的养生大要,并指出养生有五难——"名利不灭,此一难也;喜怒不除,此二难也;声色不去,此三难也;滋味不绝,此四难也;神虑精散,此五难也。五者必存,虽心希上老,口诵至言,咀嚼英华,呼吸太阳,不能不夭其年也。"五者无于胸中,则为养生之大理也。《天元之寿精气不耗者得之》强调欲不可绝、欲不可早、欲不可纵、欲不可强、欲有所忌、欲有所避;《地元之寿起居有常者得之》强调调情志、节喜怒,行、住、坐、卧应巧立制度。

下卷专述《人元之寿饮食有度者得之》《摄生要义》《服饵》等,指出"阴之所生,本在五味;阴之五宫,伤在五味"。饮食得宜,则滋助气血;饮食失宜,则损命折寿。日常饮食应有所避忌。人处天地间,气的升降出入是维持生命的根本条件,而存想、调气、导引、按摩有利于促进机体的气机运行,维护健康。

二、原文赏析

《养生主论》节选

【原文】

甚哉!坟素[1]之书以心为身中君主之官,神明出焉。以此养生则寿,而齿不殆[2]。主不明则道闭塞而不通,形乃大伤。以此养生则殃。故《庄子》有《养生主篇》,盖有心者必有身,故人我交相,而物欲蔽[3]其明也。

【校注】

(1)坟素:泛指古代典籍,此指《素问》。"心为身中君主之官"语本《素问·灵兰秘典论》。

(2)殆:指危险。

(3)蔽:遮盖;挡住。

【按语】

《素问·灵兰秘典论》曰:"心者,君主之官也,神明出焉……主明则下安,以此养生则寿……主不明则十二官危……以此养生则殃。"心为五脏六腑之大主,主神明,主宰和调节全身各脏腑的功能活动,保持脏腑的相互协调作用,保证机体的统一性,从而维持机体健康。心主神明失职,则脏腑功能必然发生紊乱,气血运行的道路闭塞不通,形体受到严重危害,用这样的方法来养生,则必然灾殃不断。因此,养生首先要养心,养心则贵在静心。在物欲横流的人际交往中,人们往往会被外物蒙蔽心神。

【原文】

昔者太王⁽¹⁾之去国也,召其耆老⁽²⁾而告之曰:君子不以其所以养人者害人。故逾⁽³⁾梁山而迁岐山之下。养生之为道,莫大如此,而身外琐琐⁽⁴⁾,又何足以累吾之灵府⁽⁵⁾哉?是则人心之病,如面不同。混厚之辞⁽⁶⁾难为通治⁽⁷⁾。故述方内之道⁽⁸⁾,以正其心;方外之道⁽⁹⁾,以广其志;百氏之言,以返其流;游谈⁽¹⁰⁾之说,以攻其蔽⁽¹¹⁾。或因激怒而愤悱⁽¹²⁾,或因随喜而投机,使其各有所入,则庶⁽¹³⁾不溺⁽¹⁴⁾于常见也。试请论之。

【校注】

(1)太王:即周太王,公亶父,姬姓,名亶(dǎn)。上古周部落的领袖,西伯君主,周文王祖父,周王朝的奠基人。

(2)耆老:耆,年老之意。古时60岁以上的人称为耆。此处耆老特指致仕卿大夫。

(3)逾:越过。

(4)琐琐:琐事,细小而不重要的事。

(5)灵府:指心。

(6)混厚之辞:混沌模糊的学说。

(7)通治:指普遍研习。

(8)方内之道:指道德仁义之道。 方,指儒家的伦理道德及学问等。

(9)方外之道:指儒家伦理道德之外的学问。

(10)游谈:谓言谈浮夸不实。

(11)蔽:弊端。

(12)愤悱:指愤慨,怨恨。语出《论语·述而》:"不愤不启,不悱不发。"

(13)庶:或许。

(14)溺:陷于危难或某种不好的境地。

【按语】

以周太王离开邠地,越过梁山,在岐山下建城邑定居的故事告诫人们:君子不拿用来养活人的东西害人。养生也是如此,养生应有侧重,以养心为主,即注意精神情志的调摄,不可为日常生活琐事而累心。且人心之病,如面不同,即使再动听的言语也很难将其所有的"心病"通治,所以养心就应正其心、广其志,如依儒家"欲养其生,先修其身"而注重道德及仁义的修养,遵道家顺应自然、隐逸无为的思想来应对逆境及调和人生进取;各种杂谈,要找到源流;无稽之谈,要避免其危害;既不因为某事而过于激怒或愤懑,也不因为喜好过于投缘。只有这样,才能使人心无蔽,存乎天理而顺乎人情。

【原文】

夫一心万虑⁽¹⁾,其义有三:有天理,有人情,有五行。仁者梦金革⁽²⁾,此五行之所役也。甚饥梦取,甚饱梦与,非人情之使然乎?夫天理者何?一言而蔽之⁽³⁾曰:上帝临汝,毋贰尔心。故由仁义行,非行仁义也。不获己者,如达摩⁽⁴⁾大师云:外息诸缘,内心无惴⁽⁵⁾。庄子云:宇宙者,发乎天光⁽⁶⁾。故黄帝赤水⁽⁷⁾求玄珠,非罔象⁽⁸⁾无由得之。此道甚易,人自为难。

从浅而言,唯息奔竞⁽⁹⁾,默聪明,涵智慧而已。

【校注】

(1)虑:思想,意念。

(2)金革:谓军械和军装。此处指战争。　金,戈兵之属。　革,甲胄之属。

(3)一言而蔽之:用一句话概括。　蔽,概括。

(4)达摩:菩提达摩的省称,天竺高僧,本名菩提多罗。于南朝梁普通元年(520)入中国,梁武帝迎至建康。后渡江往北魏,止嵩山少林寺,面壁九年而化。传法于慧可。达摩为中华禅宗初祖。

(5)惝:忧愁,恐惧。

(6)宇宙者,发乎天光:语本《庄子·庚桑楚》:"宇泰定者,发乎天光。"

(7)赤水:古代神话传说中的水名。《庄子·天地》:"黄帝游乎赤水之北,登乎昆之丘而南望,还归遗其玄珠。"

(8)罔象:亦作"罔像"。古代传说中的水怪。

(9)息:停止。　奔竞:奔走竞争。多指对名利的追求。

【按语】

人处天地之间,天布五行,以生寒暑燥湿风;人有五脏,化五气以生喜怒忧思恐。天文地理通于人气之变化,木火土金水五行,动静相召,上下相临,阴阳相错而生变化,风寒暑湿燥火六气相得则和,不相得则病。因此,养生也应当格物致知,懂得天文、地理,明察人情,善辨是非曲直,取其是而去其非,才能利于养生。

【原文】

是故余尝有言曰:世人不必聪明,不必愚鲁⁽¹⁾。是必愚鲁者,下愚也;是必聪明者,上智也。其余察察⁽²⁾,皆系祸福之门。故嵇康从孙登⁽³⁾三年,登未尝出一言。康欲辞去,登乃曰:子识火乎?火生而有光,而不用其光,果在于用光;人生而有才,而不用其才,果在于用才。故用光在乎得薪,所以保其耀;用才在乎识真,所以保其年。今子才多识寡,难乎免于今之世矣。子无求乎!康不能用,果遭非命,乃作幽愤诗曰:昔惭柳下,今愧孙登。如《庄子》寓言,祖习《老》《列》,证引孔颜,伪仁义而显仁义,出世间而居世间,故非明论庄政之言,实出诸子百氏之表。下学人窃取文华而为笔力,诵其汗漫⁽⁴⁾而为高谈。中才以上者细绎⁽⁵⁾之,如人之美食美器,可以味能虚心实腹。上达者观之,则如程孔⁽⁶⁾目击⁽⁷⁾而已矣。

【校注】

(1)鲁:笨拙。

(2)察察:明辨;清楚。出自《老子》:"俗人察察,我独闷闷。"

(3)孙登:209—241,字子高,吴郡富春(今浙江富阳)人,孙吴皇太子,孙大帝孙权长子,对时政多有匡弼,处理政务谨慎得体。

(4)汗漫:漫无标准,不着边际。

(5)绎:寻绎,解析。

(6)程孔:即"程孔倾盖"。典出《孔子家语·致思》。相传孔子在往郯国途中,遇当时贤人程子,停车倾斜车盖,交谈终日,甚欢。

(7)目击:即目击道存。眼光一接触便知"道"之所在,形容悟性好。

【按语】

以"嵇康从游孙登"告诫人们,养生要重视从内心去调养自身的性情,不能过于争强好胜,影响对生命的摄养。做到量才负荷,不流于物,安乎本分,才是摄养的真谛。若职事求荣,耽名求利,则会伤身伤神而致病。

【原文】

故《太乙真人破迷歌》[1]云:道傍[2]逢一鱼,犹能掉红尾。子若欲救之,急须送于水。道傍逢一人,性命将沦委[3]。子若欲救之,急须与道理。《黄帝阴符经》[4]云:上有神仙抱一之道,中有富国安民之法,下有强兵战胜之术。故以身为国,以心为君,精气为民,抱一守中[5],心不妄用。故精充气住,则如物阜[6]民繁,然后阴虎阳龙,烹炼三尸[7]而战退百邪。丹田有宝,四大[8]轻安。修之不已,内功外行。乃证真仙[9],再历真空[10]。

【校注】

(1)《太乙真人破迷歌》:出自宋代李简易纂集的《玉谿子丹经指要》卷上。

(2)傍:通"旁"。

(3)沦委:坠落。

(4)《黄帝阴符经》:即《阴符经》,旧题黄帝撰,故也叫做《黄帝阴符经》。北朝人所写,唐末五代正式被道教吸纳,是谈道家修养方法的书。

(5)抱一:道家谓专精固守不失其道。一,指道。语出《老子》:"少则得,多则惑,是以圣人抱一以为天下式。" 守中:保持内心的虚无清静。语出《老子》:"天地之间,其犹橐籥乎! 虚而不屈,动而愈出。多言数穷,不如守中。"

(6)物阜:物产丰盛。

(7)三尸:道家称在人体内作祟的神有三,叫"三尸"或"三尸神",每于庚申日向天帝呈奏人的过恶。

(8)四大:道家以道、天、地、人为四大。佛教以地、水、火、风为四大。

(9)真仙:仙人。

(10)真空:佛教语。一般谓超出一切色相意识界限的境界。

【按语】

养生之道,"万法之尊,心之灵妙",即养生以养心为要,需保持内心清虚静泰。同时,注重保护精气,精充则气足,气足则神旺,而身体健康。

【原文】

所谓天理也、人情也、五行也,五行人情交战于物欲之私者,小人也,故有刑灾异类之差。人情天理相与于显微[1]之机者,君子也,故无宠辱若惊之患。若夫仰钻瞻忽[2]之道,颜子心斋日至,孟子浩然难言……此非一曲[3]之士之所知,再请敷露[4]。

【校注】

(1)显微:显著和隐微。

(2)仰钻瞻忽:即"仰之弥高,钻之弥坚,瞻之在前,忽焉在后"。语出《论语·子罕》,为颜渊所说。

（3）曲：局部，片面。

（4）敷露：披露，公布。

【按语】

　　君子养生，顺乎天理人情，不为外物所累，做到摒除杂念，使心境虚静纯一，以正直来培养浩然之气，注重道德的修养。

【原文】

　　夫用天之道，因地之利，谨身节用，以养父母，此孔子已尝许⁽¹⁾为庶人之孝也。既孝矣，又何加焉？故当体认⁽²⁾喜怒哀乐未发之先，毫发无间之地。此则心君之实相，号曰本来面目。以是了了⁽³⁾尝知，言之不可及，故神而明之，存乎其人。

【校注】

（1）许：期望。

（2）体认：体察认识。

（3）了了：明白通晓。

【按语】

　　侍奉父母的人，利用自然时节的规律，土地之优劣，严格约束自己的行为，勤俭节约，以孝顺赡养父母，这是孔子认为的普通老百姓应尽的基本孝道，谓之赤子之心。他们能于父母喜怒哀乐之前即细心体察，其用心至虚，而无所偏倚。其于养生也会遵节守道；倘若侍奉父母的人，居于上位而骄纵，处于下位而作乱，在众人中不断引起忿争，思无不邪，言必纵欲，则均为养生之大忌。

三、养生思想述评

　　徐春甫在《养生余录》中从饮食起居、精神调摄、形神兼养、节欲保精、导引服饵等方面概述了养生的重要性。

（一）饮食养生，注重脾胃

　　徐春甫引用《内经》"阴之所生，本在五味；阴之五宫，伤在五味"，指出饮食物既是人体必需的营养物质，但饮食不当，又是导致疾病的重要条件。同时，引扁鹊言"安身之要，必资于食。不知食宜者，不足以存生"，充分指出饮食的重要性。饮食上，主张先渴而饮，先饥而食，一年四季均以温食为宜，尤其夏季，伏阴在内，更宜暖食为宜，却不可因为天气炎热，过食寒凉而败胃。食欲少而数，不欲顿而多；常欲令饱中饥，饥中饱。若过于饱食，则脾胃收纳、运化失职，使气血壅滞，久则变生痔瘘等症。食后常以手按摩腹部，助脾胃消化饮食物；食后呵气数口，可呼出因食而致的郁热，以防灼伤胃腑；食后缓步慢行，增强胃肠蠕动，帮助消化；但不得快步、登高涉险，以防损伤脏腑。而现代饮食卫生也主张食后不得做剧烈运动，以防发生胃下垂等病症。

　　主张不食夜食，认为日入之后，万响都绝，脾乃不磨，此时若食，则不宜消化，而损伤脾胃；冷热食物不要夹杂而食，有损伤牙齿之弊；瓜果不时、禽兽自死、生鲊煎火之肉、黏腻难消粉粥冷淘之物，皆能生痰，生疮疡、瘕癖，不宜多食。饮食五味，不可偏嗜，否则会损伤相应脏腑，如咸多伤心、甘多伤肾、苦多伤肺、酸多伤脾、辛多伤肝。酒为五谷之精华,少饮可以润肌肤、益颜色、通荣卫、除秽恶、导药力、引滞气,但若多饮而醉,则可损胃伤肝、败肾毁筋,日久而致神散魄冥。因此,徐春甫主张饱食之后不宜饮酒;饮酒后不可饮冷水冷茶,防止被酒引入肾中,成为冷毒,而致腰膝沉重、膀胱冷痛、水肿消渴等症;酒后勿当风而卧,防止风邪侵入,而致四肢不遂。

米谷、瓜果、蔬菜各有性味,食用之时,宜应性味、晓禁忌,防损人折寿。如米谷类,粳米为日常饮食物,但生者冷,燔者热,生不益脾,须过熟才佳;秫米,有动风之性,不可常服;饴糖,虽可健脾胃,但多食则有动脾风之嫌;荞麦,性寒难消,常服久服则会致动风头眩;赤小豆,虽可利湿行小便,但久服可虚人,令人黑瘦枯燥。果实中,梅子味酸,可坏齿;樱桃,寒热病不可多食,可致发暗风、伤筋骨、呕吐;石榴,多食可损伤肺及牙齿;芡实,生食动风,令气损,脾难消,若幼儿多食则可致侏儒之症。蔬菜中,胡荽,久食令人多忘;苋菜,多食则动气烦闷,冷中损腹;冬瓜,多食则致阴湿生疮、发黄疸;榆仁,多食则发热心痛。

(二)四时养生,调整阴阳

徐春甫遵《内经》"天人相应"的观点,认为人的日常起居调摄应该顺应四时的变化,即"春三月,夜卧早起""夏三月,夜卧早起""秋三月,早卧早起""冬三月,早卧晚起"。根据四时气候的差异,调节衣食起居。如春寒料峭,不可过早换去冬装,既使换衣,也应下厚而上薄,否则会患伤寒霍乱、食不消头痛之症。夏三月,伏阴内潜,皆当暖食;而夏秋之际,暑湿交蒸,则须慎肥腻饼臛油酥之物。冬寒时节,阳气潜藏于内,劳作不易汗出背冷;而近火取暖,也不可令火气聚,更不可于火上烘炙,否则会损血、令五心烦热。

(三)导引按摩,顺畅气机

人与自然是一个有机整体,均是阴阳二气相互作用的结果,养生之要,在于使人体之气条达畅和,而日常则须行存想、调气、导引、按摩之术。存想之要在于收心敛性,心存自我之身,想自我之神,从而使形神合一。调气在于鼻吸口呼,而在调气之初,须体安气和,无与意争,身心俱静,再行炼精化气之术。而呼吸吐纳,以意引之,吸则气升,呼则气降,从而于呼吸升降之间,使人体气机运动往来无滞。按摩可以起到宣泄壅滞、滑利关节、祛除邪气等作用,如常以两手大指按拭两目及耳门,可以使耳目聪明;两手摩热,常按拭面目、项后及两鬓,使气常流行,则可达到面有光泽,皱斑不生,发不白,脉不浮外的效果;自头至足,大小关节等处,常用手捶揉、按摩数十次,则能够泄邪气、祛壅滞。

庄子曰:"吹呴呼吸,吐故纳新,熊经鸟申,为寿而已矣。"徐春甫重视导引,主张于夜半及平旦将起之时,气清腹虚,行导引之术,最为宜人。如闭目握固,冥心静坐,叩齿36下,再两手抱项,左右宛转24下,可以起到去肾胁积聚之风邪;而以两手相叉,虚空托天,接着按项24下,则可以除胸膈间邪气。

(四)七情调摄,防太过与不及

《内经》曰:"人有五脏化五气,以生喜怒悲忧恐。"七情是人体对外界刺激的正常反应,但七情太过则使人体气机逆乱,如怒则气上、悲则气消、思则气结、喜则气散、恐则气下。徐春甫重视七情调摄,反对太过与不及。如适度的喜,可使气和性达,荣卫通行,但过喜则伤心,积伤损神,而少喜则神不劳;大怒伤肝,过于忿怒则气机上逆,其至呕血,使人薄厥,告诫世人切记止怒,多怒不止,则百脉不定,筋血劳伤,日久波及他脏,危及生命;悲哀动中则伤魂,魂伤则狂妄不精,日久可致阴缩拘挛、两胁肋疼痛,而悲哀太甚则损伤胞络,阳气内动,溲下便血。人不可无思虑,但思虑得当,则气息得理,百病不生;若思虑过度,恐虑无时,则易患忧气劳思五噎之病,因思则气结,伏热不散,久而气血俱虚,疾至夭枉。悲忧伤肺,至气闭塞而不行,若遇事而忧愁不解则伤意,遂成肺劳,胸膈逆满,胸背隐痛不已,女子忧思哭泣,令阴阳气结,致月水少,肌体枯黑。恐惧不解则精伤,至骨痿瘈疭,在下则精时自下,五脏失守,气虚不固。徐春甫认为生活中要七情调和,勿憎爱太过。如心有所憎,不用深憎;心有所爱,不用深爱。多好则专迷不理,多恶则憔悴无欢,戕害生命。勿乱视、乱听,持老子的观点"五色令人目盲,五音令人耳聋",主张目不视恶色,耳不听淫声,否则会使血气流荡而不安,精神飞越而不守。

（五）节制情欲,保护肾精

徐春甫认为男女居室,人之大伦,不可以废,但衽席之间,贪爱嗜欲,不知持戒,则有损寿命。主张欲不可绝,若孤阳绝阴,独阴无阳,欲心炽而不遂,则阴阳交争,乍寒乍热,久而为劳;欲不可早,认为男破阳太早则伤其精气,女破阴太早则伤其血脉;欲不可纵,欲多伤精,恣意极情,不知自惜,日久罹患虚损之证;欲不可强,强勉房劳者,成精极体瘦,尪羸惊悸,梦遗便浊,阴痿里急,面黑耳聋之证。欲有所忌,忌饱食入房,忌大醉入房,忌燃灯烛入房,忌远行疲乏入房,忌新病可而入房,忌年少之时血气未定而入房,忌年老精血衰竭而强力入房;欲有所避,主张大风大雨大雾、雷电霹雳、日月薄蚀、虹霓地动、天地昏冥、日月星辰下、神庙寺观中、井灶围厕之侧、环墓尸柩傍,均不可犯淫,否则损伤寿命。

四、拓展阅读

夫人禀二仪之气,成四大之形。愚智贵贱则别,养生惜命皆同。贫乏者力微而不逮,富贵者侮傲而难持;性愚者未悟而全生,智识者或先于名利。自非至真之士,何能达保养之理哉?其有厚薄之伦,亦有矫情冒俗,口诵其事,行已违之。设能有行者,不逾晦朔,即希长寿,此亦难矣。

是以达人知富贵之矫傲,故屈迹而下人;知名利之败身,故割情而去欲;知酒色之伤命,故量事而撙节;知喜怒之损性,故豁情以宽心;知思虑之销神,故损情而自守;知语烦之侵气,故闭口而忘言;知哀乐之损寿,故抑之而不有;知情欲之窃命,故忍之而不为。若加之寒温适时,起居有节,滋味无爽,调息有方;精气补于泥丸,魂魄守于脏腑;和神保气,吐故纳新;嗜欲无以干其心,邪淫不能惑其性,此则持身之上品,安有不延年者哉?(《养生余录·总论养生篇》节选)

复习思考题

简述养心的重要意义。

学习小结

明清时期是中医养生学发展的巅峰时期。这个时期不但在养生理论上大有发展,而且养生方法也越来越切合大众的实际,养生知识和养生方法的普及都是空前的。这一时期产生了一大批著名的医学养生家和养生学著作。明代养生理论最突出的成就是温补学派的学说,如张介宾、赵献可在各自的著作和养生实践中,提出了系统的温补保健养生学说体系,非常重视对脾肾等脏的温补调养,以预防疾病的发生,达到延年益寿的目的。明清时期还对前代养生功法进行了全面的总结,并有所创新,推动了医疗保健体操研究的发展。对于这一时期中医养生学发展的新成果和新认识,通过本章节选的 8 部著作均有所反映,希望同学们在学习过程中不断拓展阅读范围,全面了解和把握这一时期代表性养生思想和养生方法。

(王伟华　叶咏菊　刘　丹　王河宝)

附录：历代中医养生名著书目

淮南枕中记 （西汉）刘安 撰

参同契正文二卷 （东汉）魏伯阳 撰

参同契疏略 （东汉）魏伯阳 著 （明）王文禄 注疏

太上老君养生诀 （东汉）华佗 传授 吴普 编

抱朴子养生论 （晋）葛洪 撰

养性延命录二卷 （梁）陶弘景 编

巢氏病源补养宣导法，又名巢氏宣导法 （隋）巢元方 撰 廖平 辑

六妙法门 （隋）智颛 撰

唐孙思邈卫生歌 撰人不祥

摄养枕中方 （唐）孙思邈 撰

孙真人养生铭 撰人不祥

天隐子，又名天隐子养生书 撰人不祥

茶经 （唐）陆羽 撰

形神可固论 （唐）吴筠 撰

养生辨疑诀 （唐）施肩吾 撰

西山群仙会真记 （唐）施肩吾 编

黄庭内景玉经注三卷 （唐）梁丘子 注

黄庭外景玉经注三卷 （唐）梁丘子 注

黄庭内景五脏六腑补泻图并序 （唐）胡愔 注

至言总养生篇 （唐）范翛然 撰

二十四气坐功导引治病图 （宋）陈抟 撰

坐功图说 （宋）陈希夷 撰

养老奉亲书，又名寿亲养老书、奉亲养老书 （宋）陈直 撰

士大夫食时五观 （宋）黄庭坚 撰

朱子静坐说 （宋）朱熹 撰

养生类纂二卷 （宋）周守忠 撰

养生月览二卷 （宋）周守忠 撰

养生秘录 （宋）佚名

保生要录 （宋）蒲虔贯 撰

山家清供 （宋）林洪 撰

养生月录 （宋）姜蜕 撰

保生月录 （宋）韦行规 编

延寿第一绅言 （宋）愚谷老人 撰

混俗颐生录二卷 （宋）刘词 编

摄生月令 （宋）姚称 撰

调燮类编四卷 （宋）赵希鹄 撰

真诰篇 （宋）曾慥 编

修真秘录 （宋）符度仁 撰

摄生消息论 （元）丘处机 编

三元延寿参赞书五卷 （元）李鹏飞 编

寿亲养老新书四卷 （宋）陈直 撰 （元）邹铉 增补

饮膳正要 （元）忽思慧 撰

泰定养生主论十六卷 （元）王珪 撰

山居四要五卷 （元）汪汝懋 编

格致余论 （元）朱震亨 撰

周易参同契分章注 （元）陈致虚 编注

居家宜忌 （明）瞿韦占 撰

四时宜忌 （明）瞿佑 撰

臞仙神隐书 （明）朱权 编

修龄要指 （明）冷谦 撰

太上保真养生论 （不祥）佚名

摄生要录 （明）沈仕 撰

怡情小录 （明）沈仕 撰 （清）马大年 录

安老怀幼书 （明）刘宇 编

卫生集 （明）周宏 编

修真秘要 （明）王蔡传 编

养生四要五卷 （明）万全 撰

医先 （明）王文禄 撰

养生类要二卷 （明）吴正伦 编

万寿仙书四卷 （明）罗洪先 撰 （清）曹无极 增辑

洪楩辑刊医药摄生类八种 （明）洪楩 辑

推蓬痞语 （明）李豫亨 撰

炼形内旨 （明）周履靖 撰

赤凤髓三卷 （明）周履靖 编

唐宋卫生歌 （明）周履靖 编

益龄单 （明）周履靖 编

遵生八笺十九卷 （明）高濂 编

摄生三要 （明）袁黄 撰

摄生要语 （明）邓调元 编

厚生训纂六卷 （明）周臣 编

养生导引法 （明）胡文焕 撰

寿养丛书 （明）胡文焕 编

摄生集览　（明）胡文焕　编

类修要诀二卷　（明）胡文焕　编

保生心鉴，附：活人心法　（明）铁峰居士　撰

尊生要旨　（明）蒋学成　编

养生醒醐　（明）李贽　编

养生肤语　（明）陈继儒　撰

食色绅言二卷　（明）龙遵叙　撰

清修颐养妙论延年祛病笺诀　（明）沈应旸　编

万寿丹书　（明）龚居中　撰

养生两种　（明）龚居中　撰

性命圭旨四卷　（明）尹真人　撰

清寤斋心赏编　（明）王象晋　编

养生君子编三卷　（明）汪琥　撰

脉望八卷　（明）赵台鼎　撰

调摄　（清）丁其誉　编

月览　（清）丁其誉　编

寿世青编二卷，又名寿世编　（清）尤乘　撰

勿药须知　（清）尤乘　撰

心经悟解　（清）莫焙　撰

勿药元诠　（清）汪昂　编

养生杂录　（清）胡宗鹤　撰

修养须知　（清）朱本中　撰

东坡养生集十二卷　（清）王如锡　编

长生秘诀　（清）石成金　撰

养生镜　（清）陆乐山　撰

养春奇方　（清）石成金　撰

颐养诠要四卷　（清）冯曦　撰

陆地仙经　（清）马齐　辑录

卫生编三卷　（清）魏祖清　编

却病延年法　（清）方开　编

修真秘旨　（清）杨凤庭　撰

寿世传真八卷　（清）徐文弼　编

老老恒言五卷，又名养生随笔　（清）曹庭栋　撰

居易金箴一卷　（清）潘奕隽　编

养生至论　（清）毛世洪　编

卫生要诀四卷　（清）范在文　撰

平人延年要诀　（清）陈念祖　撰

养生便方　（清）沈石庵　编

养生揽要十三卷　（清）孟曰寅　编

（增补）理气图说　（清）周惇庸　撰

一览延龄 （清）黄凯钧 撰

人寿金鉴二十一卷 （清）程得龄 撰

延龄纂要二卷 （清）罗福至 编

易筋经二卷 达摩 撰

延年各术，又名百寿图 （清）李宗源 编

保生摄生全书三卷 （清）曹溶 编

随息居饮食谱 （清）王士雄 撰

颐身集五种 （清）叶志诜 编

延年九转法 （清）方开 撰

卫生要术 （清）潘蔚 辑

卫生集二卷 （清）华梧栖 编

养病庸言 （清）沈嘉树 撰

枕上三字诀 （清）俞樾 撰

中外卫生要旨四卷 （清）郑官应 编

保生造福录一卷 （清）知非山人 编

保身必览二卷 （清）钱响果 撰

卫生二要 （清）竹居主人 撰

葆精大论 （清）王建善 撰

养生三要 （清）袁开昌 辑

主要参考文献

1. 刘焕兰.养生名著导读[M].北京:人民卫生出版社,2017.

2. 黄寿祺,张善文.周易译注[M].上海:上海古籍出版社,2007.

3. 陈鼓应,赵建伟.周易今注今译[M].北京:商务印书馆,2016.

4. (清)阮元.十三经注疏·尚书正义[M].北京:中华书局,1980.

5. (宋)朱熹.四书章句集注[M].北京:中华书局,2012.

6. 杨伯峻.论语译注[M].北京:中华书局,2006.

7. 张燕婴,译注.论语[M].北京:中华书局,2006.

8. (清)王先谦.荀子集解[M].北京:中华书局,2012.

9. 陈剑.老子译注[M].上海:上海古籍出版社,2016.

10. 汤漳平,王朝华,译注.老子[M].北京:中华书局,2014.

11. (清)郭庆藩.庄子集释[M].北京:中华书局,1961.

12. (清)王先谦,刘武,撰.沈啸寰,点校.庄子集解 庄子集解内篇补正[M].北京:中华书局,1987.

13. 陈鼓应.庄子今注今译[M].北京:中华书局,2014.

14. 黎翔凤.管子校注[M].北京:中华书局,2004.

15. 银雀山汉墓竹简整理小组.银雀山竹书《守法》《守令》等十三篇[J].文物,1985(4):27-38.

16. (汉)司马迁.史记[M].长沙:岳麓书社,2011.

17. 陈奇猷.韩非子新校注[M].上海:上海古籍出版社,2000.

18. 张双棣,张万彬,殷国光,等译注.吕氏春秋[M].北京:中华书局,2007.

19. 马王堆汉墓帛书整理小组.马王堆汉墓帛书(肆)[M].北京:文物出版社,1985.

20. 南京中医学院.诸病源候论校释[M].北京:人民卫生出版社,1980.

21. 周一谋,萧佐桃.马王堆医书考注[M].天津:天津科学技术出版社,1988.

22. 湖南省博物馆,复旦大学出土文献与古文字研究中心,编纂.裘锡圭,主编.长沙马王堆汉墓简帛集成
    [M].北京:中华书局,2014.

23. (宋)张君房,编.李永晟,点校.云笈七签[M].北京:中华书局,2003.

24. 邓春源.张家山汉简《引书》译释(一)[J].中医药文化,1991(4):22-23.

25. 高大伦.张家山汉简《引书》研究[M].成都:巴蜀书社,1995.

26. 张家山二四七号汉墓竹简整理小组.张家山汉墓竹简(二四七号墓)[M].北京:文物出版社,2001.

27. 张家山二四七号汉墓竹简整理小组.张家山汉墓竹简(二四七号墓)[M].释文修订本.北京:文物出
    版社,2006.

28. 翟双庆.内经选读[M].北京:中国中医药出版社,2013.

29. 王键.内经选读[M].上海:上海科学技术出版社,2010.

30. 何宁.淮南子集释[M].北京:中华书局,1998.

31. 苏舆．春秋繁露义证[M]．北京：中华书局，1992.

32. （汉）桓谭．新论[M]．上海：上海人民出版社，1977.

33. （汉）桓谭，撰．朱谦之，校辑．新辑本桓谭新论[M]．北京：中华书局，2009.

34. 马继兴．神农本草经辑注[M]．北京：人民卫生出版社，2013.

35. （汉）张仲景．金匮要略[M]．北京：人民卫生出版社，2005.

36. 戴明扬．嵇康集校注[M]北京：人民文学出版社，1962.

37. （晋）葛洪．宋本抱朴子内篇[M]．北京：国家图书馆出版社，2017.

38. （晋）葛洪，著．张松辉，译注．抱朴子内篇[M]．北京：中华书局，2011.

39. 王家葵．养性延命录校注[M]．北京：中华书局，2017.

40. （清）卢文弨，赵曦江，注．抱经堂校补颜氏家训[M]．北京：直隶书局，1923.

41. 王利器．颜氏家训集解[M]．北京：中华书局，2014.

42. （隋）巢元方．诸病源候论[M]．影印本．北京：人民卫生出版社，1955.

43. （唐）孙思邈．备急千金要方[M]．影印本．北京：人民卫生出版社，1955.

44. （唐）王焘．外台秘要[M]．影印本．北京：人民卫生出版社，1955.

45. （唐）孟诜，张鼎，撰．谢海洲，马继兴，翁维健，等辑．食疗本草[M]．北京：人民卫生出版社，1984.

46. （唐）陆羽，著．宋一明，译注．茶经译注[M]．上海：上海古籍出版社，2018.

47. （唐）陆羽，著．沈冬梅，译注．茶经[M]．北京：中华书局，2016.

48. （唐）陆羽．茶经[M]．北京：中国书店，2014.

49. （宋）沈括，苏轼．苏沈良方[M]．北京：中华书局，1985.

50. 薛清录．中国中医古籍总目[M]．上海：上海辞书出版社，2007.

51. （宋）陈直，著．陈可冀，李春生，订正评注．养老奉亲书[M]．上海：上海科学技术出版社，1988.

52. 尚衍武，孙立慧，林欢．《饮膳正要》注释[M]．北京：中央民族大学出版社，2009.

53. （元）朱震亨．格致余论[M]．北京：人民卫生出版社，2005.

54. （明）高濂，著．倪青，陈惠，评注．遵生八笺[M]．北京：中华书局，2013.

55. （明）高濂．遵生八笺[M]．成都：巴蜀书社，1988.

56. （明）高濂．遵生八笺[M]．北京：人民卫生出版社，2007.

57. （明）冷谦，撰．郑红斌，刘苏娅，评注．修龄要指[M]．北京：中华书局，2011.

58. 曹若水．万寿仙书气功图谱[M]．影印本．兰州：兰州古旧书店，1988.

59. 程英，张志斌．《万育仙书》与《万寿仙书》考[J]．中医文献杂志，2009（3）：5-8.

60. （清）李渔．闲情偶寄[M]．上海：上海古籍出版社，2005.

61. （清）曹庭栋，撰．杨柏柳，尚桂枝，注释．朱德礼，校译．老老恒言[M]．白话注释本．内蒙古：内蒙古科学技术出版社，2002.

62. （清）尤乘．寿世青编[M]．北京：中国医药科技出版社，2017.

63. （明）徐春甫，撰．汪沪双，校注．老老余编　养生余录[M]．北京：中国中医药出版社，2009.

教学大纲

模拟试卷

全国中医药高等教育教学辅导用书推荐书目

一、中医经典白话解系列

黄帝内经素问白话解（第 2 版）	王洪图　贺娟
黄帝内经灵枢白话解（第 2 版）	王洪图　贺娟
汤头歌诀白话解（第 6 版）	李庆业　高琳等
药性歌括四百味白话解（第 7 版）	高学敏等
药性赋白话解（第 4 版）	高学敏等
长沙方歌括白话解（第 3 版）	聂惠民　傅延龄等
医学三字经白话解（第 4 版）	高学敏等
濒湖脉学白话解（第 5 版）	刘文龙等
金匮方歌括白话解（第 3 版）	尉中民等
针灸经络腧穴歌诀白话解（第 3 版）	谷世喆等
温病条辨白话解	浙江中医药大学
医宗金鉴·外科心法要诀白话解	陈培丰
医宗金鉴·杂病心法要诀白话解	史亦谦
医宗金鉴·妇科心法要诀白话解	钱俊华
医宗金鉴·四诊心法要诀白话解	何任等
医宗金鉴·幼科心法要诀白话解	刘弼臣
医宗金鉴·伤寒心法要诀白话解	郝万山

二、中医基础临床学科图表解丛书

中医基础理论图表解（第 3 版）	周学胜
中医诊断学图表解（第 2 版）	陈家旭
中药学图表解（第 2 版）	钟赣生
方剂学图表解（第 2 版）	李庆业等
针灸学图表解（第 2 版）	赵吉平
伤寒论图表解（第 2 版）	李心机
温病学图表解（第 2 版）	杨进
内经选读图表解（第 2 版）	孙桐等
中医儿科学图表解	郁晓微
中医伤科学图表解	周临东
中医妇科学图表解	谈勇
中医内科学图表解	汪悦

三、中医名家名师讲稿系列

张伯讷中医学基础讲稿	李其忠
印会河中医学基础讲稿	印会河
李德新中医基础理论讲稿	李德新
程士德中医基础学讲稿	郭霞珍
刘燕池中医基础理论讲稿	刘燕池
任应秋《内经》研习拓导讲稿	任廷革
王洪图内经讲稿	王洪图
凌耀星内经讲稿	凌耀星
孟景春内经讲稿	吴颢昕
王庆其内经讲稿	王庆其
刘渡舟伤寒论讲稿	王庆国
陈亦人伤寒论讲稿	王兴华等
李培生伤寒论讲稿	李家庚
郝万山伤寒论讲稿	郝万山
张家礼金匮要略讲稿	张家礼
连建伟金匮要略方论讲稿	连建伟

李今庸金匮要略讲稿	李今庸
金寿山温病学讲稿	李其忠
孟澍江温病学讲稿	杨进
张之文温病学讲稿	张之文
王灿晖温病学讲稿	王灿晖
刘景源温病学讲稿	刘景源
颜正华中药学讲稿	颜正华　张济中
张廷模临床中药学讲稿	张廷模
常章富临床中药学讲稿	常章富
邓中甲方剂学讲稿	邓中甲
费兆馥中医诊断学讲稿	费兆馥
杨长森针灸学讲稿	杨长森
罗元恺妇科学讲稿	罗颂平
任应秋中医各家学说讲稿	任廷革

四、中医药学高级丛书

中医药学高级丛书——中药学（上下）（第 2 版）	高学敏　钟赣生
中医药学高级丛书——中医急诊学	姜良铎
中医药学高级丛书——金匮要略（第 2 版）	陈纪藩
中医药学高级丛书——医古文（第 2 版）	段逸山
中医药学高级丛书——针灸治疗学（第 2 版）	石学敏
中医药学高级丛书——温病学（第 2 版）	彭胜权等
中医药学高级丛书——中医妇产科学（上下）（第 2 版）	刘敏如等
中医药学高级丛书——伤寒论（第 2 版）	熊曼琪
中医药学高级丛书——针灸学（第 2 版）	孙国杰
中医药学高级丛书——中医外科学（第 2 版）	谭新华
中医药学高级丛书——内经（第 2 版）	王洪图
中医药学高级丛书——方剂学（上下）（第 2 版）	李飞
中医药学高级丛书——中医基础理论（第 2 版）	李德新　刘燕池
中医药学高级丛书——中医眼科学（第 2 版）	李传课
中医药学高级丛书——中医诊断学（第 2 版）	朱文锋等
中医药学高级丛书——中医儿科学（第 2 版）	汪受传
中医药学高级丛书——中药炮制学（第 2 版）	叶定江等
中医药学高级丛书——中药药理学（第 2 版）	沈映君
中医药学高级丛书——中医耳鼻咽喉口腔科学（第 2 版）	王永钦
中医药学高级丛书——中医内科学（第 2 版）	王永炎等